U0629906

临床执业助理医师历年考点精编

编 写　医师资格考试试题研究专家组

编 委　（以姓氏笔画为序）

于运勇	王 丹	王 浩	王 巍	王雪丽
王清明	韦毅华	卢瑞华	齐彩芝	孙慧慧
李 娟	李岩冰	李语玲	杨 刚	杨秀芳
杨晓琴	吴苗君	吴春虎	谷兴坤	宋俊霞
张新志	陈 玮	陈 翠	陈世君	陈聪意
姜 海	姜明宇	顾连强	康 宁	董浩磊
满高华	潘科聪			

临床执业（助理）医师资格考试

视频课程授权码

使用方法（请严格按照以下顺序操作）：
1. 微信扫描二维码，关注阿虎医考服务号，进入服务号 点击"图书增值"。
2. 填写注册信息及课程授权码，领取课程。
3. 然后下载并登录阿虎医考APP，进入"网校课程"。
4. 点击右上角"我的课程"图标 观看课程学习。

技术支持电话：010-86464504

科学出版社

科 学 出 版 社

北 京

内 容 简 介

本书是国家医师资格考试推荐辅导用书，按照临床执业助理医师最新考试大纲的要求，在认真分析、总结考试的命题规律后精心编写而成。本书分为重点提示、考点串讲和经典试题三部分，重点提示部分列出了该考试单元的历年考试频率，提示应该掌握的重点内容，把握复习的大方向。考点串讲部分按照考试大纲的要求展开，既考虑到知识点的全面性，又突出重点，详细叙述常考或可能考的知识点，对需要重点记忆的知识点用波浪线的形式加以突出。经典试题部分对本章节的重要考点做了试题举例，通过做题帮助考生更好地掌握考点，把握考试要求。三个部分的内容结合在一起，既能紧扣考试大纲，全面而有重点地把握考试的命题方向，又能掌握重要的考试要求和考试细节，有效地体现本考试的出题思路和风格，是复习应考的必备辅导书。

本书在编写上打破了常规的编写顺序，依据考生对最开始复习的内容用功最深，效果最好这一复习特点，全书按照历年考点出题频率的顺序编写，便于考生应试复习，从而达到事半功倍的效果，使考生能够做到有的放矢，用有限的复习时间冲刺最好的成绩。

此外，与本书配套出版的还有《临床执业助理医师模拟试卷及解析》《临床执业助理医师考前冲刺必做》《临床执业助理医师考前预测卷》等，考生可配合使用，提高复习质量。

图书在版编目（CIP）数据

临床执业助理医师历年考点精编 / 医师资格考试试题研究专家组编写. —北京：科学出版社，2018.2
国家医师资格考试推荐辅导用书
ISBN 978-7-03-056525-9

Ⅰ. 临… Ⅱ. 医 Ⅲ. 临床医学-资格考试-自学参考资料 Ⅳ. R4

中国版本图书馆 CIP 数据核字（2018）第 025513 号

责任编辑：纳 琨 / 责任校对：张小霞
责任印制：赵 博 / 封面设计：吴朝洪

科 学 出 版 社 出版
北京东黄城根北街 16 号
邮政编码：100717
http://www.sciencep.com

天津市新科印刷有限公司印刷
科学出版社发行 各地新华书店经销

*

2018 年 2 月第 二 版 开本：787mm×1092mm 1/16
2018 年 9 月第二次印刷 印张：30 3/4
字数：863 000
定价：118.00 元
（如有印装质量问题，我社负责调换）

出版说明

国家医师资格考试是评价申请医师资格者是否具备从事医师工作所必需的专业知识与技能的行业准入考试。考试分为两级四类，即执业医师和执业助理医师两级，每级分为临床、中医、口腔、公共卫生四类。中医类包括中医、民族医和中西医结合。

医师资格考试分为实践技能考试和医学综合笔试两部分，考试具体时间以国家卫计委医师资格考试委员会公告时间为准。医学综合笔试部分采用选择题形式，共有 A1、A2、A3、A4、B1 五种题型（其中，中医和中西医结合为 A1、A2、B1 三种题型）。执业医师资格考试总题量为 600 题，执业助理医师资格考试总题量为 300 题。

为了帮助广大考生做好考前复习，我社组织了权威专家，联合历届考生，对考试的命题规律和考试特点进行了潜心分析和研究，严格按照考试大纲的要求，出版了国家医师资格考试推荐系列辅导用书，包含了"历年考点精编""实践技能通关指导""模拟试卷及解析""考前冲刺必做"和"考前预测卷"等系列，覆盖了除民族医、公共卫生以外的 3 大类 8 个考试专业。

"国家医师资格考试推荐辅导用书"紧扣最新考试大纲，以历年考点为编写的基本依据，内容的安排既考虑知识点的全面性，又特别针对历年考试通过率不高的现状，重点加强复习的应试效果，使考生在有限时间内扎实掌握大纲要求及隐含的重要知识点，从整体上提高考试的通过率。

"历年考点精编"系列是在分析了数千道考试题的基础上，紧紧围绕历年考点编写，提示考试重点；以条目式的简洁叙述串讲考试命题点，重点、易考点一目了然。

"实践技能通关指导"系列重点突出，条理清晰，编写内容模拟真实的实践技能考试的框架，所选例题接近真实情景，为考生呈现最大化的考试场景还原度。

"模拟试卷及解析"系列，每个考试专业有 3～5 套卷。本系列的突出特点是试题质量高，考点全面，题量适中，贴近真实考试的出题思路及出题方向，附有详尽解析，通过做题把握考试复习的重点和方向。

"考前冲刺必做"系列，每个考试专业有 3～4 套卷。此系列的突出特点是在分析历年考题的基础上总结历年必考重点，抽选高频考点组卷，通过冲刺练习，使考生熟悉考试，轻松应考。

"考前预测卷"系列包含临床和口腔两个考试大类 4 个考试专业，每个考试专业有 3 套卷。剖析历年真题，总结必考重点，试题安排贴近真实考试的出题思路及出题方向。

科学出版社医学考试中心团队由原人民军医出版社医学考试中心的骨干核心力量组成。经过十余年的努力，我们在全国护士执业资格考试、全国卫生专业技术资格考试、国家医师资格考试、国家执业药师资格考试等医学考试用书的策划、出版及培训方面积累了宝贵的理论和实践经验，取得了较好的成绩，得到了考生的一致好评。我们将秉承"军医版"图书一贯的优良传统和优良作风，并将科学出版社"高层次、高水平、高质量"和"严肃、严密、严格"的"三高三严"的要求贯彻到图书的编写、出版过程，继续为考生提供更好、更高标准的服务。

本套考试用书对考试知识点的把握准确，试题与真实考试接近，对考生通过考试一定会有很大的帮助。由于编写及出版的时间紧、任务重，书中的不足之处，恳请读者批评指正。

更多本书相关免费学习资料，请下载 App

目 录

第一部分

临床医学综合

第1章　心血管系统

━━━━━━━━━━ 本章重点 ━━━━━━━━━━

　　心血管系统疾病是执业助理医师考试中的重点和必考章节。该章重点掌握的内容包括：①心力衰竭的病因及诱因、病理生理、类型及心功能分级、临床表现、诊断、治疗；②心律失常的分类，期前收缩、阵发性心动过速、心房颤动、房室传导阻滞的发病机制、临床表现、诊断（包括心电图诊断）和治疗；③心搏骤停和心脏性猝死的病因、急救处理；④原发性高血压的临床表现、临床类型、危险度分层、诊断标准、鉴别诊断及防治措施；⑤心绞痛的分型、发病机制、临床表现、诊断及鉴别诊断、防治（包括介入性治疗及外科治疗原则），急性心肌梗死的临床表现、诊断及治疗；⑥心脏瓣膜疾病（二尖瓣及主动脉瓣病变）的病因、病理生理、临床表现、诊断、并发症及防治措施；⑦原发性心肌病的分类、病因、临床表现、诊断及治疗，急性心肌炎的病因、临床表现、诊断及治疗；⑧急性心包炎的临床表现、诊断及鉴别诊断、治疗；⑨休克的病因、发病机制及处理；⑩周围血管疾病的临床表现及治疗。

第1单元　心搏骤停

━━━━━━━━━━ 重点提示 ━━━━━━━━━━

　　1. 病因：80%病因为冠心病。心搏骤停的直接原因多为心室颤动。

　　2. 急救措施：C——胸外按压维持循环：按压胸骨中、下 1/3 交界处，按压深度至少 5cm，按压频率 100 次/分，无论是单人还是双人进行心肺复苏时，按压和通气的比例为 30:2，交替进行；A——保持气道通畅；B——口对口人工呼吸。早期心肺复苏的顺序为 C→A→B。D——除颤和复律：心室颤动（室颤）或持续性快速室性心动过速，立即用 360J 进行非同步直流电除颤，如果 3 次无效，继续胸外按压。

━━━━━━━━━━ 考点串讲 ━━━━━━━━━━

一、常见病因及诊断

　　直接原因多为心室颤动（室颤），以突发意识丧失为首发表现，80%原发病为冠心病。

　　突发意识丧失，触诊伴大动脉搏动消失，心音消失，是心搏骤停的主要诊断标准（2016）。

二、急救措施

　　1. C——胸外按压维持循环。按压胸骨下半部分，垂直向下按压，按压幅度为 5~6cm，按压频率 100~120 次/分（2007、2012），无论是单人还是双人进行心肺复苏时，按压和通气的比例为 30:2，交替进行。早期心肺复苏的顺序为 C→A→B（2015）。

　　2. A——保持气道通畅。

　　3. B——口对口人工呼吸。胸外按压与通气的比例为 30:2。

　　4. D——除颤和复律。心室颤动或持续性快速室性心动过速，立即用 360J 进行非同步直流电除颤（2012、2016、2017），如果 3 次无效，继续胸外按压（2002、2006）。

　　5. 药物治疗。心室颤动或室性心动过速者可用利多卡因，有利于保持心脏电稳定性，1mg/kg 静脉注射，3~5 分钟重复 1 次，后可持续静脉滴注，未恢复窦律者可静脉注射肾上腺素，每 3~5 分钟重复 1 次，1mg、3mg、5mg，最多 0.1mg/kg；无效可用胺碘酮。缓慢性心律失常、停顿、无脉电活动，常用肾上腺素 1mg 静脉注射，每 3～5 分钟重复应用；阿托品 1mg 静脉注射，每 3～5 分钟重复，总量 0.04mg/kg（最多 2 次）。

经典试题

1. 心搏骤停初期复苏主要措施哪项正确
A. 心内注射肾上腺素
B. 人工呼吸和体外心脏按压
C. 头部降温
D. 静脉注射碳酸氢钠
E. 静脉注射甘露醇

2. 临床上确诊心脏停搏最迅速且可靠的指标是
A. 心电图描记
B. 瞳孔散大
C. 呼吸停止
D. 大动脉搏动消失
E. 血压听不清

3. 病人麻醉中，当手术见到下列哪项即可确诊心脏停搏
A. 硬膜外麻醉病人呼吸停止
B. 全身麻醉病人呼吸停止

C. 局部麻醉病人神志消失
D. 血压突然测不到
E. 手术区停止出血

4. 进行复苏时，人工呼吸和心脏按压次数的比例是
A. 4 次心脏按压，2 次人工呼吸
B. 5 次心脏按压，2 次人工呼吸
C. 8 次心脏按压，2 次人工呼吸
D. 15 次心脏按压，2 次人工呼吸
E. 30 次心脏按压，2 次人工呼吸

5. 心脏停搏时间是指从循环停止到
A. 意识恢复
B. 自主呼吸恢复
C. 心脏自动节律恢复
D. 重建有效人工循环
E. 呼吸心脏恢复正常

参考答案： 1. B。2. D。3. E。4. E。5. D。

第 2 单元　心力衰竭

重点提示

1. 临床表现：左侧心力衰竭（肺淤血）：呼吸困难、咳白色浆液性泡沫痰、肺部湿啰音；右侧心力衰竭（体循环淤血）：消化道淤血症状、肢体水肿、肝颈静脉回流征。

2. 治疗：慢性心力衰竭，①一般治疗：控制体力活动、避免精神刺激、减少盐的摄入；②强心、利尿、扩血管控制症状和神经内分泌治疗（ACEI、ARB、醛固酮、β 受体阻滞药）抑制心室重构、延长远期预后。

考点串讲

一、概述

（一）基本病因及诱因

1. 基本病因
（1）心肌收缩力减弱：<u>冠心病（2015）</u>、心肌炎和心肌病等。
（2）后负荷增加（2017）：高血压、主动脉瓣狭窄、肺动脉高压和肺动脉狭窄等。
（3）前负荷增加：二尖瓣反流、主动脉瓣反流、房间隔缺损、室间隔缺损和代谢需求增加的疾病。

2. 诱因　治疗不当、感染、心律失常、肺动脉栓塞、体力或精神负担过大、合并代谢需求增加的疾病（甲状腺功能亢进症、动静脉瘘）、其他。

（二）病理生理

目前已经认识到心力衰竭是一种不断发展的疾病，一旦发生心力衰竭即使心脏没有新的损害，

在各种病理生理变化的影响下，心功能不全将不断恶化进展。当基础心脏病损及心功能，使心肌收缩力减弱时，为了保证正常的心排血量，机体通过以下的机制进行代偿。

1. **心力衰竭时各种体液因子的改变**　近年来不断发现一些新的肽类细胞因子参与心力衰竭的发生和发展，重要的有心钠肽和脑钠肽、精氨酸加压素及内皮素。

2. **关于舒张功能不全**　心脏舒张功能不全的机制，大体上可分为两大类：一种是主动舒张功能障碍，当能量供应不足时，主动舒张功能即受影响。另一类舒张功能不全是由于心室肌的顺应性减退及充盈障碍，明显影响心室的充盈压，当左心室舒张末压过高时，肺循环出现高压和淤血，即舒张性心功能不全，此时心肌的收缩功能尚可保持较好，心脏射血分数正常。

3. **心肌损害和心室重塑**　原发性心肌损害和心脏负荷过重使心脏功能受损，导致上述的心室扩大或心室肥大等各种代偿性变化。在心腔扩大、心室肥大的过程中，心肌细胞、胞外基质、胶原纤维网等均有相应变化，也就是心室重塑过程。

（三）心力衰竭的类型

左侧心力衰竭、右侧心力衰竭和全心衰竭；急性和慢性心力衰竭；收缩性和舒张性心力衰竭。

（四）心功能分级（2013）

Ⅰ级：一般活动不产生疲乏、心悸、呼吸困难或心绞痛等不适；Ⅱ级：一般活动产生疲乏、心悸、呼吸困难或心绞痛等不适；Ⅲ级：小于一般活动就产生上述不适；Ⅳ级：休息时就出现心力衰竭的症状，体力活动后加重。

二、急性左侧心力衰竭

（一）病因（2013）

广泛的急性心肌梗死（2007）、乳头肌断裂（2005）、室间隔破裂穿孔等。

（二）临床表现（2016、2017）

突然呼吸困难，端坐呼吸；剧烈咳嗽，咳粉红色泡沫样痰；面色灰白、口唇发绀、大汗。

两肺底可闻及细小水泡音；心尖部可听到奔马律，但常被肺部水泡音掩盖；辅助检查：X线片可见典型蝴蝶形大片阴影由肺门向周围扩展（2007）。

（三）诊断

诊断流程基本同慢性心力衰竭，临床表现是重要的诊断依据，BNP有一定的辅助诊断作用，如果NT-proBNP<30pg/ml或BNP<30pg/ml，可基本除外急性心力衰竭的诊断。

（四）抢救措施

坐位、吸氧、镇静、解痉、强心、利尿、扩血管。

三、慢性心力衰竭

（一）基本病因及诱因

1. **病因**　冠心病心肌缺血和（或）心肌梗死（最常见）等。

2. **诱因**　呼吸道感染（最重要，最常见）、心律失常（房颤）、血容量增加等（2003）。

（二）临床表现

1. **慢性左侧心力衰竭**　最常见，以肺淤血和心排血量降低为主。

（1）呼吸困难（2016）。

（2）咳嗽、咳痰、咯血：从白色浆液样到粉红色泡沫样（2007）。

（3）心脏：以左心室扩大为主，可合并二尖瓣关闭不全，心尖部可闻及收缩期杂音。

（4）交替脉。

（5）肺部：双肺湿啰音（2012），可有哮鸣音（2005）。

（6）肾：早期夜尿增多，晚期尿量减少，BUN上升。

2. **慢性右侧心力衰竭**　以体静脉淤血的表现为主。

（1）体静脉淤血症状（2009）：胃肠道表现为腹胀、食欲减退、恶心、呕吐等；<u>肝淤血肿大、肝区痛、肝功能减退（2009）</u>；肾因淤血而功能减退，出现少尿、BUN 增高；出现胸腔积液、腹水，胸腔积液多为双侧，以右侧较多。

（2）呼吸困难和咳嗽咳痰：单纯右侧心力衰竭不明显。

（3）心脏：单纯右侧心力衰竭多为右心室或右心房大，可合并三尖瓣关闭不全，三尖瓣可闻及收缩期杂音。

（4）奇脉。

（5）肺部：单纯右侧心力衰竭无异常，并左侧心力衰竭可有呼吸困难。

（6）颈静脉怒张。

四、辅助检查

X 线（心脏扩大、肺静脉压＞25～30mmHg，间质性肺水肿，Kerley B 线）（2002），放射性核素，呼吸功能试验，<u>超声心动图（左心室射血分数降低，正常＞50%）</u>（2007、2009），漂浮导管等。

五、诊断与鉴别诊断

根据病因、病史、症状、体征及客观检查可做出诊断。应与支气管哮喘、心包积液、缩窄性心包炎、肝硬化腹水等鉴别。

六、并发症

腹水、大咯血、肾衰竭、三尖瓣关闭不全等。

七、治疗

1．病因治疗　<u>基本病因的治疗（2006）</u>、消除诱因。

2．一般治疗　控制体力活动、避免精神刺激、减少盐的摄入。

3．药物治疗

（1）思路：利尿药＋ACEI，不缓解考虑洋地黄类；病情稳定后美托洛尔、卡维地洛；短时间使用：硝酸甘油、硝普钠、多巴胺、多巴酚丁胺、氨力农、米力农。

（2）<u>利尿药：噻嗪类＋保钾利尿药；噻嗪类利尿药（氢氯噻嗪）用于轻度液体潴留而肾功能正常者，合用 KCl，干扰糖及胆固醇代谢，引起高尿酸血症；呋塞米用于明显液体潴留伴有肾功能不全者，注意补钾；保钾利尿药有螺内酯、氨苯蝶啶，常与噻嗪类利尿药合用</u>（2003、2013、2014、2015）。

（3）ACEI：有效延缓心肌重塑（2012）。禁忌证包括 Cr＞265μmol/L（3mg/dl），双侧肾动脉狭窄，血钾＞5.5mmol/L，低血压不能耐受，<u>严重不良反应史（2008）</u>，包括肾功能不全、喉头水肿，哺乳、妊娠；　AT$_1$ 受体拮抗药的作用基本与 ACEI 相同，没有咳嗽的不良反应。

（4）β 受体阻滞药：代偿性交感神经兴奋虽然暂时可以改善血流动力学，但是对长远预后不利；β 受体阻滞药可以抑制交感兴奋；不能用于急性心力衰竭，在使用 ACEI 和利尿药的基础上心功能 Ⅱ/Ⅲ 级、射血分数＜40% 者，病情稳定的都可使用，心功能Ⅳ级者在严密监测下小剂量开始；美托洛尔、卡维地洛（达利全）在病情稳定后才能从小剂量开始；<u>禁忌证包括哮喘、二度或三度 AVB、心动过缓（2002）</u>。

（5）醛固酮拮抗药：<u>已经使用 ACEI 和利尿药，患者仍然处于重度心力衰竭，血钾＜5.5mmol/L、Cr＜250μmol/L 可以使用螺内酯，注意钾和 Cr 的监测。</u>

（6）强心药

①洋地黄类

a．作用机制：增强心肌收缩力。强心苷与细胞膜上 Na$^+$-K$^+$泵结合，抑制其活性，使细胞内 Na$^+$浓度增加，通过 Na$^+$-Ca^{2+} 交换使 Na$^+$外流增加 Ca^{2+}内流增加，使细胞内 Ca^{2+}浓度增加，从而直接增加心肌收缩力；反射性地降低交感神经活性，使血管扩张外周阻力降低；增加迷走神经张力，如直接刺激中枢迷走神经核团；降低窦房结节律（减慢心率），P-R 间期延长（一度 AVB），心肌细胞低钾可导致致死性心律失常。

b. 中毒表现：缺氧和低血钾更容易诱发中毒；心电图出现鱼钩样改变提示洋地黄起效，不是中毒的标志；窦性心动过缓（拟副交感作用）；房室传导阻滞（负性节律作用）可能为完全 AVB，要停药；异位心律、致命的心律失常（多继发于心脏组织的低血钾），如室性和房性异位心律可以通过补钾纠正，室早二联律最多见，非阵发性交界性心动过速；最典型的是非阵发性交界性心动过速和不同程度的文氏 AVB。

c. 中毒的处理：停药，单发室性期前收缩或一度 AVB 可自行恢复；快速性心律失常时若有低钾血症则先补 KCl（补钾只能处理异位性心律不能治疗 AVB）；若无低钾血症用抗心律失常药（ⅠB 类苯妥英钠、利多卡因）；缓慢心律失常可用阿托品，禁用电复律（容易诱发心室颤动）。

②非洋地黄类正性肌力药物：多巴胺和多巴酚丁胺、磷酸二酯酶抑制药（仅可以短期应用）。

（7）扩血管治疗：硝酸甘油、硝普钠。

经典试题

1. 心力衰竭时出现的最有害代偿机制是
A. Frank-Starling 曲线向左移位
B. 心室重构
C. 交感神经系统激活
D. 钠、水潴留
E. 心率加快

2. 近年来对心力衰竭的治疗更强调
A. 强心、利尿、扩血管
B. 降压、扩冠、抗凝
C. 溶栓、抗血小板
D. IABP 支持下心脏移植
E. 祛除病因和诱因，调节代偿机制，减少神经体液因子的负面效应

3. 风湿性心脏病伴心力衰竭病人，服用地高辛治疗 1 周，前 3 日每天服用 0.5mg，后 4 日每天服用 0.25mg，现症状、体征均明显改善。心率 80 次/分，心电图显示 ST 段呈鱼钩样改变，目前正确的治疗措施应是
A. 停用地高辛
B. 减少地高辛剂量
C. 增加地高辛剂量
D. 继续给予地高辛原剂量
E. 改用每日静脉注射毛花苷 C 0.2mg

4. 风湿性心脏病患者，突发呼吸困难，咳粉红色泡沫痰，血压 120/80mmHg，心率 140 次/分，心律绝对不齐。首选药物是
A. 普罗帕酮（心律平）
B. 利多卡因
C. 毛花苷 C（西地兰）
D. 可拉明
E. 胺碘酮

5. 左侧心力衰竭患者，血压 80/60mmHg，呼吸浅表，神志不清，下列治疗中哪一项是错误的
A. 氧气吸入
B. 哌替啶肌内注射
C. 多巴胺静脉滴注
D. 可拉明静脉注射
E. 毛花苷 C 静脉注射

6. 女性，28 岁。劳累后心悸气促伴反复咯血 4 年，近来加重，夜间不能平卧。查体：心尖部舒张期隆隆样杂音，肺底可听到细小水泡音。下列哪项治疗是错误的
A. 静脉滴注低分子右旋糖酐
B. 静脉注射呋塞米
C. 吸氧
D. 口服二硝酸异山梨酯
E. 口服地高辛

（7～8 题共用题干）

男性，46 岁。患风湿性心脏病双瓣膜病变 10 年，近 5 年来经常因心力衰竭住院治疗。本次因心力衰竭再次入院。体检：半卧位，颈静脉怒张，心界扩大，心率 140 次/分，房颤，心尖部可闻及奔马律。二尖瓣及主动脉瓣均闻及双期杂音。左肺底有湿啰音，右肺叩浊，呼吸音消失，肝肋下两指，质软。脾未触及，无腹腔积液，下肢稍肿。

7. 本例右侧胸腔积液产生的机制是
A. 营养不良，血浆蛋白降低
B. 心源性肝硬化
C. 胸膜脏层和壁层静脉回流受阻
D. 钠水潴留
E. 胸膜缺氧，毛细血管通透性增高

8. 在慢性充血性心力衰竭的诱因中最常见的是

A．严重心律失常

B．妊娠与分娩

C．肺部感染

D．过劳和情绪激动

E．输液过量和过快

（9～11 题共用题干）

　　男性，34 岁。因气急，尿少 1 周入院。体检：气急不能平卧，全心扩大，心率 134 次/分，心房颤动。无明显瓣膜杂音，两肺有细湿啰音。肝肋下两指，伴有腹腔积液。拟诊心功能不全原因待查。

9. 本例全心功能不全，应用下列哪种药物既能增强心肌收缩力，又能选择性地扩张血管

A．肾上腺素

B．卡托普利

C．多巴酚丁胺

D．硝苯地平

E．洋地黄

10. 本例快速心房颤动，首选哪种药物治疗

A．维拉帕米（异搏定）

B．毛花苷 C

C．毒毛花苷 K

D．普罗帕酮（心律平）

E．奎尼丁

11. 右侧心力衰竭和心包积液最可靠的鉴别点是

A．静脉压增高

B．肝颈回流征阳性

C．大量腹腔积液

D．奇脉

E．全心扩大

参考答案：1．B。2．E。3．D。4．C。5．B。6．A。7．C。8．C。9．C。10．B。11．D。

第 3 单元　心律失常

重点提示

1. **心房颤动**：①P 波消失，代以小而不规则的基线波动 f 波。②心室率极不规则，QRS 形态正常；心室率过快发生室内差异性传导时 QRS 增宽变形。③临床表现：心室率>150 次/分可发生心绞痛、心力衰竭；心排血量可减少 25%以上；可并发体循环栓塞；第一心音强度变化不定、心律极不规则、脉搏短绌——三大体征。

2. **房室传导阻滞**：①一度房室传导阻滞：无症状；P-R 间期>0.20 秒，每个 P 波后均可随 QRS 波。②二度 I 型房室传导阻滞：P-R 间期进行性延长，包含受阻 P 波在内的 R-R 间期<正常 P-P 间期的 2 倍，最常见的房室传导比例为 3:2 或 5:4，QRS 正常。③二度 II 型房室传导阻滞：P-R 间期恒定；部分 P 波后无 QRS；最常见的房室传导比例为 3:1 或 4:1；QRS 正常或畸形。④三度房室传导阻滞：完全阻滞；房室各自独立；P 波与 QRS 无关；P-R 间期不固定；心房率快于心室率；QRS 正常或增宽。

考点串讲

1. **房性期前收缩**

（1）病因：各种器质性心脏病患者均可发生，也见于正常人。

（2）ECG：①无窦性 P 波；②提早出现的房性 P'波，与窦性 P 波形态不同；③P 波后有可无 QRS 波；④形态多与窦性 QRS 波相同，少数不同（室内差异性传导），P-R 间期≥0.12 秒；⑤不完全性代偿间歇，完全性代偿间歇少见。

（3）治疗：一般不需治疗，症状明显可给洋地黄、维拉帕米、β 受体阻滞药（2017）。

2. **心房颤动**

（1）病因：正常人，风湿性心脏病二尖瓣狭窄、甲状腺功能亢进（2017），心房颤动发生于无心脏病变基础者，称为孤立性心房颤动。

（2）ECG

①P 波消失，代以小而不规则的基线波动 f 波（350～600 次/分）（2008）。

②心室率极不规则，QRS 形态正常；心室率过快发生室内差异性传导时 QRS 增宽变形。

③临床表现：心室率>150 次/分可发生心绞痛、心力衰竭；心排血量可减少 25%以上；可并发体循环栓塞；第一心音强度变化不定、心律极不规则、脉搏短绌——三大体征（2000、2005、2007）。

（3）治疗：控制心室率、抗凝（2017）、电复律等（2004）。

3．阵发性室上性心动过速

（1）常见病因：阵发性室上性心动过速的病因在国人最常见为预激综合征，房室结双通道占 30%，其他包括冠心病、原发性心肌病、甲状腺功能亢进、洋地黄中毒等药。

（2）ECG：心率 150～250 次/分，节律规则；QRS 常正常（2012），伴束支或室内差异性传导阻滞时可有宽 QRS 波；逆行 P 波（2001、2007、2016）。

（3）治疗：刺激迷走神经终止发作（2016）；腺苷、维拉帕米；洋地黄、β 受体阻滞药；电复律、射频等。

4．室性期前收缩

（1）常见病因：可见于健康人，也可由冠心病、瓣膜性心脏病、高血压、心肌病、甲状腺功能亢进症等心内、外科疾病、药物不良反应或中毒和电解质紊乱等引起。

（2）ECG：①无窦性 P 波；②偶有逆行 P'波；③提早出现宽大畸形的 QRS 波为室性期前收缩特征；④QRS 时限>0.12 秒，P-R 间期>0.20 秒；⑤代偿间歇：室早后完全性代偿间歇。

（3）无症状无须治疗，有明显症状者给予Ⅱ、Ⅲ类药物。

5．室性心动过速

（1）常见病因：多见于器质性心脏病患者。①冠心病（2016）：如心肌梗死、心绞痛或无痛性心肌缺血。②原发性心肌病：如扩张型心肌病、肥厚型心肌病及限制型心肌病。③各种原因引起的心肌炎。④二尖瓣脱垂综合征。⑤各种器质性心脏病：高血压心脏病；心脏瓣膜病（如风湿性心瓣膜病、老年性心瓣膜病、先天性心脏病。⑥药物的不良反应：如抗心律失常药、氯喹、洋地黄及锑剂、拟交感神经药物过量等。⑦电解质紊乱、酸碱平衡失调等：如低血钾或低血镁所致。⑧低温麻醉、手术及心导管检查等机械刺激诱发。⑨少数见于无器质性心脏病，原因不明。

（2）ECG：连续出现室性期前收缩≥3 个；心室率 100～250 次/分；心室率可规则或不规则；房室分离；心室夺获或室性融合波（2001、2003、2007）。

（3）治疗

①祛除病因和诱因。

②无血流动力学障碍者首选利多卡因；有血流动力学障碍者首选电复律（2001、2000、2006）。

③介入和射频。

6．心室颤动

（1）常见病因

①冠心病：尤其在急性心肌梗死时、不稳定型心绞痛、室壁瘤、急性心肌梗死溶栓治疗后发生的再灌注时等。

②由其他心律失常转化为心室颤动：a．完全性或高度房室传导阻滞；b．长 Q-T 间期综合征伴尖端扭转性室性心动过速；Brugada 综合征；c．Q-T 间期正常型多形性室性心动过速和极短联律间期型多形性室性心动过速；d．病理性阵发性持续性室性心动过速；e．预激综合征合并心房颤动；f．致心律失常性右心室发育不良性室性心动过速等。

③其他心脏病。a．心肌病：包括扩张型心肌病、肥厚型心肌病等，室性心动过速发生率很高；b．瓣膜病：如主动脉瓣狭窄和关闭不全合并心绞痛或心功能不全者；c．心肌炎、急性肺栓塞、某些二尖瓣脱垂综合征、主动脉瘤破裂、心脏压塞、心脏破裂；d．其他各种严重心脏病或其他疾病患者临终前的表现。

④各种药物的毒性作用所致，如洋地黄、奎尼丁、普鲁卡因胺、锑剂等药物中毒。

⑤电解质紊乱：主要为低钾血症，或偶见于血钾过高时。

⑥心脏手术。

⑦电击或溺水：淡水淹溺者较常引起心室颤动。

⑧其他：心肌缺血、缺氧、心肌肥大、交感神经兴奋、代谢性酸中毒等。

（2）ECG：波形、波幅、频率均极不规则；无法辨认 QRS 波群、ST 段与 T 波。

（3）治疗：按心搏骤停治疗。

7. 房室传导阻滞

（1）常见病因：①急性风湿热、白喉等所引起的心肌炎及其他心肌疾病；②房室束及束支非特异性纤维变性、先天异常；③冠心病尤其是急性心肌梗死；④药物中毒：洋地黄过量、奎尼丁及高血钾等；⑤迷走神经张力增高等。

（2）心电图及治疗

①一度房室传导阻滞：无症状（2008）；P-R 间期＞0.20 秒，每个 P 波后均可随 QRS 波；无须治疗。

②二度Ⅰ型房室传导阻滞：P-R 间期进行性延长，包含受阻 P 波在内的 R-R 间期＜正常 P-P 间期的 2 倍（2007），最常见的房室传导比例为 3:2 或 5:4，QRS 正常。无需治疗（2000、2006）。

③二度Ⅱ型房室传导阻滞：P-R 间期恒定；部分 P 波后无 QRS；最常见的房室传导比例为 3:1 或 4:1；QRS 正常或畸形。心室率显著缓慢并有症状者给予起搏治疗；阿托品适用于阻滞部位在房室结者；异丙肾上腺素适用于任何部位阻滞（2000）。

④三度房室传导阻滞：完全阻滞；房室各自独立；P 波与 QRS 无关；P-R 间期不固定；心房率快于心室率；QRS 正常或增宽。治疗同二度Ⅱ型房室传导阻滞。

=== 经典试题 ===

1. 窦性心动过缓时出现房性期前收缩，可用何药治疗

A. 维拉帕米（异搏定）

B. 奎尼丁

C. 洋地黄

D. 阿托品

E. 苯妥英钠

2. 诊断阵发性室上性心动过速最有意义的是

A. 心率＞160 次/分

B. 颈动脉窦按摩能增加房室传导阻滞

C. 颈动脉窦按摩使心率突然减慢

D. 颈动脉窦按摩时心率逐渐减慢，停止后心率复原

E. 心律绝对规则

3. 慢性心房颤动的常见并发症是

A. 动脉栓塞

B. 肺炎

C. 感染性心内膜炎

D. 阿-斯综合征

E. 完全性房室传导阻滞

4. 心房颤动时 F 波的频率为

A. 350～600 次/分

B. 250～600 次/分

C. 100～160 次/分

D. 300～600 次/分

E. 250～350 次/分

5. 下列哪种情况最易并发脑血管栓塞

A. 肺动脉瓣狭窄

B. 心力衰竭

C. 高血压

D. 二尖瓣狭窄伴心房颤动

E. 主动脉瓣狭窄

6. 刺激迷走神经可以纠正下述哪种心律失常

A. 心房扑动

B. 心房颤动

C. 阵发性室上性心动过速

D. 窦性心律失常

E. 阵发性室性心动过速

7. 二度Ⅱ型及三度房室传导阻滞，阻滞部位在双束支，心室率缓慢，曾有 Adams-Stokes 综合征发作，治疗首选

A. 阿托品

B. 麻黄碱

C. 异丙肾上腺素

D. 乳酸钠

E. 安置临时或永久性人工心脏起搏器

8. 男性，62 岁。2 日来反复短暂神志不清，伴尿失禁，抽搐 3 次。既往无类似发作。无夜间

阵发性呼吸困难及水肿史。心率 30 次/分，规则，第一心音强弱不等，血压 180/80mmHg。最可能的诊断是

A．高血压脑病

B．窦性心动过速

C．二度 2:1 房室传导阻滞

D．三度房室传导阻滞伴 Adams-Stokes 综合征发作

E．癫痫大发作

（9~12 题共用备选答案）

A．普萘洛尔

B．利多卡因

C．硝酸异山梨酯（消心痛）

D．静脉注射呋塞米

E．异丙肾上腺素

9．室性心动过速用

10．三度房室传导阻滞用

11．梗阻型心肌病合并心前区疼痛用

12．急性肺水肿用

参考答案：1．D。2．C。3．A。4．A。5．D。6．C。7．E。8．D。9．B。10．E。11．A。12．D。

第 4 单元　心脏瓣膜病

重点提示

1．二尖瓣狭窄临床表现：①症状：呼吸困难、咳嗽、咯血（粉红色泡沫痰）。②体征：心尖部舒张中晚期隆隆样杂音，递减型、无传导，常有舒张期震颤；S_1 亢进；P_2 亢进；胸骨左缘第 2 肋间可闻及 Gram-Steel 杂音，是相对性肺动脉瓣关闭不全产生的；重度二尖瓣狭窄的患者两颊紫红，呈二尖瓣面容。

2．主动脉瓣狭窄临床表现：①症状：呼吸困难、心绞痛、晕厥三联征。②体征：胸骨右缘第 2 肋间、左缘第 3 肋间收缩期喷射性杂音，呈递增、递减型，向颈部传导，常伴有震颤；心搏量增加时杂音也增加；瓣膜活动受限导致 S_2 减弱，由于左心室射血时间延长可能导致 S_2 逆分裂；左侧心力衰竭时出现 S_3，左心房肥大导致明显的 S_4。

3．主动脉瓣狭窄治疗原则：预防链球菌感染，经皮腔内球囊二尖瓣成形术是单纯二尖瓣狭窄的首选。一般不用洋地黄（心房颤动除外）。

考点串讲

一、二尖瓣狭窄

1．临床表现

（1）症状：呼吸困难、咳嗽、咯血（粉红色泡沫痰）（2007）。

（2）体征：心尖部舒张中晚期隆隆样杂音，递减型、无传导，常有舒张期震颤（2000、2005）；S_1 亢进；P_2 亢进；胸骨左缘第 2 肋间可闻及 Gram-Steel 杂音，是相对性肺动脉瓣关闭不全产生的（2003）；重度二尖瓣狭窄的患者两颊紫红，呈二尖瓣面容（2014）。

2．治疗原则　预防链球菌感染（2006）。利尿药、预防栓塞、手术或介入治疗（经皮腔内球囊二尖瓣成形术是单纯二尖瓣狭窄的首选）。一般不用洋地黄（心房颤动除外）（2000）。

二、二尖瓣关闭不全

1．临床表现

（1）急性：呼吸困难、左侧心力衰竭、肺水肿、心源性休克；心尖搏动为高动力型、P_2 亢进、S_4 可闻及（左心房不扩张而强有力收缩），由于左心房压力较高，心尖部的反流杂音不如慢性的响亮（2000），为递减型，不是全收缩期。

（2）慢性：由于心房心室扩张的代偿，肺淤血出现较晚，心排血量不足导致的乏力明显；心尖搏动为高动力型、可向左下移位；S_1 减弱，A_2 提前，左心室射血提前结束导致 S_2 分裂增宽；心尖部全收缩期吹风样杂音，向腋下和左肩胛部传导。

2. 治疗原则　内科治疗（术前过渡）；人工瓣膜置换术、二尖瓣修复术。

三、主动脉瓣狭窄

1. 临床表现

（1）症状：呼吸困难、心绞痛、晕厥三联征（2003）。

（2）体征：胸骨右缘第 2 肋间、左缘第 3 肋间收缩期喷射性杂音，呈递增、递减型，向颈部传导，常伴有震颤；心搏量增加时杂音也增加；瓣膜活动受限导致 S_2 减弱，由于左心室射血时间延长可能导致 S_2 逆分裂；左侧心力衰竭时出现 S_3，左心房肥厚导致明显的 S_4（2003）。

2. 治疗原则　内科治疗、人工瓣膜置换、经皮腔内球囊主动脉瓣成形术。

四、主动脉瓣关闭不全

1. 临床表现

（1）急性：严重者出现左侧心力衰竭和低血压；S_1 减弱、P_2 亢进、主动脉瓣听诊区舒张期叹气样杂音。

（2）慢性：即使达到中重度关闭不全也无症状，但一旦出现心力衰竭就迅速进展（2～3 年死亡）；症状表现为与心搏量增加相关的心悸、头部强烈搏动感、直立性头晕；晚期发生心力衰竭；体征有周围血管征（随心脏搏动地点头、水冲脉、股动脉枪击音和双期杂音、毛细血管搏动征）；S_1 减弱、A_2 减弱、舒张早期叹气样杂音；Austin-Flint 杂音（与二尖瓣狭窄的鉴别在于 S_1 减弱）（2003、2016）。

2. 治疗原则　内科治疗（手术过渡）、人工瓣膜置换术。

==== 经典试题 ====

1. 二尖瓣狭窄第一心音亢进是因为
A. 心脏开始收缩时，二尖瓣位置低垂
B. 心脏开始收缩时，二尖瓣后叶关闭延迟
C. 心肌收缩力加强
D. 二尖瓣前叶增厚
E. 乳头肌功能失调

2. X 线发现心影呈梨形增大，是由于
A. 右心室、左心室增大
B. 左心室、左心房增大
C. 右心室、左心房增大，肺动脉总干突出
D. 左心室、右心房增大
E. 左心室增大，主动脉弓突出

3. 心绞痛和晕厥最可能发生在
A. 二尖瓣关闭不全
B. 二尖瓣狭窄
C. 主动脉瓣关闭不全
D. 主动脉瓣狭窄
E. 二尖瓣狭窄伴关闭不全

4. 女性，25 岁。心悸气短已数年，近 2 年加重。查体：心尖区听到舒张期隆隆样杂音，心律失常。M 型超声心动图示：二尖瓣前叶曲线 EF 斜率降低、A 峰消失、后叶向前移动和瓣叶增厚，其诊断为

A. 风湿性心脏病，二尖瓣狭窄
B. 左心房黏液瘤
C. 梗阻性肥厚型心肌病
D. 主动脉瓣关闭不全
E. 室间隔缺损

5. 女性，25 岁。原有风湿性心脏病主动脉瓣狭窄。近 2 周乏力不适，不发热。体检：有少数瘀点，主动脉瓣区有收缩期与舒张期杂音，脾刚触及。血红蛋白 80g/L。最符合下列哪项疾病
A. 风湿性心脏病心力衰竭
B. 贫血性心脏病
C. 风湿性心肌炎
D. 先天性心脏病主动脉瓣病变
E. 风湿性心脏病并发感染性心内膜炎

（6～7 题共用备选答案）
A. 重搏脉
B. 奇脉
C. 交替脉
D. 水冲脉
E. 短细脉
6. 脉压增大时可出现
7. 左心室功能不全可出现

参考答案：1. A。2. C。3. D。4. A。5. E。6. D。7. C。

第 5 单元　自体瓣膜感染性心内膜炎

重点提示

临床表现：发热、乏力、食欲缺乏、体重减轻等非特异症状；几乎都有心脏杂音或原有杂音强度和性质的改变、贫血。周围体征少见，可出现指甲下的线状出血、Roth 斑、Osler 结节、Janeways 损害。

考点串讲

一、常见致病微生物

链球菌和葡萄球菌分别占自体瓣膜心内膜炎病原微生物的 65%和 25%。急性者，主要由金黄色葡萄球菌引起，少数由肺炎球菌、淋球菌、A 族链球菌和流感杆菌等所致。亚急性者，草绿色链球菌最常见（2016），其次为 D 族链球菌（牛链球菌和肠球菌），表皮葡萄球菌，其他细菌较少见。

二、临床表现

发热、乏力、食欲缺乏、体重减轻等非特异症状；几乎都有心脏杂音或原有杂音强度和性质的改变、贫血（2009）。周围体征少见，可出现指甲下的线状出血、Roth 斑、Osler 结节、Janeways 损害（2002）。

三、诊断（2013、2015）

1. 主要标准　血培养 2 次相同细菌阳性（2016），超声可见赘生物和新的反流（2003）。
2. 次要标准　基础心脏病、发热、栓塞、免疫反应（脾大、肾小球肾炎）、血培养 1 次阳性或 2 次病原体不同、超声心动图检查符合感染性心内膜炎但未达到主要标准。
3. 诊断标准　2 个主要标准；1 个主要标准＋3 个次要标准；5 个次要标准。

四、防治原则

青霉素＋氨基糖苷类（2003、2007）；外科手术瓣膜置换。

经典试题

1. 亚急性感染性心内膜炎最常见的致病菌是
A. 甲族乙型溶血性链球菌
B. 草绿色链球菌
C. 革兰阴性杆菌
D. 白色念珠菌
E. 白色葡萄球菌
2. 诊断感染性心内膜炎最可靠的依据是
A. 持续高热
B. 槌状指
C. 贫血
D. 脾大
E. 血病原体培养阳性
3. 女性，30 岁。心悸、气促 2 年，发热、关节痛 1 个月，心尖区有收缩期及舒张期杂音，心率 90 次/分，脾可触及，有槌状指，尿蛋白（++），红细胞 4～10 个/HP。X 线：心影呈梨形。

最可能诊断为风湿性心脏病合并
A. 风湿活动
B. 肺部感染
C. 上呼吸道感染
D. 急性感染性心内膜炎
E. 肾盂肾炎
4. 男性，36 岁。心尖部双期 3 级以上杂音，发热 1 个月，血培养为草绿色链球菌感染，诊断为亚急性感染性心内膜炎，首选抗生素为
A. 两性霉素 B
B. 苯唑西林
C. 青霉素
D. 氯霉素
E. 多黏菌素
（5～7 题共用题干）
女性，32 岁。因不明原因发热 2 周来院门

诊，体检：心脏有杂音。拟诊感染性心内膜炎。

5. 感染性心内膜炎最常发生于下列哪种情况

A. 心脏正常的吸毒者

B. 肺源性心脏病

C. 先天性心脏病室间隔缺损

D. 先天性心脏病

E. 风湿性瓣膜病

6. 哪种心脏瓣膜病最易发生感染性心内膜炎

A. 主动脉瓣关闭不全伴心力衰竭

B. 重度二尖瓣狭窄

C. 二尖瓣关闭不全

D. 二尖瓣脱垂

E. 主动脉瓣狭窄

7. 为明确诊断，抽血培养的最佳时间是

A. 先用抗生素 3 天，体温不退时抽取

B. 停用原用的抗生素 2 天后，抽取 3～5 次血培养

C. 在抗生素应用前，在 24 小时内，于畏寒发热时抽 3 次血培养

D. 原用抗生素可继续用，抽取 3 次血培养

E. 停用抗生素 1～2 周后抽取血培养 3～5 次

参考答案：1. B。2. E。3. D。4. C。5. E。6. C。7. C。

第 6 单元　原发性高血压

重点提示

1. 概念和分类：正常血压＜120/80mmHg；高血压前期（120～139）/（80～89）mmHg；高血压≥140/90 mmHg；1 级高血压（140～159）/（90～99）mmHg；2 级高血压（160～179）/（100～109）mmHg；3 级高血压≥180/110mmHg。

2. 主要降血压药物的作用特点及不良反应：①利尿药，可能导致痛风和高血钾。②β受体阻滞药，COPD 及血糖、血脂异常患者不用。③α受体阻滞药用于前列腺增生、血脂高者，可能出现直立性低血压。④CCB（钙通道阻滞药）。硝苯地平用于心绞痛（心肌梗死不用）、老年高血压、单纯收缩期高血压、动脉粥样硬化，可能导致心率增快。维拉帕米用于心绞痛、室上性心动过速、动脉粥样硬化；心力衰竭和二度或三度 AVB 患者不用。⑤ACEI/ARB 用于心力衰竭、AMI、蛋白尿；双侧肾动脉狭窄、高钾、Cr＞354μmol/L 患者不用。

考点串讲

一、概念和分类

正常血压＜120/80mmHg；高血压前期（120～139）/（80～89）mmHg；高血压≥140/90 mmHg；1 级高血压（140～159）/（90～99）mmHg；2 级高血压（160～179）/（100～109）mmHg；3 级高血压≥180/110mmHg；单纯收缩期高血压收缩压≥140mmHg，舒张压＜90mmHg；老年高血压指年龄＞60 岁的高血压患者；原发性高血压（高血压病）占95%以上，继发性高血压＜5%。

二、临床表现

无特殊。肾血管性高血压在上腹部可闻及连续高调杂音（2005）。

三、诊断和鉴别诊断

1. 诊断原则　是原发性还是继发性；原发性高血压应评价血压水平、危险因素、检查靶器官受损情况，进行危险度分层（2000）；继发性高血压应寻找原发病以对因治疗。

2. 诊断标准　非药物状态下、非同日≥2 次测量的平均值作为依据；正常血压＜130/85 mmHg，单纯收缩期高血压收缩压＞140mmHg，舒张压＜90mmHg、老年高血压患者年龄＞60 岁；1 级高血压（140～160）/（90～100）mmHg；2 级高血压（160～180）/（100～110）mmHg；3 级高血压≥180/110mmHg。

四、治疗

治疗目的是降低长期心血管疾病发病和死亡的危险，控制血压及治疗所有可逆的危险因素；一般患者要控制在 140/90mmHg 以下（2015、2016、2017）；充血性心力衰竭患者控制在 130/80mmHg 以下（2000）；慢性肾小球肾炎患者尿蛋白<1g/d 控制在 130/80mmHg 以下；尿蛋白>1g/d 控制在 125/75mmHg 以下。

五、主要降血压药物的作用特点及不良反应

1. 利尿药用于心力竭衰、肾功能不全、老年高血压、单纯收缩期高血压，可能导致痛风和高血钾。

2. β受体阻滞药用于心率较快的中、青年患者或合并心绞痛患者；心力衰竭、二度或三度 AVB、哮喘禁用；COPD 及血糖、血脂异常患者慎用（2001、2004、2007、2008、2009、2016、2017）。

3. α受体阻滞药用于前列腺增生、血脂高者，可能出现直立性低血压（2006）。

4. CCB（钙通道阻滞药）。硝苯地平用于心绞痛（心肌梗死不用）、老年高血压、单纯收缩期高血压、动脉粥样硬化，可能导致心率增快。维拉帕米用于心绞痛、室上性心动过速（2008）、动脉粥样硬化；心力衰竭和二度或三度 AVB 患者不用。

5. ACEI/ARB 用于心力衰竭、AMI、蛋白尿；双侧肾动脉狭窄、高血钾、Cr>354μmol/L 患者不用（2000、2003、2004、2016）。

六、特殊人群的降压问题

1. 糖尿病　糖尿病与高血压常常合并存在，并发肾损害时高血压患病率达 70%～80%。1 型糖尿病在出现蛋白尿或肾功能减退前通常血压正常，高血压是肾病的一种表现；2 型糖尿病往往较早就与高血压并存。多数糖尿病合并高血压患者往往同时有肥胖、血脂代谢紊乱和较严重的靶器官损害，属于心血管危险的高危群体，应该实施积极降压治疗策略，为了达到目标水平，通常在改善生活行为基础上需要 2 种以上降血压药物联合治疗。血管紧张素Ⅱ阻断药或血管紧张素转化酶抑制药、长效钙拮抗药和小药量利尿药是较合理的选择。

2. 慢性肾脏疾病　终末期肾病时常有高血压，两者病情呈恶性循环。降压治疗的目的主要是延缓肾功能恶化，预防心、脑血管病发生。应该实施积极降压治疗策略，通常需要 3 种或 3 种以上降血压药方能达到目标水平。ACEI 或 ARB 在早、中期能延缓肾功能恶化，但要注意在低血容量或病情晚期可能反而使肾功能恶化。血液透析患者仍需降压治疗。

3. 脑血管病　脑血管病在已发生过脑卒中的患者，降压治疗的目的是减少再次发生脑卒中。高血压合并脑血管病患者不能耐受血压下降过快或过大，压力感受器敏感性减退，容易发生直立性低血压，因此降压过程应该缓慢、平稳，最好不减少脑血流量。可选择血管紧张素Ⅱ阻断药、长效钙拮抗药、血管紧张素转化酶抑制药或利尿药。注意从单种药物小药量开始，再缓慢递增药量或联合治疗。

4. 老年人　年龄超过 60 岁达高血压诊断标准者即为老年人高血压。50%以上以收缩压升高为主，即单纯收缩期高血压，此与老年人大动脉弹性减退、顺应性下降使脉压增大有关，宜选择利尿药、长效二氢吡啶类钙通道阻滞药。老年人高血压患者心、肾、脑器官都有不同程度损害，应注意避免选用加重脏器损害的药物。

老年人压力感受器敏感性减退，对血压的调节功能降低，易造成血压波动及直立性低血压，降压过程宜缓慢、平稳。

5. 高血压急症　在高血压发展过程的任何阶段和其他疾病急症时，可以出现严重危及生命的血压升高，需要作紧急处理。高血压急症是指短时期内（数小时或数天）血压重度升高，舒张压>130mmHg 和（或）收缩压>200mmHg，伴有重要器官组织如心脏、脑、肾、眼底、大动脉的严重功能障碍或不可逆性损害。选择适宜有效的降血压药物，放置静脉输液管，静脉滴注给药，同时

应经常不断测量血压或无创性血压监测。

经典试题

1. 高血压伴有低钾首先应考虑
A. 皮质醇增多症
B. 原发性醛固酮增多症
C. 嗜铬细胞瘤
D. 继发于慢性肾炎的高血压
E. 肾动脉狭窄

2. 高血压心脏病的主要改变是
A. 乳头肌功能不全
B. 二尖瓣脱垂
C. 肺动脉高压右侧心力衰竭
D. 左心室肥大、扩张
E. 双房扩大

3. 女性，28岁。因发热、关节痛伴高血压入院。体检：一侧上肢无脉，一侧血压200/110mmHg，肾动脉区听诊可闻及血管杂音，下肢血压正常。诊断应考虑为
A. 多发性大动脉炎
B. 肾性高血压
C. 主动脉缩窄
D. 嗜铬细胞瘤
E. 多囊肾

4. 男性，45岁。高血压病史2年，近日血压170/110mmHg，心率100次/分，血浆肾素增高，首选哪种药物治疗
A. 氢氯噻嗪
B. 硝苯地平
C. 美托洛尔
D. 硝酸甘油
E. 地西泮

5. 高血压病人，突感心悸气促，咳粉红色泡沫痰。查体：血压200/124mmHg，心率136次/分，下列药物中首选

A. 肾上腺皮质激素
B. 硝苯地平
C. 美托洛尔
D. 硝普钠
E. 氢氯噻嗪

（6～8题共用题干）

男性，45岁。经常头痛、头晕近10年，2天来头痛加重，伴有恶心、呕吐，送往急诊。检查神志模糊，血压230/120mmHg，尿蛋白（++），尿糖（+）。

6. 最可能的诊断是
A. 糖尿病酮症酸中毒
B. 高血压危象
C. 高血压脑病
D. 恶性高血压
E. 肾性高血压

7. 诊断已确立，其发病机制是
A. 心房利钠因子减少
B. 肾素活性增高
C. 交感神经过度兴奋
D. 周围小动脉痉挛
E. 脑血管自身调节障碍

8. 入院治疗，神志清，但血压仍在202/120mmHg，且气急不能平卧。体检：心率108次/分，期前收缩3次/分，两肺底有湿啰音。此时正确治疗是
A. 毛花苷C静脉注射
B. 硝普钠静脉滴注
C. 利多卡因静脉滴注
D. 普罗帕酮（心律平）静脉注射
E. 快速利尿药静脉注射

参考答案：1. B。2. D。3. A。4. C。5. D。6. D。7. E。8. B。

第7单元　冠状动脉粥样硬化性心脏病

重点提示

1. 急性心肌梗死临床表现：①前兆：初发型心绞痛和恶化型心绞痛（所以归入不稳定型心绞痛）。②症状：胸痛，性质类似心绞痛；持续时间长（大多>20分钟）；休息和服用硝酸甘油无效；心力衰竭；心律失常；休克；低血压及胃肠道症状。

2. 急性心肌梗死辅助检查：特征改变有病理性Q波、ST段弓背向上抬高、T波对称深倒

置；超急性期出现 T 波异常高大，不对称；急性期出现病理性 Q 波（高度为 QRS 的 1/4，宽度 1 格）、ST 段弓背向上抬高与 T 波形成单向曲线；近期 Q 波持续存在、ST 段开始回落、T 波平坦或倒置；慢性期 Q 波持续存在、ST 段恢复、T 波锐角对称倒置。

===== 考点串讲 =====

一、概述

（一）主要危险因素（2015）

年龄、性别、血脂异常（最重要）、高血压、吸烟、糖尿病。

（二）血脂紊乱的分类、诊断及治疗

1. 分类　世界卫生组织（WHO）制定了高脂蛋白血症分型，共分为 6 型，如 Ⅰ 型、Ⅱa 型、Ⅱb 型、Ⅲ 型、Ⅳ 型和 Ⅴ 型。

2. 诊断　2 次以上血脂测定结果中任何 1 项指标达到下列标准可诊断血脂代谢异常：总胆固醇（TC）>5.72mmol/L，三酰甘油（TG）>1.70 mmol/L，血清低密度脂蛋白胆固醇（LDL-C）>3.64 mmol/L，血清高密度脂蛋白胆固醇（HDL-C）<0.91 mmol/L。

3. 治疗　调脂治疗的主要目的是预防冠心病。

（1）调整饮食及改善生活方式：控制摄入总热量、低脂饮食、停服避孕药、戒烟、避免过度饮酒、适当增加运动、消除过度精神紧张。

（2）药物治疗：①高胆固醇血症：首选 HMG-COA 还原酶抑制药（他汀类），有辛伐他汀、洛伐他汀、普伐他汀和氟伐他汀。②高三酰甘油血症：首选贝特类。③混合型高脂血症：以 TC 和 LDL-C 增高为主者，首选他汀类；以 TG 增高为主者，首选贝特类；若均增高，单一药物治疗无效时可联合用药。④低密度脂蛋白血症：单纯低密度脂蛋白血症一般不需药物治疗，合并高 TC 或高 TG 血症，他汀类和贝特类均可不同程度上提高 HDL-C 水平。

（3）基因治疗。

二、心绞痛

1. 分类　分为稳定型心绞痛和不稳定型心绞痛。

2. 典型临床表现　发作性胸痛，持续 3～5 分钟，休息或含服硝酸甘油可以缓解（2000、2001、2016）。

3. 典型心电图变化　发作时 ECG 表现为 ST 段压低>1mm；有时有 T 波倒置；变异型心绞痛患者发作时 ST 段抬高（肢体导联>1mm、胸导联>2mm）（2000）。

4. 诊断与鉴别诊断

（1）诊断：根据典型的发作特点和体征，临床表现不典型者根据心电图异常诊断；临床表现不典型及心电图正常者根据其他检查异常诊断（2000）。冠状动脉造影是确诊冠心病的金标准（2007）。

（2）鉴别诊断

①心脏神经症：症状多在疲劳后出现，胸痛近心尖部，经常变动，多为短暂刺痛或长期隐痛，有神经衰弱症状。

②急性心肌梗死：疼痛持续长，常有休克，心力衰竭，伴发热，面向心肌梗死部位的导联 ST 段升高，异常 Q 波，有酶学改变。

（3）其他疾病引起心绞痛：如严重主动脉瓣狭窄或关闭不全，风湿性冠状动脉瘘，梅毒性主动脉炎等。

（4）肋间神经痛：常累及 1～2 个肋间，疼痛不一定限在胸前，沿神经行径处有压痛。

（5）不典型疼痛：与食管病变，膈疝，颈椎病等鉴别。

5. 治疗

（1）一般内科治疗。

（2）抗血小板治疗：阿司匹林、氯吡格雷等。

（3）抗凝治疗：肝素。

（4）硝酸酯类：主要是缓解症状，不改善预后，只有发作时含服有效（2005）。

（5）β 受体阻滞药：可以改善预后。除了左侧心力衰竭、肺水肿、哮喘、窦性心动过缓、二度或三度房室传导阻滞外常规使用；美托洛尔、比索洛尔、阿替洛尔可降低心脏做功，可改善远期预后；不能突然停药，以防止心肌梗死；心率＞60 次/分、血压＞90/60mmHg、患者无不适主诉，美托洛尔最大负荷量 100mg，每日 2 次（2003）。

（6）钙拮抗药。

（7）溶栓治疗。

（8）介入治疗。

（9）冠状动脉旁路移植术（冠状动脉搭桥术）。

三、急性心肌梗死

1. 临床表现

（1）前兆：初发型心绞痛和恶化型心绞痛（所以归入不稳定型心绞痛）。

（2）症状：胸痛，性质类似心绞痛；持续时间长（大多＞20 分钟）（2001）；休息和服用硝酸甘油无效；心力衰竭；心律失常；休克；低血压及胃肠道症状。

2. 辅助检查　怀疑 AMI 者需要 18 导联心电图，并标记位置便于以后比较；特征改变有病理性 Q 波、ST 段弓背向上抬高、T 波对称深倒置；超急性期出现 T 波异常高大，不对称；急性期出现病理性 Q 波（高度为 QRS 的 1/4，宽度 1 格）、ST 弓背向上抬高与 T 波形成单向曲线；近期 Q 波持续存在、ST 段开始回落、T 波平坦或倒置；慢性期 Q 波持续存在、ST 段恢复、T 波锐角对称倒置（2001、2005、2006、2014、2015）。标志物（CK、CK-MB、Tn）水平改变见表 1-1（2000、2001）。

表 1-1　心肌损伤标志物变化

	开始升高	达峰时间	维持时间
CK	6～10 小时	12 小时	3～4 天
CK-MB	＜4 小时	16～24 小时	3～4 天
cTnI	3～4 小时	11～24 小时	7～10 天
cTnT	3～4 小时	24～48 小时	10～14 天

3. 诊断与鉴别诊断（2017）　诊断依据：典型缺血性胸痛、心电图动态改变、心肌酶谱动态改变；3 者符合 2 个可以诊断（2000）。鉴别诊断：心绞痛、急性心包炎、急性肺动脉栓塞、急腹症、主动脉夹层分离。

4. 并发症　左心功能不全、心律失常、心脏破裂、附壁血栓、心肌梗死后综合征（2006）。

5. 治疗与预防

（1）治疗　卧床、镇痛（2001）、抗凝、抗血小板、介入治疗（2017）、溶栓治疗、β 受体阻滞药和 ACEI、调酯、抗心律失常和传导障碍、抗休克等。

（2）预防

①抗血小板聚集药（氯吡格雷，噻氯匹定）；抗心绞痛治疗，硝酸酯类制剂。

②预防心律失常，减轻心脏负荷等；控制好血压。

③控制血脂水平；戒烟。

④控制饮食；治疗糖尿病。

⑤普及有关冠心病的教育，包括患者及其家属；鼓励有计划地、适当地运动锻炼。

经典试题

1. 下列哪项不属于冠心病

A. 心肌梗死

B. 心绞痛

C. 猝死

D. 阵发性室上性心动过速

E. 缺血性心肌病

2. 心绞痛的痛觉是由什么引起

A. 冠状动脉痉挛

B. 心肌缺血缺氧代谢产物刺激神经

C. 迷走神经紧张性增高

D. 窦房结、房室结功能低下

E. 低钾血症

3. 高侧壁心肌梗死心电图定位

A. Ⅰ、aVL

B. Ⅰ、Ⅱ

C. V_1、V_2

D. V_4、V_5

E. aVF、aVR

4. 心肌梗死后综合征表现不包括

A. 心包炎

B. 胸膜炎

C. 肺炎

D. 发热

E. 心肌炎

5. 急性心肌梗死发病3小时最先考虑的处置是

A. 非同步电复律

B. 安置DDD型永久起搏器

C. 静脉溶栓

D. 心脏电生理检查

E. 食管调搏

6. 不是治疗心绞痛的措施是

A. 硝酸酯类

B. β受体阻滞药

C. 钙通道阻滞药

D. 冠状动脉介入及外科手术

E. 心包穿刺

7. 冠状动脉管径低于多少时会严重影响血供

A. 20%～25%

B. 30%～35%

C. 40%～45%

D. 60%～65%

E. 70%～75%

8. 男性，38岁。发作性心前区绞痛，冠状动脉造影无器质性病变，临床诊断冠心病。心前区绞痛的原因是由于

A. 冠状动脉先天性畸形

B. 冠状动脉粥样硬化

C. 冠状动脉炎

D. 冠状动脉血栓形成

E. 冠状动脉痉挛

9. 男性，45岁。心前区绞痛3年，除动脉粥样硬化以外，还有哪种病因较常见

A. 肥厚型心肌病

B. 主动脉瓣病

C. 梅毒性主动脉炎

D. 先天性冠状动脉畸形

E. 冠状动脉栓塞

10. 男性，64岁。突然发生胸骨后剧痛。心电图显示Ⅱ、Ⅲ、aVF均有深而宽的Q波，ST段抬高，最可能的诊断是

A. 心肌硬化

B. 二尖瓣脱垂

C. 室间隔穿孔

D. 二尖瓣相对关闭不全

E. 左心房黏液瘤

11. 男性，62岁。急性心肌梗死突然出现心尖区收缩期杂音3级，呈吹风样，无震颤，心力衰竭明显加重，最可能的原因是

A. 再发心肌梗死

B. 梗死后心绞痛

C. 乳头肌功能失调或断裂

D. 室壁瘤形成

E. 心律失常

（12～13题共用备选答案）

A. 右心室梗死

B. 下壁心肌梗死

C. 心室游离壁梗死

D. 左心房梗死

E. 左心室梗死

12. 乳头肌功能失调或断裂多见于

13. 房室传导阻滞多见于

参考答案： 1. D。2. B。3. A。4. E。5. C。6. E。7. E。8. E。9. B。10. B。11. C。12. B。13. B。

第 8 单元　病毒性心肌炎

=== 重点提示 ===

临床表现：发病 1～3 周前有前驱症状，如感冒、消化道症状；发病后出现胸痛、心悸、呼吸困难、水肿、阿-斯综合征；体检可见心动过速、心律失常、颈静脉怒张、肝大。

=== 考点串讲 ===

1. **临床表现**　发病 1～3 周前有前驱症状，如感冒、消化道症状；发病后出现胸痛、心悸、呼吸困难、水肿、阿-斯综合征；体检可见心动过速、心律失常、颈静脉怒张、肝大（2006、2014）。

2. **辅助检查**

（1）化验检查：血清学检查 CK、AST、LDH 增高，红细胞沉降率加快，白细胞增多，C 反应蛋白增加。病毒感染心肌的确诊有赖于心内膜、心肌或心包组织内病毒、病毒抗原或病毒基因片段的检出。

（2）EGG：心电图可见 ST-T 改变、R 波降低、病理性 Q 波和各种心律失常，特别是房室传导阻滞、室性期前收缩等。

（3）超声心动图检查：可示左心室壁弥漫性（或局限性）收缩幅度减低，可以有左心室增大等。

3. **诊断**　发病后 3 周内 2 次血清抗体滴度 4 倍升高；确诊需要心肌活检。

4. **治疗**　病毒性心肌炎患者应卧床休息，进富含维生素及蛋白质的食物，心力衰竭时使用利尿药、血管扩张药、血管紧张素转化酶（ACE）抑制药等。期前收缩频发或有快速心率者，采用抗心律失常药物。高度房室传导阻滞、快速室性心律失常或窦房结功能损害而出现晕厥或明显低血压时可考虑使用临时性心脏起搏器。目前不主张早期使用糖皮质激素，但对有房室传导阻滞、难治性心力衰竭、重症患者或考虑有自身免疫的情况下则可慎用。

=== 经典试题 ===

感染性心肌疾病中最主要的疾病是
A. 真菌性心肌炎
B. 原虫性心肌炎
C. 细菌性心肌炎
D. 立克次体性心肌炎
E. 病毒性心肌炎
参考答案：E。

第 9 单元　心　肌　病

=== 重点提示 ===

临床特点：①气急、水肿、肝大、乏力；心脏扩大。②心律失常可能导致猝死，合并的附壁血栓可导致栓塞。③劳力性呼吸困难；心室充盈不足和流出道受阻导致心排血量降低，导致晕厥、心绞痛（心肌过于肥厚，即使冠状动脉正常也不能满足血供）、猝死。④血流通过狭窄的流出道时吸引二尖瓣向室间隔方向移动，导致流出道进一步梗阻和 MR，胸骨左缘第 3～4 肋间可闻及收缩期杂音，心尖部可闻及二尖瓣关闭不全的收缩期杂音。

=== 考点串讲 ===

1. **分类**　扩张型心肌病、肥厚型心肌病、限制型心肌病、致心律失常性右室心肌病、限制型心肌病和未定型心肌病。

2. **主要临床特点**

（1）气急、水肿、肝大、乏力；心脏扩大。

（2）心律失常可能导致猝死，合并的附壁血栓可导致栓塞（2003）。

（3）劳力性呼吸困难；心室充盈不足和流出道受阻导致心排血量降低，导致晕厥、心绞痛（心肌过于肥厚，即使冠状动脉正常也不能满足血供）、猝死。

（4）血流通过狭窄的流出道时吸引二尖瓣向室间隔方向移动，导致流出道进一步梗阻和 MR，胸骨左缘第 3～4 肋间可闻及收缩期杂音，心尖部可闻及二尖瓣关闭不全的收缩期杂音；增加心肌收缩力（洋地黄）、降低心室容积（扩张外周血管减少回心血量、突然站立、Valsalva 动作）可导致杂音增强；降低心肌收缩力（美托洛尔）、提高心室容积（蹲踞）可导致杂音减轻（2002、2003、2007、2013）。

3. 治疗原则　松弛肥厚的心肌、纠正心力衰竭和心律失常、心脏移植等。

经典试题

1. 心肌炎急性期能确诊的检查是
A. 心肌活检
B. 血清检查
C. 心电图检查
D. 超声心动图检查
E. 心肌放射性核素显像法

2. 目前治疗心肌病不采取的措施是
A. 安置 DDD 型起搏器
B. 心脏移植
C. 肺移植
D. ACEI、β 受体阻滞药
E. 减轻心脏负荷

3. 男性，35 岁，经常出现活动后心前区闷痛、有晕厥史。查体：胸骨左缘闻及喷射性收缩期杂音，下蹲时减轻。心电图示 Ⅱ、Ⅲ、aVF 病理性 Q 波。最可能的诊断是
A. 冠心病
B. 心肌炎
C. 风湿性心脏病二尖瓣关闭不全
D. 扩张型心肌病
E. 心包积液

4. 青年男性，劳动过程中出现胸部闷痛。含服硝酸甘油后胸痛加剧，并曾多次晕倒，数分钟后意识恢复。胸骨左缘闻及喷射性收缩期杂音，最可能的诊断是
A. 心肌梗死
B. 风湿性心脏病

C. 梗阻性肥厚型心肌病
D. 病态窦房结综合征
E. 先天性心脏病

（5～7 题共用题干）
男性，16 岁。心悸胸闷 3 天来诊，心电图示三度房室传导阻滞。心室率 45 次/分。

5. 询问下列哪一项病史有助于诊断
A. 发病前有无关节痛
B. 发病前 2 周有否感冒或腹泻
C. 有否喝过量咖啡或浓茶
D. 心肌炎
E. 吸烟史

6. 经治疗后，病情好转，下列哪项表现有利于诊断
A. 心率减慢至正常
B. 心脏缩小
C. 心尖部杂音减轻
D. 水肿消退
E. 肺部啰音消失

7. 超声心动图检查，下列哪项表现不符合本病诊断
A. 左、右心室腔增大
B. 附壁血栓
C. 二尖瓣及三尖瓣反流
D. 中等量心包积液
E. 心室壁节段性收缩减弱

参考答案：1. A。2. C。3. D。4. C。5. D。6. B。7. E。

第 10 单元　急性心包炎

重点提示

临床表现：心前区疼痛（性质尖锐，咳嗽、深呼吸、变动体位时加重；可放射到颈部、左肩、左臂；有时与心肌梗死的疼痛类似）；心包摩擦音（胸骨左缘第 3～4 肋间最明显）。

===== 考点串讲 =====

1. **主要病因**　感染（2003）、肿瘤、自身免疫性疾病、代谢疾病、外伤等。

2. **临床表现**　①纤维蛋白性心包炎：心前区疼痛（性质尖锐，咳嗽、深呼吸、变动体位时加重；可放射到颈部、左肩、左臂；有时与心肌梗死的疼痛类似）；心包摩擦音（胸骨左缘第 3～4 肋间最明显）（2001、2008、2013、2017）。②渗出性心包炎：呼吸困难、Ewart 征、呼吸浅快等。X 线检查可见"烧瓶样"心脏阴影（2017）。

3. **典型心电图和超声心动图表现**　超声心动图（确诊的依据）。典型心电图：①常规 12 个导联中（除 aVR 外），皆出现 ST 段弓背向下抬高；②出现 T 波平坦以至倒置（一般不超过 0.4mV）；③QRS 波群低电压。大量渗液时，出现电交替；④心动过速；⑤无病理性 Q 波，Q-T 间期正常。

4. **鉴别诊断**　心力衰竭、肝硬化、限制型心肌病。

5. **治疗**

（1）病因治疗：例如，结核性心包炎需要抗结核治疗（2014）；化脓性心包炎须要用抗生素治疗。

（2）对症治疗：如用镇痛药。

（3）心包穿刺：以解除心脏压塞症状和减轻大量渗液引起的压迫症状。

（4）心包切开引流：并用抗生素以治疗化脓性心包炎。

（5）非特异性心包炎：和心脏损伤后综合征可以反复发作，可用大剂量非甾体消炎药、糖皮质激素治疗。秋水仙碱对防止反复有效。

===== 经典试题 =====

1. 下列哪项不是心脏压塞的体征

A. 肺部大量湿性啰音

B. 奇脉

C. 血压下降

D. 颈静脉怒张

E. 心率增快，心音低远

2. 男性，22 岁。胸痛，同时伴发热，气促，心界明显扩大，心尖冲动位于心浊音界左缘内侧约 2cm，肝肋下 5cm，心电图为窦性心动过速、低电压。最可能的诊断是

A. 急性心包炎

B. 病毒性心肌炎

C. 感染性心肌炎

D. 扩张型心肌病

E. 急性心肌梗死

3. 女性，25 岁。低热、心悸、气促 2 天，突然呼吸困难加重，发绀。查体：血压 80/70mmHg，吸气时脉搏减弱，心界扩大，心音低钝，心率 120 次/分，颈静脉怒张。首选的治疗是

A. 毛花苷 C

B. 硝普钠

C. 哌替啶

D. 硝酸甘油

E. 心包穿刺

参考答案： 1. A。2. A。3. E。

第 11 单元　休　　克

===== 重点提示 =====

1. **常见病因和分类**：①病因：大出血、感染等。②分类：低血容量性、感染性（革兰阴性菌）、心源性、神经性、过敏性。

2. **休克程度的判断**：①轻度：估计失血量在 20% 以下（800ml 以下）；②中度：失血量占全身血量的 20%～40%（800～1600ml）；③重度：失血量占全身血量的 40% 以上（1600ml 以上）。

===== 考点串讲 =====

1. 常见病因和分类

（1）病因：大出血、感染等。

（2）分类：低血容量性、感染性（革兰阴性菌）、心源性、神经性、过敏性（2000）。

2. 临床表现

（1）休克代偿期：机体通过提高中枢神经兴奋性、刺激交感-肾上腺轴的活动，代偿循环血容量的减少（2002）。表现为精神紧张、兴奋或烦躁不安、面色苍白、手足湿冷、心率加速、过度换气等。血压正常或稍高。

（2）休克抑制期：神志淡漠，甚至昏迷，发绀，出冷汗，脉搏细速甚至摸不到，血压下降甚至测不出，尿少甚至无尿、DIC、进行性呼吸困难等。

3. 休克程度的判断

（1）轻度：神志清楚，伴有痛苦表情，精神紧张，口渴，皮肤黏膜开始苍白，皮肤温度正常或发凉，脉搏在 100 次/分以下，收缩压正常或稍升高，舒张压增大，脉压缩小，体表血管正常，尿量正常，估计失血量在 20%以下（800ml 以下）（2001）。

（2）中度：神志尚清，表情淡漠，很口渴，皮肤黏膜苍白，皮肤温度发冷，脉搏 100～200 次/分，收缩压为 90～70mmHg，脉压小，表浅静脉塌陷，毛细血管充盈迟缓，尿少，失血量占全身血量的 20%～40%（800～1600ml）（2007、2009）。

（3）重度：意识模糊，甚至昏迷，非常口渴，可能无主诉，皮肤黏膜显著苍白，肢端发绀，皮肤温度下降，四肢厥冷，脉搏速而细弱或摸不清，收缩压在 70mmHg 以下或测不到，毛细血管充盈非常迟缓，表浅静脉塌陷，尿少或无尿，失血量占全身血量的 40%以上（1600ml 以上）（2005）。

4. 治疗原则　尽早祛除引起休克的原因，尽快恢复有效循环血量，纠正微循环障碍，增强心脏功能和恢复人体的正常代谢。

经典试题

1. 关于诊断休克的标准，下列哪项是错误的
A. 四肢湿冷
B. 收缩压<90mmHg
C. 尿量<30ml/h
D. 脉压<30mmHg
E. 脉搏<90 次/分

2. 治疗休克时常根据尿量的变化来估计
A. 血容量
B. 中心静脉压
C. 微循环灌流情况
D. 心功能
E. 大血管的舒缩情况

3. 不同原因的休克，其共同点是
A. 低血容量
B. 血液停滞在毛细血管中
C. 血液储存于胆、脾、淋巴窦中
D. 有效循环血量急骤减少
E. 血浆和水、盐丧失

4. 突然呕血 1500ml，出现休克的病人在了解一般情况后，首先应
A. 应用止血药物
B. 做中心静脉压测定
C. 检查出血原因
D. 静脉切开、输血

E. 剖腹探查

5. 肝破裂患者，血压 83/70mmHg，脉搏 120 次/分，估计失血量为
A. 200～400ml
B. 400～600ml
C. 800～1600ml
D. <2000ml
E. >2000ml

6. 女性，40 岁。双股部挤压伤，经初步抗休克处理后，病人出现吸气性呼吸困难，吸纯氧未能改善呼吸，检查：无发绀，肺部无啰音，胸透无异常发现，首先应考虑
A. 输液过量
B. 心功能不全
C. 吸入性肺炎
D. 呼吸窘迫综合征
E. 下呼吸道梗阻

7. 休克病人在补足液体后，血压仍然偏低，中心静脉压正常，可考虑给予
A. 血管扩张药
B. 血管收缩药
C. 强心药
D. 5%碳酸氢钠纠正酸中毒
E. 大量肾上腺皮质激素

8. 成年人患者，急性出血，失血量约 700ml，烦躁，面色苍白，皮肤湿冷，血压为 110/94mmHg，脉搏 100 次/分，应属于

A. 未发生休克

B. 休克代偿期

C. 中度休克

D. 重度休克

E. 虚脱

A. 中心静脉压很低，尿量多

B. 中心静脉压偏低，尿量少

C. 中心静脉压偏低，尿量多

D. 中心静脉压偏高，尿量多

E. 中心静脉压偏高，尿量少

9. 提示血容量不足的是

10. 说明液体量已补足的是

11. 可能有心功能不全存在的是

（9～11 题共用备选答案）

参考答案：1. E。2. C。3. D。4. D。5. C。6. D。7. B。8. B。9. B。10. D。11. E。

第 12 单元　下肢静脉疾病

重点提示

静脉曲张临床表现：在足靴区可出现大量毛细血管增生和通透性增加，产生色素沉着和脂质硬化。

考点串讲

1. 单纯性下肢静脉曲张

（1）病因：先天性静脉壁薄弱和静脉瓣膜结构不良（主要）、重体力劳动、长时间站立等。

（2）临床表现：在足靴区可出现大量毛细血管增生和通透性增加，产生色素沉着和脂质硬化（2007）。

（3）诊断与鉴别诊断：诊断：临床表现、叩击试验、静脉瓣膜功能试验、交通静脉瓣膜功能试验、下肢静脉造影（确诊的可靠依据）等（2003、2015、2017）。鉴别诊断：原发性下肢深静脉瓣膜功能不全、下肢深静脉血栓形成后遗综合征、动静脉瘘。

（4）治疗：非手术治疗（对症治疗、加压治疗、药物治疗）、手术治疗[大隐静脉高位结扎＋曲张静脉剥脱（2000）、大隐静脉高位结扎＋曲张静脉硬化剂注射、单纯曲张静脉剥脱]和硬化剂治疗。

2. 下肢深静脉血栓形成

（1）病因：三大因素（2013），即静脉血流滞缓、静脉壁损伤和血液高凝状态（2001、2012、2017）。

（2）临床表现

①中央型：急骤起病，全下肢肿胀明显，患侧髂窝、股三角压痛，浅静脉扩张，患肢皮温、体温升高（2016）。

②周围型：突然出现小腿剧痛，患足不能着地踏平，行走时症状加重，小腿肿胀深压痛，Ho- mans 征阳性。

③混合型：全下肢明显肿胀，剧痛，股三角、腘窝、小腿肌层压痛，股白肿。

（3）诊断和鉴别诊断：临床表现＋超声多普勒、放射性核素、下肢静脉顺行造影等。

〔4〕治疗：溶栓、抗凝、祛聚、手术（Fogarty 导管取栓术）。

经典试题

1. 下肢静脉曲张最容易发生皮肤溃疡的部位是

A. 足背

B. 小腿中 1/3 外侧

C. 小腿中 1/3 内侧

D. 小腿下 1/3 内侧

E. 小腿下 1/3 外侧

2. 诊断下肢大隐静脉曲张最可靠的依据是

A. 大隐静脉瓣膜功能试验

B. 深静脉通畅试验

C. 交通静脉瓣膜功能试验

D. 下肢静脉造影

E. 临床表现

参考答案：1. D。2. D。

第2章 呼吸系统

═══ 本章重点 ═══

执业助理医师考试中，呼吸系统疾病的出题量大，属于必考章节。其中重点掌握的内容包括：①慢性阻塞性肺疾病的病因和发病机制、临床表现、辅助检查及治疗；②肺源性心脏病的临床表现和鉴别诊断；③支气管哮喘的发病机制、临床表现及治疗方法及注意事项；④各型肺炎的临床表现、鉴别诊断及治疗，特别是肺炎链球菌肺炎需要特别重点掌握；⑤肺脓肿的临床表现；⑥肺结核的分型、各型临床表现及特征、并发症、治疗原则及方案的选择；⑦肺癌的临床表现；⑧呼吸衰竭的分型、急性和慢性呼吸衰竭临床表现、吸氧治疗及其他治疗措施；⑨胸腔积液的临床表现、漏出液和渗出液的比较、急慢性脓胸的临床表现及治疗；⑩开放性气胸的治疗、胸腔闭式引流的适应证、张力性气胸的临床表现、急救处理原则及方法、血胸的来源、进行性出血的判断标准及治疗；⑪肋骨骨折的临床表现及治疗。

第1单元　慢性阻塞性肺疾病

═══ 重点提示 ═══

1. 病因与发病机制：病因为吸烟、大气污染、肺炎链球菌、流感嗜血杆菌、乙型流感病毒、副流感病毒等。发病机制为气道高反应性等。

2. 病理生理：早期小气道（直径＜2mm）功能异常，大气道功能正常。晚期通气-血流比例失调，换气功能障碍。

3. 临床表现：慢性咳嗽咳痰、气短或呼吸困难、喘息和胸闷咳嗽，咳痰咳嗽早上重、白天轻；急性发作时加重；早上痰多，呈白色黏液性或泡沫浆液性，感染时痰量增加，痰呈黏液脓性。

═══ 考点串讲 ═══

1. **概述**　气流受限进行性发展，不完全可逆。

2. **病因与发病机制**　病因为吸烟（2015）、大气污染、肺炎链球菌（2013）、流感嗜血杆菌、乙型流感病毒、副流感病毒等。发病机制为气道高反应性等。

3. **病理生理**　早期小气道（直径＜2mm）功能异常，大气道功能正常。晚期通气-血流比例失调，换气功能障碍。

4. **临床表现、病程分期**（2013）

（1）临床表现：慢性咳嗽咳痰、气短或呼吸困难、喘息和胸闷咳嗽，咳痰咳嗽早上重、白天轻；急性发作时加重；早上痰多，呈白色黏液性或泡沫浆液性，感染时痰量增加，痰呈黏液脓性（2000）。

（2）病程分期：急性加重期、稳定期。

5. **辅助检查**

（1）肺部 X 线检查：肺气肿时胸廓饱满，肋骨走行变平，肋间隙增宽；胸廓前后径增大，胸骨后间隙增宽；膈肌位置下移，横膈变平；双肺透明度增高，肺外带血管纹理纤细、稀疏；心影呈垂直狭长。

（2）通气功能检查：FEV$_1$/FVC＜70%或 FEV$_1$＜80%预计值提示气流受限不完全可逆（2008、2009）。

（3）其他：如 ABG 等。

6. 诊断与严重程度分级、鉴别诊断

（1）诊断：高危因素、临床症状、体征、不可逆气道受阻（吸入支气管扩张药后 FEV_1/FVC≤70% 及 FEV_1%预计值＜80%）（2012、2016）。

（2）病程：分为急性加重期、稳定期。

（3）与支气管扩张、支气管哮喘、肺癌及肺结核等相鉴别。

7. 并发症 慢性呼吸衰竭、自发性气胸、慢性肺源性心脏病。

8. 治疗与预防

（1）稳定期：戒烟；职业病患者脱离危害环境；支气管扩张药、糖皮质激素和祛痰药物治疗；长期家庭氧疗（2014）。

（2）急性加重期：支气管扩张药（沙丁胺醇、异丙托溴铵）（2014）；低流量吸氧；抗生素应用；糖皮质激素应用。

=== 经 典 试 题 ===

1. 阻塞性肺气肿最常见的病因是
A. 支气管哮喘
B. 支气管扩张
C. 慢性支气管炎
D. 重症肺结核
E. 肺尘埃沉着病（尘肺）

2. 哪项肺功能指标对阻塞性肺气肿的诊断最有价值
A. 潮气量
B. 肺活量
C. 动脉血氧分压
D. 残气量及残气量/肺总量%
E. 每分钟静息通气量

3. 男性，50 岁，肺气肿病史 6 年，1 小时前突然呼吸困难加重，右侧胸痛，大汗、发绀，诊断首先考虑
A. 干性胸膜炎
B. 急性心肌梗死
C. 自发性气胸
D. 细菌性肺炎
E. 肺栓塞

参考答案：1. C。2. D。3. C。

第 2 单元 慢性肺源性心脏病

=== 重 点 提 示 ===

1. 病因及发病机制

（1）病因：支气管、肺疾病，胸廓运动障碍疾病。肺血管疾病等。

（2）发病机制：缺氧和呼吸性酸中毒作用于肺血管，使其收缩，加重肺动脉高压；气道炎症累及动脉，动脉壁增厚使管腔狭窄；缺氧和酸中毒的作用最重要。

2. 临床表现：①症状：咳嗽、咳痰、心悸、气短，被迫坐位；胸痛、咯血。②体征：下肢水肿、尿少、腹胀、食欲缺乏、腹水；心音遥远、P_2 亢进、右心室扩大、三尖瓣区收缩期杂音、剑突下搏动，心力衰竭后肝大、肝颈静脉回流征阳性、心律失常。

=== 考 点 串 讲 ===

（一）病因及发病机制

1. 病因 支气管、肺疾病，胸廓运动障碍疾病。肺血管疾病等。

2. 发病机制 缺氧和呼吸性酸中毒作用于肺血管，使其收缩，加重肺动脉高压（2000）；气道炎症累及动脉，动脉壁增厚使管腔狭窄；缺氧和酸中毒的作用最重要。

（二）临床表现

1. 症状　咳嗽、咳痰、心悸、气短，被迫坐位；胸痛、咯血。

2. 体征　下肢水肿、尿少、腹胀、食欲缺乏、腹水；心音遥远、P_2亢进、右心室扩大、三尖瓣区收缩期杂音、剑突下搏动，心力衰竭后肝大、肝颈静脉回流征阳性、心律失常。

（三）辅助检查

胸部 X 线检查（CXR）可见右下肺动脉干扩张，右下肺动脉干:气管>1，肺动脉段突出，中心肺动脉干扩张而外围纤细；右心室肥大 X 线表现为心尖上翘。ECG：主要标准——心电轴右偏、额面平均电轴≥+90°，V_1R/S≥1，重度顺钟向转位，RV_1+SV_5≥1.05mV，肺性 P 波（P 波高尖，Ⅱ、Ⅲ、aVF≥0.25mV）；次要标准——肢体导联低电压、右束支传导阻滞（RBBB）。

（四）诊断与鉴别诊断

患者有 COPD，出现肺动脉高压、右心室肥大、右心功能不全的表现；CXR 和 ECG 符合上述表现。鉴别诊断应排除冠心病（有心绞痛、心肌梗死发作史）。肺源性心脏病的最常见死亡原因为肺性脑病。

（五）治疗

扩张肺血管，纠正心力衰竭，控制感染（2000），畅通呼吸道，纠正低氧和酸中毒；利尿药可减轻右心负荷、消肿；强心药用于并发急性左侧心力衰竭时，可以用洋地黄类药物，用前纠正缺氧和低钾，氧疗，氧气流量为 2L/分，每日氧疗>15 小时；抗凝治疗。

经典试题

1. 关于慢性肺源性心脏病 X 线的表现，以下各项错误的是

A. 肺气肿征象

B. 右肺下动脉横径<15mm

C. 肺动脉段高度≥3mm

D. 肺动脉圆锥显著凸出

E. 右心室增大征象

2. 慢性肺源性心脏病呼吸性酸中毒最有效的治疗措施是

A. 输注碳酸氢钠

B. 用抗生素

C. 改善呼吸功能

D. 用强心药

E. 用利尿药

3. 男性，59 岁，咳嗽、咳痰 6 年，心悸气短 2 年、口唇发绀、颈静脉充盈、桶状胸、双下肢轻度水肿、肝颈回流征阴性、三尖瓣区收缩期杂音。腹水征阴性。血气：PaO_2 49mmHg，$PaCO_2$ 56mmHg，pH 7.36，诊断为

A. 慢性支气管炎

B. 慢性支气管炎、肺气肿

C. 慢性支气管炎、肺气肿、肺源性心脏病

D. 慢性支气管炎、肺气肿、肺源性心脏病、心功能失代偿期

E. 慢性支气管炎、肺气肿、心肺功能代偿期

参考答案：1. B。2. C。3. C。

第 3 单元　支气管哮喘

重点提示

1. 临床表现①症状：发作性、可逆性的呼气性呼吸困难、胸闷、咳嗽；端坐呼吸、咳白色泡沫痰；过敏原、冷空气等可以诱发哮喘发作。②体征：哮鸣音，呼气延长。

2. 治疗与管理①扩张支气管：短效 $β_2$ 受体激动药、长效 $β_2$ 受体激动药、抗胆碱药物、茶碱。②抗炎药物：糖皮质激素，如甲泼尼龙、色甘酸钠、白三烯受体拮抗药。③其他：吸氧、补液（3000～4000ml/d），重症哮喘应行机械通气。

=========================== **考点串讲** ===========================

1. 病因和发病机制

（1）病因：气道慢性炎症，致气道高反应性，反复发作的喘息、胸闷、咳嗽，夜间、清晨发作或加重，可自行缓解或经治疗后缓解。

（2）发病机制：抗原物质作用于肥大细胞、嗜酸性细胞，产生组胺和白三烯，白三烯使组织水肿、腺体分泌增加。

2. 临床表现（2013、2015）

（1）症状：发作性、可逆性的呼气性呼吸困难（2016）、胸闷、咳嗽；端坐呼吸、咳白色泡沫痰；过敏原、冷空气等可以诱发哮喘发作。

（2）体征：哮鸣音，呼气延长。

3. 辅助检查　血气分析可见早期 PaO_2 降低、$PaCO_2$ 降低；严重时 PaO_2 降低、$PaCO_2$ 升高是病情严重的标志。

4. 诊断及鉴别诊断

（1）诊断：反复咳嗽、呼吸困难、胸闷、哮鸣音、呼气延长；接触变应原、冷空气、物理化学刺激因素；3 个阳性之一：支气管激发试验、支气管舒张试验、PEF 日变异率＞20%。

（2）鉴别诊断：心源性哮喘、慢性支气管炎、肺癌。

5. 治疗与管理

（1）扩张支气管：短效 β_2 受体激动药（2015）、长效 β_2 受体激动药、抗胆碱药物、茶碱（2004、2005）。

（2）抗炎药物：糖皮质激素（2012）甲泼尼龙（2001）、色甘酸钠、白三烯受体拮抗药。

（3）其他：吸氧、补液（3000～4000ml/d），重症哮喘应行机械通气。

=========================== **经典试题** ===========================

1. 重症支气管哮喘发作，应立即处理的是哪一项

A. 立即吸入色甘酸二钠

B. 吸入支气管扩张药

C. 静脉注射支气管扩张药

D. 立即抗原脱敏

E. 投祛痰药

2. 男性，65 岁，突然呼吸困难，喘息，大汗，咳嗽，肺有哮鸣音及湿性啰音，心电图示左心室肥大劳损，应首选考虑为

A. 支气管哮喘

B. 过敏性肺炎

C. 心源性哮喘

D. 喘息型慢性支气管炎

E. 支气管肺癌感染

参考答案：1. C。2. C。

第 4 单元　呼吸衰竭

=========================== **重点提示** ===========================

1. 血气分析：Ⅰ型呼吸衰竭缺氧而无 CO_2 潴留，血气：$PaO_2 < 60mmHg$，$PaCO_2$ 正常或下降；Ⅱ型呼吸衰竭缺氧而伴有 CO_2 潴留，血气：$PaO_2 < 60mmHg$，$PaCO_2 > 50mmHg$。

2. 辅助检查：根据血气 $PaO_2 < 60mmHg$ 伴有或不伴有 $PaCO_2 > 50mmHg$，$PaCO_2$ 升高，$pH > 7.35$ 为代偿性呼吸性酸中毒；$PaCO_2$ 升高，$pH < 7.35$ 为失代偿性呼吸性酸中毒。

3. 氧疗：Ⅰ型呼吸衰竭给予高浓度氧（35%～50%）使 $PaO_2 > 60mmHg$ 或 $SaO_2 > 90%$；如果存在肺内分流导致低氧，单纯高浓度氧效果不良；Ⅱ型呼吸衰竭给予低浓度（＜35%）持续给氧；慢性呼吸衰竭时机体对 $PaCO_2$ 的升高反应迟钝，呼吸的维持依赖低氧对外周化学感

受器的刺激，如果 PaO_2 迅速上升，导致呼吸浅慢，$PaCO_2$ 会快速上升。

考点串讲

1. 概述

（1）各种原因引起肺通气和（或）肺换气功能严重障碍，以致在静息状态下也不能维持足够的气体交换，导致低氧血症伴（或不伴）高碳酸血症，引起一系列病理生理改变和临床表现。

（2）Ⅰ型呼吸衰竭缺氧而无 CO_2 潴留，血气：$PaO_2<60mmHg$，$PaCO_2$ 正常或下降；Ⅱ型呼吸衰竭缺氧而伴有 CO_2 潴留，血气：$PaO_2<60mmHg$，$PaCO_2>50mmHg$（2000）。

2. 病因及发病机制

（1）病因：气道阻塞性病变，肺组织病变，肺血管病变，胸廓与胸膜病变，神经肌肉病变。

（2）发病机制：低氧血症和高碳酸血症（肺通气不足，弥散障碍，V/Q 比例失调，肺内动-静脉解剖分流增加）。

3. 临床表现　慢性呼吸衰竭临床表现为缺氧和二氧化碳潴留对各个系统的影响。

（1）中枢神经系统：脑血管扩张，血流增加，血管通透性增加，导致脑水肿、颅内压增高；先兴奋后抑制；肺性脑病。

（2）心血管系统：低氧使肺小动脉痉挛，导致肺动脉高压、慢性肺源性心脏病；代偿性红细胞增多，血液黏度增加，加重肺动脉高压。

（3）呼吸系统：$PaO_2<60mmHg$ 时才能兴奋呼吸中枢，二氧化碳潴留；急性 $PaCO_2$ 每升高 1mmHg，通气提高 2L/分（深大呼吸）；吸入高浓度二氧化碳有呼吸抑制作用；慢性 $PaCO_2$ 升高，呼吸并不加强。

（4）酸碱平衡紊乱：无氧代谢增加，导致代酸；高钾（与氢离子交换）；急性呼吸衰竭时 $PaCO_2$ 快速升高，肾来不及保留 HCO_3^-，pH 降低；慢性呼吸衰竭时 $PaCO_2$ 升高慢，机体来得及保留 HCO_3^-，pH 不变。

4. 辅助检查　根据血气 $PaO_2<60mmHg$ 伴有或不伴有 $PaCO_2>50mmHg$，$PaCO_2$ 升高，pH>7.35 为代偿性呼吸性酸中毒；$PaCO_2$ 升高，pH<7.35 为失代偿性呼吸性酸中毒。

5. 诊断

（1）急性呼吸衰竭

①动脉血气分析：对于判断呼吸衰竭和酸碱失衡的严重程度及指导治疗具有重要意义。

②肺功能检测：对通气和换气功能障碍的严重程度进行判断。而呼吸肌功能测试能够提示呼吸肌无力的原因和严重程度。

③胸部影像学检查：包括普通 X 线胸片、胸部 CT 和放射性核素肺通气、灌注扫描、肺血管造影等。

④纤维支气管镜检查：对于明确大气道情况和取得病理学证据具有重要意义。

（2）慢性呼吸衰竭：临床上Ⅱ型呼吸衰竭患者还见于吸氧治疗后，$PaO_2>60mmHg$，但 $PaCO_2$ 仍高于正常水平。

6. 治疗

（1）保持气道通畅（2012）：气管插管、气管切开；促进痰液排出；雾化吸入 β_2 受体激动药、选择性 M 受体拮抗药。

（2）氧疗：Ⅰ型呼吸衰竭给予高浓度氧（35%～50%）使 $PaO_2>60mmHg$ 或 $SaO_2>90\%$；如果存在肺内分流导致低氧，单纯高浓度氧效果不良；Ⅱ型呼吸衰竭给予低浓度（<35%）持续给氧；慢性呼吸衰竭时机体对 $PaCO_2$ 的升高反应迟钝，呼吸的维持依赖低氧对外周化学感受器的刺激，如果 PaO_2 迅速上升，导致呼吸浅慢，$PaCO_2$ 会快速上升。

（3）维持酸碱平衡：呼吸性酸中毒时改善通气就可以，不用补碱，代谢性酸中毒时适当补碱。

=== 经典试题 ===

1. 呼吸衰竭的动脉血气诊断指标是

A. $PaO_2 < 6.65kPa$，$PaCO_2 > 8.0kPa$

B. $PaO_2 < 7.32kPa$，$PaCO_2 > 7.32kPa$

C. $PaO_2 < 8.0kPa$，$PaCO_2 > 6.65kPa$

D. $PaO_2 < 9.3kPa$，$PaCO_2 > 5.32kPa$

E. $PaO_2 < 5.32kPa$，$PaCO_2 > 9.3kPa$

2. Ⅱ型呼吸衰竭最主要的发生机制是

A. 通气/血流 > 0.8

B. 通气/血流 < 0.8

C. 弥散功能障碍

D. 肺动-静脉样分流

E. 肺泡通气不足

3. 患者，慢性咳嗽 8 年，有肺气肿征，一周来黄痰不易咳出，气促加重，发绀，血气分析 pH 7.31，$PaCO_2$ 66mmHg，PaO_2 2mmHg，如何改善该患者的缺氧状态

A. 立即吸入高浓度的氧

B. 间歇吸入纯氧

C. 立即呼气末正压人工呼吸

D. 低浓度持续给氧

E. 用过氧化氢静脉内给氧

参考答案：1. C。2. E。3. D。

第 5 单元　肺　　炎

=== 重点提示 ===

体征：早期呈急性病容、口周疱疹、呼吸音减弱、胸膜摩擦音；实变期可有语颤增强、叩诊浊音、支气管呼吸音；消散期可闻及啰音。

=== 考点串讲 ===

1. 概述

（1）病因学分类：细菌性、病毒性、非典型病原体性、真菌性、理化因素所致肺炎等。

（2）院内外感染主要病原体：社区（肺炎链球菌、流感嗜血杆菌、卡他莫拉菌、非典型病原体）、院内（肺炎链球菌、流感嗜血杆菌、金黄色葡萄球菌、大肠埃希菌、克雷伯杆菌等）。

2. 发病机制　终末气道、肺泡腔、肺间质的炎症；肺炎链球菌感染是最常见的原因，病原体抵达下呼吸道，引起肺泡充血、水肿，肺泡内纤维蛋白渗出和细胞浸润；除某些坏死性病变外，一般不遗留瘢痕。

3. 临床表现　冬春季节，青壮年男性多见；多有饮酒、受凉、劳累等诱因；自限性疾病，抗生素可以缩短病程。

（1）症状：急骤发病、高热、寒战、胸痛、咳嗽、铁锈色痰、肌肉酸痛。

（2）体征：早期呈急性病容，口周疱疹、呼吸音减弱、胸膜摩擦音；实变期可有语颤增强（2008）、叩诊浊音、支气管呼吸音；消散期可闻及啰音。

4. 辅助检查　血白细胞明显增加，中性粒细胞 > 80%，即使白细胞总数不高，中性粒细胞比例也高；痰涂片见 G^+ 有荚膜的双球菌；痰培养；肺部 X 线检查可见肺叶或段实变，支气管气道征，吸收中可有假空洞。

5. 诊断与鉴别诊断（2014）

（1）诊断：典型症状与体征加 X 线检查。

（2）鉴别诊断

①干酪性肺炎：低热、乏力，病变位于肺尖或锁骨附近，痰找结核分枝杆菌（＋），抗生素治疗效果不佳。

②急性肺脓肿：大量脓臭痰，X 线胸片见脓腔和液平面。

③肺癌：一般没有急性感染中毒症状，伴有阻塞性肺炎表现为抗生素治疗后阴影不退或退而复

现，肺门淋巴结肿大、肺不张。

6. 并发症　已少见。感染严重者可有休克。其他有胸膜炎、关节炎等。

7. 治疗　首选青霉素静脉滴注 5～7 天，体温正常后 3 天停用，<u>过敏者用红霉素、林可霉素、第一代头孢菌素（2000）</u>。

经典试题

1. 关于克雷伯杆菌肺炎，下列哪项是错误的

A. 克雷伯杆菌常存在于人体上呼吸道和肠道

B. 病变以上叶较多见

C. 病死率高

D. 治疗首选头孢类药物

E. 慢性病例有时需行肺叶切除

2. 男性，20 岁。高热 4 天，咳铁锈色痰，查体左肺上部叩实，呼吸音弱，其 X 线胸片表现最大可能是

A. 左上肺纹理增粗

B. 肺散在片絮状影

C. 左上肺淡片状模糊影

D. 左上肺大片状均匀致密影

E. 左上肺浓淡不均影，可见少许透亮区

3. 女性，30 岁。5 天前淋雨后发冷发热、胸痛、咳嗽、气短，既往有结核病史，查体：左肺下部叩浊可闻及水泡音，痰结核菌集菌阴性，白细胞 13.2×10^9/L，X 线胸片左肺下叶大片状致密阴影，考虑诊断为

A. 浸润型肺结核

B. 阻塞性肺炎

C. 肺脓肿

D. 肺炎球菌肺炎

E. 病毒性肺炎

4. 男性，50 岁。突然发冷发热，咳嗽，咳脓性痰，黏稠，血白细胞 18×10^9/L，X 线胸片：右上肺大叶实变影，叶间隙下坠，可能的诊断为

A. 肺炎球菌肺炎

B. 克雷伯杆菌肺炎

C. 葡萄球菌肺炎

D. 肺结核、干酪性肺炎

E. 渗出性胸膜炎

参考答案： 1. D。2. D。3. D。4. B。

第 6 单元　肺　　癌

重点提示

1. 组织学分类：①鳞状细胞癌：占原发性肺癌的 50%，多见于老年男性；中央型多见。②腺癌：占原发肺癌的 25%，女性多见，周边型多见。③小细胞癌：占原发肺癌的 15%，为恶性程度最高的一种，多见于肺门附近。④大细胞癌：位置不定，中心和周边都可能。

2. 临床表现：刺激性干咳，痰中带血，喘憋，气促，胸闷，胸痛（侵犯胸壁所致）。吸气性呼吸困难、吞咽困难、声嘶、上腔静脉压迫综合征、Horner 征、上肢灼痛；远处转移的症状：肝、脑、骨（肋骨、脊柱、骨盆压痛和局部疼痛）、淋巴结（锁骨上淋巴结）。

考点串讲

一、病理

（一）解剖学

1. 中央型　发生在段支气管以上，<u>鳞状上皮细胞癌或小细胞未分化癌占 75%</u>。

2. 周边型　发生在段支气管以下，腺癌多见，占 25%。

（二）组织学

1. 鳞状细胞癌　<u>占原发性肺癌的 50%（2002）</u>，多见于老年男性；<u>中央型多见（2015）</u>，易致肺不张和阻塞性肺炎；易形成癌性空洞；生长缓慢、转移晚，手术切除机会大；对放化疗不如小细

胞肺癌好。

2. 腺癌　占原发肺癌的 25%，女性多见（2003），与吸烟关系不大；发生于小支气管的黏液腺，容易发生在原先肺组织有损伤的部位（瘢痕癌）；周边型多见；血行转移比鳞状细胞癌早，容易侵犯胸膜发生胸腔积液。

3. 小细胞癌　占原发肺癌的 15%，为恶性程度最高的一种，多见于肺门附近，常侵犯管外肺实质，容易与肺门、纵隔淋巴结融合成块。转移早，对放化疗敏感；可引发副癌综合征。

4. 大细胞癌　位置不定，中心和周边都可能；转移比小细胞癌晚。

二、临床表现

1. 症状　刺激性干咳，痰中带血，喘憋，气促，胸闷，胸痛（侵犯胸壁所致）（2000、2009）。

2. 压迫症状　吸气性呼吸困难（大气道）、吞咽困难（食管）、声嘶（喉返神经）、上腔静脉压迫综合征（头晕、头痛、球结膜水肿、上肢和颈部水肿、前胸淤血和静脉曲张）、Horner 征（上睑下垂、眼球内陷、瞳孔缩小、患侧无汗）、上肢灼痛（臂丛）；远处转移的症状：肝、脑、骨（肋骨、脊柱、骨盆压痛和局部疼痛）、淋巴结（锁骨上淋巴结）。

三、辅助检查

1. 胸部 X 线检查（2012）

（1）中央型：患侧肺门类圆形、不规则形阴影；并发肺不张时有倒 S 现象；肺门、纵隔块状影、气管向健侧移位；局限性肺气肿、肺不张。

（2）周边型：斑片状阴影，分叶，边缘有毛刺，胸膜被牵拉、癌性空洞一般厚壁、偏心、内壁凹凸不平，有液平面。

（3）细支气管-肺泡癌：结节型类似周边型肺癌，弥漫性类似粟粒性结核。

2. CT　纵隔 LN＞20mm 或肿瘤包绕大血管则基本不能手术。

3. 痰脱落细胞，纤维支气管镜活检、经皮肺活检

4. 肿瘤标志物　TPA-组织多肽抗原用于广泛肺癌、炎症筛查；NSE 用于小细胞肺癌的筛查；CYFRA211 用于肺鳞状细胞癌筛查。

四、诊断与鉴别诊断

1. 诊断　高危因素：凡 40 岁以上、长期吸烟（400 支/年）、患有慢性呼吸道疾病、具有肿瘤家族史、致癌职业接触史；值得警惕的表现不明原因的刺激性咳嗽、隐约胸痛、血丝痰 2～3 周，治疗无效，原有慢性肺疾病，近期症状加重，持续 2～3 周不愈；肺结核病人经正规抗结核治疗无效、病灶有增大，有非特异性全身性皮肤、神经、内分泌表现，体检有单侧局限性哮鸣音或湿啰音。

2. 鉴别诊断　肺结核、肺炎、肺脓肿。

五、治疗与预防

1. 非小细胞肺癌　Ⅰ 期、Ⅱ 期、Ⅲa 期以手术治疗为主；Ⅰ 期、Ⅱ 期首先考虑根治性手术；Ⅲa 期手术治疗为主——手术+6 周期化疗、化疗+手术+化疗、化疗-放疗-化疗；Ⅲb 期、Ⅳ 期化疗为主，辅以姑息性放疗。

2. 小细胞肺癌　以化疗为基础的多学科综合治疗，化疗后容易复发，所以化疗后局部治疗很重要（2015），术后继续化疗（化疗、手术、化疗）；辅以手术或放疗；不治疗者中生存期为 3 个月，治疗后生存期为 8 个月。

3. 其他　不吸烟和戒烟是预防肺癌最有效的方法。

══════════════ 经典试题 ══════════════

1. 肺癌较常见的类型是　　　　　　　　　　B. 未分化癌

A. 腺癌　　　　　　　　　　　　　　　　C. 肺泡细胞癌

D．鳞状细胞癌

E．小细胞肺癌

2．肺癌常见的症状是

A．脓性痰

B．白色泡沫样痰

C．血痰

D．胸闷、气短

E．肺部干啰音

3．下列哪项对肺腺癌的叙述是不正确的

A．年龄较小，女性多见

B．周围型多见

C．早期症状明显

D．一般生长慢

E．淋巴转移较晚

参考答案：1．D。2．C。3．C。

第7单元　支气管扩张

═══ 重点提示 ═══

1．临床表现：①症状：儿童或青年多发，百日咳、麻疹后肺炎或支气管肺炎迁延不愈的病史；后常有反复的下呼吸道感染；慢性咳嗽、咳痰、反复咯血（有的患者只有咯血，称为干性支气管扩张）。②体征：下肺和背部比较固定的粗湿啰音，常有杵状指。

2．辅助检查：胸部X线检查示粗乱的肺纹理中有蜂窝状透亮阴影、沿支气管的卷发状阴影，感染时阴影内出现液平。CT及高分辨率CT可见管壁增厚的柱状扩张、成串成簇的囊性改变。

═══ 考点串讲 ═══

一、病因

支气管-肺反复感染、支气管阻塞；百日咳、麻疹后的支气管肺炎是最常见的原因，左肺下叶多见；部分为特发性支气管扩张。

二、临床表现

1．症状　儿童或青年多发，百日咳、麻疹后肺炎或支气管肺炎迁延不愈的病史；后常有反复的下呼吸道感染；慢性咳嗽、咳痰（变动体位时明显，急性感染时痰多数百毫升，静置可以分泡沫层、黏液层、脓性层、坏死沉淀物，厌氧菌感染有臭味）、反复咯血（2004、2008）（有的患者只有咯血，称为干性支气管扩张）。

2．体征　下肺和背部比较固定的粗湿啰音，常有槌状指（2000）。

三、辅助检查

胸部X线检查示粗乱的肺纹理中有蜂窝状透亮阴影、沿支气管的卷发状阴影，感染时阴影内出现液平面（2002）。CT及高分辨率CT可见管壁增厚的柱状扩张、成串成簇的囊性改变（2008、2009）。

四、诊断与鉴别诊断

（一）诊断

症状＋影像学＋病理。

（二）鉴别诊断

1．慢性支气管炎　中老年吸烟者多发，慢性咳嗽、咳痰（脓痰少，多为黏痰），冬、春季节多见。

2．肺脓肿　高热、咳嗽、大量脓臭痰，胸部X线检查可见空洞和液平面。

3．肺结核　结核中毒症状，PPD、痰检、胸部X线检查可以鉴别。

4．先天性肺囊肿　继发感染时可发生咳嗽、咳痰、咯血，X 线可见多个边界纤细的圆形或椭圆形阴影，周围无浸润，高分辨率 CT 可明确诊断。

五、治疗和预防

1．治疗

（1）急性感染时给予抗生素治疗；保持呼吸道引流通畅：体位引流，深呼吸并用力咳嗽、叩背、雾化吸入、祛痰药稀释痰液；纤维支气管镜吸痰；支气管扩张药（不咯血时）利于痰的排出。

（2）咯血的治疗：咯血时取患侧卧位，妊娠和高血压不能使用垂体后叶素（升高血压、促进宫缩）（2012）；危及生命、反复咯血病变不超过 2 个肺叶时可手术切除。

（3）手术：是根治的方法，病变局限于一叶或一侧肺，反复咯血或感染者可手术。

2．预防

经 典 试 题

1．支气管扩张最有意义的体征是

A．贫血貌

B．槌状指

C．发绀

D．局部哮鸣音

E．局部湿啰音

（2～4 题共用题干）

男性，43 岁。长期咳嗽，经常咳脓痰 15 年。发热、咳脓臭痰 1 周来诊查体，左肺下背部呼吸音弱，可闻及湿啰音。

2．应考虑诊断可能为

A．急性肺脓肿

B．支气管扩张症，继发感染

C．慢性支气管炎继发感染

D．支气管囊肿继发感染

E．左下肺炎

3．治疗药物应选择下列哪种

A．青霉素

B．青霉素+复方甘草片

C．丁胺卡那

D．哌拉西林+甲硝唑

E．丁胺卡那+甲硝唑

4．确诊首选下列哪项检查

A．胸 X 线片

B．胸 CT

C．纤维支气管镜

D．痰细菌培养+药敏

E．肺穿刺活检

参考答案：1．E。2．B。3．D。4．A。

第 8 单元　肺　结　核

重 点 提 示

1．临床类型：原发性肺结核；血行播散型肺结核；急性粟粒性肺结核；亚急性粟粒性肺结核；浸润型肺结核；慢性纤维空洞型肺结核。

2．病原体检查：痰中找到结核分枝杆菌是确诊依据，痰抗酸染色、纤维支气管镜检查术吸痰或毛刷找 TB。

3．化疗药物：①异烟肼：不良反应为神经炎、肝功能损害。②利福平：不良反应为白细胞和血小板降低、胃肠不适、肝功能损害。③吡嗪酰胺：不良反应为高尿酸血症、胃肠不适、肝功能损害。④链霉素：不良反应为肾毒性、耳毒性、眩晕。⑤乙胺丁醇：不良反应为视力障碍、视野缺损。

考 点 串 讲

1．临床表现（2013）

（1）原发性肺结核：多见于儿童或初次进城的年轻人，多无明显症状；原发综合征（原发病灶

＋淋巴管炎＋淋巴结炎），肺门或纵隔淋巴结肿大比较常见；胸部 X 线检查（CXR）示哑铃状原发综合征，急性期不多见，多见肺门淋巴结肿大；许多无病史的患者在肺内发现钙化灶。

（2）血行播散型肺结核：肺内原发感染时播散到全身或原发感染后身体某处病灶再次活动而播散。

（3）急性粟粒性肺结核：急性发病、高热、寒战、气急，半数眼底可见脉络膜粟粒结节，重症 PPD 可阴，CXR 示双肺浓密的网状阴影上布满边界清晰的粟粒样阴影（2mm），大小密度相同。

（4）亚急性粟粒性肺结核：反复发作的畏寒、低热，可有盗汗、乏力、食欲缺乏、消瘦、咳嗽、血痰，痰涂片阳性率高于急性者；CXR 示肺的上部出现大小不等的结节影，周围有渗出的软性阴影，大量病灶下方由于代偿而形成肺气肿。

（5）浸润型肺结核：浸润性病变为主。早期无症状只能由 CXR 发现，随后有乏力、食欲缺乏、消瘦、盗汗、咳少量痰，进展后咳嗽、咯血、午后低热、胸痛、胸闷、气短，有啰音；干酪坏死为主者可有高热、畏寒、剧烈咳嗽、大量脓痰、发绀、呼吸困难；痰菌阳性率较高；CXR 显示，浸润性为主者可见一侧肺尖锁骨下边界模糊的渗出性阴影、云絮样阴影，可以发展为段、叶的浸润，可能并发空洞形成；大叶性干酪性肺炎可有大片肺叶实变阴影，密度高于浸润灶，干酪样物质排出后形成大小不一的密度减低区，小叶性干酪性肺炎呈散在的边缘模糊的浓密阴影；结核球呈圆形或椭圆形致密影、边界清晰，内有小透亮区和钙化，周围可见小斑片样的子灶。

（6）慢性纤维空洞型肺结核：咳嗽剧烈、大量黏液性脓痰、反复咯血、胸痛、胸闷、气促、食欲缺乏、发热、盗汗、心悸、慢性病容、胸壁塌陷，大片病灶叩诊浊音，其他部位过清音，空洞可听到空瓮音；多数痰菌阳性而且耐药，混合性通气障碍；CXR 示同时存在渗出、干酪、纤维化、钙化、空洞，由于广泛纤维化及胸膜增厚，导致气管、纵隔向患侧移位，肺门上提，肺血管呈柳条样（2000）。

（7）结核性胸膜炎：经血液、淋巴管累及胸膜，或胸膜下结核病灶直接播散；典型的渗出液和肿瘤有时不易鉴别，发病一般小于 1 周，多有发热、胸痛，渗出液多为单侧，少至中等量，CXR 提示肺无异常，以淋巴细胞为主，蛋白升高；ADA＞50U/L 对诊断有意义（存在于 T 细胞内）。

2. 辅助检查

（1）病原体检查：痰中找到结核分枝杆菌是确诊的依据（2000、2002、2015），痰抗酸染色、纤维支气管镜检查术吸痰或毛刷找 TB。

（2）影像学检查：PPD 试验。无硬结或≤4mm 为阴性、硬节 5～9mm 为（＋），硬节 10～19mm 为（＋＋），硬节≥20mm 或出现水疱者为（＋＋＋）；阳性提示感染过 TB，意义不大，强阳性提示体内活动性病灶，尤其对于 2 岁以内的婴幼儿，卡介苗接种 6～12 周后可阳性，非典型分枝杆菌的交叉反应；阴性结果表示无结核感染、变态反应前期、免疫力极度低下（重症结核病）。

（3）其他检查：ESR、TB-AB、纤维支气管镜可以诊断支气管内膜结核，也可行淋巴结活检。

3. 诊断方法

（1）病史和症状体征。

（2）影像学检查：胸部 X 线检查是诊断肺结核的重要方法，CT 能比普通胸片更早期显示微小的粟粒结节；能清晰显示各型肺结核病变特点和性质。

（3）痰结核分枝杆菌检查：确诊方法。

（4）纤维支气管镜检查和结核菌素试验。

4. 鉴别诊断

（1）肺癌：中心型需要与肺门淋巴结结核鉴别，周围型需要与结核球鉴别。

（2）肺炎：干酪性肺炎需要与大叶性肺炎鉴别，支原体肺炎、过敏性肺炎需要与早期浸润型肺结核鉴别。

（3）支气管扩张、肺脓肿需要与慢性纤维空洞型肺结核鉴别。

5. 治疗

（1）基本原则：早期、联用、适量、规律、全程使用敏感药物（2005、2009）。

（2）化疗药物：一线药物一快一慢、一内一外。

①全杀药物——异烟肼：对代谢活跃、持续生长的细菌最为有效。不良反应为神经炎、肝功能损害。

②全杀药物——利福平（2013）：在细胞内、外都能杀菌，可杀死异烟肼不能杀死的半休眠菌。不良反应为白细胞和血小板降低、胃肠不适、肝功能损害。

③半杀药物——吡嗪酰胺：在细胞内酸性环境中可以杀菌（最多使用 3 个月）；不良反应为高尿酸血症、胃肠不适、肝功能损害（2002）。

④半杀药物——链霉素：在细胞外碱性环境中可以杀菌。不良反应为肾毒性、耳毒性、眩晕。

⑤抑菌药物：在体内不能达到最低抑菌浓度（MIC）的 10 倍浓度以上，只能抑制细菌生长，如乙胺丁醇，其不良反应为视力障碍、视野缺损。

⑥二线药物：阿米卡星、卷曲霉素、乙硫异烟胺、喹诺酮类（2016）。

（3）化疗方案

①初治方案：尚未开始抗结核治疗的患者，正进行标准化疗方案用药而未满疗程的患者，不规则化疗未满 1 个月的患者；初治涂阳患者/肾结核：2HRZ/4HR；初治涂阴：1HRZ/3HR₃；粟粒性肺结核/结核性脑膜炎：3HRZ/6～9HR。

②复治方案：强化 3 个月/巩固 5 个月 2SHRZE/1HRZE/5HRE；链霉素和吡嗪酰胺不能长时间使用；肠结核/结核性腹膜炎：HRZ 疗程为 1～1.5 年。

（4）疗效评价：治疗失败指疗程结束时痰菌未转阴、治疗中转阳、CXR 显示病灶未吸收稳定。

6. 预防　控制传染源、切断传播途径及增强免疫力、降低易感性等是控制结核病流行的基本原则。具体措施包括：建立健全各级防痨组织；及时发现患者，对确诊病例应及时合理化疗或介绍至结核病防治机构接受督导化疗，定期随访直至痊愈；对结核病患者进行登记，加强管理，对非住院患者实行经济、统一、制度化的全面监督化学治疗；对易感人群进行大规模的卡介苗接种。

经典试题

1. 肺结核的基本病变是

A. 渗出、变质、增生

B. 纤维化、钙化、结核球

C. 浸润性病变，干酪性病变

D. 干酪样坏死，支气管播散

E. 结核结节，血行播散性病变

2. 下列哪项中的病人不需要进行抗结核化疗

A. 发热、咳嗽 1 周，X 线胸片正常，结核菌素试验 PPD 强阳性

B. X 线胸片示结核病灶正在好转

C. 肺结核患者 3 年中复查 5 次 X 线胸片无变化，近 1 个月午后发热、乏力

D. 左结核性胸膜炎系统化疗 10 个月后，胸膜肥厚粘连

E. 女性患者，28 岁，咯血 20 天，X 线胸片正常，痰结核菌涂片（＋）

3. 切断肺结核传染链的最有效方法是

A. 增强所有公民的免疫力

B. 在全民范围内进行科普宣传

C. 发现并治愈涂阳病人

D. 经常进行集体肺部 X 线检查

E. 给所有应接种卡介苗者进行预防接种

4. 下列哪项是肺结核痰菌阳性者短程化疗的最好方案

A. 异烟肼、利福平、吡嗪酰胺、乙胺丁醇 2 个月，然后异烟肼、利福平 4 个月

B. 异烟肼、链霉素、对氨基水杨酸 1 年

C. 异烟肼、对氨基水杨酸、氨硫脲 1 年

D. 异烟肼、利福平、链霉素 2 个月，然后利福平、异烟肼 3 个月

E. 利福平、乙胺丁醇、对氨基水杨酸 1 年

5. 防治肺结核，最重要的是

A. 定期预防性服用 INH

B. 结核菌素试验阳性者进行化疗

C. 接种卡介苗，对活动性肺结核进行化疗

D. 劝阻不要随地吐痰，提倡戒烟

E. X 线胸片提示肺结核者，均应住院治疗

6. 男性，30 岁。咳嗽 3 个月，偶有咳痰带血，

乏力、体重下降，无发热，查体双侧颈淋巴结蚕豆大，稍硬、无触痛，右上肺少许湿啰音，最可能的诊断为

A. 肺癌

B. 肺结核

C. 肺炎

D. 肺脓肿

E. 支气管扩张

7. 女性，17岁。近2个月胸闷、乏力、咳嗽。

查体：颈淋巴结肿大，心肺（－），X线胸片：肺门及纵隔淋巴结肿大，WBC 7.2×10⁹/L，结核菌素试验（1:10 000）48小时观察（＋＋＋），诊断应首先考虑

A. 淋巴肉瘤

B. 胸内淋巴结结核

C. 支气管肺癌

D. 淋巴细胞白血病

E. 肺结节病

参考答案：1. A。2. D。3. C。4. A。5. C。6. B。7. B。

第9单元　胸腔积液

═══ 重点提示 ═══

1. 临床表现：呼吸困难是最常见的症状，可伴有胸痛和咳嗽。中青年多见；有低热、盗汗等结核中毒症状，积液量少时有胸痛，大量积液后胸痛缓解。

2. 胸腔积液实验室检查：比重＞1.018，多为血性，以淋巴细胞为主，葡萄糖可＜3.3mmol/L，ADA＞45U/L。

═══ 考点串讲 ═══

一、病因和发病机制

1. 胸膜毛细血管内静水压增高　如充血性心力衰竭、缩窄性心包炎、血容量增加、上腔静脉或奇静脉受阻，产生胸腔漏出液。

2. 胸膜通透性增加　如胸膜炎症（肺结核、肺炎）、结缔组织病（系统性红斑狼疮、类风湿关节炎）、胸膜肿瘤（恶性肿瘤转移、间皮瘤）、肺梗死，产生胸腔渗出液。

3. 胸膜毛细血管内胶体渗透压降低　如低蛋白血症、肝硬化、肾病综合征、急性肾小球肾炎、黏液性水肿等，产生胸腔漏出液。

4. 壁层胸膜淋巴引流障碍　是产生胸腔渗出液的机制。常见于癌性淋巴管阻塞、发育性淋巴管引流异常等。

5. 损伤　是产生血胸、脓胸和乳糜胸的主要机制。常见于主动脉瘤破裂、食管破裂、胸导管破裂等。

二、临床表现

呼吸困难是最常见的症状，可伴有胸痛和咳嗽。中青年多见；有低热、盗汗等结核中毒症状，积液量少时有胸痛，大量积液后胸痛缓解。

三、辅助检查

1. 影像学　胸腔积液＞300ml时肋膈角变钝；积液影呈弧形上缘，平卧后积液散开使肺野透亮度降低；CT、超声可以定位胸腔积液。

2. 胸腔积液实验室检查　比重＞1.018，多为血性，以淋巴细胞为主，葡萄糖可＜3.3mmol/L，ADA＞45U/L（2009）。

3. 细菌培养

4. 胸膜活检　经皮闭式胸膜活检对胸腔积液的病因诊断有重要意义，可发现肿瘤、结核和其他胸膜病变。

5. 胸膜镜或开胸活检　对上述检查不能确诊时，可经胸膜镜或剖胸直视下多处活检。

6. 支气管镜　对有咯血或疑有气道阻塞者可行此项检查。

四、诊断与鉴别诊断

1. 确定有无胸腔积液。

2. 确定胸腔积液性质。

3. 寻找胸腔积液病因。

4. 胸腔积液病因的鉴别诊断最重要的是区别胸腔积液的良、恶性。

五、治疗

为胸部或全身疾病的一部分，病因治疗尤为重要。渗出性胸腔积液除反复治疗外，胸腔反复抽液是重要的治疗之一，漏出液常在纠正病因后可吸收。

———— 经典试题 ————

结核性渗出性胸膜炎，胸腔穿刺抽液时，下列哪项是错误的

A. 严格无菌操作

B. 抽液不宜过快、过多

C. 每周可以 3 次

D. 穿刺发生"胸膜反应"不影响继续抽液

E. 抽液后胸腔内可以不用药

参考答案：D。

第 10 单元　气　　胸

———— 重点提示 ————

1. 开放性气胸临床表现：气促、呼吸困难和发绀，休克，叩诊呈鼓音，听诊呼吸音减弱或消失外，可有气管、心脏明显向健侧移位。

2. 张力性气胸临床表现：极度呼吸困难，端坐呼吸，缺氧严重者出现发绀、烦躁不安、昏迷、甚至窒息。伤侧胸部饱满，肋间隙增宽，呼吸幅度减低，并有皮下气肿，叩诊呈高度鼓音，听诊呼吸音消失。

———— 考点串讲 ————

气胸分闭合性、开放性和张力性气胸 3 类。

1. 闭合性气胸（2016）

（1）症状：胸闷、胸痛和气促症状。

（2）体征：器官向健侧移位，伤侧胸部叩诊呈鼓音，叩诊呼吸音减弱。

（3）辅助检查：胸部 X 线检查可显示不同程度的肺萎缩和胸腔积气。

2. 开放性气胸

（1）临床表现：气促、呼吸困难和发绀，休克，叩诊呈鼓音，听诊呼吸音减弱或消失外，可有气管、心脏明显向健侧移位。

（2）辅助检查：X 线检查提示伤侧肺明显萎陷、气胸、纵隔器官移位。

（3）急救处理：无菌敷料加棉垫封盖伤口，再用胶布或绷带包扎固定，使开放性气胸变为闭合性气胸。然后胸腔穿刺，抽气减压，暂时解除呼吸困难。

（4）胸腔闭式引流术的适应证（2012）：气胸、血胸、液胸或脓胸需要持续排气、排血、排液或排脓者。胸腔闭式引流术用于开胸术后。

3. 张力性气胸

（1）临床表现（2016）：极度呼吸困难，端坐呼吸，缺氧严重者出现发绀、烦躁不安、昏迷、

其至窒息。伤侧胸部饱满，肋间隙增宽，呼吸幅度减低，并有皮下气肿（2000），叩诊呈高度鼓音，听诊呼吸音消失（2005）。

（2）辅助检查：X 线检查提示胸腔大量积气，肺部分或全部萎陷，气管和心影偏移至健侧。

（3）急救处理：立即排气，减低胸腔内压力。在积气最高部位放置胸腔引流管，连接水封瓶。一般裂口多可在 3～7 天闭合。待漏气停止 24 小时后，经 X 线检查证实肺已膨胀，方可拔除插管。

=== 经典试题 ===

1. 开放性气胸急救处理原则是

A. 立即开胸探查术

B. 清创缝合术

C. 迅速封闭胸壁创口

D. 输血抗休克

E. 呼吸机辅助呼吸

2. 男，7 岁。6 小时前由载货车上跌下，伤后即有呼吸困难，并逐渐加重。入院查体：脉搏 130 次/分，血压 80/50mmHg，呼吸 22 次/分，颜面发绀，吸气性呼吸困难，颈、上胸部有皮下气肿，气管向左移位，右侧呼吸音消失，其诊断首先考虑

A. 多根多处肋骨骨折

B. 血胸

C. 血心包

D. 开放性气胸

E. 张力性气胸

3. 病人胸部 X 线片左第 5、6 肋骨骨折，经吸氧，呼吸困难反而加重，发绀，血压 80/60mmHg，气管向右侧移位，叩诊鼓音，伤侧呼吸音消失，处理原则首选

A. 胸腔穿刺排气减压

B. 输血、补液

C. 送手术室闭式引流

D. 胶布固定

E. 肋骨内固定

参考答案：1. C。2. E。3. A。

第 11 单元　血　　胸

=== 重点提示 ===

1. 诊断：抽出血液可确定诊断。
2. 治疗：进行性血胸应及时开胸探查术。

=== 考点串讲 ===

一、诊断

1. 胸部 X 线　可见患侧透过度降低、肋膈角变钝或外高内低的抛物线影。
2. CT　可见积液弧形影。
3. B 超　可见液性暗区。
4. 胸膜腔穿刺　抽出血液可确定诊断。

二、处理

1. 非进行性血胸可根据积血量多少采用胸腔穿刺或胸腔闭式引流术治疗，并使用抗生素预防感染。
2. 进行性血胸应及时开胸探查术。
3. 凝固性血胸应待患者情况稳定后尽早手术，清除血块，并剥除胸膜表面血凝块机化而形成的包膜。
4. 感染性血胸应及时改善胸腔引流，排尽感染性积血积脓。

=============== **经典试题** ===============

1. 诊断进行性血胸，错误的是
A．Hb、RBC 反复测定呈进行性下降
B．经输血补液血压不回升或回升后又迅速下降
C．脉快、血压持续下降
D．胸穿抽不出血，X 线示胸膜腔阴影增大
E．胸腔引流连续 3 小时总量达 200ml
2. 女性，26 岁。右胸外伤，疼痛，呼吸急促，血压 90/60mmHg。心率 100 次/分，神清，烦躁，

轻度发绀，气管明显左移，右侧呼吸音消失，右胸壁皮下气肿，逐渐加重，治疗方法首选
A．补液，输血
B．抗感染治疗
C．开胸探查术
D．右胸腔穿刺
E．气管插管、吸痰、给氧

参考答案：1. E。2. C。

第 12 单元　肋骨骨折

=============== **重点提示** ===============

治疗：镇痛、保持呼吸道通畅、胸廓固定和防止并发症。①闭合性多根多处肋骨骨折：加压包扎局部软化区，也可用外牵引固定软化胸壁，或采用手术固定。②开放性肋骨骨折：彻底清创，固定肋骨断端。如合并血气胸，则需胸腔闭式引流，术后使用抗生素。③多根单处肋骨骨折：伴有明显上下或内外移位、或血胸、血气胸可以采用肋骨钉、肋骨爪固定。

=============== **考点串讲** ===============

一、诊断

（一）诊断方法

1. 胸部 X 线片　可显示肋骨骨折断裂线或断端错位，但前胸肋软骨常无明显 X 线征象。
2. CT 胸廓成像　可以显现肋骨、胸骨的完整性，并且可以显现肋软骨，是诊断肋骨骨折的有效手段。

（二）诊断要点

1. 依据临床表现、体征（胸廓挤压试验）、影像学检查结果确定是否存在肋骨骨折，以与单纯软组织损伤鉴别。
2. 注意仔细查体，明确是否有皮肤破损，以确定是否开放性肋骨骨折。
3. 依据体格检查、影像学资料，明确肋骨骨折的根数、部位、单处或是多处，是否存在连枷胸。
4. 综合临床表现、体征、影像学资料，判定是否合并血胸、气胸、肺不张，尤其要警惕活动性血胸、张力性气胸。

二、处理（2013）

镇痛、保持呼吸道通畅、胸廓固定和防止并发症。
1. 闭合性单处肋骨骨折　口服镇痛药或局部肋间神经阻滞。弹性胸带固定胸廓。
2. 闭合性多根多处肋骨骨折　加压包扎局部软化区，也可用外牵引固定软化胸壁，或采用手术固定。
3. 开放性肋骨骨折　彻底清创，固定肋骨断端。如合并血气胸，则需胸腔闭式引流，术后使用抗生素。
4. 多根单处肋骨骨折　并伴有明显上下或内外移位、或血胸、血气胸可以采用肋骨钉、肋骨爪固定。

===== 经典试题 =====

1. 下列哪些项目诊断肋骨骨折是不可靠的

A. 间接疼痛

B. 胸壁反常呼吸运动

C. 骨擦感

D. 局部疼痛

E. 受伤后胸部变形

2. 25 岁，女性，自行车撞伤右胸不能深呼吸 1

天来诊，体检右锁骨中线第 5 肋压痛，为明确有无肋骨骨折在病史或体检方面最需补充

A. 伤后有无呕吐

B. 是否有血痰

C. 伤后意识是否清楚

D. 局部是否有血肿

E. 双手挤在前后胸是否引起局部剧痛

参考答案：1. D。2. E。

第 13 单元　脓　　胸

===== 重点提示 =====

慢性脓胸治疗：改进引流、胸膜纤维板剥脱、胸廓成形、胸膜肺切除。

===== 考点串讲 =====

1. **急性脓胸诊断依据**　感染症状、体征（患侧语颤弱、叩诊浊音、呼吸音减弱或消失）、X 线（胸腔积液、纵隔向健侧移位）、穿刺抽液。

2. **慢性脓胸治疗**　改进引流、胸膜纤维板剥脱、胸廓成形、胸膜肺切除（2000）。

===== 经典试题 =====

男，11 岁。发热、胸痛、咳嗽约 2 周，近 5 天有呼吸困难，体温：39℃，脉搏 120 次/分，呼吸 30 次/分，胸部 X 线片所见：第 7 后肋高度有液平面，胸穿抽出稀薄脓液，治疗方法主要是

A. 全身抗生素治疗

B. 全身支持疗法

C. 胸腔闭式引流

D. 胸腔穿刺排脓

E. 胸腔内注入抗生素

参考答案：C。

第3章　消化系统

本章重点

消化系统疾病的临床表现除消化系统本身症状及体征外，也常伴有其他系统或全身性症状。因此，认真收集临床资料，包括病史、体征、常规检验及其他有关的辅助检查结果，进行全面的分析与综合，才能得到正确的诊断。

其中重点掌握的内容包括：①食管癌的临床表现、诊断与治疗；急性胃炎病因、诊断与治疗；慢性胃炎病因、临床分类、临床表现、诊断、治疗；消化性溃疡发病机制、临床表现、并发症、辅助检查、鉴别诊断及治疗；胃癌病理、临床表现、诊断与治疗。②肝硬化病因、临床表现、辅助检查及治疗；肝性脑病的病因和诱因、临床表现、诊断及治疗；原发性肝癌病理、临床表现、辅助检查、诊断及治疗。③胆石症临床表现、诊断及治疗；急性胆囊炎临床表现、诊断、急诊手术适应证；急性梗阻性化脓性胆管炎病因、诊断及治疗。④急性胰腺炎病因、临床表现、辅助检查、诊断、鉴别诊断及内科治疗；胰头癌与壶腹周围癌临床表现、鉴别诊断。⑤溃疡性结肠炎临床表现、辅助检查、诊断、治疗；结、直肠癌病理、临床表现、诊断、治疗。⑥肛瘘、痔、肛裂、直肠肛管周围脓肿的诊断与治疗。⑦消化道大出血病因、临床表现、诊断、治疗。⑧原发性和继发性腹膜炎病因及常见致病菌、临床表现、诊断、治疗；结核性腹膜炎临床表现。⑨腹股沟疝的诊断、鉴别诊断及治疗。⑩常见腹部损伤的诊断及治疗。

第1单元　胃食管反流

重点提示

本单元重点掌握胃食管反流病的临床表现和治疗，熟悉胃食管反流的诊断与预防。

胃食管反流临床表现：胃灼热、反酸、胸骨后疼痛、吞咽困难和吞咽疼痛；并发症包括上消化道出血、食管狭窄、Barret食管（食管癌的癌前病变）。

考点串讲

一、临床表现

见表3-1。

表3-1　胃食管反流临床表现

胃灼热和反流	反流是指胃内容物在无恶心和不用力的情况下涌入咽部或口腔的感觉，含酸味或仅为酸水时称反酸。灼热是指胃部、胸骨后或剑突下有烧灼感，常由胸骨下段向上延伸。胃灼热和反流常在餐后1小时出现，卧位、弯腰或腹压增高时可加重
吞咽困难和吞咽痛（2008）	食管痉挛或功能紊乱，症状呈间歇性
胸骨后疼痛	胸痛由反流物刺激食管引起，疼痛发生在胸骨后。有时酷似心绞痛，一般伴有胃灼热的是胃食管反流，由GERD引起的胸痛是非心源性胸痛的常见病，吞咽困难注意与食管癌吞咽困难区别
其他	部分患者以咽喉炎、慢性咳嗽或哮喘为首发或主要表现。一些患者诉咽部不适，有异物感、棉团感或堵塞感，但无真正吞咽困难，称为癔症

二、诊断

1. 有明显的反流症状。

2. 内镜下有反流食管炎的表现。

3. 有食管过度反酸的证据。

具有以上 3 种证据就可以做出诊断。

三、治疗与预防

（一）治疗

胃食管反流的治疗目的是控制症状、治愈食管炎、减少复发和防治并发症。

1. **一般治疗**　改变生活方式与饮食习惯。为了减少卧位及夜间反流可将床头抬高 15～20cm。避免睡前 2 小时内进食，白天进餐后亦不宜立即卧床。

2. **药物治疗**　治疗本病的常用药物有：①促胃肠动力药；②抗酸药（H_2 受体拮抗药，质子泵抑制药）抑酸治疗是目前治疗本病的主要措施。

3. **维持治疗**　胃食管反流具有复发倾向，为减少复发，防止食管炎反复复发引起的并发症，需考虑给予维持治疗。维持治疗即抑酸治疗，质子泵抑制药是效果最好的维持治疗药物。

4. **抗反流手术治疗**　对确诊由反流引起严重呼吸道疾病的患者，PPI 疗效欠佳者，宜考虑抗反流手术。

5. **并发症的治疗**

（1）食管狭窄：绝大部分狭窄可行内镜下食管扩张术治疗。

（2）Barrett 食管：必须使用 PPI 治疗及长程维持治疗。因此加强随访是目前预防 Barrett 食管癌变的唯一方法。

（二）预防

胃食管反流的治疗需要讲究策略，而调整生活方式是整个治疗过程中的基础，是预防胃食管反流的重要举措。

经典试题

1. 女性，45 岁。间歇性发作咽下困难 3 个月，伴反酸、胃灼热，可因情绪波动诱发。食管造影未见异常。诊断首先考虑

A. 食管癌

B. 胃食管反流

C. 食管贲门失弛缓症

D. 食管裂孔疝

E. 硬皮病

（2～3 题共用备选答案）

A. 未见明显 X 线改变

B. 食管狭窄与正常食管段逐渐过渡、边缘整齐、无钡影残缺征

C. 食管中下段可见虫蚀样或蚯蚓样充盈缺损

D. 管腔不规则狭窄、充盈缺损、管壁蠕动消失、黏膜紊乱

E. 食管下端呈鸟嘴样改变，黏膜纹理尚正常

2. 食管贲门失弛缓症，X 线食管吞钡检查所见

3. 胃食管反流，X 线食管吞钡检查所见

参考答案：1. B。2. E。3. A。

第 2 单元　食　管　癌

重点提示

本单元出题量较小，重点掌握病理、辅助检查、临床表现和诊断。适当了解治疗。

1. **食管癌临床表现**：吞咽困难（早期出现，进行性加重）＋吞咽疼痛（晚期出现），左锁骨上淋巴结肿大等。

2. 食管癌诊断：临床表现、内镜（病理检查确诊）、食管 CT（确定外科治疗方式）等。食管脱落细胞学检查可作为筛查手段。

=== 考点串讲 ===

1. 病理

（1）解剖：颈段、胸段（又分上、中、下三段），<u>好发于中胸段（2009）</u>，鳞状细胞癌最常见。

（2）病理分型：髓质型（恶性度最高）、蕈伞型、溃疡型、缩窄型。

2. 临床表现　<u>进行性吞咽困难（2009、2012）</u>。

3. 诊断与鉴别诊断　<u>临床表现、内镜活检（可确诊）、食管脱落细胞学（早期筛查）、食管钡剂检查（2007、2008、2017）</u>。

4. 治疗　关键要早期诊断。

（1）手术治疗：首选，根治性手术切除食管长度应距肿瘤上下 5～8cm 或以上。

（2）放射治疗：适于不能手术切除的病人。

（3）姑息治疗：内镜下支架置入术。

（4）化疗和综合治疗。

=== 经典试题 ===

1. 食管癌早期临床表现为
A. 锁骨上窝淋巴结转移
B. 声嘶
C. 持续性胸背痛
D. 吞咽困难
E. 食管异物感和梗噎感

2. 晚期食管癌的一般 X 线表现是
A. 食管黏膜呈串珠样改变，食管蠕动尚好
B. 食管出现充盈缺损，管腔狭窄梗阻
C. 食管下端呈光滑的鸟嘴样狭窄
D. 食管呈不规则线样狭窄
E. 食管移位，狭窄，黏膜正常

参考答案：1. E。2. B。

第 3 单元　急性胃炎

=== 重点提示 ===

本单元题量较小，重点掌握病因和诊断。治疗宜与消化性溃疡联系起来复习。

急性胃炎临床表现：上腹部疼痛、不适、食欲缺乏，可有呕血和黑粪，上腹部轻压痛；确诊需要出血24～48 小时急诊胃镜；应激导致者常表现为呕血和（或）黑粪。

=== 考点串讲 ===

1. 病因　<u>感染、理化因素、应激、缺血、药物等（2005）</u>。

2. 诊断　<u>确诊需要出血 24～48 小时急诊胃镜（2007、2017）</u>，因短期内病变可消失，特别是<u>非甾体消炎药（NSAID）或乙醇引起者</u>。

3. 治疗　积极治疗原发病；<u>抑酸药（H_2 受体拮抗药、质子泵抑制剂）（2017）</u>＋黏膜保护药（硫糖铝/米索前列醇）。

=== 经典试题 ===

1. 急性胃炎如要做胃镜检查应在
A. 1 周内进行
B. 5 天内进行
C. 4 天内进行

D. 3 天内进行
E. 1～2 天进行

2. 急性胃炎的主要临床表现是
A. 上腹痛

B. 明显反酸　　　　　　　　　　　D. 消瘦、贫血
C. 频繁呕吐、有宿食　　　　　　　E. 频繁腹泻

参考答案：1. E。2. A。

第4单元　慢性胃炎

━━━━━━━━━━━　**重点提示**　━━━━━━━━━━━

　　本单元重点掌握病因、病理机制、诊断、鉴别诊断和治疗。特别是病理机制，应透彻理解，临床表现和治疗措施可据此推导。

　　1. 慢性胃炎病因：Hp 感染（慢性胃炎最主要的病因）；自身免疫（产生壁细胞和内因子抗体，导致恶性贫血）；胆汁反流性胃炎等。

　　2. 慢性胃炎临床分类：①慢性胃窦炎（B 型胃炎），大多由于 Hp 感染导致，少数由于胆汁反流；②慢性胃体炎（A 型胃炎），主要累及胃底和胃体，自身免疫引起。

　　3. 慢性胃炎临床表现：消化不良的表现（腹胀、隐痛、反酸、嗳气、食欲缺乏、恶心、呕吐等）；A 型胃炎可有畏食、贫血、营养不良。

━━━━━━━━━━━　**考点串讲**　━━━━━━━━━━━

　　1. 病因

　　（1）幽门螺杆菌（Hp）感染是慢性胃炎最主要的病因（2007、2015、2016）。

　　（2）自身免疫产生壁细胞和内因子抗体，导致胃酸分泌减少、维生素 B_{12} 吸收不良、恶性贫血，中国人比较少见。

　　（3）其他因素：药物、烟酒、服用 NSAID；十二指肠反流等。

　　2. 病理分类。分成非萎缩性、萎缩性和特殊类型三大类。

　　3. 临床表现（2017）

　　（1）由幽门螺杆菌引起的慢性胃炎可表现为消化不良、腹胀、反酸、食欲缺乏、恶心、呕吐等（2016）。

　　（2）自身免疫性胃炎有贫血、维生素 B_{12} 缺乏的其他表现。

　　4. 辅助检查。胃镜检查及活组织检查是最可靠的诊断方法；幽门螺杆菌检查；自身免疫性胃炎相关检查。

　　5. 诊断与鉴别诊断。

　　6. 治疗。主要针对病因治疗。

　　（1）抗 Hp 治疗。

　　（2）A 型胃炎无特异治疗，恶性贫血时注射维生素 B_{12}。

　　（3）消化不良症状的治疗。

　　（4）异型增生的治疗。

━━━━━━━━━━━　**经典试题**　━━━━━━━━━━━

1. 慢性胃炎最可靠的诊断方法为
A. 幽门螺杆菌检查
B. 胃酸常降低
C. X 线钡剂检查
D. 胃脱落细胞检查
E. 胃镜检查及胃黏膜活检
2. 患者纤维胃镜检查示胃黏膜有散在小片状充血，呈红白相间的花斑状，伴有小片状糜烂，点状出血，部分胃黏膜呈红白相间，以白色为主，本例的胃部疾病最可能是
A. 慢性浅表性胃炎
B. 急性胃炎
C. 巨大肥厚性胃炎
D. 慢性萎缩性胃窦炎

E. 慢性浅表-萎缩性胃窦炎

3. 慢性胃窦炎发病的病因最重要的是

A. 急性应激性疾病

B. 沙门菌感染

C. Hp 感染

D. 自身免疫

E. 暴饮暴食

4. 见于萎缩性胃炎和老年人的黏膜变化为

A. 肠型化生

B. 假性幽门腺化生

C. 中性粒细胞浸润

D. 淋巴细胞浸润

E. 以上都不是

5. 慢性 A 型胃炎的诊断依据是

A. 上腹部疼痛、恶心、呕吐

B. 血清抗壁细胞抗体阳性

C. X 线钡剂检查可见龛影

D. 胃液分析 MAO 升高

E. Hp 感染

参考答案: 1. E。2. E。3. C。4. B。5. B。

第 5 单元　消化性溃疡

═══ 重点提示 ═══

本单元常考，重点掌握诊断与鉴别诊断及内科治疗。其次掌握发病机制、病理改变、临床表现、并发症、辅助检查、外科治疗。本单元非常重要，出题点散。须全面、熟练掌握。

1. 消化性溃疡发病机制：Hp 感染；胃酸和胃蛋白酶；吸烟、NSAID；十二指肠溃疡与胃酸过多相关，胃溃疡与保护机制削弱有关。

2. 消化性溃疡临床表现：慢性病程，周期性发作和缓解交替；季节性强，多发于秋冬、冬春之交；发作时上腹痛有规律性；DU 饥饿疼痛、进食缓解，午夜疼痛，痛醒；GU 进食疼痛、饥饿缓解；疼痛加剧、部位固定、向背部放射、抗酸药无效提示后壁穿孔；突发上腹痛、迅速遍及全腹，提示前壁穿孔；突发眩晕可能由于出血（＞500ml）。

═══ 考点串讲 ═══

1. 概述　消化性溃疡主要指发生在胃和十二指肠的慢性溃疡，即胃溃疡（GU）和十二指肠溃疡（DU），溃疡的黏膜缺损超过黏膜肌层，不同于糜烂。

2. 发病机制（2017）　Hp 感染（主要）；胃酸和胃蛋白酶是溃疡发生的必要条件（2003），无酸无溃疡；吸烟，NSAID（2015）等。

3. 病理

（1）十二指肠溃疡：多发于十二指肠球部，前壁多见，与壁细胞增加有关。

（2）胃溃疡：多发于胃角和胃小弯（2006、2007），胃窦和胃体交界的胃窦一侧；溃破血管导致出血，溃破浆膜导致穿孔。

4. 临床表现（2004、2007）

（1）十二指肠溃疡（DU）：饥饿（胃排空，酸进入肠）疼痛、进食缓解（2000），午夜疼痛，痛醒（2003、2012）。

（2）胃溃疡（GU）（2013）：进食（刺激胃酸分泌）疼痛、饥饿缓解。

（3）特殊类型消化性溃疡：无症状溃疡、老年人溃疡、复合溃疡、十二指肠球后溃疡、胃泌素瘤。

5. 辅助检查　胃镜可用于诊断（2003、2015），钡剂造影检查直接征象是龛影（轮廓之外），Hp 感染检测。

6. 诊断与鉴别诊断　功能性消化不良和慢性胃炎胃镜可鉴别；胃癌症状上无法鉴别，必须依赖内镜和活检；胆石症、慢性胆囊炎不典型者需行 B 超或逆行胰胆管造影（ERCP）；溃疡发生部位不典型（十二指肠球部以下）、难治性溃疡、基础胃酸分泌量（BAO）＞15mmol/h、最大胃酸分泌量（MAO）＞60mmol/h、BAO/MAO＞60%，提示有胃泌素瘤；胃酸和胃泌素都增加时考虑胃泌素瘤。

7. 并发症

(1) 出血（2013）：消化性溃疡是上消化道出血最常见的原因（2015）。

(2) 穿孔（2004、2009、2016）：DU 游离穿孔多见于前壁，后壁多溃入实质器官（腹痛变为持续性），或进入小网膜囊形成局限性腹膜炎；GU 游离穿孔多位于胃小弯。

(3) 幽门梗阻（2005、2008、2014、2015、2016）。

(4) 癌变：GU 边缘可能癌变，DU 不会癌变（2008、2009）。

8. 非手术治疗

(1) 抗 Hp 治疗：一种胶体铋剂或质子泵抑制药（PPI）（提高胃内 pH，利于抗生素作用）＋甲硝唑/阿莫西林/克拉霉素中的 2 种（2002、2009、2014）。

(2) 抑酸治疗（2006、2007、2009）：H_2 受体拮抗药 H_2RI 和 PPI；H_2RI 中法莫替丁作用强度最大。

(3) 胃黏膜保护药；硫糖铝、枸橼酸铋钾、米索前列醇。

(4) 特殊溃疡：必须服用 NSAID 药物患者，可用 PPI 和米索前列醇预防溃疡。

(5) 治疗策略：Hp 阳性，首先抗 Hp 治疗 1～2 周，可追加 2～4 周的抑酸治疗；Hp 阴性，H_2RI 或 PPI 抑酸治疗 DU 4～6 周，GU 6～8 周；GU 也可用黏膜保护药。

9. 手术治疗　手术指征：器质性幽门狭窄、穿孔、癌变、内科无法控制的出血、难治性溃疡（2007、2008、2009）。

=== 经典试题 ===

1. 在消化性溃疡发病机制中最重要的因素是

A. 胃蛋白酶

B. 乙醇

C. 胃酸

D. 反流的胆汁

E. 不规律进食

2. 空腹痛常见于

A. 胃溃疡

B. 十二指肠球部溃疡

C. 胰腺炎

D. 胆囊炎

E. 溃疡性结肠炎

3. 胃溃疡节律性疼痛的特点是

A. 餐后 0.5～1 小时出现疼痛

B. 空腹痛

C. 餐时痛

D. 夜间痛

E. 餐后 3～4 小时出现疼痛

4. 下列哪种溃疡病最易发生大出血

A. 十二指肠球部溃疡

B. 十二指肠球后溃疡

C. 胃小弯溃疡

D. 幽门管溃疡

E. 复合性溃疡

5. X 线钡剂检查发现胃溃疡，下列哪种情况有恶变的可能

A. 合并十二指肠溃疡

B. 多发性胃溃疡

C. 龛影直径超过 2.5cm

D. 合并出血

E. 溃疡位于胃小弯

6. 下列哪种药物抑制胃酸分泌效果最佳

A. 西咪替丁

B. 阿托品

C. 硫糖铝

D. 前列腺素 E

E. 枸橼酸铋钾

7. 消化性溃疡并幽门梗阻时禁用下述何种药

A. 胶体铝镁合剂

B. 西咪替丁

C. 阿托品

D. 奥美拉唑

E. 阿莫西林

8. 胃溃疡病的好发部位是

A. 胃窦大弯侧

B. 胃窦小弯侧

C. 胃体小弯侧

D. 小弯胃角附近

E. 胃底部

9. 消化性溃疡的主要症状为

A. 厌食、消瘦

B. 恶心、呕吐

C. 嗳气、反酸
D. 上腹疼痛
E. 呕血、黑粪

10. 消化性溃疡所引起的疼痛以何者最具特征性
A. 中上腹疼痛
B. 饥饿性疼痛
C. 反复发作性疼痛
D. 节律性疼痛
E. 长期疼痛

11. 下列关于幽门梗阻描述不正确的是
A. 每于食后即引起呕吐
B. 呕吐物含发酵、酸性宿食
C. 呕吐后病人可觉轻松
D. 可出现脱水及酸碱失衡
E. 空腹检查胃内可有振水音

12. 消化性溃疡合并上消化道大出血的特点，正确的是
A. 定有呕血
B. 定有黑粪
C. 呕血常为咖啡色
D. 出血后疼痛减轻
E. 出血后可有发热及氮质血症

13. 下列诊断胃恶性溃疡最有价值的是
A. 粪便隐血持续阳性
B. 胃液分析缺酸
C. X 线检查见龛影直径大于 2.5cm
D. 胃镜见溃疡形状不规则，底凹凸不平
E. 胃脱落细胞检查有核变异细胞

14. 对 Hp 感染阳性的十二指肠球部溃疡患者为取得最佳治疗效果应选用下述哪种药物组合
A. 西咪替丁+奥美拉唑
B. 奥美拉唑+阿莫西林
C. 奥美拉唑+硫糖铝
D. 枸橼酸铋钾+阿莫西林
E. 西咪替丁+硫糖铝

15. 治疗消化性溃疡，应用下述哪种药物是错误的
A. 硫糖铝
B. 枸橼酸铋钾
C. 奥美拉唑
D. 胃蛋白酶合剂
E. 呋喃唑酮

16. 在消化性溃疡的发病机制中，所谓损伤黏膜的侵袭力主要是指
A. 粗糙食物的损害作用（粗糙／辛辣食物）
B. 胃酸/胃蛋白酶的消化作用
C. 反流的胆汁/胰酶的侵袭作用
D. 神经/精神因素的长期负性作用
E. Hp 的感染侵袭作用

（17～19 题共用题干）

男性，30 岁。间断性上腹痛 10 余天，晨起突然呕血 400ml，并排柏油样便 4 次，自觉头晕心悸。入院测血压 98/60mmHg，心率 108 次/分，肝脾未触及，肠鸣音亢进，10 年前因黄疸型肝炎住院治疗后痊愈。6 个月前体检示乙肝抗原、抗体检查阴性，丙肝抗体检查阴性，近 3 年间歇出现上腹痛，多于春秋季发作。

17. 该患者最可能的诊断是
A. 肝硬化食管静脉曲张破裂出血
B. 消化性溃疡出血
C. 急性胃黏膜病变
D. 食管黏膜撕裂症
E. 胃癌出血

18. 上例患者应立即采取的有效治疗措施是
A. 急诊内镜下止血
B. 输新鲜血
C. 给予快速补液
D. 口服止血药
E. 外科手术治疗

19. 上例患者为进一步明确诊断，最有意义的检查方法是
A. 大便隐血试验
B. 胆脾 B 超检查
C. 胃镜检查
D. X 线钡剂检查
E. 肝功能化验

（20～21 题共用备选答案）
A. 血清促胃液素正常，胃酸正常或偏低
B. 血清促胃液素高，胃酸正常或偏低
C. 血清促胃液素高，胃酸显著低或无酸
D. 血清促胃液素高，胃酸明显增高
E. 血清促胃液素低，胃酸偏低

20. 慢性萎缩性胃窦炎
21. 胃溃疡

参考答案：1. C。2. B。3. A。4. B。5. C。6. A。7. C。8. D。9. D。10. D。11. A。12. A。13. D。14. B。15. D。16. B。17. B。18. B。19. C。20. E。21. A。

第6单元　胃　　癌

重点提示

本单元应重点掌握临床表现、诊断、治疗。病理可与其他相关科目一起复习。考生具备一定的解题技巧，某一种（类）疾病常有固定的描述语言，如恶性肿瘤常有"进行性消瘦"，大叶性肺炎常有"铁锈色痰"，肺结核常有"盗汗"等，这往往是迅速、正确解题的关键。

1. 胃癌病理：好发部位为胃窦部。转移形式为直接蔓延、淋巴转移、血行播散、腹腔内种植。

2. 胃癌临床表现：早期胃癌无症状，进展期胃癌出现；上腹痛、食欲缺乏、早饱、消瘦；持续剧烈上腹痛，放射至背部提示肿瘤穿透入胰腺；上腹偏右可扪及痛性肿块。

3. 胃癌辅助检查：胃镜（多点活检，目前最可靠）；钡剂（进展期胃癌诊断率达到90%）；OB（＋）、慢性失血导致缺铁性贫血。

考点串讲

1. 病因　①环境和饮食；②Hp感染；③遗传；④癌前疾病和癌前病变：萎缩性胃炎、胃息肉、胃溃疡、残胃炎、胃黏膜上皮肠型化生和异型增生（2015）。

2. 病理　胃癌好发部位为胃窦部（2003）；是死亡率最高的肿瘤。

（1）早期胃癌（2013）：病变胃及黏膜及黏膜下层（2017），不论是否存在淋巴结转移；分为Ⅰ型：隆起型；Ⅱ型：表浅型；Ⅲ型：溃疡型。

（2）微小胃癌：直径＜0.5cm的胃癌。

（3）小胃癌：直径0.6～1.0cm的胃癌。

（4）进展期胃癌：病变超过黏膜下层，分为Ⅰ型：结节型；Ⅱ型：溃疡局限型；Ⅲ型：溃疡浸润型；Ⅳ型：弥漫浸润型。

（5）皮革胃。

3. 临床表现与诊断

（1）早期胃癌无症状，进展期胃癌才表现出症状。

（2）上腹痛、食欲缺乏、早饱、消瘦；持续剧烈上腹痛，放射至背部提示肿瘤穿透入胰腺；上腹偏右可触及痛性肿块、左锁骨上淋巴结肿大。

（3）并发症：出血、穿孔、幽门梗阻。

确诊需要胃镜取活组织进行病理检查（2003、2008）和钡剂检查，并排除其他疾病。

4. 治疗与预防

（1）手术是唯一可根治的手段，手术切除范围至少距肿块5cm。

（2）内镜下治疗。

（3）化疗及综合治疗。

（4）预防：根据流行病学调查，多吃新鲜蔬菜和水果、少吃腌腊制品，可以降低胃癌发病。在胃癌高发地区对高危人群定期普查。

经典试题

1. 胃溃疡最常发生的部位是
A. 贲门旁
B. 胃后壁
C. 胃小弯
D. 胃大弯
E. 幽门前壁

2. 胃癌最常发生的转移途径为
A. 直接蔓延
B. 血供转移
C. 通过肠管转移
D. 淋巴转移
E. 腹腔种植

3. 早期胃癌指

A. 局限于胃窦部

B. 局限于黏膜或黏膜下层

C. 直径在 2cm 以内

D. 尚无淋巴转移

E. 尚未侵及浆膜层

4. 不属于胃癌癌前病变的是

A. 胃溃疡

B. 胃息肉

C. 慢性萎缩性胃炎

D. 胃酸缺乏症

E. 慢性浅表性胃炎

5. 胃癌已侵犯黏膜下层，并向胃腔突出，高于黏膜表面 8mm 应属

A. 早期隆起型胃癌

B. 早期浅表型胃癌

C. 进展期块状胃癌

D. 进展期弥漫型胃癌

E. 以上都不是

6. 胃癌的治疗原则是

A. 早期化疗

B. 扪及肿块者做全胃切除

C. 化疗+放疗

D. 早期胃癌做胃癌根治术

E. 早期胃癌做胃大部切除术

7. 有关胃癌在下列哪种情况下尚可考虑手术探查

A. 上腹可扪及一肿块

B. 左锁骨上可扪及质硬肿大的淋巴结

C. 直肠指检盆腔内有硬结

D. 肝扪及肿块伴有腹水

E. 肺出现转移灶

8. 男性，50 岁。消瘦乏力 2 个月，呕吐宿食，X 线钡剂见胃窦小弯侧有充盈缺损，应诊断为

A. 胃溃疡

B. 十二指肠溃疡

C. 胃癌

D. 胃溃疡并幽门梗阻

E. 胃癌并幽门梗阻

参考答案： 1. C。2. D。3. B。4. E。5. A。6. D。7. A。8. E。

第 7 单元 肝 硬 化

重点提示

本单元重点掌握辅助检查及并发症。病因及诊断、鉴别诊断适当了解。本病临床常见，考试常考，为透彻掌握，必须熟练掌握肝组织学。

1. 肝硬化发病机制：广泛的肝细胞变性坏死-残存的肝细胞形成不规则的再生结节-纤维结缔组织增生包绕再生结节形成假小叶。

2. 肝硬化临床表现：代偿期最主要的表现是乏力、食欲缺乏；失代偿期肝硬化表现为肝功能减退的表现和门静脉高压的表现。

3. 并发症：肝功能减退导致的并发症（肝性脑病是最严重的并发症、致死的最常见原因；原发性肝癌；感染包括自发性腹膜炎、肺炎、胆道感染；电解质紊乱）和门静脉高压导致的并发症（侧支循环的建立；上消化道出血；肝肾综合征；功能性肾衰竭）。

考点串讲

1. 病因 病毒性肝炎（2007）、胆汁淤积、肝静脉回流受阻、免疫紊乱等。

2. 临床表现

（1）代偿期：最主要的表现是乏力、食欲缺乏，休息和治疗后缓解。

（2）失代偿期：肝硬化。

①肝功能减退。全身症状：乏力、食欲缺乏、厌油、腹胀。出血倾向和贫血：肝合成凝血因子不足，脾功能亢进。内分泌紊乱：肝对雌激素灭活不足，雌激素过多。消化道症状。

②肝门静脉高压（2008）。脾大与脾功能亢进（2000、2003）。侧支循环建立和开放：食管胃底

<u>静脉曲张（最表示肝门静脉高压）、腹壁静脉曲张、痔静脉曲张（2016）。腹水（2003）：失代偿期最突出的表现</u>，多为漏出液，与肝门静脉高压、低白蛋白、ADH 和醛固酮灭活不足、有效循环血量不足有关（2016）。

（3）体征：肝掌、蜘蛛痣、腹壁静脉怒张、黄疸等。

3. 辅助检查　肝穿（可见<u>假小叶形成（2015、2016）</u>，可以确诊）、纤维化指标（Ⅲ型胶原前肽、透明质酸、Ⅳ型胶原）、肝功能等。

4. 诊断与鉴别诊断

（1）有肝病史、大量饮酒史等。

（2）有肝功能减退和肝门静脉高压的临床表现。

（3）肝功能检查有阳性发现。

（4）B 超或 CT 提示肝硬化，内镜发现食管胃底静脉曲张。

（5）<u>肝活检见假小叶形成是确诊的金标准（2002、2005、2017）</u>。

5. 并发症

（1）<u>上消化道出血（2007、2008、2015）</u>。

（2）<u>肝性脑病：最严重，最常见死因（2008）</u>。

（3）<u>感染：有腹水的患者常并发自发性细菌性腹膜炎（2008）</u>，多为革兰阴性杆菌感染，表现为发热、腹痛、短期内腹水迅速增加，全腹压痛和腹膜刺激征，腹水检查白细胞多于 $500 \times 10^6/L$；<u>腹水细菌培养可确诊（2002、2003）</u>。

（4）<u>肝肾综合征（2015、2017）</u>。

（5）原发性肝癌。

（6）电解质和酸碱平衡紊乱。

6. 治疗与预防

（1）一般治疗：高热量、高蛋白饮食，休息，支持治疗。

（2）抗纤维化及保肝治疗。

（3）腹水治疗：限制水、钠的摄入，利尿药，提高血浆胶体渗透压等。

（4）肝移植。

（5）预防：预防本病首先要重视病毒性肝炎的防治，早期发现和隔离病人给予积极治疗。注意饮食，合理营养，节制饮酒，加强劳动保健，避免各种慢性化学中毒也是预防的积极措施。

经典试题

1. 我国引起肝硬化的最常见的原因是

A. 酒精中毒

B. 营养障碍

C. 病毒性肝炎

D. 胆汁淤积

E. 循环障碍

2. 肝硬化腹腔积液患者出现心悸、呼吸困难、巩膜黄染、神志迟钝，为减少腹腔积液选用

A. 放腹腔积液

B. 氢氯噻嗪（双氢克尿塞）

C. 呋塞米（速尿）

D. 螺内酯（安体舒通）

E. 氨茶碱

3. 下列哪项不是门静脉高压的临床表现

A. 腹腔积液

B. 食管静脉曲张

C. 脾大

D. 末梢血象全血细胞减少

E. 蜘蛛痣、肝掌

4. 门脉高压的特异性表现是

A. 腹腔积液

B. 脾大

C. 脾功能亢进

D. 侧支循环开放

E. 肝掌、蜘蛛痣

5. 肝硬化脾大的主要原因是

A. 腹水压迫使脾血回流受阻

B. 门静脉高压

C. 肝动脉压力增高

D. 毒物刺激

E．肝静脉压力增高

6. 鉴别肝内胆汁淤滞性黄疸与肝外梗阻性黄疸最确切的方法是

A．尿三胆测定及总胆红素测定

B．十二指肠镜逆行造影

C．碱性磷酸酶测定

D．氨基比林试验

E．谷丙转氨酶测定

7. 肝硬化腹腔积液，尿少，下肢水肿，心率125 次/分，呼吸 40 次/分，端坐位，有脐疝，治疗中首选

A．毛花苷 C 静脉注射

B．氢氯噻嗪口服

C．放腹腔积液

D．口服甘露醇

E．硫酸镁导泻

8. 肝硬化腹腔积液患者，大量利尿后，嗜睡、多语，呼吸 14 次/分，有时四肢抽搐。血 pH 7.5，CO_2CP 34mmol/L，HCO_3^- 32mmol/L，BE+5.5；尿 pH 5.0，$PaCO_2$ 7kPa，血 K^+3.0mmol/L，Cl^-

90mmol/L，Na^+ 145mmol/L，诊断为

A．肝硬化并肝性脑病

B．肝硬化并肝肾综合征

C．肝硬化并低钾低氯性代谢性碱中毒

D．肝性脑病并呼吸性碱中毒

E．肝硬化并酸中毒

（9～11 题共用备选答案）

A．休息，低盐食，限制入水量，补蛋白质，给利尿药

B．休息，高热量高蛋白质饮食，保肝治疗

C．休息，高热量限制蛋白质饮食，输入支链氨基酸

D．休息，禁食，积极补足血容量及采用各种止血措施

E．休息，控制输液量，纠正电解质紊乱，限制蛋白质饮食

9. 治疗肝硬化肝性脑病时

10. 治疗肝硬化腹腔积液时

11. 治疗肝硬化并上消化道出血时

参考答案：1．C。2．D。3．E。4．D。5．B。6．B。7．C。8．C。9．C。10．A。11．D。

第 8 单元　门静脉高压

重点提示

本单元出题量不大，重点掌握病理变化、外科治疗，适当了解基础病因及发病机制。

门静脉高压的治疗。①一般治疗：建立有效的静脉通道，扩充血容量，采取措施监测病人生命体征；药物止血首选血管收缩药或与血管扩张药硝酸酯类合用；内镜治疗；三腔管压迫止血；经颈静脉肝内门体分流术。②手术治疗：非选择性门体分流术；选择性门体分流术；贲门周围血管断离术。

考点串讲

1. 病因和发病机制　门静脉血流阻力增加，常是门静脉高压的始动因素。按阻力增加的部位，可将门静脉高压分为肝前、肝内和肝后 3 型。

肝前型门静脉高压的常见病因是肝外门静脉血栓形成（脐炎、腹腔内感染如急性阑尾炎和胰腺炎、创伤等）、先天性畸形（闭锁、狭窄或海绵样变等）和外在压迫（转移癌、胰腺炎等）。

肝内型门静脉高压又可分为窦前、窦后和窦型。窦前：血吸虫病。窦后和窦型：肝炎后肝硬化。

肝后型门静脉高压的常见病因包括巴德-基亚利综合征、缩窄性心包炎、严重右侧心力衰竭等。

门静脉高压形成后，可以发生下列病理变化：

（1）脾大、脾功能亢进：门静脉血流受阻后，首先出现充血性脾大。然后出现脾功能亢进的表现。

（2）交通支扩张：由于正常的肝内门静脉通路受阻，门静脉又无静脉瓣，<u>四个交通支大量开放，并扩张、扭曲形成静脉曲张（2016）</u>。在扩张的交通支中最有临床意义的是在食管下段、胃底形成

的曲张静脉。

（3）腹水：门静脉压力升高，使门静脉系统毛细血管床的滤过压增加，同时肝硬化引起的低蛋白血症，血浆胶体渗透压下降及淋巴液生成增加，促使液体从肝表面、肠浆膜面漏入腹腔而形成腹水。门静脉高压时虽然静脉内血流量增加，但中心血流量却是降低的，继发刺激醛固酮分泌过多，导致钠、水潴留而加剧腹水形成。

2. 治疗　手术治疗目的是降低肝门静脉压力和消除脾功能亢进（2002）。

（1）食管胃底曲张静脉破裂出血

①非手术治疗：补充血容量、药物止血、内镜治疗、三腔双囊管。

②手术治疗：手术方式分为门体分流术、断流术，急诊手术首先行贲周血管断流术。

（2）严重脾大、脾功能亢进：行脾切除效果好。

（3）肝硬化引起的顽固性腹水：肝移植、经颈静脉肝内门体分流术、腹腔静脉转流。

═══ 经典试题 ═══

1. 门静脉高压的主要原因是

A. 门静脉炎

B. 肝静脉阻塞

C. 肝硬化

D. 门静脉干血栓

E. 多囊肝

2. 门静脉受阻时，首先出现

A. 交通支扩张

B. 腹腔积液

C. 呕血

D. 脾大

E. 肝大

3. 诊断门静脉高压最有意义的是

A. 脾大

B. 呕血或黑粪

C. 腹腔积液

D. 肝功能障碍

E. 胃底食管静脉曲张

4. 门静脉高压引起上消化道大出血，紧急有效止血方法是

A. 输血

B. 静脉滴注垂体后叶素

C. 口服去甲肾上腺素

D. 三腔双囊管压迫止血

E. 静脉滴注善宁

（5～6 题共用题干）

男性，45 岁。因门静脉高压食管胃底静脉曲张破裂引起休克，经放置三腔双囊管压迫止血和快速输血补液后，抽出胃内容物中已无血液，测心率 140 次/分，血压 105/75mmHg，中心静脉压 20cmH$_2$O。

5. 该病人已出现

A. 血容量严重不足

B. 血容量不足

C. 容量血管过度收缩

D. 容量血管过度扩张

E. 充血性心力衰竭

6. 该病人目前最佳治疗方法是

A. 血管收缩药

B. 补液试验

C. 强心利尿扩血管

D. 大量补液

E. 抗休克

参考答案：1. C。2. D。3. E。4. D。5. E。6. C。

第 9 单元　肝性脑病

═══ 重点提示 ═══

本单元题量较小，应重点掌握辅助检查和治疗。适当了解临床表现与诊断方面。

1. 肝性脑病病因和诱因：病因为肝硬化、门体分流术后、TIPS；诱因有上消化道出血、大量摄入蛋白、尿毒症、便秘、大量利尿、放腹水、低钾、麻醉镇静药物、感染、手术等。

2. 肝性脑病临床表现：①急性肝性脑病见于暴发性肝炎，发病几周后昏迷直至死亡；

②慢性肝性脑病表现为反复发作性昏迷，昏迷前期意识模糊、扑翼样震颤，昏迷后患者不能配合无扑翼样震颤，前驱期言语不清。

考点串讲

1. 病因和诱因（2017）

（1）病因（2009）：肝硬化、门体分流术后、肝内门腔静脉分流术后；诱因有上消化道出血、大量摄入蛋白、尿毒症、便秘、大量应用利尿药、放腹水等。

（2）发病机制

①氨中毒学说：血氨增高，大脑细胞能量供应不足，引起脑功能紊乱。

②神经递质的变化：γ-氨基丁酸/苯二氮䓬（GABA/BZ）、假性神经递质（β-多巴胺和苯乙醇胺）、色氨酸。

2. 临床表现

（1）急性肝性脑病：见于急性重型肝炎，无明显诱因，发病几周后昏迷直至死亡。

（2）慢性肝性脑病：见表 3-2。

表 3-2　慢性肝性脑病

分级	意识水平	神经系统体征	脑电图
Ⅰ：前驱期	性格改变、行为失常、语言不清（2001、2012、2016）	扑翼样震颤（2002、2012）	正常
Ⅱ：昏迷前期	意识错乱、睡眠障碍、定向力、计算力减退	腱反射亢进、肌张力增加、病理反射（＋）、扑翼样震颤	异常慢波
Ⅲ：昏睡期	昏睡状态，可唤醒	同上	同上
Ⅳ：昏迷期	不能唤醒	无扑翼样震颤	明显异常

①昏迷前期特征性表现：意识模糊、扑翼样震颤。

②昏迷后患者不能配合无扑翼震颤，前驱期言语不清。

3. 辅助检查

（1）血氨：门体分流性疾病血氨增加，急性肝衰竭时不增加。

（2）诱发电位：躯体感觉诱发电位（SEP）诊断亚临床肝性脑病有较大意义。

（3）心理智能测试：对诊断早期和亚临床肝性脑病最有意义。

4. 诊断　有基础肝疾病和诱因，出现精神错乱、扑翼样震颤、昏睡、昏迷；生化检查肝功能异常、血氨升高、脑电图和智力测验异常。

5. 治疗原则

（1）消除诱因。

（2）调整饮食：禁食蛋白质（2000），主要以糖类为主。

（3）慎用镇静药：巴比妥类、阿片类能加重病情。

（4）减少肠道血氨的生成和吸收：乳果糖（2014）、抗生素、导泻或灌肠。

（5）促进氨的代谢：谷氨酸、精氨酸。

（6）人工肝和肝移植。

经典试题

1. 关于肝性脑病，下述哪项是错误的

A. 血中 NH_3 易入血脑屏障

B. 低钾性碱中毒时 NH_3 易入脑组织

C. 肠道 pH 在 6 以下时易使 NH_4^+ 变为 NH_3

D. 肠道 pH 在 5 时 NH_3 气不易被吸收

E. 缺氧和高热增加氨的毒性

2. 肝性脑病前驱期的临床表现有

A. 可有扑翼样震颤

B. 脑电图异常

C. 定向力减退

D. 昏睡

E. 计算力下降

3. 肝性脑病的处理，无效的措施是

A. 用弱酸液洗肠

B. 中止蛋白质饮食

C. 口服新霉素

D. 静脉滴注多巴胺

E. 静脉滴注精氨酸

4. 关于肝性脑病的治疗，下述哪项是错误的

A. 禁止蛋白质饮食的摄入

B. 躁动不安时禁用吗啡类药物

C. 口服甲硝唑

D. 肥皂水灌肠

E. 给予支链氨基酸

（5～6题共用备选答案）

A. 精氨酸

B. 氯化钾

C. 维生素K

D. 左旋多巴

E. 高渗糖

5. 肝性脑病出现代谢性碱中毒时宜用

6. 肝性脑病出现脑水肿时用

参考答案: 1. C。2. A。3. D。4. D。5. A。6. E。

第10单元　细菌性肝脓肿

重点提示

本单元不常考，内容简单，适当了解。

细菌性肝脓肿的诊断：根据病史，临床表现以及B型超声和X线检查，即可诊断本病。必要时可在肝区压痛最剧处或超声探测导引下施行诊断性穿刺，抽出脓液即可证实本病。

考点串讲

细菌性肝脓肿的诊断与鉴别诊断（2013、2015、2017），主要是根据病史、临床表现。

（1）炎症表现：寒战、高热，白细胞增多。

（2）消化道症状。

（3）局部症状：肝区疼痛，肝大。

（4）破溃症状：向上方破溃形成右侧脓胸；向下方破溃有腹膜刺激征；向左侧方破溃可穿入心包；向膈下破溃形成膈下脓肿；向肝内破溃侵犯血管致大量出血。

B超（首选检查方法）、CT、X线检查可诊断；行肝穿刺，抽出脓液可证实本病。

第11单元　原发性肝癌

重点提示

本单元几乎每年必考，题量不大。应重点掌握病理、辅助检查（特别是AFP对原发性肝癌的诊断、CT等）、诊断和治疗。

1. 肝癌临床表现：①全身表现，发热、消瘦、食欲缺乏、乏力、营养不良；②肝硬化表现：肝功能减退、脾大、腹水、侧支循环；③肝区疼痛，持续性钝痛；④体征，肝大，质地坚硬、凹凸不平、压痛、血管杂音特异；⑤并发症，肝硬化的并发症（肝性脑病、感染、上消化道出血、肝肾综合征）。

2. 肝癌辅助检查：①外周血，AFP（>500μg/L持续4周、>200μg/L持续8周、浓度逐渐升高不降）、凝血象等；②影像学，B超、CT等；③肝穿可以确诊。

考点串讲

1. **病因**　病毒性肝炎（2016）、肝硬化、黄曲霉毒素等。

2. **病理**

（1）大体分类：①块状型，直径 5～10cm，＞10cm 的为巨块；易发生坏死导致肝脏破裂；②结节型，直径＜5cm；③弥漫型，大小结节弥漫分布全肝，多死于肝衰竭。

（2）细胞分型：肝细胞肝癌占 90%；胆管细胞癌＜10%；混合型肝癌。

3. **临床表现**

（1）肝区疼痛（2016）：多为持续性钝痛、胀痛。

（2）消化道症状。

（3）肝大：质地坚硬、凹凸不平、压痛（2002、2003）。

（4）并发症：肝性脑病、上消化道出血、感染、癌肿破裂出血。

4. **辅助检查**

（1）血液检查：甲胎蛋白（AFP）（2009、2012、2013、2015、2016），除外妊娠和卵巢生殖细胞肿瘤（内胚窦瘤）的基础上对肝癌诊断有意义，也可见于肝炎、肝硬化、转移癌（升高幅度不高，与 ALT 平行）。＞500μg/L 持续 4 周、＞200μg/L 持续 8 周、浓度逐渐升高不降，可早于症状 8～11 个月。慢性活动性肝炎、肝硬化 AFP 升高，但＜200μg/L，与 ALT 同步变化。

（2）影像学检查

①X 线：右膈高位提示肝癌。

②B 超：可发现直径＞2cm 的肿瘤，B 超＋AFP＝普查（2002、2014、2016）。

③CT：局灶性边界清晰的密度减低区，可发现直径＞2cm 的肿瘤，同时进行肝动脉造影（CTA）可发现＜1cm 的肿瘤，增强时造影剂快进快出。

④DSA 血管造影：选择性腹腔动脉和肝动脉造影可发现＞1cm 的肿瘤，CT、B 超不能诊断才选用，是发现小肝癌的首选方法。

⑤放射性核素：排除血管瘤。

⑥肝穿刺治检：可以确诊。

5. **诊断**（2000、2017）

（1）肝炎史。

（2）影像学检查：两种影像学检查示直径＞2cm 的肝癌特征性占位性病变。

（3）肝穿刺活检：可以确诊。

（4）AFP＞400μg/L，除外妊娠、活动性肝炎等可诊断。＞500μg/L 持续 4 周、＞200μg/L 持续 8 周、浓度逐渐升高不降，可早于症状 8～11 个月。

6. **治疗与预防**

（1）手术切除：首选。

（2）局部治疗：穿刺肿瘤行射频、微波、无水乙醇注射等。

（3）化疗：经肝动脉、肝门静脉等行区域性化疗。

（4）其他：放疗、生物治疗等。

（5）预防：积极防治病毒性肝炎，注意食物清洁，预防粮食霉变，改进饮用水质，减少对各种有害物质的接触，是预防肝癌的关键。

经典试题

1. 原发性肝癌早期转移途径为

A. 肺内转移

B. 淋巴转移

C. 直接浸润转移

D. 肝内血行转移

E. 骨转移

2. 对疑有早期原发性肝癌的患者，应首选哪一种方法检查较好

A．放射性核素（同位素）肝扫描

B．血清甲胎蛋白动态观察检查

C．肝区超声波检查

D．血清 γ 谷氨酰转肽酶，碱性磷酸酶和乳酸脱氢酶检查

E．选择性肝动脉造影检查

3．目前早期肝癌宜采用哪一种治疗为主

A．放射疗法

B．化学疗法

C．手术切除

D．基因治疗

E．免疫疗法

参考答案：1．D。2．B。3．C。

第 12 单元　胆　石　症

=================== **重点提示** ===================

　　本单元题量不大，重点掌握临床表现、辅助检查，适当了解诊断和治疗。熟悉结石性质。本病临床常见，应重视。

　　1．胆囊结石临床表现：反复发作的胆绞痛（右上腹、阵发性剧痛、右肩部放射，与油餐、夜间体位变动有关）；结石掉入胆管嵌顿可导致急性化脓性胆囊炎；不发作时可有胆囊区压痛。

　　2．胆囊结石诊断：胆绞痛病史，超声发现胆囊内有结石光团和声影，随体位改变而移动则可确诊。

　　3．治疗：胆囊切除术（反复发作、急性胆囊炎、胆囊萎缩、胆囊充满结石而失去功能）。

=================== **考点串讲** ===================

　　1．临床表现

　　（1）胆绞痛：典型表现，多发生于饱食、进食油腻食物后，右上腹疼痛，向右肩背部放射（2004、2015）。

　　（2）上腹隐痛。

　　（3）胆囊积液：白胆汁。

　　（4）Mirizzi 综合征：临床特点是反复发作胆囊炎、胆管炎、梗阻性黄疸。

　　2．诊断与鉴别诊断　根据临床表现，结合 B 超检查多可诊断（2004）。胆石症需与消化性溃疡穿孔、心绞痛、急性心肌梗死、胆道蛔虫病、急性胰腺炎等相鉴别。

　　3．治疗

　　（1）首选腹腔镜胆囊切除。

　　（2）手术治疗（2002）。

　　（3）其他：体外冲击波碎石治疗、溶石治疗等。

=================== **经典试题** ===================

1．胆囊结石临床表现各异，主要取决于

A．结石的大小、部位、是否梗阻、有无感染

B．结石的大小及部位，嵌顿与否

C．进油腻食物后

D．体位的改变或静卧状态

E．结石嵌于胆囊颈部

2．诊断胆囊结石的简单而可靠的方法是

A．BUS

B．ERCP

C．口服法胆囊造影

D．PTC

E．十二指肠引流术

3．胆管结石和急性胆管炎急性发作的典型症状是

A．腹痛、呕吐、寒热

B．腹痛、呕吐、黄疸

C．腹痛、黄疸、腹泻

D．腹痛、腹胀、昏迷

E．腹痛、黄疸、寒热

参考答案：1．A。2．A。3．E。

第 13 单元　急性胆囊炎

本单元题量较小，内容较简单，务必熟练掌握临床表现和治疗措施。

急性胆囊炎诊断：胆绞痛病史，胆囊区压痛、B 超提示胆囊增大、囊壁增厚、其内可见结石。

1. 临床表现

（1）右上腹疼痛，向右肩背部放射，与高脂肪饮食、夜间体位变动有关（2002）。

（2）消化道症状。

（3）Murphy 征阳性（2014）。

2. 诊断与鉴别诊断（2017）　根据临床表现、体检、影像学检查可诊断；B 超检查为首选诊断方法（2007、2012）。但应注意与消化性溃疡穿孔、急性胰腺炎、高位阑尾炎、肝脓肿、结肠肝曲癌或憩室穿孔、右侧肺炎、胸膜炎和肝炎等疾病鉴别。

3. 治疗

（1）手术治疗：胆囊切除术为首选（2012），胆囊造口术。

（2）非手术治疗：仅适合不能耐受手术及不愿手术者。

1. 女性，42 岁。3 年来经常夜间上腹部不适，2 日前进油腻食，突然右上腹部阵发性绞痛，伴恶心。入院时体温 38℃，巩膜轻度黄染，右上腹肌紧张压痛明显，肠鸣音减弱，WBC $16×10^9/L$，血清淀粉酶 128 温氏单位，应首先考虑诊断为何种疾病

A. 高位急性阑尾炎

B. 急性胰腺炎

C. 溃疡病穿孔

D. 急性胆囊炎

E. 胆道蛔虫病

（2～3 题共用备选答案）

A. 胆道蛔虫病

B. 急性梗阻性化脓性胆管炎

C. 肝脓肿

D. 急性水肿型胰腺炎

E. 急性化脓性胆囊炎

2. 胆囊结石最常见的并发症是

3. 最易引起感染性休克的疾病是

参考答案：1. D。2. E。3. B。

第 14 单元　急性梗阻性化脓性胆管炎

本单元重点掌握病因、临床表现与诊断。

1. 急性梗阻性化脓性胆管炎病因：肝内胆管结石是最常见的原因。

2. 临床表现：Reynolds 五联症（胆绞痛、发热、黄疸、休克、神志改变）。

1. 病因　肝内胆管结石（2005、2015）、胆道寄生虫、胆管狭窄等。

2. 诊断　根据病史，Reynolds 五联征（2008）即腹痛、高热、黄疸、休克、中枢神经系统受抑制（2014、2016、2017），实验室检查（直接胆红素升高、ALP 升高、肝功能异常、寒战时血培

养可阳性），B超检查可确诊（2000、2016）。

3. 治疗

（1）紧急手术、切开胆总管减压、取出结石引流胆道。

（2）经内镜鼻胆管引流术（ENBD），括约肌切开取出结石后引流。

（3）经皮肝穿刺胆管引流术（PTBD），适于急性肝胆管炎。

经典试题

1. 急性梗阻性化脓性胆管炎最常见的原因是

A. 胆总管结石

B. 胆总管末端狭窄

C. 胆道出血继发感染

D. 胆总管癌致胆管梗阻

E. 先天性胆总管扩张症

2. 急性梗阻性化脓性胆管炎最关键的治疗是

A. 输液、输血维持有效血容量

B. 纠正代谢性酸中毒

C. 静脉滴注大量抗生素

D. 胆管减压引流手术

E. 急诊行胆囊切除术

3. 女性，43 岁。突发右上腹剧痛并阵发性加剧 3 天，寒战、高热、恶心、呕吐。体检：全身黄染，体温 39℃，脉搏 120 次/分，血压 80/48mmHg，谵妄，神志不清，剑突偏右腹肌紧张，肝肋下 2cm，WBC $15×10^9$/L，中性粒细胞 80%，血清总胆红素 50μmol/L，本例首选

A. 抗休克、抗感染治疗

B. 胆囊切除、腹腔引流术

C. 胆囊造口术

D. 胆总管减压引流

E. 溃疡病穿孔缝合

参考答案：1. A。2. D。3. D。

第15单元　急性胰腺炎

重点提示

本单元常考，题量不大，重点掌握治疗，适当了解临床表现与诊断、辅助检查。

1. 临床表现：①症状：腹痛（多饮酒和饱餐后）；恶心、呕吐、腹胀，呕吐后腹痛不缓解，可麻痹性肠梗阻；发热；低血压休克（只出现在出血型胰腺炎）。②体征：水肿型（上腹压痛、腹胀、肠鸣音减弱）；出血型（腹肌紧张、全腹压痛、反跳痛、麻痹性肠梗阻）。

2. 辅助检查：①生化，血淀粉酶6～12小时后开始升高，持续3～5天；>5倍正常值可诊断；尿淀粉酶12～14小时升高，持续1～2周；②血脂肪酶24～72小时开始上升，持续7～10天。

3. 内科治疗：胃肠减压、禁食水、营养支持、补液、抗炎、抑酸、抑制胰腺外分泌；维持血容量、水电解质平衡、解痉镇痛；抑制胰腺外分泌功能；抗生素；内镜下切开Oddi括约肌接触胆道梗阻，可用于胆源性胰腺炎；一般不用糖皮质激素，并发ARDS时可用。

考点串讲

1. 病因（2006）

（1）胆石症：我国常见病因（2013、2015）。

（2）过量饮酒：国外常见病因。

（3）胰管堵塞。

（4）手术损伤等。

2. 临床表现

（1）症状（2004、2013、2014）

①腹痛：为首发症状（2016），常在饮酒和饱餐后发作，多位于左上腹，疼痛剧烈呈持续性，向左腰背部束带样放射。

②恶心、呕吐：呕吐后腹痛不缓解。

③腹胀和腹膜炎：麻痹性肠梗阻时明显腹胀。

④休克：最常见并发症。

⑤水、电解质紊乱：代谢性酸中毒、低钾血症、低镁血症、低钙血症。

（2）体征

①水肿型：上腹压痛、腹胀、肠鸣音减弱。

②出血坏死型：腹膜刺激征；腹胀、肠鸣音减弱、腹水征；Gray-Turner 征、Cullen 征（2003）。

3. 辅助检查

（1）实验室检查

①血淀粉酶：数小时开始升高，24 小时最高，持续 3～5 天；其数值的高低不一定反映病情轻重（2002、2005、2013）。

②尿淀粉酶：24 小时升高，持续 1～2 周（2012）。

③胰源性腹水、胸腔积液淀粉酶升高。

④高血糖，低血钙（2002、2009、2016）。

（2）影像学检查：B 超检查对胰腺肿大、脓肿、假囊肿有诊断意义（2008），肠道胀气、过度肥胖者胰腺显示不清，应行 CT 检查，CT 是诊断胰腺坏死的最佳方法。

4. 诊断与鉴别诊断　根据典型的临床表现和实验室检查，常可做出诊断。轻症的患者有剧烈而持续的上腹部疼痛，恶心、呕吐、轻度发热、上腹部压痛，但无腹肌紧张，同时有血清淀粉酶和（或）尿淀粉酶显著升高，排除其他急腹症者，即可以诊断。需与消化性溃疡急性穿孔、胆石病、急性胆囊炎、急性肠梗阻、心肌梗死等相鉴别。

5. 治疗

（1）非手术治疗（2000、2003、2013）：①胃肠减压、禁食、禁水；②营养支持；③补充体液；④抗感染治疗；⑤防治休克；⑥抑制胰酶活性：应用抑肽酶；⑦抑制胰腺外分泌功能：应用 H_2 受体拮抗药、PPI（奥曲肽效果最好）；⑧解痉镇痛：禁用吗啡，因可导致 Oddi 括约肌痉挛。

（2）手术治疗

①手术指征：不能排除其他急腹症；胰腺和胰周坏死组织继发感染；经非手术治疗，病情继续恶化；暴发性经过短期（24 小时）非手术治疗无效；伴胆总管下端梗阻或胆管感染者；合并肠穿孔、大出血或胰腺假性囊肿。

②手术方式：胆囊切除、胆管探查 T 形管引流、胰腺坏死物质清除、胰周引流、空肠造口。

====== 经 典 试 题 ======

1. 急性出血坏死型胰腺炎特征性病变是

A. 上腹部可扪及包块

B. 脐周及侧腹部呈青紫色

C. 黄疸

D. 腹痛向腰背部放散

E. 腹痛持续 1 周以上

2. 提示急性胰腺炎预后不良的指标是

A. 血钙低于 1.75mmol

B. 血清淀粉酶超过 500U（Somogyi）

C. 淀粉酶、肌酐清除率比值超过正常 3 倍

D. 血清淀粉酶升高持续不降超过 5 天

E. 血钾、血镁同时降低

3. 急性胰腺炎假性囊肿形成时间为

A. 病后 3～4 小时

B. 病后 24 小时

C. 病后 3～4 天

D. 病后 3～4 周

E. 病后 3～4 个月

4. 急性出血坏死型胰腺炎出现肠麻痹时不宜应用的药物是

A. 奥曲肽

B. 肾上腺糖皮质激素

C. H_2 受体拮抗药

D. 质子阻滞药

E. 抗胆碱能药物

5. 急性胰腺炎临床表现错误的是

A. 上腹部可扪及包块

B. 腹部可有压痛及反跳痛

C. 腹痛向腰背部放散

D. 腹部体征与病理轻重相平行

E. 腹部体征与腹痛轻重相平行

6. 能引起急性胰腺炎的药物是

A. 肾上腺素

B. 去甲肾上腺素

C. 肾上腺皮质激素

D. 葡萄糖酸钙口服

E. 维生素 D 钙片口服

7. 发病 24 小时后的急性胰腺炎其实验室诊断的主要依据是

A. 细胞总数及分类

B. 血清淀粉酶

C. 血清脂肪酶

D. Ca^{2+}

E. 尿淀粉酶

8. 急性胰腺炎发病急骤，主要症状为

A. 畏寒、发热

B. 恶心、呕吐

C. 腹部压痛及肌紧张

D. 剧烈上腹痛呈束带状向腰部放散

E. 腹胀和肠鸣音消失

9. 诊断急性胰腺炎的重要依据是

A. 上腹部疼痛

B. 腹胀，排气排便停止

C. 肠鸣音减弱

D. 血清淀粉酶超过 128 温氏单位

E. 腹部 X 线片

10. 男性，49 岁。上腹剧烈疼痛 4 小时。查体：上腹压痛轻微，无板状腹，为明确诊断，下列哪些检查没必要

A. 心电图

B. 血淀粉酶

C. X 线腹部平片（立位）

D. 肝、胆、胰 B 超检查

E. 尿淀粉酶

11. 男性，38 岁。平素身体健康，饮酒后 4 小时出现上腹持续疼痛，14 小时后出现呼吸困难，呼吸 40 次/分，最可能的诊断是

A. 急性胃炎

B. 大叶性肺炎

C. 急性肠梗阻

D. 急性水肿型胰腺炎

E. 急性出血坏死型胰腺炎

（12～15 题共用备选答案）

A. 对确诊急性胰腺炎有帮助

B. 对急性胰腺炎确诊和预后判定有帮助

C. 可抑制或减少胰液分泌

D. 可镇痛

E. 是激素使用适应证

12. 禁食及胃肠减压

13. 肌内注射哌替啶或 0.1%普鲁卡因生理盐水静脉滴注

14. 血清淀粉酶升高＞500U（Somogyi）

15. 血清钙低于 1.75mmol/L

参考答案：1. B。2. A。3. D。4. E。5. E。6. C。7. B。8. D。9. D。10. E。11. E。12. C。13. D。14. A。15. B。

第 16 单元　胰　腺　癌

═══ 重点提示 ═══

　　本单元题量较小，重点掌握胰腺癌的临床表现、诊断和治疗。

　　胰头癌的临床表现：①腹痛，常见首发症状，胰管梗阻或侵犯腹腔神经丛所致，可向腰背部放射。不能平卧。②黄疸进行性加重，伴皮肤瘙痒。小便深黄，大便呈陶土色，可触及肿大的胆囊。

═══ 考点串讲 ═══

1. 临床表现

（1）胰头癌（2014）

①腹痛：最早出现症状（2017），中上腹深部疼痛（2013），持续性进行性加重，餐后、卧位加

重，屈身缓解。

②消瘦。

③黄疸：最主要表现，出现晚，进行性加重（2002）；尿色加深、陶土样便、皮肤瘙痒。

④上腹压痛。

⑤上消化道症状。

（2）壶腹部癌：①腹痛；②消瘦；③黄疸出现早（2003），可波动；常合并胆管感染，类似胆总管结石。

2. 诊断

（1）胰头癌：B 超和 CT 可发现＞2cm 的肿瘤，引导下细针穿刺活检阳性率高（2009）。

（2）壶腹部癌：逆行胰胆管造影（ERCP）可直接观察壶腹部有无浸润，插管造影，收集胰液做细胞学检查和壶腹部活检。

3. 治疗原则

（1）胰头癌：早期发现，早期诊断，早期手术。

（2）壶腹部癌：由于症状早期出现，可早期诊断，手术效果明显优于胰头癌。

=== 经典试题 ===

1. 胰头癌最主要的症状是

A. 腹痛，腹部不适

B. 消瘦乏力

C. 黄疸

D. 消化不良、恶心、呕吐、厌食、腹泻

E. 呕血、黑粪

2. 男性，35 岁。黄疸已 1 个月，右上腹轻微胀痛，食欲缺乏，经内科治疗无效。查体：肝大，胆囊增大，血胆红素 17μmol/L，凡登白直接反应阳性，转氨酶 70U，碱性磷酸酶 45U，AFP＞50ng/ml，可能的诊断是

A. 黄疸型肝炎

B. 胆总管结石梗阻

C. 肝癌

D. 肝硬化晚期

E. 壶腹周围癌

参考答案：1. C。2. E。

第 17 单元　急性肠梗阻

=== 重点提示 ===

本单元应重点掌握常见肠梗阻的诊断，病因、分类和治疗适当了解。

各种类型肠梗阻的特点：①是否肠梗阻；②是机械性还是动力性梗阻机械性肠梗阻；③是单纯性还是绞窄性梗阻；④是高位还是低位梗阻；⑤是完全性还是不完全性梗阻完全性梗阻。

=== 考点串讲 ===

1. 病因　①肠腔堵塞，如粪块、大胆石等；②肠管受压，如肠扭转、嵌顿疝或肿瘤压迫等；③肠壁病变，如肿瘤、先天性肠道闭锁、炎症性狭窄等；④急性弥漫性腹膜炎等；⑤动脉硬化。

2. 分类

（1）按梗阻的原因可分为 3 类

①机械性肠梗阻：在临床上最常见。

②动力性肠梗阻：麻痹性肠梗阻（2016）；痉挛性肠梗阻。

③血供性肠梗阻：肠管无机械性阻塞而由于血液循环障碍失去蠕动力。

（2）按肠壁血供情况分为两类

①单纯性肠梗阻：仅有肠腔阻塞而无肠壁血供障碍，称为单纯性肠梗阻。

②绞窄性肠梗阻：在肠腔阻塞时，肠壁因血管被绞窄而引起缺血坏死，称为绞窄性肠梗阻（2003、2000、2008）。

（3）按梗阻发生的部位分为两类

①小肠梗阻：高位（十二指肠、空肠）、低位（远端回肠）。

②结肠梗阻：多发生于左侧结肠，尤以乙状结肠或乙状结肠与直肠交界处为多见。

（4）按梗阻的程度可分为完全性梗阻与不完全性（或部分性）梗阻。

（5）按起病的缓急可分为急性肠梗阻与慢性肠梗阻。

3．病理

（1）局部变化。

（2）全身变化：①水、电解质和酸碱失衡；②血容量下降；③休克；④呼吸和循环功能障碍。

4．诊断与鉴别诊断

（1）是否梗阻：根据典型临床表现诊断。

（2）梗阻的性质：机械性（2011）、动力性、血供性。

（3）单纯性肠梗阻与绞窄性肠梗阻鉴别

①绞窄性肠梗阻（2012）：有血供障碍。有下列表现者考虑绞窄性肠梗阻。a.腹痛急剧，为持续性，肠鸣音可不亢进，呕吐出现早、剧烈且频繁。b.病情发展迅速，早期出现休克，抗休克治疗无好转（2001、2003）。c.腹膜刺激征明显，体温上升，白细胞计数增高。d.腹部不对称（为闭袢性肠梗阻特点），腹部有局部隆起或扪及有压痛的肿块（为肿大的肠袢）易发生绞窄。e.呕吐物、胃肠减压液、肛门排出物为血性，腹腔穿刺有血性液体。f.经积极非手术治疗无明显改善。g.腹部 X 线示孤立、突出肿大肠袢，不随时间而改变位置；或有假肿瘤状阴影；或肠间隙增宽，提示有腹水。

②单纯性肠梗阻：无血供障碍（2002）。

（4）高位与低位梗阻的判断：①高位肠梗阻呕吐发生早而频繁，腹胀不明显。②低位肠梗阻腹胀明显，呕吐发生晚而次数少，可吐粪样物；腹部 X 线平片见明显胀大的肠襻，扩张的肠襻在腹中部呈现多数阶梯状液平面（2000）。

（5）完全性与不完全性梗阻的判断：①完全性肠梗阻，呕吐频繁，如为低位梗阻腹胀明显，完全停止排便、排气；X 线检查见梗阻以上肠管扩张明显，梗阻以下无扩张。②不完全性肠梗阻，呕吐、腹胀不明显，X 线检查无明显异常。

（6）梗阻原因的判断：①粘连性肠梗阻最多见，多发生于有腹部手术、损伤、炎症史的患者（2015）。②嵌顿性或绞窄性腹外疝是常见肠梗阻原因。③新生儿肠梗阻以肠道先天性畸形多见。④2 岁以内小儿肠梗阻以肠套叠多见（2015）；（X 线呈杯口样阴影；阵发性腹痛、果酱样大便、回盲部空虚、腊肠样包块）。⑤儿童肠梗阻以蛔虫所致多见。⑥老年人肠梗阻以肿瘤和粪块堵塞多见。

（7）X 线征象：①乙状结肠扭转。钡剂灌肠见扭转部位钡剂受阻，钡剂尖端呈"鸟嘴"形（2007）。②肠套叠。可见钡剂在结肠受阻，受阻端钡剂呈"杯口"或"弹簧"状阴影。

5．治疗

（1）治疗原则：解除梗阻、纠正电解质紊乱，具体治疗方法要根据肠梗阻的类型、部位及病人的情况而定。

（2）基础治疗：①胃肠减压。②纠正水、电解质紊乱及酸碱平衡失调。③防治感染和中毒。

（3）非手术治疗：适用于单纯粘连性不全肠梗阻，麻痹性、痉挛性、蛔虫性、粪块堵塞性肠梗阻，炎症引起的不全性肠梗阻，肠套叠早期。治疗期间应密切观察病情变化。

（4）手术治疗：适用于绞窄性肠梗阻、先天性肠道畸形及肿瘤引起的肠梗阻、非手术治疗无效的肠梗阻。手术大体分解决梗阻原因、肠切除肠吻合术、短路手术、肠造口或肠外置术。

================================ 经典试题 ================================

1. X 线检查哪项为绞窄性肠梗阻特征

A. 大、小肠全充气扩张

B. 扩张肠袢在腹中物"呈阶梯"状

C. 孤立突出胀大肠袢或假肿瘤阴影

D. "鱼肋骨刺"状

E. 胀气在周边，可见结肠袋

2. 肠梗阻手术适应证是

A. 麻痹性肠梗阻

B. 蛔虫或粪块阻塞性肠梗阻

C. 单纯粘连性早期梗阻

D. 各种类型绞窄性肠梗阻

E. 肠道炎性不全梗阻

3. 男性，40 岁。4 年前行阑尾切除术，昨日突然出现右下腹部阵发性绞痛，伴恶心、呕吐。排便停止。见腹部膨隆，肛门指检检查阴性，X 线立位平片可见多个液-气平面，血红蛋白

110g/L，Na$^+$125mmol/L，上述疾病诊断的主要依据是

A. 典型临床表现

B. 腹部检查见肠型及蠕动波

C. 化验检查电解质改变明显

D. 肛门指检检查阴性

E. X 线立位片可见多个液-气平面

4. 男性，60 岁。腹痛呈阵发性绞痛，伴恶心、呕吐 1 天，排便停止。见腹股沟一肿块突出体表，伴压痛，该疾病的临床共同特点是

A. 腹痛、腹胀、呕吐及停止排气排便

B. 腹痛、腹胀、血便及呕吐

C. 腹胀、肠型、呕吐及血便

D. 腹痛、肠鸣音亢进、呕吐及停止排气排便

E. 休克、腹胀、呕吐及腹痛

参考答案：1. C。2. D。3. E。4. A。

第 18 单元　急性阑尾炎

================================ 重点提示 ================================

本单元重点掌握临床表现。

临床表现：①症状：转移性右下腹痛；胃肠道反应；全身表现（阑尾穿孔形成腹膜炎为战栗、高热；门静脉炎为战栗、高热、轻度黄疸）；②体征：右下腹固定压痛；腹膜刺激征；右下腹包块。

================================ 考点串讲 ================================

一、病因

①阑尾管腔阻塞：最常见；②细菌入侵：致病菌多为肠道内的革兰阴性菌和厌氧菌。

二、解剖

阑尾体表投影约在脐与右髂前上棘连线中、外 1/3 交界处，称为麦氏点（McBurney 点）。

阑尾尖端指向有 6 种类型：①回肠前位，相当于 0～3 点位，尖端指向左上。②盆位，相当于 3～6 点位，尖端指向盆腔。③盲肠后位，相当于 9～12 点位，在盲肠后方、髂肌前，尖端向上，位于腹膜后。此种阑尾炎的临床体征轻，易误诊，手术显露及切除有一定难度。④盲肠下位，相当于 6～9 点位，尖端向右下。⑤盲肠外侧位，相当于 9～10 点，位于腹腔内，盲肠外侧。⑥回肠后位，相当于 0～3 点位，但在回肠后方。

阑尾动脉：属于经末动脉，故急性阑尾炎易导致阑尾坏疽穿孔（2017）。

三、病理

1. **病理分型**　急性单纯性阑尾炎、急性化脓性阑尾炎、坏疽性阑尾炎、穿孔性阑尾炎、阑尾周围脓肿。

2. **急性阑尾炎转归**　炎症消退、炎症局限化、炎症扩散。

四、临床表现

1. 症状

（1）<u>典型转移性右下腹痛</u>（2005）。

（2）胃肠道症状。

（3）全身症状：发热、乏力，炎症重时出现中毒症状。

2. 体征

（1）右下腹压痛。

（2）腹膜刺激征。

（3）右下腹包块。

（4）可作为辅助诊断的其他体征：腰大肌试验示阑尾位置深；闭孔内肌试验示阑尾位置低；结肠充气试验。

五、诊断与鉴别诊断

临床表现；查体所见；实验室检查（白细胞、中性粒细胞数增高）；CT 检查。

六、治疗

1. 非手术治疗　适用于急性单纯性阑尾炎、急性阑尾炎早期、不能耐受手术者。

2. 手术治疗

七、特殊类型阑尾炎的诊断和治疗

1. 新生儿阑尾炎　无典型临床表现，难于早期诊断，诊断时仔细检查右下腹压痛和腹胀等体征；早期手术治疗。

2. 小儿阑尾炎

（1）临床特点

①病情发展快且重，早期出现高热、呕吐等症状。

②右下腹体征不典型，但有局部压痛和肌紧张，是小儿阑尾炎的重要体征。

③<u>穿孔发生早，穿孔率高。</u>

④并发症和病死率较高。

⑤感染易扩散。

（2）治疗：早期手术。

3. 老年阑尾炎　<u>临床症状和体征不典型，体温和白细胞数升高不明显，易延误诊断和治疗；病理改变重，穿孔率高，并发症和病死率较高，感染易扩散；应及时手术治疗。</u>

4. 妊娠阑尾炎　临床症状和体征不典型，穿孔后不易包裹局限，并发症较多，感染易扩散，妊娠后期感染难以控制，可造成母子危险；早期手术。

5. 其他　AIDS/HIV 感染病人阑尾炎。

经典试题

1. 急性阑尾炎早期上腹及脐周围疼痛是由于

A. 胃肠道反射性痉挛

B. 腹膜炎症刺激

C. 内脏功能紊乱

D. 合并急性胃肠炎

E. 内脏神经反射

2. 急性阑尾炎的典型临床表现次序通常是

A. 发热、恶心、上腹部疼痛

B. 发热、右下腹痛、恶心

C. 发热、食欲缺乏、右下腹痛

D. 上腹部痛、恶心、右下腹痛

E. 恶心、呕吐、发热、腹痛

3. 急性阑尾术后 1 周体温持续于 38℃上下，便次多，黏膜样物为主，用哪一种检查方法最易确诊

A. 腹部透视

B. 检查白细胞

C. 直肠指检

D. 腹腔穿刺

E. 腹部超声

参考答案：1. E。2. D。3. C。

第 19 单元 结、直肠癌

重点提示

本单元应重点掌握诊断与治疗，临床表现与病因、病理改变也需熟练掌握。

直肠癌的临床表现：①直肠刺激症状，便意频繁，排便习惯改变；便前肛门有下坠感、里急后重、排便不尽感，晚期有下腹痛。②有腹痛、腹胀、肠鸣音亢进等不全性肠梗阻表现。③大便表面带血及黏液，甚至有脓血便。④尿频、尿痛、血尿。

考点串讲

1. 病因　环境污染、食物和致癌物质、结肠腺瘤、遗传因素。

2. 病理

(1) 部位：直肠癌好发于壶腹部，青年人发病率高。

(2) 大体类型：溃疡型；肿块型（髓样型、菜花型）；浸润型（硬癌、狭窄癌）；胶样型。

3. 临床表现

(1) 排便习惯改变。

(2) 直肠刺激症状：肛门部下坠感、里急后重等（2007、2008）。

(3) 大便性状：血便、黏液便、黏液血便、脓血便等。

(4) 肠腔狭窄症状：大便变形、变细，排便困难。

(5) 其他器官受侵的症状。

4. 诊断　临床表现；粪便隐血试验；X 线气囵；纤维结肠镜（具有确诊价值）（2014、2016）；超声、CT；血清癌胚抗原（CEA）检查（2000、2002、2003）。

5. 治疗　手术治疗，辅以放、化疗。

经典试题

（1～3 题共用题干）

男性，55 岁。下腹痛，排便呈黏液性血便，不规律。

1. 首先应选择哪项检查

A. X 线钡剂灌肠检查

B. 直肠指检

C. 纤维结肠镜检查

D. 常规体检及检验

E. 乙状结肠镜检查

2. 如病人状态较好，直肠指检于直肠前壁扪及向腔内突出的溃疡型肿块 2.0cm×1.5cm、距肛缘 5cm，溃疡呈火山口状，不平，应诊断为

A. 直肠癌

B. 直肠息肉

C. 直肠肛管周围脓肿

D. 痔

E. 肠瘘

3. 应如何处置

A. 经肛门肿块切除术

B. 经腹直肠癌切除术

C. 经腹肛管拉出直肠癌切除术

D. 经腹会阴联合直肠癌根治术

E. 经会阴直肠癌切除术

（4～5 题共用备选答案）

A. 癌肿距肛门 5cm

B. 癌肿距肛门 9cm

C. 癌肿距肛门 18cm

D. 癌肿在结肠脾曲

E. 癌肿在乙状结肠

4. Miles 手术

5. Dixon 手术

参考答案: 1. B。2. A。3. D。4. A。5. B。

第20单元　溃疡性结肠炎

══ 重点提示 ══

本单元题量适中, 应重点掌握临床表现、诊断与鉴别诊断。

1. 临床表现: 腹泻和黏液脓血便、腹痛、腹胀、发热、外周关节炎、结节性红斑、坏疽性脓皮病、巩膜外层炎、前葡萄膜炎、口腔复发性溃疡等。

2. 辅助检查: 血红蛋白、粪便检查、自身抗体检测、结肠镜检查、X线钡剂灌肠检查。

══ 考点串讲 ══

1. 临床表现 (2002)　血性腹泻为最常见的早期症状, 多为脓血便 (2016), 腹痛表现为轻到中度的痉挛性疼痛, 少数病人因直肠受累而引起里急后重。

2. 辅助检查　结肠镜: 黏膜大片水肿、充血、糜烂和溃疡形成 (2000)。粪便常规隐血阳性。

3. 诊断 (2017) 与鉴别诊断　临床表现与结肠镜辅助检查可确诊 (2002)。与慢性痢疾、结肠癌、克罗恩病鉴别。

4. 治疗　全结、直肠切除及回肠造口术, 结肠切除, 回直肠吻合术, 结、直肠切除, 回肠储袋肛管吻合术。

══ 经典试题 ══

1. 溃疡性结肠炎最常见的症状是
A. 腹痛及腹部不适
B. 腹泻黏液脓血便
C. 恶心、呕吐
D. 食欲缺乏
E. 肛门排气减少

2. 柳氮磺吡啶 (SASP) 治疗溃疡性结肠炎的机制是
A. 降低肠道酸度, 促使溃疡愈合
B. 抑制氧自由基形成, 能消除炎症
C. 促使肠上皮细胞再生
D. 抑菌作用
E. 肠黏膜保护作用

3. 女性, 29 岁。反复发作脓血便, 伴膝关节疼痛及结节性红斑。检查: 左下腹轻度压痛。粪便检查有大量脓细胞及红细胞, 多次细菌培养 (-)。X 线钡剂灌肠检查显示结肠袋消失, 管壁平滑、变硬, 肠管缩短, 肠腔狭窄。下列哪种诊断可能性大
A. Crohn 病
B. 溃疡性结肠炎
C. 结肠过敏
D. 肠结核
E. 慢性细菌性痢疾

4. 男性, 65 岁。左侧腹痛 6 个月, 伴腹泻, 间断出现血便, 查体: 腹部未扪及包块, 最合适的检查方法是
A. 结肠镜检查
B. 结肠钡剂灌肠透视
C. 全胃肠道钡剂透视
D. 腹部 CT
E. 粪常规

参考答案: 1. B。2. B。3. B。4. A。

第21单元　痔

══ 重点提示 ══

本单元多为概念题。题量较小, 应重点掌握基本概念、临床表现与诊断。

痔的诊断主要靠肛门直肠检查。首先做肛门视诊,内痔除Ⅰ度外,其他三度都可在肛门视诊下见到。

=== 考点串讲 ===

(一)诊断

1. 肛门视诊:有无痔块、脱垂等。

2. 直肠指检。

3. 肛门镜检查。

4. 除外直肠息肉,良、恶性肿瘤及直肠脱垂。

(二)临床表现(2017)

1. 内痔 出血和脱出,间歇性便后出鲜血是常见症状。好发部位为截石位 3、7、11 点。

2. 外痔 肛门不适、潮湿不洁,可有瘙痒。如有血栓形成及皮下血肿有剧痛,称为血栓性外痔。

3. 混合痔 表现为内痔和外痔的主治同时存在。

(三)治疗

1. 一般治疗:改善饮食、润肠通便等。

2. 硬化剂注射治疗。

3. 红外线凝固疗法。

4. 胶圈套扎疗法。

5. 手术治疗。

=== 经典试题 ===

1. 内痔早期的典型症状是

A. 痔块脱出

B. 无痛性、间歇性便后出血

C. 疼痛伴血便

D. 肛门常有黏性分泌物

E. 肛门瘙痒感

2. 女,25 岁。肛门疼痛 2 天,无便血。检查:体温 36.7℃,肛门口有直径 1cm 暗紫色肿物,表面光滑,边界清楚,质硬,触痛明显。最可能的诊断是

A. 血栓性外痔

B. 肛门黑色素瘤

C. 内痔脱出坏死

D. 直肠息肉脱出

E. 肛裂所致前哨痔

参考答案: 1. B。2. A。

第 22 单元 肛 裂

=== 重点提示 ===

本单元内容较少,出题量较小。重点主要在肛裂的诊断和治疗。多为临床病例型题,考生应注意复习。

据典型的临床病史、肛门检查时发现的肛裂"三联征",不难做出诊断。

=== 考点串讲 ===

(一)诊断(2016)

1. 病史 习惯性便秘者。

2. 好发部位 截石位 6 点,次为 12 点。

3. 疼痛　便时痛→缓解数分钟→便后剧痛（2008、2014）。

4. 出血　少量鲜血。

（二）治疗

1. 非手术治疗　坐浴、扩肛、饮食调节、防治便秘。

2. 手术治疗　肛裂切除术、肛管内括约肌切断术。

==== 经典试题 ====

肛裂最突出的表现是

A. 排便时和便后肛门剧烈疼痛

B. 经常便秘

C. 排便时粪便表面有血迹

D. 便后鲜血滴出

E. 肛门瘙痒

参考答案： A。

第23单元　肛　　瘘

==== 重点提示 ====

本单元内容较少，应掌握肛瘘的治疗，肛瘘的分类及其表现。

==== 考点串讲 ====

一、诊断（2017）

按瘘管位置高低分类。

1. 低位肛瘘　瘘管位于外括约肌深部以下。可分为低位单纯性肛瘘和低位复杂性肛瘘。

2. 高位肛瘘　瘘管位于外括约肌深部以上。可分为高位单纯性肛瘘和高位复杂性肛瘘。以外口流出少量脓性、血性、黏液性分泌物为主要症状。检查时在肛周皮肤上可见到单个或多个外口，呈红色乳头状隆起，挤压时有脓液或脓血性分泌物排出。

二、治疗

肛瘘不能自愈，不治疗会反复发作，形成直肠肛管周围脓肿，治疗方法主要有两种。

1. 堵塞法　1%甲硝唑、生理盐水冲洗瘘管后，用生物蛋白胶自外口注入。

2. 手术治疗　原则是将瘘管切开，形成敞开的创面，促使愈合。①瘘管切开术：是将瘘管全部切开开放，靠肉芽组织生长使伤口愈合的方法。适用于低位肛瘘。②挂线疗法：适用于距肛门3～5cm，有内外口低位或高位单纯性肛瘘，或作为复杂性肛瘘切开、切除的辅助治疗。③肛瘘切除术：适用于低位单纯性肛瘘。④复杂性肛瘘的手术治疗。

==== 经典试题 ====

1. 肛瘘治疗的最佳方法是

A. 1：5000高锰酸钾温水坐浴

B. 挂线疗法

C. 局部换药治疗

D. 瘘管搔爬

E. 使用抗菌药物

2. 男，38岁。肛周皮下有一深部脓肿，一端向体表穿破，另一端向直肠穿孔，不断有脓、粪液流出，此管道应称为

A. 空洞

B. 溃疡

C. 蜂窝织炎

D. 窦道

E. 瘘管

参考答案： 1. B。2. E。

第 24 单元　直肠肛管周围脓肿

本单元内容较少，题量较小，应掌握直肠肛管周围脓肿的诊断方法与治疗方法。

治疗：抗生素治疗；温水坐浴；局部理疗；手术治疗；口服缓泻药。

1. 诊断　诊断主要靠穿刺抽脓，经直肠以手指定位，从肛门周围皮肤进针。必要时做肛管超声检查或 CT 检查证实。

2. 治疗

（1）非手术治疗：①抗生素治疗：选用对革兰阴性菌有效的抗生素。②温水坐浴。

（2）局部理疗。

（3）口服缓泻药或液状石蜡以减轻排便时疼痛。

（4）手术治疗：脓肿切开引流是治疗直肠肛管周围脓肿的主要方法，一旦诊断明确，即应切开引流。

1. 坐骨直肠间隙脓肿早期切开引流指征为

A. 体温升高

B. 白细胞数增加

C. 局部有波动

D. 局部发红，触痛明显

E. 伴有排尿困难

2. 关于肛管直肠周围脓肿手术治疗中的注意

点，哪项是错误的

A. 切口应在红肿压痛或波动最显著的部位

B. 坐骨肛管间隙脓肿可放射状切口

C. 切口边缘的皮肤和皮下组织应适当切除

D. 脓肿切开后应注意脓液排出量

E. 每次排便后用 1∶5000 高锰酸钾溶液坐浴并更换敷料

参考答案：1. C。2. B。

第 25 单元　消化道大出血

本单元应重点掌握临床表现、诊断和治疗。

1. 诊断：呕血、血便及循环衰竭，辅助检查血常规等可初步诊断消化道出血，并估计出血量和出血是否停止，下一步结合相关症状与体征、辅助检查如胃镜等诊断原发病。

2. 治疗：抗休克（关键是输入全血-卧立位血压降低 > 20mmHg，心率增加 > 10 次/分，收缩压 < 80mmHg 或 30%，血红蛋白 < 70g/L）；止血治疗；原发病的治疗。

1. 病因　消化性溃疡（2009、2017）、肝门静脉高压、贲门黏膜撕裂综合征（2017）、炎性疾病等。

2. 临床表现

（1）呕血和黑粪。

（2）失血性周围循环衰竭。

①头晕、心悸、乏力、心率快、血压低。

②休克状态。

（3）血象变化：发病 3~4 小时或以后才能出现正细胞正色素性贫血，24 小时内网织红细胞增高，出血不止则持续增高；白细胞数可增高至（10~20）×10^9/L（出血的早期指标）。

（4）肠源性氮质血症。

（5）发热：多数患者消化道大出血后 24 小时出现低热。

（6）小肠出血，无痛性便血；结、直肠出血，急性鲜血便，可伴有血块；右半结肠小量出血可有黑粪。

3. 诊断

（1）病史：不能提供确诊依据。①消化性溃疡：慢性、周期性、规律性腹痛，出血后腹痛缓解；②急性胃黏膜损伤：NSAID 药物使用史、酗酒史、应激史；③食管静脉曲张：乙肝史、饮酒史、肝硬化、腹水；④胃癌：中年、上腹痛、食欲缺乏、消瘦。

（2）胃镜：首选方法（2005、2016），出血 24~48 小时，否则一些病变会愈合而不能判断病因；可以观察食管、胃、十二指肠降段以上的消化道，可同时治疗。

（3）钡剂检查：基本被胃镜替代，主要用于胃镜未发现病变，怀疑病变位于十二指肠降段以下的情况；活动性出血为禁忌，过早进行可导致再出血，出血停止后几天再进行。

（4）其他：患者大量出血，胃镜和钡剂检查做不了，选择性动脉造影同时介入治疗。

4. 治疗

（1）抗休克，补液治疗。

（2）止血治疗：止血药物治疗（垂体后叶素等）（2016），内镜止血治疗。

（3）三腔二囊管：既是诊断方法，也是治疗方法。

（4）介入治疗。

（5）制酸药应用。

（6）手术治疗。

（7）预防再次出血。

（8）结肠、直肠出血：选择性动脉插管滴注血管加压素或栓塞靶血管；内镜电凝。

经典试题

1. 男性，25 岁。晚睡前突然头晕，出冷汗，继呕血约 100ml，2 小时后排黑粪 1 次，约 300ml，立即去医院就诊，此上消化道出血最可能的病因是

A. 急性胃炎

B. 慢性胃炎

C. 消化性溃疡

D. 胃癌

E. 应激性溃疡

2. 男性，32 岁。平素健康，昨夜晚饭后感腹胀，2 小时后，呕血 200~400ml，排柏油样便 3 次。血压 82/60mmHg，心率 120 次/分，腹平软无压痛，肝未触及，脾侧位 1.0cm，可能的诊断是

A. 消化性溃疡并出血

B. 急性胃黏膜损害

C. 食物中毒

D. 肝硬化并出血

E. 胃癌

参考答案：1. C。2. D。

第 26 单元　结核性腹膜炎

重点提示

本单元近题量不大，应重点掌握临床表现、辅助检查及治疗。

结核性腹膜炎临床表现如下。全身症状；腹痛；腹部触诊；腹水；腹部肿块；慢性穿孔。

========================== **考点串讲** ==========================

一、临床表现

1. 症状　多见于青壮年，女性较多（女性生殖系统更容易患结核），起病缓慢。

（1）结核中毒症状：发热、盗汗、消瘦。

（2）腹痛：一般是持续性钝痛（与并存的肠结核、肠系膜淋巴结结核有关）；有时不完全梗阻时有阵发性腹痛；急腹症（肠结核穿孔时）。

（3）腹胀：腹水产生时有腹胀，但没有腹水时由于肠道功能紊乱也可以腹胀。

（4）腹泻：比较常见，一般每日 3～4 次；不会有血便，与便秘交替出现。

（5）腹水：少量至中等量，草黄色、淡血性、乳糜性。

（6）腹部肿块：常位于脐周，多见于粘连型、干酪型。

（7）并发症：最多见的是肠梗阻（2005）；肠穿孔（干酪型多见）。

2. 体征　腹壁柔韧感（2008、2012、2016）、腹部压痛轻微、腹部肿块多位于脐周、移动性浊音（＋）。

二、辅助检查（2008）

1. 腹水检查：草黄色渗出液（2008、2016）、比重＞1.016、蛋白质＞30g/L、白细胞＞500×10⁶/L、淋巴细胞为主；腺苷脱氨酶（ADA）可升高；查癌细胞除外癌性腹水、细菌培养除外细菌感染。

2. 腹腔镜活检：有确诊价值（找到干酪坏死性肉芽肿），只能发现腹膜表面和肝表面的病灶；广泛粘连者为禁忌。

3. ESR 增快、贫血、结核菌素试验（PPD）强阳性。

三、诊断（2005、2006、2007、2017）

1. 青壮年患者，有既往结核病史和其他部位的结核证据。

2. 原因不明发热 2 周、腹痛、腹胀、腹水、包块、腹部压痛、揉面感。

3. PPD 强阳性。

4. 腹水检查。

5. 钡剂检查发现肠粘连征象。

6. 临床诊断：抗结核治疗 2 周见效可诊断；有腹水的可腹腔镜活检确诊（2005）。

四、治疗

1. 加强营养、注意休息。

2. 抗结核治疗（2006）。

3. 适当放腹水。

4. 手术治疗。

========================== **经 典 试 题** ==========================

1. 关于结核性腹膜炎腹腔积液性状，多数是

A. 漏出液

B. 血性

C. 乳糜样

D. 渗出液

E. 介于渗出性与漏出性之间

2. 女性，24 岁。低热，腹胀 4 个月，消瘦，闭经。查体：移动性浊音阳性，腹腔积液为洗

肉水样，最可能的疾病是

A. 肝硬化失代偿期

B. 原发性肝癌腹膜转移

C. 卵巢囊肿

D. 肝硬化并自发性腹膜炎

E. 结核性腹膜炎

3. 女性，23 岁。腹胀，腹痛 3 个月，近 1 个月有发热，盗汗。查体：移动性浊音阳性，实

验室检查：腹腔积液常规：比重 1.018，蛋白质定量为 37g/L，白细胞 580×10⁶/L，淋巴细胞 0.80，HBsAg（＋），肝功能正常，最可能的疾病是

A．结核性腹膜炎

B．肝硬化并自发性腹膜炎

C．肝硬化并结核性腹膜炎

D．卵巢囊肿

E．腹膜癌

4．女性，28 岁。近 2 个月来腹胀且腹围增大，查体：移动性浊音阳性，冲击诊可触及脐右下边界不清肿块。红细胞沉降率 40mm/h，腹腔积液常规 Rivalta 试验（＋），白细胞 600×10⁶/L，淋巴细胞 0.60，癌细胞未查到，最大可能的疾病是

A．腹膜癌

B．结核性腹膜炎渗出型

C．结核性腹膜炎粘连型

D．结核性腹膜炎混合型

E．卵巢癌并腹膜转移

（5～7 题共用备选答案）

A．腹腔内的结核病灶直接蔓延

B．血行播散

C．渗出型

D．粘连型

E．干酪型

5．结核性腹膜炎感染的主要途径是

6．结核性腹膜炎感染的次要途径是

7．腹膜充血、水肿，表面有纤维蛋白渗出物

参考答案：1．D。2．E。3．A。4．D。5．A。6．B。7．C。

第 27 单元　继发性腹膜炎

═══ 重点提示 ═══

本单元题量较小，应重点掌握诊断和治疗。

1．继发性腹膜炎病因及常见致病菌：腹腔内脏器的器质性病变引起，如炎症或外伤引起腹脏内脏器破裂穿孔占整个腹膜炎的 98%，致病菌为革兰阴性大肠埃希菌、厌氧菌。

2．临床表现：①症状，腹痛表现为持续性剧痛；呕吐；发热；休克症状；全身反应为急性病容。②体征，腹膜刺激征、气腹征（胃肠穿孔时）、腹式呼吸减弱或消失等。

3．诊断：①有无腹膜炎，症状为腹痛，呕吐，发热；体征为腹膜刺激征，移浊，肠鸣减弱或消失，腹穿抽出脓性液体；血象白细胞总数和中性粒细胞数增高。②性质，原发还是继发。③原发病，根据病史，查体，辅助检查可确诊。

═══ 考点串讲 ═══

一、病因及致病菌

大肠埃希菌最常见（2012）；多为混合感染，故毒性强（2003）。

二、病理

1．肠道细菌易位，进入血液循环，导致感染性休克。

2．腹腔内大量液体丢失，致失液性休克。

3．机体抵抗力强，细菌毒力低时，使腹膜炎局限好转。

三、临床表现

1．症状　腹痛（最主要）、消化道症状、全身症状（发热、白细胞数升高）、感染中毒症状、休克及脱水表现。

2．腹部体征　腹胀、腹式呼吸减弱或消失；腹膜刺激征，以原发部位最明显；腹胀加重是病情恶化的一项重要标志。

四、诊断与鉴别诊断

（一）诊断

根据病史及典型体征，白细胞计数及分类，腹部 X 线检查，超声或 CT 检查结果等，综合分析，诊断较容易。

（二）鉴别诊断

1. 内科疾病 内科某些全身性疾病，如尿毒症、糖尿病危象、急性白血病及一些神经系统疾病如脊髓结核危象等，有时可出现急性腹痛，应注意鉴别。还有内科肠道疾病如肠伤寒、肠结核、溃疡性结肠炎、非特异性小肠炎等。

2. 急性肠梗阻 多数急性肠梗阻病人具有明显的阵发性腹部绞痛、腹胀、肠鸣音亢进，而无肯定的压痛和肌紧张。

3. 急性胰腺炎 轻型急性胰腺炎很少出现腹膜刺激征，如遇重症胰腺炎则可根据腹腔穿刺液是否带血性，淀粉酶是否增高，CT 等综合考虑才能加以区别，但重症胰腺炎可发展为腹膜炎。

4. 腹膜后血肿或感染（2013） 脊柱或骨盆骨折、肾创伤等可并发腹膜后血肿、腹膜后感染如肾周围感染、腹膜后阑尾炎、化脓性淋巴结炎以及血肿继发感染等均可产生腹痛、腹膜刺激征，X 线片可显示腰大肌模糊、肾周围有肠外积气等有意义的影响，CT 更有助于鉴别。

5. 原发性腹膜炎 虽同样为急性腹膜炎，但常以非手术治疗为主。

五、治疗

（一）非手术治疗

1. 半卧位（2014）
（1）渗出液流向盆腔，减少吸收，减轻中毒症状。
（2）使渗出液局限，利于引流。
（3）改善呼吸循环。

2. 禁食、胃肠减压
（1）减轻胃肠内积气，促进胃肠道蠕动恢复。
（2）防止胃肠内容物继续进入腹腔。

3. 纠正水、电解质紊乱，营养支持。

4. 抗生素治疗：针对致病菌选择敏感抗生素。

（二）手术治疗

手术原则是处理原发灶，清理腹腔，充分引流。

六、腹腔脓肿的诊断与治疗

1. 临床表现 ①全身症状重，主要有发热；②患侧疼痛和压痛；③可刺激膈下产生胸膜炎；④盆腔脓肿（2013、2016、2017）：除全身症状外，伴有直肠、膀胱刺激征，腹部检查多阴性，直肠指检可触及波动性肿物；⑤肠间脓肿：腹部化脓感染症状、腹胀、腹部压痛及包块，如脓肿穿破肠管或膀胱形成内瘘，脓液随大、小便排出。

2. 治疗 ①非手术治疗：穿刺置管引流术；②手术治疗：经肛门引流、经后穹窿穿刺引流。

==== 经典试题 ====

1. 继发性腹膜炎最常见的原因是
A. 腹腔内脏穿孔破裂
B. 吻合口裂开腹膜炎
C. 细菌移位后腹膜炎
D. 闭合伤后腹膜炎
E. 透壁性腹膜炎

2. 急性弥漫性腹膜炎的体征，下列哪项是错误的
A. 板状腹
B. 反跳痛

C. 腹部压痛

D. 移动浊音

E. 肠鸣音活跃

3. 男性，26 岁。2 小时前突然出现上腹部刀割样疼痛，迅速波及全腹，查全腹压痛、反跳痛、肌紧张，肝浊音界消失，肠鸣音消失，应诊断为

A. 胆囊穿孔腹膜炎

B. 胃十二指肠溃疡穿孔腹膜炎

C. 阑尾穿孔腹膜炎

D. 重症胰腺炎

E. 急性肠梗阻

4. 男性，24 岁。剧烈持续性腹痛入院，经检查诊断为急性化脓性腹膜炎。其手术指征中下列哪项是错误的

A. 腹膜炎较重且无局限趋势

B. 一般情况差，无休克表现

C. 急性输卵管炎所致的腹膜炎

D. 急性出血坏死性胰腺炎引起的腹膜炎

E. 观察 12 小时，症状体征加重者

参考答案：1. A。2. E。3. B。4. C。

第 28 单元　腹　外　疝

═══ 重点提示 ═══

本单元题量适中，应重点掌握腹股沟疝诊断与鉴别诊断，股疝的临床表现与治疗适当了解。

1. 按疝内容物的病理变化和临床表现，腹外疝可分为下列类型，即按疝的内容物能否回纳分为可复性疝、难复性疝；按疝的内容物有无血液循环障碍可分为嵌顿性疝、绞窄性疝。

2. 腹股沟疝斜疝与直疝的鉴别诊断。

═══ 考点串讲 ═══

一、概述

1. **病因**　体内的某个脏器或组织离开其正常解剖部位，通过先天或后天形成的薄弱点、缺损或孔隙进入另一部位。

2. **临床类型**　腹股沟疝（腹股沟斜疝、腹股沟直疝）；股疝；其他腹外疝（切口疝、脐疝等）。

3. **治疗原则**

（1）非手术治疗：加强局部薄弱部位的组织。

（2）手术治疗：手术方式加强局部薄弱的部位。

二、腹股沟疝

（一）诊断与鉴别诊断

1. **易复性疝**　腹股沟区可复性肿块。

2. **难复性疝**　疝块不能完全回纳。

3. **滑动性疝**　疝块不能完全回纳，消化不良和便秘。

4. **嵌顿性疝**　疝块突然增大，不能回纳，并伴明显疼痛。若为肠管嵌顿，可出现机械性肠梗阻征象。Richter 疝由于局部肿块不明显，不一定有肠梗阻表现。

5. **绞窄性疝**　在嵌顿性疝基础上合并肠管壁血供障碍，可出现腹膜刺激征。

6. **腹股沟直疝**　直立时出现半球形包块，不伴疼痛或其他症状。直疝绝不进入阴囊，极少嵌顿。

7. **腹股沟斜疝和腹股沟直疝的鉴别**　见表 3-3。

表 3-3　腹股沟斜疝和腹股沟直疝的鉴别（2017）

	腹股沟斜疝	腹股沟直疝（2003）
发病年龄	儿童与青壮年多见（2000、2016）	多见于老年人（2000、2016）
突出途径	经腹股沟管突出	由直疝三角突出（2005）
进入阴囊	可进入	决不
疝块外形	椭圆形或梨形，有蒂	半球形，基底较宽
回纳疝块后压住内环（2000）	疝块不再突出	仍可突出
精索与疝囊的关系	精索在疝囊后方	精索在疝囊前外方
疝囊颈与腹壁下动脉的关系	疝囊颈在腹壁下动脉外侧（2009）	疝囊颈在腹壁下动脉内侧
嵌顿机会	较多	极少

（二）治疗

1. **非手术治疗**　适用于 1 岁以内的婴幼儿；年老体弱者；伴有严重疾病禁忌手术者（2008）。手法复位：适用于嵌顿时间 3~4 小时，年老体弱者不易手术且嵌顿肠管无坏死者。

2. **手术治疗**　是腹股沟疝最有效的治疗方法。

（1）疝囊高位结扎术：适用于所有腹外疝的传统手术方法，单纯疝囊高位结扎适用于婴幼儿疝、绞窄性斜疝并感染者。

（2）传统疝修补术：手术基本原则是疝囊高位结扎、加强或修补腹股沟管管壁。

（3）无张力性疝修补：不行疝囊高位结扎，而将疝囊回纳腹腔，以疝补片填塞疝环处。

（4）嵌顿疝处理：原则上紧急手术，以防肠管坏死并解除肠梗阻症状。

（5）绞窄疝处理：切除坏死肠管，一期肠吻合，但一般不宜一期做疝修补。

3. **嵌顿疝的处理原则**

（1）手法复位的指征：嵌顿时间在 3~4 小时，局部压痛不明显，无腹部压痛或腹肌紧张等腹膜刺激征；年老体弱者或伴有其他严重疾病而估计肠袢尚未绞窄坏死者。

（2）手法复位的利弊：可能使早期嵌顿性斜疝复位，暂时避免手术，但有挤破肠管，把已坏死肠管送回腹腔或疝块虽消失而实际仍有一部分肠管未还纳的可能。

（3）手术治疗：嵌顿疝原则上需要紧急手术，以防止疝内容物坏死；手术的关键在于判断疝内容物的活力，然后根据病情确定正确的处理方法。

4. **绞窄疝的处理原则**　绞窄疝已有血供障碍，应手术切除坏死的肠管。一期肠吻合，只做疝囊高位结扎，一般不做一期疝修补，以免因感染而致修补失败（2017）。

5. **复发性腹股沟疝的处理原则**

（1）真性复发疝：在疝手术部位再次发生的疝，其解剖部位、疝类型与初次手术的疝相同。

（2）遗留疝：初次手术时遗留的伴发疝。

（3）新发疝：指初次手术是成功的，经过一段时间后再发生的疝，疝的类型与初次手术的疝相同或不同，但解剖部位不同。

三、股疝

（一）诊断

疝块往往不大，常在腹股沟韧带下方卵圆窝处表现为一半球形突起；因疝囊颈较小，故咳嗽时冲击感不明显；股疝发生嵌顿时，常伴有较明显的急性机械性肠梗阻的症状。

需与腹股沟斜疝、脂肪瘤、肿大淋巴结、大隐静脉曲张结节样膨大、髂腰部结核性脓肿进行鉴别。

（二）治疗

行 McVay 修补术。

经典试题

1. 关于腹外疝发生的常见部位，下列哪项是错误的

A. 发育不全的腹白线

B. 腹股沟管

C. 脐环

D. 股管

E. 盲肠

2. 嵌顿性疝与绞窄性疝的根本区别是

A. 肠壁动脉血流障碍

B. 肠壁静脉回流受阻

C. 疝囊内有渗液积聚

D. 疝块迅速增大

E. 发生急性机械性肠梗阻

3. 腹股沟直疝，疝内容物常见

A. 盲肠和阑尾

B. 乙状结肠和膀胱

C. 大网膜和膀胱

D. 小肠和盲肠

E. 小肠和大网膜

4. 患儿，男性，2 岁。发现右腹股沟肿物 2 个月，实质感，可入阴囊，最佳处理方法为

A. 单纯高位结扎疝囊

B. 修补腹股沟管前壁

C. 修补腹股沟管后壁

D. 疝成形术

E. 采用非手术疗法

5. 一中年妇女，腹股沟韧带下方突发肿块 2 小时，不大，疼痛明显，如需手术，最常采用

A. Halsted 法

B. Bassini 法

C. McVay 法

D. Ferguson 法

E. 疝囊高位结扎法

（6～8 题共用题干）

　　男性，25 岁。右腹股沟可变性肿块 2 年，6 个月前因抬木头过猛，自觉右下腹股沟处痛，2 天前发现肿块呈鸡卵大小，手压消失，直立明显，用力能推入阴囊。查体：血压 120/80mmHg，脉搏 60 次/分，心肺正常。右侧腹股沟可见一梨形肿块，平卧位后消失，直立进入阴囊。当肿块还纳后，压迫外环，则指尖有咳嗽冲动感，而压迫内环，当病人直立或咳嗽时，肿块不再出现，当将手指移去，则肿块由外上向内下鼓出。余正常。

6. 此病人确切诊断应为

A. （右）交通性鞘膜积液

B. （右）腹股沟直疝

C. （右）可变性腹股沟斜疝

D. （右）腹股沟股疝

E. （右）腹股沟寒性脓肿

7. 其治疗原则是

A. 睾丸鞘膜翻转术

B. 麦克维（McVay）法修补术

C. 班西尼（Bassini）法修补术

D. 疝成形术

E. 脓肿切开引流术

8. 其手术要点为

A. 缝合牢固，加强前壁

B. 加强后壁修补

C. 彻底止血，防止阴囊血肿

D. 结扎疝囊、紧缩内环、加强后壁

E. 高位结扎疝囊

（9～11 题共用备选答案）

A. 疝环位于腹壁下动脉内侧

B. 疝环位于腹壁下动脉外侧

C. 疝内容物为多个肠袢

D. 疝囊位于股管内

E. 疝囊部分由膀胱构成

9. 腹股沟斜疝

10. 腹股沟直疝

11. 滑动疝

参考答案：1. E。2. A。3. E。4. E。5. C。6. C。7. C。8. D。9. B。10. A。11. E。

第 29 单元 腹部损伤

重点提示

概述不常考，考生在复习的时候需要重点掌握腹部损伤的诊断与急救。应重点掌握腹腔各个脏器损伤的临床特点和治疗。

腹部损伤临床表现：症状类型多，轻者腹壁的局部症状；重者全身性表现，尤其表现为休克及衰竭状态，强调动态观察。

考点串讲

一、概论

1. 临床表现　出血（实质性脏器）、弥漫性腹膜炎（空腔脏器）(2016)。

2. 诊断与鉴别诊断

(1) 有下列情况之一，应考虑腹内脏器损伤。①早期出现休克；②持续性甚至进行性腹痛伴恶心、呕吐等；③有明显腹膜刺激征；④有气腹表现；⑤腹部出现移动性浊音；⑥有便血、呕血、尿血；⑦直肠指检发现前壁有压痛或波动感，或指套染血。

(2) 诊断性腹腔穿刺和腹腔灌洗术：腹腔灌洗符合下列一项者为阳性。①灌洗液含有眼可见的血液、胆汁、胃肠内容物或证明是尿液；②红细胞 $>100 \times 10^9$/L 或白细胞 $>0.5 \times 10^9$/L；③淀粉酶 $>$ 100Somogyi 单位；④灌洗液中发现细菌。

(3) 剖腹探查术指征

①腹痛和腹膜刺激征进行性加重。

②肠蠕动减弱或消失，腹胀明显。

③全身状况恶化。

④红细胞计数进行性下降。

⑤血压进行性下降。

⑥胃肠出血。

⑦积极抗休克治疗，但情况无好转。

3. 急救与治疗

(1) 抢救实质性脏器出血伴休克的病人：边快速补液抗休克，边准备手术。

(2) 腹部创伤伴休克的病人：应选气管内插管麻醉，禁用椎管内麻醉，以免血压下降。

(3) 探查和处理腹腔的顺序

①探查顺序 (2017)：肝、脾→膈肌→胃→十二指肠第一部→空、回肠→大肠及系膜→盆腔脏器→胃后壁和胰腺→必要时探查十二指肠二、三、四段。

②处理顺序：出血性损伤→穿孔性损伤；结肠→回肠→空肠→胃。

二、肝破裂

1. 诊断与鉴别诊断

(1) 诊断依据：①肝破裂后可能有胆汁溢入腹腔。②腹痛和腹膜刺激征较脾破裂伤者更为明显。③血液有时可通过胆管进入十二指肠而出现黑粪或呕血。

(2) 鉴别诊断：脾破裂。

2. 治疗　边术前准备，边紧急手术。

(1) 彻底清创、确切止血、消除胆漏、通畅引流。

(2) 如果入肝血流被完全阻断后仍大量出血，说明肝静脉或腔静脉损伤。

三、脾破裂（2017）

1. 诊断与鉴别诊断

（1）诊断依据（2014）：①外伤史，多因直接暴力所致，少数为间接暴力所致。左下胸及左上腹部外伤常致脾破裂，尤以左下胸肋骨骨折时更易发生。②腹痛。③内出血或出血性休克表现。④诊断性腹腔穿刺或灌洗，结果阳性。⑤B超一般可确诊。

（2）鉴别诊断：肝破裂。

2. 治疗（2000）

（1）边术前准备，边紧急手术。

（2）脾切除（2014）、修补、脾片移植、腹腔镜。

（3）非手术治疗仅适用于轻度单纯性破裂。

经典试题

1. 腹部闭合性损伤中，较多见的实质性脏器损伤为哪一项

A. 肝

B. 肾

C. 脾

D. 肾上腺

E. 胰

2. 腹部闭合性损伤患者，最有价值的体征是

A. 腹部压痛

B. 腹膜刺激征

C. 肠鸣音增多

D. 肠鸣音减弱

E. 腹膜后积气

3. 关于脾破裂的治疗，下列哪项是错误的

A. 可自体输血

B. 病理脾破裂一定要将脾切除

C. 儿童脾破裂均行脾切除

D. 自发破裂的脾一定手术切除

E. 轻度的脾破裂可缝合修补

4. 腹部外伤伴有内出血休克，最重要的处理原则是

A. 补充液体

B. 给予镇静药

C. 使用血管活性物质

D. 控制感染

E. 及时手术探查

5. 上腹部损伤时，出现右上腹及背部痛，有血性呕吐物，X线检查腹膜后组织积气，应怀疑

A. 肝及胆囊破裂

B. 右肾损伤

C. 右半结肠损伤

D. 十二指肠破裂

E. 胃损伤

6. 乙状结肠破裂，立位腹部X线片，下列部位出现半月形气影，哪项正确

A. 右侧腹部

B. Dauglas腔

C. 回盲部

D. 膈下

E. 左侧腹部

7. 关于肝破裂的诊断下列哪项是错误的

A. 右上腹外伤

B. 局部疼痛及压痛

C. 血红蛋白值逐渐下降

D. 心率加快

E. 必须等待腹腔穿刺抽出血液

8. 第9、10肋闭合性骨折、肝破裂，脉搏106次/分，血压90/60mmHg，血红蛋白90g/L，适当的治疗是

A. 吸氧、输血、观察

B. 抗休克，病情好转后手术

C. 抗休克同时剖腹手术

D. 先抗休克2～3小时不好转，一面抗休克，一面手术

E. 肋骨骨折处封闭及橡皮膏固定后手术

（9～11题共用题干）

男性，22岁。腹部被撞击伤2小时。经查体、化验、X线透视及腹穿未明确诊断，现病人血压120/90mmHg，脉搏92次/分。

9. 如何处理为宜

A. 立即剖腹探查，以免误诊

B. 注射哌替啶镇痛

C. 严密观察全身及腹部体征变化

D. 多活动，使体征明朗化，便于确诊

E. 做手术前准备

10. 如该患者出现烦躁、口渴、血压持续下降，而诊断尚未确定应给予的处置是

A. 吗啡镇痛

B. 饮水止渴

C. 苯巴比妥镇静

D. 扶患者去做其他辅助检查

E. 积极补充血容量，抗休克

11. 如再次腹腔穿刺抽出不凝固血液，应该

A. 立即手术

B. 输血 800ml，不好转再手术

C. 积极抗休克，待休克好转后才手术

D. 积极抗休克，同时迅速进行手术

E. 积极抗休克，如休克不见好转则行手术治疗

参考答案： 1. C。2. B。3. C。4. E。5. D。6. D。7. E。8. C。9. C。10. E。11. D。

第4章 泌尿系统（含男性生殖系统）

━━━━━━━━━━━ 本章重点 ━━━━━━━━━━━

　　本章需重点掌握的内容有：①急性和急进性肾小球肾炎的临床表现与治疗；②急性肾盂肾炎和急性膀胱炎的临床表现与治疗；③上尿路结石和膀胱结石的临床表现与治疗；④肾和膀胱肿瘤的病理、临床表现与治疗；⑤良性前列腺增生症的诊断与治疗；⑥慢性肾功能不全的临床表现和诱因。

第1单元　尿液检查

━━━━━━━━━━━ 重点提示 ━━━━━━━━━━━

　　肾小球源性血尿的红细胞变形、畸形，呈多形性，非肾小球源性血尿则呈均一形态正常红细胞。

━━━━━━━━━━━ 考点串讲 ━━━━━━━━━━━

　　1. 血尿
　　（1）常见原因：泌尿系统任何部位的出血都可造成血尿，临床可分为肾小球源性血尿和非肾小球源性血尿，前者见于各种肾小球肾炎，后者常见于泌尿系统感染、结核、结石、创伤及肿瘤。
　　（2）肾小球源性和非肾小球源性血尿的鉴别：通过显微镜观察尿中红细胞的大小、形态（2012），血红蛋白含量；前者发生改变，后者可完全正常（2000、2017）。
　　2. 蛋白尿
　　（1）分类：肾小球性蛋白尿（多见）（2016）；肾小管性蛋白尿（少见）；混合性蛋白尿；溢出性蛋白尿；组织性蛋白尿（2000、2006、2014）。
　　（2）常见原因：生理性的；肾小球毛细血管壁屏障的损伤；肾小管受损或功能紊乱；血中低分子量蛋白质异常增多。

━━━━━━━━━━━ 经典试题 ━━━━━━━━━━━

眼观血尿是指1000ml尿液中有多少毫升血液　　C. 3ml
A. 1ml　　　　　　　　　　　　　　　　　　D. 4ml
B. 2ml　　　　　　　　　　　　　　　　　　E. 5ml
参考答案：A。

第2单元　肾小球疾病概述

━━━━━━━━━━━ 重点提示 ━━━━━━━━━━━

　　原发性肾小球疾病的临床分类会考到，但考题较少。

━━━━━━━━━━━ 考点串讲 ━━━━━━━━━━━

　　原发性肾小球疾病的临床分类　　急性肾小球肾炎、急进性肾小球肾炎、隐匿性肾小球肾炎、慢性肾小球肾炎、肾病综合征。

原发性肾小球疾病的临床分型不包括　　　　　　　C．肾病综合征

A．急性肾小球肾炎　　　　　　　　　　　　　　D．急进性肾小球肾炎

B．慢性肾小球肾炎　　　　　　　　　　　　　　E．增生性肾炎

参考答案：E。

第 3 单元　急性肾小球肾炎

━━━━━━━ 重点提示 ━━━━━━━

急性肾小球肾炎临床诊断：链球菌前驱感染史，血尿、蛋白尿、水肿和高血压等表现，急性期 ASO 升高，C_3 降低。

━━━━━━━ 考点串讲 ━━━━━━━

1．常见病因　本病常因 β 溶血性链球菌"致肾炎菌株"（常见为 A 组 12 型等）感染所致，常见于上呼吸道感染（多为扁桃体炎）、猩红热、皮肤感染（多为脓疱疮）等链球菌感染后。本病主要是由感染所诱发的免疫反应引起（2017）。

2．诊断与鉴别诊断

（1）诊断：感染后 1～3 周出现血尿、蛋白尿、水肿和高血压等，伴血清补体 C_3 下降的典型动态变化即可做出诊断（2000、2002、2003、2007）。

（2）鉴别诊断

①其他感染导致的急性肾炎综合征。

②急进性肾小球肾炎。

③慢性肾小球肾炎急性发作。

④系统性疾病肾损害。

⑤发热性蛋白尿。

3．治疗（2009、2014）

（1）休息：卧床，水肿和眼观血尿消失、血压正常后可下床活动，3 个月内避免体力活动（2009）。

（2）饮食：急性期给予蛋白质 0.5g/（kg·d）、盐 1～2g/d，限制入量。

（3）感染：青霉素 10～14 天。

（4）利尿降压：肾功能尚可者用氢氯噻嗪（GFR＜30ml/分者无效），肾功损害者用呋塞米，无尿时呋塞米可 400～1000mg，无效不能再用，一般不用保钾的利尿药；利尿后血压还高的需药物治疗，高血压脑病时用硝普钠（2004、2006）。

急性肾小管坏死时临床分期　　　　　　　　　　C．衰竭期，恢复期

A．感染期，衰竭期　　　　　　　　　　　　　　D．感染期，少尿期，多尿期

B．少尿期，多尿期　　　　　　　　　　　　　　E．起始期，维持期，恢复期

参考答案：E。

第 4 单元　慢性肾小球肾炎

━━━━━━━ 重点提示 ━━━━━━━

慢性肾小球肾炎起病隐匿，其治疗上不能力图消除血尿和蛋白尿，应当延缓肾功能恶化的

进度等。

=== 考点串讲 ===

1. 临床表现

（1）多见于青壮年，男性多于女性，起病隐匿，多无急性肾炎病史。

（2）各种病理类型都可表现为无症状性尿异常，病变轻微。

（3）可有双侧腰痛（2006）。

（4）单纯性血尿：镜下血尿，红细胞异常形态为主。

（5）单纯性蛋白尿：蛋白<1g/d，清蛋白为主，无血尿。

（6）血尿和蛋白尿（2006、2014、2016）。

2. 诊断与鉴别诊断

（1）诊断：尿化验异常，高血压、水肿>1年考虑本病。

（2）鉴别诊断

①继发性肾损害：狼疮肾炎、紫癜肾炎、糖尿病肾病、肾淀粉样变、原发性高血压伴继发肾损害。

②遗传性肾小球疾病。

③慢性肾盂肾炎：以肾小管损害为主，尿比重低，酚红排出减少，反复尿沉渣和培养（高渗培养）对诊断肾盂肾炎是必要的（2000、2002）。

3. 治疗

（1）治疗原则：不能力图消除血尿和蛋白尿，应当延缓肾功能恶化的进度；避免劳累、感染、肾毒性药物的使用（2008）。

（2）限盐限水：水肿和高血压的 NaCl 3～5g/d，水肿者才需要限水。

（3）蛋白质：肾功能正常者给予蛋白 1.5g/（kg·d）；BUN 升高，清蛋白<40g/L，肾功能不全者给予蛋白质 0.6～0.8g/（kg·d），加必需氨基酸；一般不用利尿治疗。

（4）控制血压：尿蛋白<1g/d 者血压控制在 130/80mmHg 以下；尿蛋白>1g/d 者血压控制在 125/75mmHg 以下（2006、2007）。

=== 经典试题 ===

男性，35 岁。主诉头晕乏力，血压 158/112mmHg，无水肿，血红蛋白 80g/L，尿比重 1.012，蛋白（+），颗粒管型 2 个/HP，血 BUN 20mmol/L，Cr 345μmol/L，清蛋白 34g/L，球蛋白 15g/L，可能性最大的诊断是什么

A. 慢性肾小球肾炎氮质血症期

B. 高血压病第 Ⅱ 期

C. 慢性肾小球肾炎尿毒症期

D. 急进性高血压

E. 慢性肾盂肾炎

参考答案：A。

第 5 单元　肾病综合征

=== 重点提示 ===

肾病综合征诊断标准为"三高一低"，即尿蛋白>3.5g/d、血浆清蛋白<30g/L、水肿、高脂血症。治疗药物主要为糖皮质激素。

=== 考点串讲 ===

一、诊断与鉴别诊断

1. 诊断　确定是否为肾病综合征（尿蛋白>3.5g/d、血浆清蛋白<30g/L、水肿、高脂血症等）；

排除继发性、遗传性肾病综合征，最好进行肾活检确定病理类型。

2. 鉴别诊断

（1）过敏性紫癜：青少年多见，皮疹、关节痛、腹痛、黑粪伴发肾病综合征。

（2）SLE：中青年女性多见，多种自身抗体阳性。

（3）糖尿病肾病：中老年多见，10 年以上的糖尿病病史。

（4）肾淀粉样变：中老年多见，累及心、肾、消化道、神经和皮肤；只能通过活检确诊。

（5）骨髓瘤性肾病：中老年多见，骨痛、单克隆球蛋白增高、尿本周蛋白阳性、骨髓象示浆细胞增生。

二、并发症

感染、血栓、钙磷代谢异常、急性肾衰竭等。

三、治疗

1. 一般治疗

（1）卧床休息：防止静脉血栓（2007）。

（2）饮食：蛋白饮食最多 0.8～1g/（kg·d）；水肿时低盐（＜3g/d）；少摄入饱和脂肪酸（动物脂肪），多摄入不饱和脂肪酸（植物脂肪）。

2. 对症治疗

（1）消除水肿：每日尿量 2000～2500ml 或体重降低 0.5～1kg，利尿但要补钾。

（2）减少尿蛋白。

3. 主要治疗

（1）糖皮质激素：起始足量，服用 8～12 周；不敏感者延长使用时间也可部分缓解；缓慢减量，对于减量中复发病例可重新回到 1mg/kg，疗程可缩短、减量可快（2000、2006）。

（2）细胞毒药物：用于激素依赖型、激素无效者，一般不单独应用，最常用的为环磷酰胺。

（3）环孢素：为二线药物，治疗激素和免疫抑制药无效的难治性肾病综合征；对微小病变型肾病有效，其他无效，停药后容易复发（2000、2006、2007）。

（4）霉酚酸酯：可用于难治性肾病综合征。

=== 经典试题 ===

以下哪组为诊断肾病综合征所必需的

A. 大量蛋白尿+血尿

B. 大量蛋白尿+低蛋白血症

C. 低蛋白血症+贫血

D. 水肿+高脂血症

E. 水肿+高血压

参考答案：B。

第 6 单元　尿路感染

=== 重点提示 ===

1. 急性肾盂肾炎：致病菌多为大肠埃希菌。急性起病，可有或无尿频、尿急、尿痛，常有腰痛、叩击痛，全身感染症状如寒战发热等明显，血白细胞计数升高、脓尿等。

2. 急性膀胱炎：尿路刺激征为主。尿含菌量＞10^5/ml 有意义，常为尿路感染。

=== 考点串讲 ===

上尿路感染（主要是肾盂肾炎）和下尿路感染（主要是膀胱炎）。

1. 分类及临床表现　尿路感染的临床症状可无、可轻、可重。

（1）急性膀胱炎：膀胱刺激征，即为尿频、尿急、尿痛，耻骨弓上不适等（2000）。

（2）急性肾盂肾炎：急性起病，可有或无尿频、尿急、尿痛，常有腰痛、肋脊角压痛和（或）叩击痛，全身感染症状如寒战、发热、头痛、恶心、呕吐、血白细胞计数升高等（2002、2012）。致病菌多为大肠埃希菌（2007、2013），感染途径主要为上行感染。

（3）无症状性细菌尿：是一种隐匿性尿感，即患者有细菌尿，但无任何尿路感染症状，发病率随年龄增长而增加，致病菌多为大肠埃希菌。

2. 辅助检查

（1）尿常规检查：尿蛋白（阴性或微量），白细胞数增加，镜下血尿。

（2）尿白细胞：有症状的尿路感染常有脓尿（又称白细胞尿），即清洁尿标本尿沉渣的白细胞>5个/HP。

（3）尿细菌学检查：是诊断尿路感染的金标准（2016、2017）。尿含菌量$>10^5$/ml 为有意义的细菌尿，常为尿路感染；尿含菌量 $10^4 \sim 10^5$/ml 者为可疑阳性，需复查。

（4）化学性检查：亚硝酸盐试验（筛选）。

（5）其他：影像学等。

3. 诊断与鉴别诊断

（1）诊断：凡真性细菌尿者，均可以诊断为尿路感染。真性细菌尿是指：①尿含菌量$>10^5$/ml，如无临床症状，则要求 2 次细菌培养均为有意义的细菌尿，且为同一菌种；②膀胱穿刺尿做细菌定性培养有细菌生长。女性有症状，如尿含菌量$>10^2$/ml 可以拟诊为尿路感染。

（2）鉴别诊断：与慢性肾盂肾炎、肾结核、尿道综合征等鉴别。

4. 治疗和预防

（1）治疗：在未做药敏之前，应选用对革兰阴性杆菌有效的抗菌药物，常用的是喹诺酮类或SMZ-TMP（复方新诺明），之后根据药敏试验选择敏感的抗菌药物。在治疗后仍持续有细菌尿或复发，应根据尿路感染的部位和类型给予不同治疗。

①急性膀胱炎：初诊可用 3 日疗法，复诊无症状，培养阴性，1 个月后再复诊；复诊有症状，培养阳性，应给予 14 天抗菌药物疗程。

②急性肾盂肾炎：轻型可口服抗菌药 14 天（2016），较严重的急性肾盂肾炎，宜静脉输注抗菌药物，退热 72 小时后口服 14 天。

③再发性尿路感染的处理，先给予抗菌药物 3 天，疗程完毕后 7 天复查，如症状消失，细菌尿转阴，没有白细胞尿，可认为治愈；如 3 日疗法失败，选择强力抗生素，大剂量治疗 6 周。

④妊娠期尿路感染：急性膀胱炎可用阿莫西林 0.25g 每 8 小时 1 次，共服 7 天，急性肾盂肾炎应静脉滴注抗生素治疗。

⑤男性尿路感染：50 岁以后，疗程 14 天；50 岁以前疗程 12～18 周。

⑥无症状细菌尿：妇女无症状细菌尿不予治疗，妊娠期妇女必须治疗；学龄前无症状性细菌尿应予治疗；老年不给予治疗；药物选择抗革兰阴性菌的抗菌药，如第二、三代头孢菌素等。

（2）预防：多饮水，勤排尿；注意阴部清洁。

经典试题

1. 诊断尿路感染下列哪项最有意义
A. 畏寒、发热、白细胞增多
B. 尿频、尿急、尿痛
C. 清洁中段尿白细胞>5 个/HP
D. 尿培养菌落计数$>10^5$/ml
E. 尿亚硝酸盐还原试验阳性

2. 慢性肾盂肾炎的有效治疗方法是
A. 静脉滴注庆大霉素
B. 静脉滴注氨苄西林
C. 调节尿的酸碱度
D. 口服诺氟沙星
E. 联合轮换应用抗生素

3. 急性肾盂肾炎的疗程通常为
A. 1 周
B. 2 周
C. 3 周
D. 6 周
E. 1 个月

4. 妊娠 5 个月以上的妇女引起肾盂肾炎，最常见的原因是

A．上呼吸道感染

B．膀胱炎

C．血行感染

D．妊娠子宫压迫输尿管

E．淋巴道感染

5. 慢性肾盂肾炎患者，经系统治疗，尿常规已正常，还应做哪项检查，以判断治疗效果

A．定期复查尿常规

B．尿白细胞计数

C．静脉肾盂造影

D．尿细菌培养

E．检查肾区有无叩痛

6. 对于一患慢性肾盂肾炎的患者经系统治疗后，尿菌已阴性，为防止复发，下列哪项措施是错误的

A．停药后，复查尿常规和细菌培养

B．寻找尿路梗阻等不利因素

C．多饮水、定时排尿

D．增加营养、提高免疫功能

E．大剂量抗生素联合作用

参考答案： 1．D。2．E。3．B。4．D。5．D。6．E。

第 7 单元　前列腺炎

重点提示

1. 急性细菌性前列腺炎：寒战、高热、尿路刺激征等，直肠指检前列腺肿大、触痛±波动感，常选用复方磺胺甲噁唑，喹诺酮类等。

2. 慢性细菌性前列腺炎：反复的尿路感染史。滴白（晨起尿/便末），会阴持续疼痛，性功能障碍，精神紧张，并发症（可表现变态反应如虹膜炎、不育等）。治疗选红霉素、热水坐浴、理疗、前列腺按摩等。

考点串讲

一、分型

前列腺炎分为四型：Ⅰ型，急性细菌性前列腺炎；Ⅱ型，慢性细菌性前列腺炎；Ⅲ型，慢性前列腺炎/慢性骨盆疼痛综合征（CP/CPPS），该型又分为ⅢA（炎性 CPPS）和ⅢB（非炎性 CPPS）两种亚型；Ⅳ型，无症状性前列腺炎。

二、临床表现

1. 急性细菌性前列腺炎　多由尿道上行感染所致，表现为：急性寒战、高热、尿路刺激、会阴部疼痛，可引起尿潴留，直肠指检前列腺肿大、触痛±波动感。

2. 慢性前列腺炎　分为细菌性和非细菌性。大多数患者没有急性炎症过程，其致病菌有大肠埃希菌、变形杆菌、克雷伯杆菌、葡萄球菌或链球菌等，也可以由淋球菌感染，主要由尿道逆行感染所致。临床表现为（2016）：尿路刺激征，可有轻至中度排尿困难，滴白（晨起尿/便末）；疼痛（会阴持续疼痛，射精后可加重）；性功能障碍；精神紧张；并发症（可表现变态反应如虹膜炎、关节炎、神经炎、肌炎、不育等）。

三、诊断

1. 急性细菌性前列腺炎　有典型的临床表现和急性感染史。直肠指检前列腺肿胀、压痛、局部温度升高，表面光滑，形成脓肿则有饱满或波动感。

2. 慢性细菌性前列腺炎　诊断依据有：①反复的尿路感染发作；②前列腺按摩液中持续有致病菌存在。

（1）直肠指检：前列腺呈饱满、增大、质软、轻度压痛。病程长者，前列腺缩小、变硬、不均匀，有小硬结。

（2）前列腺液检查：<u>前列腺液白细胞＞10 个/HP</u>，卵磷脂小体减少，可诊断为前列腺炎。

（3）B 超：显示前列腺组织结构界限不清、混乱，可提示前列腺炎。

四、治疗

1. 急性细菌性前列腺炎

（1）积极卧床休息，输液，应用抗菌药及大量饮水，并使用镇痛、解痉、解热等药物，以缓解症状。

（2）抗菌药：常选用复方磺胺甲噁唑，喹诺酮类如环丙沙星、氧氟沙星，以及头孢菌素、妥布霉素、氨苄西林、红霉素等。

2. 慢性细菌性前列腺炎　首选红霉素、复方磺胺甲噁唑、多西环素（强力霉素）等具有较强穿透力的抗菌药物。目前应用于临床的药物还有喹诺酮类、头孢菌素类等，亦可以联合用药或轮回用药，以防止耐药性。还可采用热水坐浴及理疗、前列腺按摩等综合治疗。忌酒及辛辣食物，避免长时间骑、坐及生活无规律等。

==== 经典试题 ====

男性，30 岁。近 6 个月来出现尿频、尿不尽、尿道滴白及肛周隐痛不适，多次检查尿常规 WBC1～3 个/HP；前列腺液常规：WBC＞10 个/HP，卵磷脂小体+++/HP，前列腺液培养阴性，血常规无异常，该患者应该诊断为

A. 慢性膀胱炎
B. 泌尿系结核
C. 非淋菌性尿道炎
D. 慢性前列腺炎
E. 膀胱结石

参考答案：D。

第 8 单元　肾　结　核

==== 重点提示 ====

肾结核最突出的病理特点为病变在肾，症状在膀胱。症状以膀胱刺激症明显。静脉尿路造影（IVU）早期表现为肾盏边缘不光滑如虫蚀状，随病变进展，肾盏失去杯形，不规则扩大或模糊变形。

==== 考点串讲 ====

1. 病理　肾结核（80%为双肾）位于皮质；尿检可表现为镜下血尿、酸性尿、结核分枝杆菌，无症状，多可自愈；临床型肾结核（90%为单肾）位于髓质及肾乳头，呈破坏性改变，修复表现为纤维化、钙化，最后为自截肾。肾结核最突出的病理表现为病变在肾，症状在膀胱。

2. 临床表现　肾结核常发生于 20～40 岁的青壮年，男性较女性多见，儿童发病多在 10 岁以上，婴幼儿罕见，90%为单侧。<u>膀胱刺激征明显（2003、2007）</u>。

（1）尿频：<u>无痛性尿频为最突出、最早症状</u>。

（2）脓尿。

（3）血尿。

（4）腰痛和肿块。

（5）全身症状结核中毒症状。

（6）肾功损伤表现。

（7）并发生殖系结核表现。

3. 诊断与鉴别诊断　无明显原因的慢性膀胱炎，症状持续存在并逐渐加重，伴终末血尿，尿细菌培养阴性，经抗菌药物治疗无效，都应考虑肾结核的可能性。以下辅助检查有助于诊断。

（1）<u>尿检查：尿液呈酸性，尿蛋白阳性，有较多的血细胞和白细胞；尿沉渣涂片抗酸染色阳</u>

性（2014）。

（2）影像学检查

①B 超：对于中、晚期病例可初步确定病变部位，常显示肾结构紊乱，有钙化显示强回声。

②X 线：首选泌尿系平片（KUB）及静脉尿路造影（IVU）。泌尿系平片（KUB）可能见到病肾局灶或斑点状钙化影或全肾广泛钙化；静脉尿路造影（IVU）可以了解分侧肾功能、病变范围与程度。早期表现为肾盏边缘不光滑如虫蚀状，随病变进展，肾盏失去杯形，不规则扩大或模糊变形。

③CT 和 MRI：CT 对中、晚期肾结核能清楚显示扩大的肾盏肾盂、皮质空洞及钙化灶；MRI 对诊断肾结核对侧肾积水有独到之处。

（3）膀胱镜检查：病变以患侧输尿管开口或三角区为重；浅黄色粟粒样结核结节，"高尔夫球洞征"；但在炎症急性期、膀胱挛缩期禁忌行膀胱镜检查。

主要需与非特异性膀胱炎和泌尿系统其他引起血尿的疾病（泌尿系肿瘤、肾输尿管结石、膀胱结石等）进行鉴别。

4. 治疗

（1）药物治疗：6 个月短程疗法 2HRZ/4HR，复发者巩固期 6 个月；以上药物在肾功能不全时多不需调整剂量；化疗时定期查尿常规、尿菌、ESR、IVP/BUS、肝肾功；一般 2～3 周尿菌转阴，于第 3 个月、6 个月、12 个月复查。

（2）手术治疗

①肾切除术：用于无功能肾、结核性脓肾、自截肾；肾实质破坏 2/3 以上（2 个肾大盏以上），且化疗无效；难治性 HTN；输尿管严重梗阻，尤为肾盂输尿管连接处；手术后一般不引流，避免形成难愈合的窦道。

②肾部分切除术：只用于钙化病灶（一极钙化灶化疗 6～8 周无效；钙化病灶增大）。

③病灶清除术：与集合系统不通的局限结核病灶，行 BUS 引导下穿刺吸引＋抗结核药物灌注 1～2 周，半年随访 1 次，连续随访 5 年。

④成形手术：指征为膀胱挛缩（须与痉挛区分）；膀胱扩大术（结肠/盲肠膀胱扩大术可发生高氯性酸中毒），尿失禁、尿道狭窄不宜使用。

⑤尿液改道：用于上尿路积水；输尿管狭窄过长、无法重建；尿失禁严重；膀胱以下梗阻严重。

=== 经典试题 ===

肾结核就诊时最常见的主诉是

A. 血尿

B. 尿频、尿痛

C. 脓尿

D. 肾区疼痛

E. 发热

参考答案：B。

第 9 单元　肾　损　伤

=== 重点提示 ===

肾损伤的病理分类和临床表现为常考点。

肾部分裂伤有明显的血尿。肾蒂损伤可引起出血、大休克，常常来不及救治导致死亡。肾损伤的紧急处理为抗休克治疗。

=== 考点串讲 ===

1. 病因　直接、间接暴力。

2. 病理　临床最常见的为闭合性损伤，根据损伤的程度可以分为以下几种病理类型。

（1）肾挫伤：症状轻微，可自愈。大多数病人属此类损伤。

（2）肾部分裂伤：有明显的血尿。通常不需手术治疗即可自行愈合。

（3）肾全层裂伤：均需手术治疗。

（4）肾蒂损伤：肾蒂血管损伤比较少见。<u>肾蒂或肾段血管的部分或全部撕裂时可引起大出血、休克，常来不及诊治就死亡</u>（2003）。多见于右肾。

3. **临床表现**　休克；血尿，血尿与损伤程度不成比例；疼痛；腰腹部肿块；发热。

4. **诊断**

（1）肾损伤病史和临床表现。

（2）实验室检查：①尿常规示多量红细胞。②血常规示血红蛋白与血细胞比容持续降低，提示有活动性出血。血白细胞数增多应注意是否存在感染灶。

（3）特殊检查

①B超：提示肾损害的程度，包膜下和肾周血肿及尿外渗情况。有助于了解对侧肾情况。

②CT：可清晰显示肾皮质裂伤、尿外渗和血肿范围，显示无活力的肾组织，并可了解与周围组织和腹腔内其他脏器的关系，<u>为首选检查</u>（2012）。

③排泄性尿路造影：可评价肾损伤的范围和程度。

④肾动脉造影：可了解双肾实质和动脉损伤情况。适用于尿路造影未能提供肾损伤的部位和程度。

5. **治疗**

（1）紧急处理：对有严重休克者需迅速输血输液纠正休克。

（2）非手术治疗：①绝对卧床休息，至少14天，血尿消失后才允许离床活动，2～3个月不宜参加体力劳动；②输液输血，维持水电解质平衡；③镇痛及止血药；④抗生素预防感染。

（3）手术治疗

①手术指征：开放性损伤；抗休克后生命体征未改善；血尿加重、血红蛋白继续降低；腰、腹部肿块明显增大；合并腹腔脏器损伤。

②手术方式：手术采用经腹切口，先处理受损的腹腔脏器，然后阻断肾蒂血管，探查肾。经常采用肾修补术、肾部分切除术、肾血管修补术、肾切除术等。

（4）并发症。

=== 经典试题 ===

重度肾损伤主要临床表现为

A. 镜下血尿

B. 肉眼血尿

C. 腰痛，腹胀

D. 不能纠正的休克

E. 肉眼血尿，腰部胀痛，血压下降

参考答案：E。

第10单元　尿道损伤

=== 重点提示 ===

1. **前尿道损伤**：多发生于球部、骑跨伤常见。表现为尿道出血、疼痛、排尿困难、局部血肿、尿外渗。

2. **后尿道损伤**：常合并骨盆骨折，表现为休克、疼痛、排尿困难、尿道出血等。全身治疗为抗休克，处理威胁生命的合并伤。

=== 考点串讲 ===

分类

开放性和闭合性尿道损伤，前尿道损伤和后尿道损伤。

（一）前尿道损伤

1. **病因病理** <u>多发生于球部。最常见的原因是骑跨伤所致（2001、2009）。</u>

2. **临床表现** 尿道出血、疼痛、排尿困难、局部血肿、尿外渗。

3. **诊断**

（1）病史和体检：会阴部骑跨伤史，尿道器械检查史。根据典型症状及血肿、尿外渗分布。

（2）<u>导尿（2000）。</u>

（3）X线检查。

4. **治疗**

（1）紧急处理：抗休克治疗，局部压迫止血。

（2）尿道挫伤：止血镇痛，抗生素预防感染。必要时导尿。

（3）尿道裂伤：如能导尿，则留置导尿1周。如导尿失败，应手术缝合裂口。

（4）尿道断裂：会阴切口清除血肿，尿道端-端吻合，留置导尿2～3周。

（5）并发症处理

①尿外渗：行尿外渗部位多处切开引流。

②尿道狭窄：内镜下冷刀内切开，电切，激光的疗法，必要时手术切除狭窄段。

③尿道周围脓肿尿瘘：解除前尿道狭窄同时切除或搔刮瘘管。

（二）后尿道损伤

1. **病因病理** <u>后尿道损伤的病人大多合并骨盆骨折（2002、2007、2016）。</u>

2. **临床表现** 休克、疼痛、排尿困难、尿道出血、尿外渗及血肿。

3. **诊断**

（1）病史和体检：直肠指检可扪及直肠前方有柔软、压痛的血肿，前列腺向上移位，有浮动感。

（2）X线检查：骨盆前后位X线片显示骨盆骨折。

4. **治疗**

（1）全身治疗：抗休克，处理威胁生命的合并伤。

（2）一般处理：留置导尿2周。如导尿失败，未能立即手术的，可做耻骨上穿刺。

（3）局部治疗：主要有以下两种观点。①一期尿道会师复位术。②分期处理。早期做高位膀胱造口，3个月后二期经会阴切口切除尿道瘢痕组织，做尿道端-端吻合术或尿道拖入术。

（4）并发症处理：预防尿道狭窄，定期行尿道扩张术。

── **经典试题** ──

1. 球部尿道损伤时尿外渗至
A. 膀胱周围
B. 会阴浅袋
C. 会阴深袋
D. 股内侧
E. 肛门周围

2. 男性，30岁。由高处跌下，左腰部疼痛，有眼观全程血尿，血压110/70mmHg，脉搏100次/分，左腰部压痛，腹部柔软，无压痛，可初步诊断为
A. 尿道损伤
B. 前列腺损伤

C. 输尿管损伤
D. 肾损伤
E. 膀胱损伤

3. 男性，21岁。左腰部外伤，有少量血尿及腰痛，血压80/50mmHg，脉搏110次/分，查体：腰部可扪及一压痛性肿块，可能为何种损伤
A. 肾挫伤
B. 损伤性动脉阻塞
C. 重度肾损伤
D. 肾蒂断裂
E. 输尿管损伤

参考答案： 1. B。2. D。3. C。

第11单元　尿 石 症

重点提示

　　结石与某些疾病如胱氨酸尿症、家族性黄嘌呤尿相关，磷酸钙、磷酸镁铵结石与尿路感染有关，纯尿酸结石 X 线平片不显影。

考点串讲

　　1. 形成结石的因素
　　（1）流行病学因素：男性多于女性，好发于 25～40 岁，与某些疾病（胱氨酸尿症、家族性黄嘌呤尿）相关。
　　（2）尿液改变：形成尿结石的物质排出增加，尿 pH 改变；尿量减少；尿路感染等。
　　（3）泌尿系解剖结构异常。
　　2. 病理生理　尿路结石在肾和膀胱内形成，绝大多数的输尿管结石和尿道结石是结石排出过程中停留该处所致，多见于输尿管的下 1/3 段。病理表现为直接损伤、梗阻、感染或恶变，肾萎缩、瘢痕形成；尿路梗阻等。
　　3. 预防
　　（1）大量饮水。
　　（2）调节饮食。
　　（3）特殊预防：草酸盐结石病人可口服维生素 B_6，尿酸结石病人可口服别嘌醇和碳酸氢钠等。

第12单元　肾、输尿管结石

重点提示

　　1. 肾、输尿管结石：表现为疼痛，血尿（疼痛后血尿、镜下血尿多见），膀胱刺激征等。辅助检查可选腹部 X 线片及静脉尿路造影。
　　2. 非手术疗法：结石＜0.6cm 光滑，无尿路梗阻、无感染，纯尿酸结石及胱氨酸结石；手术疗法：根据适应证选择 ESWL、PCNL 等。

考点串讲

　　1. 临床表现（2008、2009、2015）
　　（1）疼痛：表现为腰痛；大结石移动小，痛感轻，为钝痛；小结石移动大，可造成肾盏颈部/肾盂输尿管连接处嵌顿而梗阻；肾绞痛在深夜/凌晨突发，腰/肋部阵发性绞痛，可向膀胱睾丸放射；面色苍白、恶心、呕吐，可自行缓解。
　　（2）血尿：疼痛后血尿多见，镜下血尿多见（2000、2003、2006、2008）；与其他急腹症鉴别依据。
　　（3）尿路刺激征：见于结石伴感染或输尿管膀胱壁段结石。
　　（4）并发症表现。
　　2. 诊断　完整的诊断包括结石的诊断（部位、数量、体积、成分、形状）；结石并发症诊断；结石成因。
　　（1）病史和体检：疼痛和血尿相继出现首先考虑肾结石，注意有无排石史；注意问饮食、服药、感染史、肾病或甲状旁腺功能亢进史等。
　　（2）实验室检查
　　①尿常规：RBC 为主要证据；WBC 提示炎症；沉渣晶体常于肾绞痛后出现；尿 pH、细菌检

查对结石成分、成因有提示。

②血常规检：肾绞痛发作时 WBC 升高，但 WBC＞13×10^9/L 时提示可能合并感染。

③24 小时尿检查：尿量、钙、草酸盐、尿酸、磷酸盐、镁、胱氨酸等；尿钙＞200mg/d 提示高钙尿症；尿镁＜50mg/d 提示低镁尿症。

（3）影像学检查

①B 超：用于筛查/随诊；可检出 X 线透光结石、肾积水、皮质厚度；其灵敏性高；但客观性不如 X 线。

②首选检查为腹部 X 线片及静脉尿路造影。

③CT：可显示 0.5mm 小结石；显示任何成分；其敏感度极高。

3．治疗（2017）　结石＜0.6cm 光滑，无尿路梗阻、无感染，纯尿酸结石及胱氨酸结石，可先使用非手术疗法（2009）。直径＜0.4cm，光滑的结石，90％能自行排出。

（1）病因治疗。

（2）药物治疗。

（3）体外冲击波碎石（ESWL）：适用于肾、输尿管上段结石。肾、输尿管上段结石＜2.5cm 的结石，具有正常的肾功能，碎石成功率可达 90％左右（2009）。禁用于结石远端尿路梗阻（2016）、妊娠、出血性疾病、严重心脑血管病、安置心脏起搏器者、血肌酐＞265μmol/L、急性尿路感染、育龄妇女输尿管下段结石等。

（4）经皮肾镜取石或碎石（PCNL）：适用于＞2.5cm 的肾盂结石及肾下盏结石，对结石远端尿路梗阻、质硬的结石、残留结石、有活跃代谢病及需要手术者尤为适用。

（5）经输尿管镜取石或碎石：适用于中、下段输尿管结石，泌尿系 X 线片不显影结石，因肥胖、结石硬、停留时间长，用体外超声波碎石困难者。输尿管软管亦用于肾结石＜2cm 的治疗。

（6）腹腔镜输尿管取石术：适用于输尿管结石＞2cm，经 ESWL、输尿管镜手术治疗失败者。

（7）开放手术：①肾盂切开取石术（结石＞1cm）；②肾实质切开取石术（肾盏结石）；③肾部分切除（结石在肾一极）；④肾切除术（对侧肾功能良好）；⑤输尿管切开取石（嵌顿较久）。

双侧上尿路结石的治疗原则：双侧输尿管结石时，一般先处理梗阻严重侧；一侧肾结石，另一侧输尿管结石时，先处理输尿管结石；双侧肾结石时，一般先处理容易取出且安全的一侧；孤立肾上尿路结石或双侧上尿路结石引起急性完全梗阻无尿时，一旦确诊及时手术。

经典试题

1．肾输尿管结石的主要症状是

A．血尿和脓尿

B．疼痛和血尿

C．尿频和血尿

D．无痛性血尿

E．排尿困难和血尿

2．肾绞痛最常见的原因是

A．肾下垂

B．肾肿瘤

C．肾输尿管结石

D．肾损伤

E．肾盂肾炎

3．诊断输尿管结石的主要依据是

A．血尿

B．尿沉渣有盐类结晶

C．肾图

D．B 超

E．腹部 X 线片及肾盂造影

4．成年人膀胱结石最佳确诊方法是

A．根据病史和症状

B．膀胱区双合诊

C．金属尿道探子检查

D．膀胱镜检查

E．膀胱区 X 线片

5．男性，27 岁。膀胱结石直径 2cm，选用最佳的治疗方案是

A．排石疗法

B．膀胱切开取石术

C．经尿道碎石术

D．体外冲击波碎石术

E．溶石疗法

6．男性，30 岁，尿闭 2 天，腹 X 线平片是双

输尿管中段各有结石一块，约 1.5cm×1.0cm，
可采用哪项有效的治疗

A. 针灸

B. 解痉药物

C. 利尿药应用

D. 排石药应用

E. 膀胱镜下输尿管插管

参考答案：1. B。2. C。3. E。4. D。5. C。6. E。

第13单元　肾　肿　瘤

＝＝＝＝＝＝　重点提示　＝＝＝＝＝＝

1. 肾癌：病理透明细胞癌最常见，典型三联征为无痛性血尿、腰痛、腰部肿块。根治性肾切除术是肾癌最主要的治疗方法。

2. 肾母细胞癌：小儿患泌尿系统恶性肿瘤时，以腹块为主要表现者，可考虑是肾母细胞瘤。

3. 肾盂肿瘤：早期可有间歇无痛性眼观血尿，偶尔见条形血块。静脉尿路造影可以发现肾盂内充盈缺损。治疗为肾切除及全长输尿管，包括输尿管开口部位的膀胱壁切除。

＝＝＝＝＝＝　考点串讲　＝＝＝＝＝＝

1. 肾癌

（1）病理：来源于肾小管上皮，多为单侧，具有假包膜；切面色彩斑斓，可为黄、橙、红，亦可见出血、坏死、纤维化、钙化；病理类型可为透明细胞癌（最常见）（2012、2014）、乳头状肾癌（Bellow 集合管癌）、肾嫌色细胞癌；淋巴转移最先到肾蒂淋巴结。

（2）临床表现

①无痛性血尿，镜下/眼观血尿为最常见的表现（2006），表明肿瘤穿入肾盂、肾盏。

②腰痛：为肾包膜受牵拉所致；血块流经输尿管时可有绞痛。

③腰部肿块：无痛性血尿、腰痛和腰部肿块为典型的三联征。

④全身症状：发热（低热，为致发热性实体肿瘤）；贫血（可能与血尿中血液丢失有关）；红细胞增多（EPO 增多）；多伴发血栓性静脉炎；高血压（肿瘤分泌肾素或压迫肾血管）；ESR 增高（同时出现高热者预后差）；肝功能异常；精索静脉曲张（左肾癌栓导致左侧精索静脉回流受阻）；血钙升高（分泌甲状旁腺素相关蛋白，非骨性转移）。

（3）诊断与鉴别诊断

①病史（三联征之一即应引起警惕；可仅表现转移症状）。

②体格检查。

③影像学检查：包括 B 超、IVP、CT、MRI、DSA。

需与肾囊肿、肾淋巴瘤、肾脏黄色肉芽肿、肾盂癌等相鉴别。

（4）治疗：根治性肾切除术是肾癌最主要的治疗方法（2006、2007），手术范围包括患肾、肾周筋膜、肾周脂肪，区域肿大的淋巴结。肾上极肿瘤和肿瘤累及肾上腺时，需切除同侧肾上腺组织。晚期肾癌可采用免疫治疗，如 IL-2/INF-α；生物靶向治疗的效果出众。

2. 肾母细胞癌

（1）病理：血行以肺转移最常见。

（2）临床表现：90%在 7 岁以前发病，腹部肿块是最常见也是最重要的症状（2016）。

（3）诊断与鉴别诊断：上腹部光滑肿块。B 超、X 线检查、CT 及 MRI 对诊断有决定意义（2013）。与巨大肾积水、肾上腺神经母细胞瘤鉴别。

（4）治疗：应用手术、化疗和放疗综合治疗效果最好，早期经腹行肾切除，术前化疗，术后放疗。

3. 肾盂肿瘤

（1）临床表现：发病年龄大多数为 40～70 岁；男女比例为 2：1，早期即可出现间歇无痛性眼观血尿，偶尔见条形血块（2005），少数为镜下血尿；1/3 病人有腰部钝痛，偶尔因血块堵塞输尿管引起肾绞痛；晚期病人出现消瘦、体重减轻、贫血、衰弱、下肢水肿、腹部肿块及骨痛等转移症状。

（2）诊断与鉴别诊断：肾盂癌体征常不明显，通过以下检查诊断并不难。新鲜尿标本或逆行插管收集肾盂尿行尿细胞学检查，可以发现癌细胞；静脉尿路造影可以发现肾盂内充盈缺损；另外 B 超、CT、MRI 检查对肾盂癌的诊断及鉴别诊断有重要意义。需与肾癌、肾盂旁囊肿、肾盂血块、肾乳头肥大等相鉴别。

（3）治疗：肾切除及全长输尿管，包括输尿管开口部位的膀胱壁切除。

经典试题

1. 哪一种肾肿瘤应做肾、输尿管全段和部分膀胱切除术

A. 肾颗粒细胞癌
B. 肾胚胎癌
C. 肾透明细胞癌
D. 肾盂癌
E. 肾梭形细胞癌

2. 男性，55 岁。突发性无痛性全程眼观血尿，左腹可触及肿块，有轻压痛，肾盂造影可见左肾盏肾盂拉长、移位、变形，首先应考虑的是

A. 肾癌
B. 肾囊肿
C. 肾盂癌
D. 肾结核
E. 肾积水

3. 男性，50 岁。3 个月来反复出现无痛性肉眼血尿，过去无类似发作史，尿液镜检蛋白（++），红细胞（+++），膀胱镜检查与腹部 X 线片未见异常，静脉肾盂造影右肾盂有充盈缺损，首先应考虑诊断为

A. 肾盂肾炎
B. 肾结核
C. 肾结石
D. 肾盂癌
E. 肾囊肿

参考答案： 1. D。2. A。3. D。

第 14 单元　膀胱肿瘤

重点提示

1. 膀胱癌的病理绝大多数为移行细胞乳头状癌，其分期需重点掌握。
2. 膀胱癌最常见的症状为间断全程无痛性血尿，膀胱镜是最主要的检查方式，也是确诊方法，以手术治疗为主。

考点串讲

1. 病理　90% 以上为移行细胞乳头状癌（2008、2012）。

（1）生长方式：向膀胱内生长见于乳头状瘤/癌；向上皮内浸润生长见于原位癌、内翻性乳头瘤、浸润性癌。

（2）组织分级：根据乳头特征、细胞形态，分为 Ⅰ 级（低度恶性）、Ⅱ 级（中度恶性）、Ⅲ 级（高度恶性）。

（3）分期

T_{is}：原位癌（正常上皮 3～7 层细胞，原位癌＞20 层）。

T_a：非浸润性乳头状癌。

T_1：侵及上皮下结缔组织。

T_2：侵及肌层（2002）（T_{2a} 为浅 1/2 肌层，T_{2b} 为深 1/2 肌层）。

T_3：侵及周围组织（T_{3a} 为镜下浸润，T_{3b} 为肉眼浸润）。

T_4：侵及邻近器官（T_{4a} 前列腺、子宫、阴道；T_{4b} 盆腔壁、腹壁）。

（4）扩散：以深部浸润为主；侵及肌层时常有区域淋巴结转移；侵及膀胱外组织多有远处淋巴结转移；血行至肝、肺、骨。

（5）好发部位：侧壁/后壁最多，其次为三角区、前壁；多中心发病。

2. 临床表现　男：女=4：1；中老年多见；最常见的症状为间断全程无痛性血尿（70%～98%）（2003、2015、2017）；可有膀胱刺激症状，尿潴留；晚期可引起输尿管梗阻、肾积水，出现腰痛、腹痛、肾功能损害；广泛浸润盆腔（腰骶部疼痛及下肢水肿）。

3. 诊断与鉴别诊断　无痛性血尿（特别是年龄超过 40 岁者）应考虑膀胱肿瘤。

（1）实验室检查：尿常规及尿脱落细胞学检查为初筛试验；尿液细胞学对Ⅰ级阳性率差，对Ⅱ级、Ⅲ级及原位癌阳性率高；BTA（膀胱肿瘤抗原）、NMP-22 有助于提高膀胱癌的检出率。

（2）影像学检查：B 超可经腹壁或尿道检查，简单易行，能发现直径 0.5～1.0cm 或以上的肿瘤；排泄性尿路造影（IVU）可检查上尿路情况（肾积水、显影不良提示肿瘤浸润输尿管口），可发现大的膀胱肿瘤（注意壁是否光滑、僵直）；CT 用作肿瘤分期，特别是膀胱外浸润和淋巴结（2013）。

（3）膀胱镜：最主要的检查方式，也是确诊方法（2013、2015），可以确定肿瘤与膀胱颈和输尿管口的关系。

需与肾输尿管肿瘤、肾结核、膀胱结核、非特异性膀胱炎、腺性膀胱炎、尿路结石、放射性膀胱炎、前列腺增生、前列腺癌等疾病相鉴别。

4. 治疗　手术为主，放疗、化疗、免疫治疗辅助，原则上 T_a、T_1、T_{is} 期表浅肿瘤及局限的 T_2，可采用保留膀胱的手术；多发、复发的 T_2 以及 T_3、T_4 期肿瘤，采用膀胱全切手术。

（1）浅表肿瘤（T_{is}、T_a、T_1）的治疗：原位癌位于膀胱黏膜层内，可单独存在或在膀胱癌旁，可行化疗药物或卡介苗膀胱灌注治疗，同时密切随诊；T_a、T_1 期肿瘤，以经尿道切除为主要治疗方法（2007），为预防复发，可采用膀胱内药物灌注治疗。

（2）浸润肿瘤（T_2、T_3、T_4）的治疗：T_2 期分化良好、局限的肿瘤可经尿道切除或膀胱部分切除；T_3 期肿瘤如分化良好，单个局限者，也可采用膀胱部分切除术；T_3 期浸润癌采取膀胱全切术，切除范围包括全膀胱、前列腺和精囊（必要时全尿道），同时行尿流改道，术前配合放疗；T_4 期浸润癌常失去根治机会，采用姑息性放射治疗或化疗以减轻症状。

━━━━━━━━━━ 经典试题 ━━━━━━━━━━

1. 膀胱肿瘤的血尿特点是

A. 镜下血尿

B. 终末血尿

C. 间歇性无痛眼观血尿，终末加重

D. 血尿伴腰痛

E. 血尿伴膀胱刺激症状

2. 膀胱肿瘤最主要的诊断方法为

A. X 线膀胱造影

B. 膀胱镜检查必要时活检

C. 尿脱落细胞学检查

D. 超声波检查

E. 膀胱区触诊

3. 男性，32 岁。膀胱镜检见右输尿管口外上方 1cm 处有一乳头状肿瘤，蒂短，活检病理为移行细胞癌Ⅲ级，应如何治疗

A. 经膀胱镜电切术

B. 膀胱切开肿瘤切除术

C. 膀胱部分切除术

D. 膀胱部分切除输尿管膀胱再植术

E. 膀胱全切术

参考答案：1. C。2. B。3. D。

第 15 单元　前列腺增生

1. 前列腺增生发病的2个重要因素：老龄和有功能的睾丸。

2. 前列腺增生的表现有尿频、进行性排尿困难（最主要症状）等。常用的药物有α受体阻滞药，5α还原酶抑制药，植物制剂。手术有经尿道前列腺切除术（TURP）等。

━━━━━━━ **考点串讲** ━━━━━━━

1. **病因**　不完全清楚。老龄和有功能的睾丸是发病的两个重要因素，两者缺一不可。

2. **临床表现**

（1）男性 50 岁以上出现尿路梗阻症状。

（2）尿频：是最常见的早期症状（2008）。

（3）排尿困难：最主要症状（2007）。

（4）尿潴留：充溢性尿失禁。诱因包括气候变化、饮酒、劳累。

（5）其他。

3. **诊断与鉴别诊断**

（1）50 岁以上男性出现进行性排尿困难者。

（2）直肠指检。

（3）B 超。

（4）尿流率检测：一般尿流量在 150～200ml；排尿不畅时最大尿流率<15ml/s，梗阻严重时≤10ml/s。

（5）前列腺特异性抗原（PSA）测定：排除前列腺癌。

（6）放射性核素肾图、血尿测定。

需要与下列疾病鉴别诊断：膀胱颈硬化症、神经源性膀胱、膀胱肿瘤、前列腺癌、尿道狭窄等。

4. **治疗（2009）**　综合考虑，当膀胱残尿>100ml 或曾经有急性尿潴留时，应尽早手术治疗。

（1）等待观察。

（2）药物治疗：α受体阻滞药，5α还原酶抑制药，植物制剂。

（3）手术治疗：常用手术方法有以下几种。①经尿道前列腺切除术（TURP），这是标准的手术方法，但可并发 TURP 综合征；②开放性前列腺切除术，常用经膀胱和耻骨后两种方法，效果最满意。

（4）其他疗法：有激光、气囊高压、高温治疗、体外高强度聚焦超声、网架置入术。

━━━━━━━ **经典试题** ━━━━━━━

1. 前列腺增生最初出现的症状是

A. 排尿困难

B. 尿潴留

C. 尿频

D. 膀胱刺激症状

E. 血尿

2. 前列腺增生的重要症状是

A. 尿频

B. 尿潴留

C. 进行性排尿困难

D. 尿失禁

E. 会阴部疼痛

3. 诊断良性前列腺增生简单易行的方法是

A. 超声波探查

B. 剩余尿测定

C. 膀胱造影

D. 膀胱镜检查

E. 直肠指检

参考答案：1. C。2. C。3. E。

第16单元　急性尿潴留

== 重点提示 ==

急性尿潴留:机械性梗阻如良性前列腺增生,动力学梗阻如中枢神经或周围神经系统疾病。常用方法为导尿术。

== 考点串讲 ==

1. 病因

（1）机械性梗阻：最多见，如良性前列腺增生等（2017）。

（2）动力学梗阻：最常见的原因是中枢神经或周围神经系统疾病。

2. 诊断　发病突然，膀胱内充满尿液不能排出，下腹胀痛难忍。体检时耻骨上区常可见到半球形膨隆，用手按压有明显尿意，叩诊为浊音。超声检查可明确诊断。尿潴留应与无尿鉴别，无尿是指肾衰竭或上尿路完全梗阻，膀胱内空虚无尿。。

3. 治疗原则　解除病因，恢复排尿。

（1）病因明确并有条件及时解除者，应立即解除病因，恢复排尿。

（2）针灸。

（3）导尿，导尿术是解除急性尿潴留最简便常用的方法（2002、2008、2014、2017）。

（4）耻骨上膀胱造口术：不能插入导尿管者应做耻骨上膀胱造口术或耻骨上膀胱切开造口术（2003）。

== 经典试题 ==

男性，65岁。5年来有逐渐加重的尿频及排尿困难，曾发生数次急性尿潴留，前列腺触诊7cm×6cm×5cm大小，剩余尿200ml，血压150/90mmHg，无明显的心脏、脑血管疾病，理想的治疗方法是

A. 女性激素口服
B. 留置尿管
C. 侧睾丸切除术
D. 前列腺切除术
E. 膀胱造口术

参考答案：D。

第17单元　鞘膜积液

== 重点提示 ==

1. 睾丸鞘膜积液：表面光滑，有弹性或囊性感，无压痛，触不到睾丸或附睾。透光试验阳性。B超检查呈液性暗区。

2. 交通性鞘膜积液：站立位时阴囊肿大，卧位时积液流入腹腔、睾丸可触及。

== 考点串讲 ==

鞘膜积液主要有睾丸鞘膜积液和精索鞘膜积液。

1. 病因　鞘膜的分泌与吸收功能失去平衡，分泌过多或吸收过少。

2. 临床分型

（1）睾丸鞘膜积液：最多见的一种。可分为原发性和继发性，前者原因不明，后者由炎症、外伤、肿瘤和丝虫病等引起，积液可为浑浊、血性或乳糜状。

（2）精索鞘膜积液。

（3）睾丸、精索鞘膜积液（婴儿型）。

（4）交通性鞘膜积液（先天性）。

3. **临床表现**　一侧鞘膜积液多见，表现为阴囊内有囊性肿块，呈慢性无痛性逐渐增大。积液量多时可有阴囊下坠、胀痛和牵扯感。巨大的睾丸鞘膜积液时，阴茎缩入包皮内，影响排尿、行走和劳动。

4. **诊断与鉴别诊断（2017）**　睾丸鞘膜积液呈球形或卵圆形，表面光滑，有弹性或囊性感，无压痛，触不到睾丸或附睾。透光试验阳性。B超呈液性暗区，有助于与睾丸肿瘤和腹股沟斜疝等鉴别，精索囊肿常位于腹股沟或睾丸上方，积液的鞘膜囊与睾丸有明显分界。交通性鞘膜积液，站立位时阴囊肿大，卧位时积液流入腹腔，鞘膜囊缩小或消失，睾丸可触及（2002）。

5. **治疗**

（1）非手术治疗：用于婴幼儿、成年人的鞘膜积液少时。

（2）睾丸鞘膜翻转术：适用于积液量多，体积大伴明显症状者。

经典试题

鞘膜积液常见类型哪项不正确

A. 睾丸鞘膜积液

B. 交通性鞘膜积液

C. 睾丸、精索鞘膜积液

D. 精索鞘膜积液

E. 混合型鞘膜积液

参考答案：E。

第18单元　急性肾衰竭

重点提示

掌握少尿期、多尿期、恢复期的临床表现和治疗。重点为少尿期。

1. **少尿期表现**：尿量＜400 ml/d。肌酐、尿素氮升高；水、钠潴留；代谢性酸中毒；高钾血症；低钠血症和低氯血症；低钙血症与高磷血症等。

2. **高钾血症治疗**：①限制钾摄入。②离子交换树脂口服。③10%葡萄糖酸钙溶液 10～20ml 稀释后静脉注射。④5%碳酸氢钠（或 11.2%乳酸钠溶液）100～200ml 静脉滴注。⑤葡萄糖/胰岛素缓慢静脉滴注。⑥透析疗法。

考点串讲

1. **分类**　广义的急性肾衰竭可分为肾前性、肾性和肾后性（2008）。狭义的急性肾衰竭是指急性肾小管坏死。

2. **临床表现**

（1）少尿期：尿量常明显减少，出现系统症状。①一般 7～14 天，少数＜7 天或＞4 周。②尿量＜400 ml/d。③全身各系统症状。④水、电解质和酸碱平衡紊乱；进行性氮质血症；肌酐、尿素氮升高；水、钠潴留；代谢性酸中毒；高钾血症（2007、2003、2002）；低钠血症和低氯血症；低钙血症与高磷血症（2005）。

（2）多尿期：①尿量增多，3000～5000ml/d 以上，常持续 1～3 周，以后尿量慢慢正常。②多尿早期可有高钾，Cr、BUN 升高。③多尿晚期低钾、低钠、失水。

（3）恢复期：①各种并发症仍可存在。②肾小球滤过功能比肾小管功能恢复快。③少数肾功能损伤严重，可致永久性损害。

3. **治疗**

（1）纠正可逆的病因，预防肾继续损伤：补足血容量，抗休克，治疗心力衰竭，控制感染，清除肾毒性物质（高钙、高尿酸、肌红蛋白、血红蛋白等），避免使用肾毒性药物。

（2）维持体液平衡：以"量出为入"原则进行补液。

（3）饮食和营养治疗：保证足够能量和热量。

（4）高钾血症治疗：血钾高于 6.5mmol/L，心电图表现为 QRS 波明显增宽时，应给予紧急处理（2005）。主要处理措施：①限制钾摄入。②离子交换树脂口服。③10%葡萄糖酸钙溶液 10～20ml 稀释后静脉注射。④5%碳酸氢钠（或 11.2%乳酸钠溶液）100～200ml 静脉滴注。⑤葡萄糖/胰岛素缓慢静脉滴注。⑥透析疗法。

（5）纠正代谢性酸中毒：应及时处理，如 HCO_3^-<15mmol/L，可以选用 5%碳酸氢钠 100～250ml 静脉滴注，严重者采用透析治疗。

（6）使用抗生素控制感染。

（7）纠正心力衰竭。

（8）透析疗法（2016）：出现下列情况者应透析治疗。①急性左侧心力衰竭或容量负荷过重。②高钾血症>6.5mmol/L。③酸中毒，HCO_3^-<13mmol/L。④血 Cr>442μmol/L。⑤高分解代谢。⑥尿毒症性脑病。⑦尿毒症性心包炎。

（9）多尿期治疗：①维持水、电解质及酸碱平衡。②预防并发症。③透析至血 Cr<354μmol/L（4mg/dl），并稳定。

（10）恢复期治疗：定期随访肾功能。

=== 经典试题 ===

急性肾衰竭少尿、无尿期治疗最应注意的是　　C．要治疗并发症
A．高蛋白质、高热量、少盐饮食　　D．注意血压
B．纠正高血钾及补液的量　　E．心力衰竭
参考答案：B。

第 19 单元　慢性肾衰竭

=== 重点提示 ===

1．慢性肾衰竭临床表现：一般为低钠血症、高钾血症；低钙、高磷血症；代谢性酸中毒；肾性骨营养不良；肾性贫血（肾脏分泌EPO减少）；肺炎（蝴蝶翼）；心力衰竭、心包炎等。

2．慢性肾衰竭肾功能恶化的诱因：血容量不足最常见。

3．慢性肾衰竭透析指征：血尿素氮>28.5mmol/L，血肌酐>707μmol/L，有明显代谢性酸中毒、高钾血症及尿少导致水潴留、心力衰竭者均是开始透析治疗的参考指标。

=== 考点串讲 ===

1．分期　见表4-1。

表4-1　慢性肾功能不全的临床分期

分　期	GFR	血肌酐（μmol/L）	症　状
肾储备能力下降期	减少至正常的 50%～80%	正常	无症状
氮质血症期	减少至正常的 25%～50%（2008）	升高，但<450	无症状或有轻度贫血、多尿、夜尿
肾衰竭期	减少至正常的 10%～25%	450～707	贫血明显，水、电解质平衡紊乱
尿毒症期（2000）	减少至正常的 10%以下	>707	有明显酸中毒，贫血和全身各系统表现

2．肾功能恶化的诱因（2003、2005）　容量不足最常见。

3. 临床表现

（1）水、电解质及酸碱平衡失调的表现

①水：水肿或脱水。

②钠：一般为低钠血症。补液不当可致高钠血症。一般不必严格限制钠入量。

③钾：多有血钾增高。

④代谢性酸中毒：均有不同程度的代谢性酸中毒。

⑤低钙、高磷血症：为尿毒症的特征性电解质紊乱。

（2）消化系统：胃肠道是最早、最常见的症状（2007）。通常表现为厌食（食欲缺乏最早）、恶心、呕吐、腹胀，舌、口腔溃疡，口腔有氨臭味，上消化道出血等。

（3）心血管系统：是肾衰竭最常见的死因（2007）。包括高血压、心力衰竭、心包炎、动脉粥样硬化。

（4）血液系统：贫血，EPO 减少为主要原因（2002）。其他有出血倾向、白细胞异常。

（5）神经肌肉系统表现为疲乏、失眠、性格改变、肌肉兴奋性增加等。

（6）肾性骨营养不良：表现为纤维性骨炎、尿毒症骨软化症、骨质疏松症和骨硬化症。

（7）呼吸系统：酸中毒时呼吸深而长；还可以有尿毒症性支气管炎、肺炎（蝴蝶翼）、胸膜炎等。

（8）内分泌系统

①肾脏分泌 EPO 减少，导致肾性贫血；分泌活性维生素 D_3 减少导致肾性骨病。

②甲状腺功能减退。

③女性雌激素水平降低，导致性功能减退。

（9）代谢紊乱

①体温过低：基础代谢率常下降。

②糖代谢异常：普通患者的糖耐量减低；糖尿病病人的胰岛素用量要减少（降解减少）。

③脂代谢异常：TC 正常，TG、LDL、VLDL 升高，HDL 降低，透析不能纠正，慢性透析患者多过早地发生动脉硬化。

④高尿酸血症。

（10）其他：尿毒症面容。

4. 诊断　临床医师应当十分熟悉 CRF 患者的病史特点，仔细询问病史和查体，并及时做必要的实验室检查，以尽早明确诊断，防止 CRF 的误诊。要重视肾功能的检查，也要重视血电解质矿物质（K、Na、Cl、Ca、P 等）、动脉血液气体分析、影像学等检查。

5. 治疗

（1）非透析治疗

①治疗原发病和纠正使肾衰竭恶化因素。

②延缓慢性肾衰竭的发展：应在慢性肾衰竭的早期进行。限制蛋白质饮食（2003），补充足够的能量与热量，增加各种维生素和必需氨基酸的摄入；控制全身性和（或）肾小球内高压力，首选 ACEI 或 ARB 类降血压药。

（2）对症治疗

①维持水、电解质平衡。

②心血管系统和肺

高血压：降压药同一般高血压，首选 ACEI，但应慎防高钾血症。务必将血压降至 130/80mmHg以下，如尿蛋白＞1g/d，则要降至 125/75mmHg 以下。降压不宜过快、过低。

心力衰竭：同一般心力衰竭，必要时做透析超滤。

尿毒症性心包炎、肺炎：应积极透析。

心脏压塞：应急做心包穿刺或心包切开。

③血液系统：主要是治疗贫血。重组人促红细胞生成素（简称EPO）治疗效果显著（2006）。应注意补充造血原料。可多次少量输血。

④钙磷平衡失调和肾性骨营养不良征：继发甲状旁腺功能亢进者应积极限磷饮食和使用肠道磷集合药物。肾性骨病者可用骨化三醇[1,25(OH)$_2$D$_3$]（2002、2009）。

⑤消化系统：上消化道出血按常规处理。

⑥并发感染的治疗：在疗效相近的情况下，应选肾毒性最小的药物，剂量需调整。

6. 透析指征　目前，多主张当肌酐清除率降低至10ml/分左右时，可开始慢性血液透析。血尿素氮＞28.5mmol/L，血肌酐＞707μmol/L，有明显代谢性酸中毒、高钾血症及尿少导致水潴留、心力衰竭者均是开始透析治疗的参考指标（2004、2006、2014）。常用的透析疗法有血液透析、腹膜透析和肾移植。

经典试题

1. 慢性肾炎患者，近来少尿，嗜睡，血压190/110mmHg，BUN40mmol/L，CO$_2$CP12mmol/L，血钾7.4mmol/L，血钙2.1mmol/L，心电图：T波高尖。今日突发抽搐，意识丧失，心搏骤停而死亡。其死亡原因是

A. 代谢性酸中毒

B. 低钙血症

C. 高钾血症

D. 尿毒症性脑病

E. 心功能不全

（2~3题共用备选答案）

A. 钠型阳离子交换树脂

B. 氢氧化铝凝胶

C. 叶酸

D. 碳酸氢钠

E. 血液透析

2. 慢性肾功能不全高血钾最好用

3. 慢性肾功能不全代谢性酸中毒最好用

参考答案： 1. C。2. E。3. D。

第5章　血液系统

=== **本章重点** ===

血液系统疾病的出题量在执业助理医师考试中占有一定的比例，属于必考内容。其中重点掌握的内容包括：①贫血的分类，缺铁性贫血的病因、临床表现、实验室检查及治疗，再生障碍性贫血的分型、各型的临床表现及治疗，溶血性贫血的发病机制和临床表现，自身免疫性溶血性贫血的分型；②急性白血病的分型、临床表现、血象和骨髓象、细胞化学染色和治疗，慢性粒细胞白血病的临床表现、分期和治疗，骨髓增生异常综合征的分型；③出血型疾病的常用检查和临床意义、过敏性紫癜的病因、ITP的病因、临床表现和治疗；④输血的适应证，成分输血的优点，常用的血液成分特性及输血的不良反应。

第1单元　贫血概述

=== **重点提示** ===

本单元近贫血分类是重点，包括按病因、按细胞大小和贫血程度的分类标准。考生一定要重点掌握。

贫血分类①大细胞性贫血：MCV＞100fl，MCH＞34pg，MCHC 32%～35%。如巨幼细胞性贫血。②正常细胞性贫血：MCV 80～100fl，MCH 27～34pg，MCHC 32%～35%。如急性失血性贫血、再生障碍性贫血。③单纯小细胞性贫血：MCV＜80fl，MCH＜27pg，MCHC 32%～35%。如肝病、尿毒症等慢性病贫血。④小细胞低色素性贫血：MCV＜80fl，MCH＜27pg，MCHC＜32%。如缺铁性贫血、珠蛋白生成障碍性贫血、铁粒幼细胞性贫血。

=== **考点串讲** ===

一、概念

1. 定义　单位体积血液中的血红蛋白水平、红细胞计数及血细胞比容低于可比人群正常值的下限。

2. 标准（海平面）（2008）

（1）成年男性：Hb＜120g/L，RBC＜$4.5×10^{12}$/L，HCT＜0.42。

（2）成年女性：Hb＜110g/L，RBC＜$4.0×10^{12}$/L，HCT＜0.37（2002）。

（3）孕妇：Hb＜100g/L，HCT＜0.30。

二、分类

1. 按红细胞形态学分类

（1）大细胞性贫血：MCV＞100fl，MCH＞34pg，MCHC 32%～35%。如巨幼细胞性贫血、恶性贫血。

（2）正常细胞性贫血：MCV 80～100fl，MCH 27～34pg，MCHC 32%～35%。如急性失血性贫血、再生障碍性贫血、多数溶血性贫血（2001）。

（3）小细胞性贫血：MCV＜80fl，MCH＜27pg，MCHC 32%～35%。如炎症、肝病、尿毒症等慢性病性贫血。

（4）小细胞低色素性贫血：MCV＜80fl，MCH＜27pg，MCHC＜32%。如缺铁性贫血、珠蛋白生成障碍性贫血、铁粒幼细胞性贫血（2007、2008）。

2. **按病因和发病机制分类**

（1）红细胞生成减少：再生障碍性贫血、白血病、缺铁性贫血。

（2）红细胞破坏增加：溶血性贫血。

（3）失血：急慢性失血性贫血。

3. **按贫血程度分类**

（1）轻度：Hb>90g/L。

（2）中度：60g/L<Hb<90g/L。

（3）重度：30g/L<Hb<60g/L。

（4）极重度：Hb<30g/L。

三、临床表现（2017）

1. **一般表现**　皮肤黏膜苍白、疲乏无力、头晕耳鸣、月经紊乱、多尿、食欲缺乏、腹泻、便秘等。

2. **特殊表现**　反甲或匙状甲（缺铁性贫血）（2015）、Plummer-Vinson 综合征（缺铁性贫血）、异食癖（缺铁性贫血）、"镜面舌"或"牛肉舌"（巨幼细胞性贫血、恶性贫血）、感觉异常（巨幼细胞性贫血、恶性贫血）、黄疸（溶血性贫血）、血红蛋白尿（溶血性贫血）。

四、诊断

1. **血常规及网织红细胞计数**　血常规可以提示贫血的分类，网织红细胞计数升高提示骨髓红系造血旺盛，见于溶血性贫血；网织红细胞计数减低提示骨髓红系造血低下，见于再生障碍性贫血。

2. **尿、粪常规**　血红蛋白尿见于溶血性贫血；血尿见于泌尿系统疾病或凝血功能异常所致出血；粪便隐血阳性见于消化道出血。

3. **骨髓**　溶血性贫血骨髓红细胞增生旺盛；再生障碍性贫血造血活性低下，非造血细胞增多；白血病可见白血病细胞比例升高，正常造血受抑；缺铁性贫血细胞内外铁减少或消失。

五、治疗原则

1. 寻找病因。

2. 输血用于 Hb<60g/L 时。

3. 补充造血物质：缺铁性贫血补充铁剂；巨幼细胞性贫血补充叶酸和维生素 B_{12}（2007）。

4. 促红细胞生成素或雄激素：促红细胞生成素对肾性贫血及某些慢性病贫血有效（2015），雄激素可以刺激造血，对部分慢性再生障碍性贫血有效（2007）。

5. 免疫抑制药、激素、环孢素等治疗溶血性贫血、再生障碍性贫血等与免疫有关的贫血。

6. 异基因造血干细胞移植用于遗传性贫血或再生障碍性贫血。

7. 脾切除用于溶血性贫血、脾功能亢进、遗传性球形红细胞增多症、遗传性椭圆形红细胞增多症。

━━━━━━ **经典试题** ━━━━━━

1. 贫血的定义是外周血液单位体积中

A. 红细胞数低于正常

B. 血细胞比容低于正常

C. 红细胞数及血红蛋白量低于正常

D. 红细胞数、血红蛋白量和血细胞比容低于正常

E. 循环血液量较正常者减少

2. 根据病因及发病机制贫血可分为

A. 红细胞生成减少、造血功能不良两类

B. 红细胞生成减少、造血功能不良及红细胞破坏过多三类

C. 红细胞生成减少、红细胞破坏过多及失血三类

D. 红细胞生成减少，溶血、失血、再生障碍

性及缺铁性五类

E. 红细胞生成减少、红细胞过度破坏、失血及造血功能不良四类

（3～5 题共用备选答案）

A. 大细胞性贫血

B. 正细胞性贫血

C. 小细胞正色素贫血

D. 小细胞低色素贫血

E. 大细胞低色素贫血

3. 缺乏叶酸、维生素 B_{12} 所致的贫血是

4. 缺铁性贫血是

5. 再生障碍性贫血是

参考答案：1. D。2. D。3. A。4. D。5. B。

第 2 单元　缺铁性贫血

═══ 重点提示 ═══

本单元出题重点集中在实验室检查，主要涉及形态学特点和铁代谢检查。补铁治疗是另一重点，尤其是口服铁剂的选择、疗效观察的指标及停药指征。出题形式多样。

治疗：①口服铁剂：宜选用二价铁盐，如硫酸亚铁、琥珀酸亚铁、葡萄糖酸亚铁及富马酸亚铁。疗程一般应在血红蛋白恢复正常后再服用 3～6 个月。②注射铁剂：如患者不能口服和不能忍受口服铁剂的胃肠道反应，或持续失血一时不易控制时，可用肌内或静脉注射铁剂。所需注射的总剂量（mg）= [150 - 患者血红蛋白（g/L）] × 体重（kg）× 0.3，分次使用。

═══ 考点串讲 ═══

一、铁代谢

1. 来源　动物食品（2012）。

2. 吸收　十二指肠和空肠上段。

3. 转运　与转铁蛋白结合。

4. 储存　铁蛋白和含铁血黄素。

二、病因及发病机制（2016）

1. 铁丢失过多　慢性失血为主要原因（2003），常见于消化性溃疡、痔、月经紊乱等。

2. 铁摄入减少　偏食、吸收障碍、胃肠道疾病。

3. 铁需要量增加　妊娠、哺乳、婴幼儿。

三、临床表现

1. 一般表现　皮肤黏膜苍白、头晕、乏力、心悸、食欲缺乏等。

2. 特殊表现　反甲或匙状甲、Plummer-Vinson 综合征、异食癖、发育迟缓、智力低下。

四、实验室检查

1. 小细胞低色素性贫血（2017），MCV<80fl，MCH<26pg，MCHC<31%。红细胞中心淡染区扩大。（2003）。

2. 血清铁蛋白（SF）<12μg/L。

3. 血清铁（SI）<8.95μmol/L（50μg/dl），总铁结合力（TIBC）>64.44μmol/L（360μg/dl），转铁蛋白饱和度（TS）<15%（2000、2008、2012）。

4. 骨髓涂片铁染色显示骨髓小粒或团块中可染铁（细胞外铁）消失，铁粒幼红细胞（细胞内铁）少于15%，诊断缺铁性贫血的可靠指标（2001、2004）。

五、诊断及鉴别诊断

（一）诊断结合病史、体格检查、实验室检查（2016）

1. **缺铁**　血清铁正常，血清铁蛋白降低，骨髓铁储备减少。

2. **缺铁性红细胞生成**　铁储备耗竭，转铁蛋白饱和度降低，红细胞游离原卟啉升高，血红蛋白正常。

3. **缺铁性贫血**　血红蛋白降低。

（二）鉴别诊断

1. **珠蛋白生成障碍性贫血**　有家族史，脾大，外周血见靶形红细胞，血红蛋白电泳见异常血红蛋白带，血清铁和转铁蛋白饱和度不降低。

2. **慢性病性贫血**　多为正常细胞正常色素性贫血，总铁结合力不增加，铁蛋白增加，骨髓铁粒幼细胞减少，但巨噬细胞内铁增加。

3. **铁粒幼细胞贫血**　血清铁和铁蛋白升高，骨髓铁粒幼细胞增多，并有特征性环形铁粒幼细胞＞15%。

六、治疗

（一）治疗基础疾病

治疗慢性胃炎、痔、月经紊乱等。

（二）补充铁剂

1. **口服铁剂**　宜选用二价铁盐，如硫酸亚铁、琥珀酸亚铁、葡萄糖酸亚铁及富马酸亚铁。服用铁剂后，网织红细胞首先升高，7~10天达高峰。血红蛋白多在治疗2周后开始升高，1~2个月恢复正常。疗程一般应在血红蛋白恢复正常后再持续服用4~6个月（2003）。

2. **注射铁剂**　如患者不能口服和不能忍受口服铁剂的胃肠道反应，或持续失血一时不易控制时，可用肌内或静脉注射铁剂。用前应计算所需注射的总剂量。所需注射的总剂量（mg）＝[150－患者血红蛋白（g/L）]×体重（kg）×0.3，分次使用（2003、2007）。

━━━━━━━━━━━ **经典试题** ━━━━━━━━━━━

1. 体内缺铁初期即潜伏前期的最早最可靠的诊断依据是
A. 典型小细胞低色素性贫血血象
B. 血清总铁结合力增高
C. 血清铁减低
D. 骨髓储存铁减少或缺乏
E. 血清转铁蛋白饱和度下降

2. 缺铁性贫血的改变顺序是
A. 低血清铁→骨髓储存铁减少→贫血
B. 低血清铁→贫血→骨髓储存铁减少
C. 骨髓储存铁减少→贫血→低血清铁
D. 贫血→骨髓储存铁减少→低血清铁
E. 骨髓储存铁减少→低血清铁→贫血

3. 下列哪项结果诊断缺铁性贫血最有意义
A. 红细胞平均体积降低

B. 红细胞平均血红蛋白浓度降低
C. 红细胞平均直径变小
D. 血清铁降低
E. 骨髓象幼红细胞增生活跃

4. 贫血病人，血红蛋白50g/L，血细胞比容20%，白细胞$4.8×10^9$/L，网织红细胞2%，红细胞平均体积66fl，MCHC（红细胞平均血红蛋白浓度）24%，血小板$120×10^9$/L，最可能的诊断是
A. 甲状腺功能减退所致贫血
B. 再生障碍性贫血
C. 溶血性贫血
D. 缺铁性贫血
E. 巨幼红细胞性贫血

参考答案： 1. D. 2. E. 3. D. 4. D.

第 3 单元 再生障碍性贫血

重点提示

本单元出题重点集中在再生障碍性贫血的诊断,包括体格检查、外周血象和骨髓象的特点。可结合病例分析。其次是治疗,慢性再生障碍性贫血的首选治疗要重点掌握。

1. 病因:化学因素(药物、杀虫剂、除草剂等最常见);物理因素(γ射线或 X 线等高能射线);生物因素(肝炎病毒、EB 病毒、微小病毒、巨细胞病毒等)。

2. 发病机制:造血干细胞缺陷;造血微环境缺陷和造血生长因子异常;免疫功能紊乱。$CD8^+T$ 细胞比例升高,IFN-γ、IL-2 及 TNF-α 等造血负调节因子水平升高。

考点串讲

一、病因及发病机制

(一)病因

1. 化学因素 药物、杀虫剂、除草剂等最常见(2000、2001)。
2. 物理因素 γ射线或 X 线等高能射线。
3. 生物因素 肝炎病毒、EB 病毒、微小病毒、巨细胞病毒等。

(二)发病机制

1. 造血干细胞缺陷(2007、2017)。
2. 造血微环境缺陷和造血生长因子异常。
3. 免疫功能紊乱。$CD8^+T$ 细胞比例升高,IFN-γ、IL-2 及 TNF-α 等造血负调节因子水平升高(2008)。

二、临床表现

(一)分型(国内分型)

1. 慢性再生障碍性贫血 网织红细胞>1.0%,中性粒细胞>0.5×10^9/L,血小板>20×10^9/L。
2. 重型再生障碍性贫血 I 型 网织红细胞<1.0%,中性粒细胞<0.5×10^9/L,血小板<20×10^9/L(2017)。
3. 重型再生障碍性贫血 II 型 血象同重型再障 I 型。由慢性再生障碍性贫血发展而来。

(二)发病形式

慢性再生障碍性贫血进展缓慢,重型再生障碍性贫血由急性或慢性再生障碍性贫血发展而来。

(三)临床症状

1. 贫血 头晕、视力减退、乏力、面色苍白和心悸等。
2. 感染 常见呼吸道、口腔、胃肠道和皮肤软组织感染,严重时可有败血症(2008)。
3. 出血 皮肤、黏膜出血,妇女常有月经量过多。严重时可有内脏出血。

三、实验室检查(2013)

1. 血常规 全血细胞减少。网织红细胞绝对值减少(2003)。
2. 骨髓象 骨髓增生减低或重度减低,巨核细胞明显减少或缺如。骨髓小粒非造血细胞及脂肪细胞增多(2004)。骨髓活检优于骨髓穿刺,表现为骨髓脂肪变,造血面积减少(<25%)。

四、诊断与鉴别诊断(2014)

(一)诊断(2016)

1. 全血细胞减少。

2. 骨髓增生不良。

3. 一般无肝、脾或淋巴结肿大。

4. 除外其他导致全血细胞减少的疾病。

（二）鉴别诊断

1. 阵发性睡眠性血红蛋白尿　血红蛋白尿发作，酸溶血试验（Ham 试验）阳性，尿 Rous 试验阳性，CD55、CD59 缺乏（2001）。

2. 骨髓增生异常综合征　外周可有一系或两系血细胞减少，骨髓增生活跃，原始细胞比例升高，有病态造血。

五、治疗原则

（一）一般支持治疗

1. 祛除可能引起再生障碍性贫血的病因。

2. 控制感染和出血

（1）小剂量多次成分输血（2009）。

（2）造血细胞因子：G-CSF 5～10μg/（kg·d），皮下注射，每周 3 次；EPO 100～150U/（kg·d），皮下注射，每周 3 次。

（3）静脉滴注大剂量免疫球蛋白：0.4～1g/（kg·d），用 3～5 天。

（二）慢性再生障碍性贫血

1. 雄激素　首选药物。具有刺激造血作用，疗程不应短于 6 个月。司坦唑醇 2mg 或十一酸睾酮 40mg，口服，每天 3 次。不良反应常见，如男性化与肝功能异常等（2003、2007）。

2. 环孢素（与雄激素合用或单用）　剂量 3～5mg/（kg·d），疗程至少 3 个月。

（三）重型再生障碍性贫血（2017）

1. 异基因骨髓移植或外周血干细胞移植为首选（2002）。

2. 抗胸腺球蛋白（ATG）或抗淋巴细胞球蛋白（ALG），2～5mg/（kg·d），用 5 天，或 10～15mg/（kg·d），用 5 天。不良反应有过敏反应和血清病。

3. 环孢素，剂量 3～5mg/（kg·d），疗程至少 3 个月。

━━━━━ 经典试题 ━━━━━

1. 再生障碍性贫血最主要的诊断依据是

A. 全血细胞减少，有出血或感染表现

B. 网织红细胞减少

C. 骨髓增生不良

D. 肝、脾淋巴结不肿大

E. 铁剂、叶酸治疗无效

2. 再生障碍性贫血的病理改变哪项是正确的

A. 全身红髓容量增多

B. 呈离心性损害

C. 组织切片可见造血细胞每平方毫米的数目减少

D. 全身淋巴组织轻度增生

E. 超微结构无明显异常

3. 下列哪项不符合再生障碍性贫血

A. 发热、贫血、出血倾向

B. 骨髓增生低下

C. 红系、白系、血小板有二系以上减少

D. 无淋巴结肿大

E. 偶见局灶巨核细胞增多

4. 下列哪种疾病，骨髓巨核细胞减少

A. 血友病

B. 缺铁性贫血

C. ITP

D. 急慢性再生障碍性贫血

E. 巨幼细胞贫血

参考答案：1. C。2. C。3. E。4. D。

第 4 单元 白 血 病

=== **重点提示** ===

本单元内容非常重要。题量很大。发病机制、临床表现、辅助检查和治疗均需全面、熟练掌握。

1. 急性白血病临床表现：①出血：血小板减少为主要原因。②贫血：正常红细胞增生受抑所致，为正常细胞性贫血。③淋巴结和肝、脾大：急性淋巴细胞白血病多见。④中枢神经系统：中枢神经系统白血病以急性淋巴细胞白血病最常见，表现为头痛、恶心、呕吐、颈项强直，脑脊液压力增高，可见白血病细胞。常发生于缓解期，为主要复发根源。⑤口腔和皮肤：急性单核细胞白血病和急性粒单核细胞白血病易见牙龈肿胀、增生。

2. 治疗：急性淋巴细胞白血病化疗：VP 方案、VDP 方案、VLP 方案、VDLP 方案为一线诱导缓解方案。

3. 慢性粒细胞白血病临床表现：脾明显增大，胸骨压痛，肝亦可增大。中性粒细胞碱性磷酸酶积分减低或为 0。

=== **考点串讲** ===

概述：白血病是一类造血干细胞的克隆性疾病。其克隆中的白血病细胞失去进一步分化成熟的能力而停滞在细胞发育的不同阶段。根据白血病细胞的成熟程度和自然病程，将白血病分为急性白血病和慢性白血病。

一、急性白血病

（一）FAB 分型和 MICI 分型

1. FAB 分类

（1）急性非淋巴细胞白血病

①M_0（急性髓性白血病微分化型）：原始细胞在光镜下类似 L_2 型细胞，核仁明显。

②M_1（急性粒细胞白血病未分化型）：未分化原粒细胞占骨髓非红系细胞的 90% 以上。

③M_2（急性粒细胞白血病部分分化型）：原粒细胞占骨髓非红系细胞的 30%～89% 或以上，早幼粒细胞以下阶段 >10%。

④M_3（急性早幼粒细胞白血病）：早幼粒细胞占骨髓非红系细胞的 30% 以上。

⑤M_4（急性粒单核细胞白血病）：原始和早幼粒细胞占骨髓非红系细胞的 20% 以上，且原幼单核细胞和单核细胞占骨髓非红系细胞的 20% 以上。

⑥M_5（急性单核细胞白血病）：原幼单核细胞占骨髓非红系细胞的 30% 以上。

⑦M_6（急性红白血病）：红细胞系 >50%，原粒细胞或原幼单核细胞占骨髓非红系细胞的 30% 以上。

⑧M_7（急性巨核细胞白血病）：原始巨核细胞 30% 以上。

（2）急性淋巴细胞白血病

①L_1：原幼淋巴细胞以小细胞为主。

②L_2：原幼淋巴细胞以大细胞为主，大小不一。

③L_3：原幼淋巴细胞以大细胞为主，大小较一致。

2. MICM 分型（形态学、免疫学、细胞遗传学、分子生物学分型） 见表 5-1。

表 5-1　MICM 分型

白血病类型	染色体异常	受累基因
M₃	t（15;17）（q22;q21）	*PML/RARa*
	t（11;17）（q23;q21）	*PLZF/RARa*
	t（5;17）（q23;q21）	*NPM/RARa*
M₂，M₄	t（8;21）（q22;q22）	*AML₁/ETO*
M₄Eo	inv（16）（p13;q22）	
	t（16;16）（p13;q11）	*CBF　MYH11*
ALL	t（9;22）（q34;q11）	*BCR/ABL*
	t（v;11q23）	*MLL* 重排
	t（1;19）（q23;p13）	*PBX/E2A*
	t（12;21）（p13;q22）	*ETV/CBF*

（二）临床表现

1. 正常细胞增生受抑

（1）感染：呼吸道感染最常见。革兰阴性菌为最常见致病菌。

（2）出血：血小板减少为主要原因。急性早幼粒细胞白血病易并发 DIC（2002、2009、2017）。颅内出血为主要死亡原因。

（3）贫血：正常红细胞增生受抑所致，为正常细胞性贫血。

2. 白血病细胞浸润症状

（1）淋巴结和肝、脾大：急性淋巴细胞白血病多见。纵隔淋巴结大多见于 T 细胞白血病。

（2）骨痛：胸骨中下段压痛，为特异性体征。

（3）眼部：粒细胞白血病形成粒细胞肉瘤或绿色瘤。

（4）中枢神经系统：中枢神经系统白血病以急性淋巴细胞白血病最常见（2002、2003、2004、2017），表现为头痛、恶心、呕吐、颈项强直，脑脊液压力增高，可见白血病细胞（2000）。常发生于缓解期，为主要复发根源。

（5）睾丸：单侧无痛性肿大，常发生于缓解期。为仅次于中枢神经系统的复发根源。

（6）口腔和皮肤：急性单核细胞白血病和急性粒单核细胞白血病易见牙龈肿胀、增生；斑丘疹或皮肤粒细胞肉瘤。

（三）实验室检查

1. 血常规和骨髓象特征

（1）血常规白细胞多增多，亦可正常或减少，幼稚细胞占 30%以上。为正常细胞性贫血。血小板减少。

（2）骨髓象骨髓多增生活跃，原始和（或）幼稚细胞占 30%以上（2004）。白血病性原始细胞形态异常。Auer 小体多见于急性粒细胞白血病，亦可见于急性单核细胞白血病和急性粒单核细胞白血病，不见于急性淋巴细胞白血病。正常造血受抑。骨髓穿刺是诊断急性白血病的确诊依据（2007）。

2. 细胞化学染色

（1）过氧化物酶染色（POX）：阳性可见于急性粒细胞白血病和急性单核细胞白血病。

（2）糖原染色（PAS）：急性淋巴细胞白血病表现为成块或颗粒状；急性粒细胞白血病表现为弥漫性淡红色；急性单核细胞白血病表现为颗粒细而散在。

（3）非特异性酯酶染色（NSE）：阳性可见于急性粒细胞白血病和急性单核细胞白血病，其中急性粒细胞白血病不能被氟化钠抑制，急性单核细胞白血病可被氟化钠抑制（2002、2007）。

（4）碱性磷酸酶（ALP/NAP）：急性淋巴细胞白血病积分升高；急性粒细胞白血病积分减少或

阴性；急性单核细胞白血病积分正常或增加。

（四）诊断及鉴别诊断

1. 诊断（2014） 根据发热、出血、贫血的临床表现，肝、脾、淋巴结大及胸骨压痛的体征，全血细胞减少的外周血象，原始细胞增多的骨髓象不难诊断。

2. 鉴别诊断

（1）骨髓增生异常综合征：骨髓原始细胞<20%，有病态造血。

（2）类白血病反应：可找到感染灶，抗感染治疗有效。多无贫血和血小板减少。骨髓无异常增多的原始细胞。

（3）再生障碍性贫血：一般无肝、脾、淋巴结大。多部位骨髓增生低下，无异常增多的原始细胞。

（4）传染性单核细胞增多症：外周血出现大量异形淋巴细胞。血清嗜异性凝集抗体阳性，病程短，可自愈。

（五）治疗原则

1. 化疗

（1）原则：早期、联合、充分、间歇、分阶段。包括诱导缓解、巩固缓解和维持治疗。注意观察化疗药物的不良反应，如恶心、呕吐、脱发、骨髓抑制、肝肾毒性等。其中长春新碱易导致肢体远端感觉麻木；柔红霉素常见心脏毒性；门冬酰胺酶可致凝血因子合成减少、胰腺炎、高血糖等；大剂量环磷酰胺导致出血性膀胱炎；全反式维 A 酸引起分化综合征（发热、高白细胞、呼吸短促、低氧血症、胸腔或心包积液）等。

（2）急性淋巴细胞白血病化疗：VP 方案、VDP 方案、VLP 方案、VDLP 方案为一线诱导缓解方案（2009）。大剂量甲氨蝶呤用于巩固缓解。缓解时行中枢神经系统白血病预防性治疗。

（3）急性非淋巴细胞白血病化疗

①急性早幼粒细胞白血病：全反式维 A 酸或三氧化二砷诱导缓解，后联合化疗或与全反式维 A 酸交替巩固缓解。并发 DIC 时可应用肝素并补充凝血因子。

②其他类型急性非淋巴细胞白血病：DA 或 HA 为一线诱导缓解方案，缓解后原方案巩固 4～6 个疗程或以中大剂量阿糖胞苷为主的强化治疗。每 1～2 个月化疗 1 次，共 1～2 年。

（4）中枢神经系统白血病的治疗

①预防：急性淋巴细胞白血病缓解后预防性鞘内注射甲氨蝶呤，每次 10mg，每周 2 次，共 3 周。

②治疗：出现中枢神经系统症状、颅内压增高、脑脊液见白血病细胞可确诊中枢神经系统白血病。甲氨蝶呤 10～15mg/次，每周 2 次，直至症状消失，脑脊液恢复正常，改为 6～8 周 1 次，随全身化疗结束而结束。

（5）睾丸白血病治疗：双侧放疗。

2. 骨髓移植 50 岁以下，有 HLA 匹配的同胞供者应在第一次缓解期内进行（M_3 除外）。

3. 支持治疗

（1）防治感染：粒细胞集落刺激因子促进粒细胞恢复；应用广谱抗生素。

（2）纠正贫血：输血。

（3）控制出血：输注血小板。积极处理 DIC。

（4）营养支持：高蛋白、高热量饮食，维持水、电解质平衡。

（5）防治尿酸性肾病：碱化尿液，注意水化，抑制尿酸合成。

二、慢性粒细胞白血病

（一）临床表现和分期、实验室检查

1. 慢性期

（1）临床表现

①无症状或有低热、乏力、多汗、消瘦。

②脾明显增大（2000、2007、2009），胸骨压痛，肝亦可增大。

（2）实验室检查

①白细胞明显增多（＞$100×10^9$/L），分类以中幼粒细胞以下各期粒细胞为主，原粒细胞＜10%，嗜碱粒细胞和嗜酸粒细胞增多。

②血红蛋白一般正常。

③血小板数正常，部分可增高。

④骨髓增生明显至极度活跃，粒系为主，原粒细胞＜10%，红系、巨核系减少，无病态造血。

⑤中性粒细胞碱性磷酸酶积分减低或为0（2007）。

⑥Ph′染色体阳性或阴性，*BCR/ABL*融合基因阳性。

2. 加速期

（1）临床表现

①无症状或有发热、贫血、出血、骨关节肌肉疼痛。

②脾进行性增大。

③原有效药物即使增加药量，疗效不佳。

（2）实验室检查

①嗜碱性粒细胞增多＞20%；外周血或骨髓原始细胞＞10%。

②血红蛋白进行性下降。

③血小板与治疗无关的降低或增高。

④骨髓粒系增生活跃；病态造血现象明显。

⑤中性粒细胞碱性磷酸酶积分正常或增高。

⑥除Ph′染色体以外，出现其他染色体异常。

3. 急性变期

（1）临床表现：上述症状加重，出现髓外白血病细胞浸润，亦可无症状。

（2）实验室检查

①外周血或骨髓原始细胞≥20%或原粒细胞＋早幼粒细胞＞30%（2007）。多数急变为急性髓系白血病，亦可急变为急性淋巴细胞白血病。

②细胞遗传学出现多种染色体异常。

（二）诊断与鉴别诊断

1. 诊断根据　脾明显大，典型的外周血象和骨髓象变化，中性粒细胞碱性磷酸酶积分降低，Ph′染色体和*BCR/ABL*融合基因阳性可做出诊断（2002、2005）。

2. 鉴别诊断

（1）类白血病反应：并发于严重感染、恶性肿瘤等疾病。白细胞多＜$50×10^9$/L，中性粒细胞碱性磷酸酶积分增高（2002、2006），原发病控制后白细胞可降至正常。

（2）骨髓纤维化外周血白细胞大多不超过$50×10^9$/L，易见泪滴样红细胞。中性粒细胞碱性磷酸酶积分正常。Ph′染色体和*BCR/ABL*融合基因阴性。

（三）治疗原则

1. 化疗

（1）羟基脲：首选药物（2002、2003）。特异性抑制S期DNA合成。剂量1～4g/d，分2～3次口服。

（2）白消安烷化剂。

（3）小剂量阿糖胞苷15～30mg/（m^2·d），常与干扰素合用。

2. 生物治疗　干扰素300万U，皮下注射，每周3次或连续应用，持续1年或更长时间。约70%的患者获血液学缓解，30%～40%的患者获细胞遗传学缓解。

3. 甲磺酸伊马替尼　适用于Ph′染色体和*BCR/ABL*融合基因阳性的慢性期、加速期和急变期患者。400～800mg/d，常见不良反应为中性粒细胞和血小板减少，腹泻、肌痛、表皮水肿等。

　4．骨髓移植　慢性期缓解后尽早进行，年龄 45～50 岁以下（2009）。

　5．脾放射　偶用于伴有剧痛的巨脾。

　6．慢性粒细胞白血病急变的治疗　按急性白血病化疗方案治疗，但缓解率低。可行二次骨髓移植。

经典试题

1. 诊断急性白血病的依据主要是
A．全血细胞减少
B．发热、感染、出血严重，肝、脾大
C．外周血可见幼稚细胞
D．骨髓中大量原始细胞增生
E．骨髓增生极度活跃

2. 急性白血病发生贫血的最主要因素是
A．骨髓造血受白血病细胞干扰
B．脾大，破坏红细胞过多
C．化疗后胃肠功能紊乱，营养缺乏
D．严重皮肤黏膜及内脏出血
E．产生抗红细胞抗体

3. 中枢神经系统白血病最常见于
A．急性粒细胞白血病
B．急性淋巴细胞白血病
C．急性单核细胞白血病
D．急性早幼粒细胞白血病
E．慢性粒细胞白血病

4. 急性白血病出血的主要原因是
A．DIC
B．血小板减少
C．纤维蛋白溶解

D．AT-Ⅲ减少
E．小血管被白血病细胞浸润破坏

5. 易发生 DIG 的白血病是
A．AMI-M_1
B．ALI-L_2
C．AMI-M_5
D．AMI-M_3
E．CMIJ-BC

6. 慢粒白血病最突出的特征是
A．粒细胞显著增多，脾明显增大
B．乏力、低热、多汗
C．腹胀、食后饱胀
D．肝大
E．骨痛明显

7. 慢粒白血病下列哪项错误
A．晚期骨髓内纤维组织增多
B．中性粒细胞碱性磷酸酶慢性期增多，急性期下降
C．骨髓中原始细胞<10%，而以中晚幼粒细胞为主
D．血清维生素 B_{12} 浓度增高
E．周围血中性粒细胞百分数增多

参考答案：1．D。2．A。3．B。4．B。5．D。6．A。7．B。

第 5 单元　白细胞减少和粒细胞缺乏

重点提示

本单元主要考查白细胞减少和粒细胞缺乏的病因、临床表现和治疗，熟悉诊断内容。

　1．病因：①中性粒细胞生成缺陷；②中性粒细胞破坏或消耗过多；③中性粒细胞分布异常。

　2．根据中性粒细胞减少的程度可分为轻度≥1.0×10^9／L、中度（0.5～1.0）×10^9／L 和重度<0.5×10^9／L。重度减少者即为粒细胞缺乏。

考点串讲

一、病因

（一）中性粒细胞生成缺陷

1. 生成减少

（1）细胞毒性药物、化学毒物、电离辐射。

（2）影响造血干细胞的疾病如再生障碍性贫血，骨髓造血组织被白血病、骨髓瘤及转移瘤细胞

浸润等。

（3）异常免疫和感染。

2．成熟障碍　维生素 B_{12}、叶酸缺乏或代谢障碍，急性白血病，骨髓增生异常综合征等由于粒细胞分化成熟障碍。

（二）中性粒细胞破坏或消耗过多

1．免疫因素　自身免疫性粒细胞减少、各种自身免疫性疾病（如系统性红斑狼疮、类风湿关节炎、Felty 综合征）及同种免疫性新生儿中性粒细胞减少。

2．非免疫性因素　病毒感染、败血症、脾功能亢进。

（三）中性粒细胞分布异常

1．中性粒细胞转移至边缘池　见于异体蛋白反应、内毒素血症。

2．粒细胞滞留循环池其他部位　血液透析开始后 2～15 分钟滞留于肺血管内；脾大，滞留于脾脏。

二、临床表现

根据中性粒细胞减少的程度可分为轻度≥$1.0×10^9$ / L、中度（0.5～1.0）×10^9 / L 和重度＜$0.5×10^9$ / L。重度减少者即为粒细胞缺乏（2014）。

1．轻度减少的患者多表现为原发病症状。

2．中度和重度减少者易发生感染和出现疲乏、无力、头晕、食欲减退等非特异性症状。常见的感染部位是呼吸道、消化道及泌尿生殖道，可出现高热、黏膜坏死性溃疡及严重的败血症、脓毒血症或感染性休克。

三、诊断

根据血常规检查的结果即可做出白细胞减少、中性粒细胞减少或粒细胞缺乏的诊断。

四、治疗

1．病因治疗：对可疑的药物或其他致病因素，应立即停止接触。继发性减少者应积极治疗原发病。脾功能亢进者可考虑脾切除。

2．防治感染

（1）轻度减少者不需特别的预防措施。

（2）中度减少者减少出入公共场所，并注意保持皮肤和口腔卫生，去除慢性感染病灶。

（3）粒细胞缺乏者应急诊收入院治疗，采取无菌隔离措施，防止交叉感染。

3．重组人粒细胞集落刺激因子和重组人粒细胞-巨噬细胞集落刺激因子。

4．免疫抑制药：自身免疫性粒细胞减少和免疫介导机制所致的粒细胞缺乏可用糖皮质激素等免疫抑制药治疗。

━━━━━━ **经典试题** ━━━━━━

1．下列由于免疫因素引起中性粒细胞减少的是

A．Felty 综合征

B．周期性中性粒细胞减少

C．假性粒细胞减少

D．脾功能亢进所致中性粒细胞减少

E．病毒感染或败血症时的粒细胞减少

2．Felty 综合征引起的中性粒细胞减少的最可

能机制是

A．生成减少

B．成熟障碍

C．免疫性破坏过多

D．非免疫性破坏过多

E．分布异常

参考答案： 1．A。2．C。

第 6 单元　出血性疾病概述

重 点 提 示

本单元不常考。适当了解。
发病机制分类：①血管异常；②血小板异常；③凝血因子异常。

考 点 串 讲

一、发病机制分类

1. 血管异常

（1）先天性：遗传性出血性毛细血管扩张症。

（2）获得性：过敏性紫癜（2005）、单纯性紫癜、机械性紫癜、肾上腺皮质功能亢进、老年性紫癜、感染相关性紫癜等。

2. 血小板异常

（1）血小板数量减少

①先天性：范科尼综合征、Alport 综合征等。

②获得性：再生障碍性贫血、骨髓增生异常综合征、DIC、免疫相关性血小板减少症等。

（2）血小板数量增多：原发性血小板增多症、脾切除术后、急性大量出血、缺铁性贫血等。

（3）血小板功能异常

①先天性：黏附功能障碍-巨血小板综合征等。

②获得性：尿毒症、肝脏疾病、抗血小板药物应用等。

3. 凝血因子异常

（1）先天性：血友病 A、血友病 B；凝血因子 I、II、V、VII、XI、VIII 缺乏；血管性血友病。

（2）获得性：维生素 K 缺乏、肝病、淀粉样变性、肾病综合征、DIC、抗磷脂抗体综合征等。

二、实验室检查

1. 筛选试验

（1）血管异常：出血时间，毛细血管脆性试验。

（2）血小板异常：血小板计数，血块收缩试验，毛细血管脆性试验及 BT。

（3）凝血异常：凝血时间（CT），活化部分凝血活酶时间（APTT），凝血酶原时间（PT），凝血酶原消耗时间（PCT），凝血酶时间（TT）等。

2. 确诊试验

（1）血管异常：毛细血管镜，血 vWF、内皮素-1（ET-1）及 TM 测定等。

（2）血小板异常：血小板数量、形态，平均体积，血小板黏附、聚集功能，PF3 有效性测定，网织血小板、血小板α 颗粒膜蛋白（P 选择素）、直接血小板抗原（GPIIb / IIIa 和 I b / IX）单克隆抗体固相（MAIPA）检测及血栓烷 B_2 测定等。

（3）凝血异常：

①凝血第一阶段：测定 FXII、XI、X、IX、VIII、VII、V 及 TF 等抗原及活性。

②凝血第二阶段：凝血酶原抗原及活性，凝血酶原碎片 1+2（F1+2）测定。

③凝血第三阶段：纤维蛋白原、异常纤维蛋白原、纤维蛋白单体、血（尿）纤维蛋白肽 A（FPA）、FXII抗原及活性测定等。

（4）抗凝异常：①AT 抗原及活性或凝血酶-抗凝血酶复合物（TAT）测定；②PC、PS 及 TM 测定；③FVIII：C 抗体=1910 定；④狼疮抗凝物或心磷脂类抗体测定。

（5）纤溶异常：①鱼精蛋白副凝（3P）试验；②血、尿 FDP 测定；③D -二聚体测定；④纤溶酶原测定；⑤t-PA、纤溶酶原激活物抑制物（PAI）及纤溶酶-抗纤溶酶复合物（PIC）等测定。

三、诊断

通过详细的病史和实验室检查多可明确。

1. 病史和体格检查　见表5-2。

表5-2　出血性疾病的鉴别点

鉴别点	血管或血小板因素所致出血性疾病	凝血障碍所致出血性疾病
皮肤黏膜出血	多见（小，分散）	少见（大，片状）
内脏出血	较少	较多
肌肉出血	少见	多见
关节腔出血	罕见	多见（血友病）
出血诱因	自发性较多	外伤较多
性别	女性较多	男性较多（血友病）
家族史	少有	多有
疾病过程	较短	终身性

2. 实验室检查　包括筛选试验和一些特殊试验（血管壁、血小板和凝血异常等）。

四、治疗原则

1. 病因防治

（1）防治基础疾病，如控制感染，积极治疗肝、胆疾病、肾病，抑制异常免疫反应等。

（2）避免接触、使用可加重出血的物质及药物。

2. 止血治疗

（1）补充血小板和（或）相关凝血因子。

（2）止血药物。收缩血管、增加毛细血管致密度、改善其通透性的药物：卡巴克洛、曲克芦丁、垂体后叶素、维生素 C、维生素 P 及糖皮质激素等；合成凝血相关成分所需的药物：维生素 K_1、维生素 K_3、维生素 K_4 等；抗纤溶药物：氨基己酸、氨甲苯酸、抑肽酶等；促进止血因子释放的药物：去氨加压素等；局部止血药物：凝血酶、巴曲酶及吸收性明胶海绵等。

（3）促血小板生成的药物：血小板生成素（TPO）、白介素-11 等。

（4）局部处理局部加压包扎、固定及手术结扎局部血管等。

3. 其他治疗　①基因疗法；②抗凝及抗血小板药物；③血浆置换重症 ITP、TTP 等；④手术治疗包括脾切除、血肿清除、关节成形及置换等；⑤中医中药治疗。

第7单元　过敏性紫癜

═══ 重点提示 ═══

本单元过敏性紫癜的临床特点，可以累及皮肤、关节、腹部、肾，并出现相应的症状、体征及实验室检查异常，是复习重点。因过敏性紫癜的治疗没有特异性，了解即可。

1. 实验室检查①白细胞增多或正常，血小板计数正常。②出、凝血时间正常，毛细血管脆性试验阳性。③IgA、IgM 可升高。④肾型患者可见蛋白尿、血尿。腹型患者可见粪便隐血阳性。⑤红细胞沉降率、C 反应蛋白可升高。

2. 诊断标准符合两条或以上者：①可触性紫癜。②发病年龄≤20 岁。③急性腹痛。④组织切片显示小动脉和小静脉壁有中性粒细胞浸润。

━━━━━━━━ **考点串讲** ━━━━━━━━

1. 常见原因

（1）细菌与病毒感染。

（2）寄生虫感染。

（3）食物：以动物性食物为主。

（4）药物：抗生素类、磺胺类、解热镇痛类。

（5）其他：寒冷、外伤、昆虫叮咬、花粉、免疫接种、结核菌素试验、更年期、精神因素。

2. 临床表现

（1）前驱症状：发病前 1～3 周有上呼吸道感染病史。

（2）皮肤症状：<u>皮肤型过敏性紫癜的主要表现（2012）</u>。皮肤紫癜，四肢远端及臀区多见，对称性分布，高出皮面，分批出现，1～2 周消退。

（3）消化道症状：腹型最常见，阵发性脐周绞痛，伴压痛，多在皮疹出现 1 周内发生。50%患者伴粪便隐血阳性，<u>甚至血便（2012）</u>或呕血。

（4）肾表现：肾型主要表现为蛋白尿和血尿。多为一过性肾损害，少数可演变为慢性肾炎和肾病综合征。

（5）关节症状：关节型表现为关节及关节周围肿胀、疼痛和触痛，膝、踝关节最常受累。一过性，不遗留关节畸形。

（6）其他症状：视神经炎、吉兰-巴雷综合征、蛛网膜下腔出血等。

3. 实验室检查

（1）<u>白细胞增多或正常（2012）</u>，血小板计数正常。

（2）<u>出、凝血时间正常，毛细血管脆性试验阳性（2002、2005）</u>。

（3）IgA、IgM 可升高。

（4）肾型患者可见<u>蛋白尿（2012）</u>、血尿。腹型患者可见粪便隐血阳性。

（5）红细胞沉降率、C 反应蛋白可升高。

4. 诊断与鉴别诊断

（1）诊断标准符合两条或以上者

①可触性紫癜。

②发病年龄≤20 岁。

③急性腹痛。

④组织切片显示小动脉和小静脉壁有中性粒细胞浸润。

（2）鉴别诊断

①系统性红斑狼疮：出现典型皮疹、口腔溃疡、脱发、关节改变、浆膜腔积液、血细胞减少等，抗双链 DNA、抗 Sm 抗体、<u>抗核抗体等特异性抗体阳性（2008）</u>。

②特发性血小板减少性紫癜：血小板计数减低，血小板自身抗体阳性，骨髓中巨核细胞成熟障碍。

5. 治疗

（1）一般治疗：预防和治疗感染，避免接触可疑致敏物质。

（2）一般药物治疗

①抗变态反应药物：氯苯那敏（扑尔敏）、异丙嗪、葡萄糖酸钙。

②增加毛细血管抵抗力：芦丁、维生素 C。

③止血药。

（3）肾上腺皮质激素：泼尼松 0.5～1mg/（kg·d），2～3 周。

（4）免疫抑制药：环磷酰胺 2～3mg/（kg·d）或硫唑嘌呤 2～3mg/（kg·d），服用数周或数月。

经典试题

1. 过敏性紫癜哪种类型最常见
A. 皮肤型
B. 腹型
C. 关节型
D. 肾型
E. 中枢神经系统受累
2. 关于过敏性紫癜哪项是不正确的
A. 本病是血管变态反应性疾病
B. 临床主要表现为皮肤紫癜
C. 儿童及青少年多见

D. 肾型多出现于紫癜发生前
E. 关节型多见于膝踝等大关节
3. 男性，19岁。2天来出现皮肤紫癜，以下肢为主，两侧对称，颜色鲜红，高出皮肤表面，伴有关节痛及腹痛，应诊断为
A. 血小板减少性紫癜
B. 过敏性紫癜
C. 急性白血病
D. 急性关节炎
E. 急腹症

参考答案：1. A。2. D。3. B。

第8单元　特发性血小板减少性紫癜

重点提示

1. 临床表现：脾不大。骨髓巨核细胞正常或增多，表现为体积增大，胞质量少，以无血小板形成的颗粒型巨核细胞为主。
2. 治疗：①糖皮质激素：一线药物。②脾切除：＞50%的患者切脾后血小板可升至正常。

考点串讲

1. 临床表现
（1）出血：皮肤黏膜出血点、紫癜，不对称分布，鼻出血、牙龈出血、月经过多、胃肠道出血等。
（2）脾不大（2002）。
（3）急性型出血重，呈自限性。慢性型出血轻，易反复，缓解时间长短不一。
2. 实验室检查
（1）血小板减少，急性期＜20×10^9/L，慢性期（30～80）×10^9/L。部分血小板体积增大，颗粒减少。白细胞正常。多次出血可有贫血。
（2）骨髓巨核细胞正常或增多，表现为体积增大，胞质量少，以无血小板形成的颗粒型巨核细胞为主（2002）。
（3）血小板相关和自身抗体升高。
3. 诊断与鉴别诊断
（1）诊断
①皮肤黏膜出血。
②多次化验血小板减少。
③脾不大或轻度增大。
④骨髓巨核细胞增多或正常，有成熟障碍（2009）。
⑤排除其他引起血小板减少的原因，如再生障碍性贫血、结缔组织病、急性白血病、骨髓增生异常综合征、恶性肿瘤等。
（2）鉴别诊断
①脾功能亢进多继发性于感染、肝脏疾病、结缔组织病等。脾增大明显，外周全血细胞减少，骨髓增生活跃。

②药物引起血小板减少服药史（抗生素、非甾体消炎药、抗抑郁药等），停药后血小板可恢复。

③系统性红斑狼疮女性多见，可有典型皮疹、脱发、关节疼痛、口腔黏膜溃疡等临床表现，辅助检查多见全血细胞减少，抗双链 DNA 抗体、抗 Sm 抗体、抗核抗体等特异性抗体阳性，可有肾损害、神经系统损害的表现。

4. 治疗

（1）糖皮质激素：一线药物（2003、2004、2017）。泼尼松 1～2mg/（kg·d），口服。1 周后血小板可上升，2～4 周达高峰，正常后逐渐减量，小剂量（5～10mg/d）维持 3～6 个月。足量治疗 4 周未完全缓解者换其他治疗方法。激素治疗 ITP 的反应率 60%～90%。糖皮质激素治疗有效但停药后复发者，重新使用糖皮质激素治疗部分患者仍有效。

（2）脾切除：＞50% 的患者切脾后血小板可升至正常（2002）。适用于以下情况。

①糖皮质激素治疗 6 个月无效。

②糖皮质激素治疗有效，但减量或停药复发，或需大剂量才能维持者。

③使用糖皮质激素有禁忌者。

（3）免疫抑制药：适用于糖皮质激素及脾切除疗效不佳或无反应者，如环磷酰胺、硫唑嘌呤、长春新碱。

（4）静脉用免疫球蛋白 0.4g/（kg·d），连用 5 天。适用于以下情况。

①危重型 ITP：致命性出血。

②难治性 ITP：糖皮质激素及脾切除无效者。

③不宜用糖皮质激素者：高血压、糖尿病、孕妇等。

④需要迅速提升血小板的 ITP 患者：急诊手术、分娩。

经典试题

1. 特发性血小板减少性紫癜（ITP）主要发病机制是

A. 脾吞噬血小板增多

B. 骨髓巨核细胞生成减少

C. 骨髓巨核细胞成熟障碍

D. 激素抑制血小板生成

E. 有抗血小板抗体

2. ITP 首选治疗是

A. 脾切除

B. 大剂量丙种球蛋白

C. 糖皮质激素

D. 输浓缩血小板悬液

E. 长春新碱

3. 女，12 岁。3 周前曾"感冒"，近日突发皮肤及牙龈出血，体温 37℃，肝、脾不大。Hb120g/L，WBC $6×10^9$/L，PLT $20×10^9$/L，骨髓增生活跃，巨核细胞全片 50 个，幼稚型 30%，采用哪种治疗

A. DA 方案化疗

B. 司坦唑醇口服

C. 脾切除

D. 输新鲜血浆

E. 糖皮质激素

参考答案：1. E。2. C。3. E。

第 9 单元 输 血

重点提示

本单元出题点较多，内容较重要。输血是一重要的临床治疗措施，在今后考试中比例肯定会逐渐增加，所以考生还应作为考试重点复习，尤其是血液制品的选择及常见输血反应的临床表现、处理及预防措施。

输血不良反应：①发热反应；②过敏反应（多次输血产生抗血清免疫球蛋白抗体）；③溶血反应（血型不合）；④细菌污染血的输血反应（轻者发热、重者输入少量血后战栗、高热、呼吸困难、发绀等）。

=============== **考点串讲** ===============

一、合理输血

（一）输注血液成分的优点

1. 节约血源。

2. 纯度高，疗效好。

3. 减少不良反应，更安全。

（二）常用血液成分特征

1. 红细胞悬液（浓缩红细胞）

（1）特点：①血浆含量少，白细胞非常少；②血黏滞度低，输注速度快；③输注时除生理盐水外，不得加入任何药物，以免 RBC 变性，凝血或溶血。

（2）适应证（2013）：①任何慢性贫血需要输血者；②老年人、婴幼儿、心力衰竭病人纠正贫血；③妊娠后期贫血；④手术后输血。

（3）用法用量：①每输 1U 红细胞悬液可使 Hb 上升 6～8g/L；②失血 500～1000ml，输 1～2U；③失血 1500～2000ml，输 2～3U；④失血＞2500ml，输 3～4U。

2. 洗涤红细胞

（1）特点（2013）：①几乎去除了全血中 95% 以上的白细胞和 99.5% 以上的血浆，去除了细胞碎屑、代谢产物、抗凝药、乳酸盐、增塑药、K^+、NH_4^+ 和微聚物等；②不再发生输血反应；③更适合心、肝、肾疾病患者使用。

（2）适应证：①最常用于因输血而发生严重免疫反应者；②自身免疫性溶血性贫血，阵发性睡眠性血红蛋白尿应首选；③新生儿输血或宫内输血；④IgA 缺乏者的输血；⑤重度心力衰竭、肾衰竭病人。

3. 浓缩血小板

（1）特点：①（22±2）℃、振荡（频率：60 次/分，振幅：5cm）的条件下保存 3～5 天；②立即输注，20 分钟内输完；③容易细菌污染。

（2）适应证：①PLT 生成障碍的病人，虽然有血小板显著减少，但无明显出血者不输（如慢性再生障碍贫血、骨髓增生异常综合征）。②PLT＜$20×10^9$/L，虽无出血，但有发热和感染，或存在潜在出血部位者要输。③PLT＜$5×10^9$/L，很容易发生颅内出血。这种病人不论现在有无出血，都应尽快预防性输注血小板。④PLT 减少的病人若要做腰椎穿刺、硬膜外麻醉、经皮肤导管置入、经支气管活检、剖腹类的手术，血小板必须至少提升至 $50×10^9$/L（骨髓穿刺例外）。⑤关键部位（脑、眼等）出血。

（3）用法用量

①成年人 1 个治疗量/次（16U/次）。

②同型输注。用"Y"形输血器快速输注。

4. 新鲜冷冻血浆

（1）特点：①几乎有效地保存了新鲜血浆中各种成分，包括不稳定的凝血因子 Ⅴ、Ⅷ；②保存时间长，便于运输。

（2）适应证：①补充凝血因子（2014、2016）；②肝病病人获得性凝血功能障碍；③大量输血伴发的凝血功能障碍；④口服抗凝药过量引起的出血；⑤抗凝血酶Ⅲ（ATⅢ）缺乏；⑥原发或继发性免疫缺乏，免疫球蛋白制剂治疗的效果优于新鲜冷冻血浆；⑦血栓性血小板减少性紫癜。

（3）用法用量：①首次剂量为 10～15ml/kg；②应用时在 37℃ 水浴中融化，轻轻摇动；③融化后 24h 内用"Y"形输血器输注；④血型相容输注。

5. 冷沉淀

（1）特点：①含有丰富的 FⅧ、血管性血友病因子（vWF）、纤维蛋白原、纤维结合蛋白及因子Ⅻ；②－30～－20℃ 冰箱保存，有效期 1 年；③每袋内含 FⅧ：C≥80U。

（2）适应证：①血友病甲；②血管性假血友病；③先天性及获得性纤维蛋白原缺乏（产科并发症、DIC、进展性肝病）；④纤维蛋白稳定因子缺乏；⑤尿毒症伴出倾向；⑥某些先天性血小板疾病，用冷沉淀可纠正出血时间的异常。

（3）用法用量：①成年人一次用量为 FⅧ4U/kg，可增加 FⅧ水平约 10%。②可 ABO 血型相容输注。③对于血友病甲：轻度输注 10～15U/kg；中度 20～30U/kg；重度 40～50U/kg。

（三）合理输血的原则

①高效；②安全；③有效保存；④保护血液资源。

（四）输血适应证

1. 血液携氧能力低下

（1）急性失血：①Hb＞100g/L，不必输血；②Hb＜70g/L，应考虑输注悬浮红细胞（2015）；③Hb 为 70～100g/L，根据心肺代偿及年龄等决定。

（2）慢性失血：①Hb＜60g/L，伴明显缺氧症状者；②贫血严重，虽无缺氧症状，但需要手术的患者或待产孕妇。

2. 止血功能异常

（1）血小板数量减少或功能障碍：①骨髓造血功能衰竭；②手术患者的预防性输注；③血小板功能障碍；④大量输血；⑤自身免疫性血小板减少症。

（2）凝血因子异常：可考虑输注凝血因子，血浆及冷沉淀等。

（五）血液保护

1. 目的　血液保护的目的就是少出血、少输血、不输血和自体输血，预防血液传播性疾病和输血不良反应，防止因大量输血引发的免疫抑制，术后感染增加和癌症转移等并发症。

2. 原则

（1）坚持输血指征，减少不必要输血。

（2）重视容量治疗和血液稀释，构筑减少失血的防线。

（3）加强血液保护，减少同种输血。

（4）减少血液机械性破坏。

（5）应用血液保护药物。

（6）改善生物相容性，减少血液激活。

二、安全输血

（一）输血基本程序

1. 履行法定手续　与病人或病人家属谈话，告知输血目的，交代输血风险，并要求其在《输血治疗同意书》上签字。

2. 申请程序

（1）逐项填写《临床输血申请单》，抽取患者血样，于预定输血前 1 天送交输血科（血库）备血。

（2）血库配血、发血。

（3）专职人员取血。

（4）输注。

（二）输血不良反应

1. 发热　非溶血性发热是最常见的输血反应。

（1）临床表现：输血后 15～20 分钟发生。寒战、发热、恶心，心搏、呼吸加快等。

（2）原因：所用输血器具不洁；同种免疫反应；血制品污染。

（3）处理：减慢输入速度或停止输注，应用抗过敏药物等。

（4）预防：输注少白细胞的浓集红细胞；输血前应用异丙嗪；输血开始时减慢滴速；阻绝致热

原进入体内。

2. 过敏反应

（1）临床表现：皮肤瘙痒或荨麻疹、过敏性哮喘、喉头痉挛、过敏性休克。

（2）原因：过敏体质；IgA 缺陷；多次输血产生抗血清免疫球蛋白抗体（2012）。

（3）处理：应用抗组胺药或肾上腺素或糖皮质激素，重者停止输注。

（4）预防：提前应用抗过敏药物；有过敏史者不宜献血；有抗 IgA 者用洗涤红细胞。

3. 溶血反应

（1）临床表现：轻者发热、茶色尿、黄疸；重者寒战、高热、腰背酸痛、呼吸困难、心率加快、血压下降、肾衰竭、DIC。

（2）原因：血型不合（2012）；红细胞发生机械性损伤；受者为自身免疫性溶血性贫血患者。

（3）处理：立即停止输血；抗休克，防肾衰竭，纠正 DIC。

（4）预防：严格核对；慎输或不输冷凝集血。

4. 细菌污染血的输血反应

（1）临床表现：轻者发热、重者输入少量血后寒战、高热、呼吸困难、发绀等。

（2）原因：采血、储存血和输血过程未执行严格的无菌操作；血小板室温保存，容易被细菌污染。

（3）处理：立即停止输血；抗感染治疗；积极纠正休克。

（4）预防：采血、储存血和输血过程执行严格的无菌操作；血液制品疑有污染，不得输注。

5. 输血相关性移植物抗宿主病

（1）临床表现：输血后 4～30 天出现高热、皮肤潮红、恶心、呕吐、腹痛、腹泻、肝功能异常或衰竭。

（2）预防：γ 射线照射血液（2016）。

6. 输血传播疾病　肝炎，获得性免疫缺陷综合征（AIDS），巨细胞病毒（CMV）感染。

7. 大量输血后的并发症　急性左侧心力衰竭、肺水肿。

8. 输血相关的急性肺损伤

（1）临床表现：输血后 1～6 小时出现寒战、发热、咳嗽、气喘、呼吸急促、发绀、血压下降，但无心力衰竭。

（2）原因：HLA 的抗原抗体反应，补体激活，肺血管内皮细胞受损，导致肺水肿或呼吸窘迫综合征。

（3）处理：立即停止输血，给氧、利尿、静脉滴注肾上腺皮质激素或应用抗组胺药治疗。

（4）预防：输注去白细胞、红细胞或洗涤红细胞。

9. 铁超负荷

10. 其他输血反应　低钙血症、高钾血症、凝血功能障碍。

经典试题

1. 全血在保存过程中，发生了"保存损害"，增加了一些有害物质，其中有

A. 钾

B. 钠

C. 钙

D. 铁

E. 镁

2. 输血曾出现变态反应的患者需要红细胞输血时，应选用

A. 辐照红细胞

B. 红细胞悬液

C. 洗涤红细胞

D. 少白细胞的红细胞

E. 浓缩红细胞

参考答案： 1. A。2. C。

第6章 运动系统

本章重点

执业助理医师考试中，运动系统部分每年均有出题，属于必考章节。其中重点掌握的内容包括：①骨折的临床表现和并发症，骨折的急救及治疗；②锁骨骨折、肱骨外科颈骨折、肱骨干骨折、肱骨髁上骨折和桡骨下端骨折的临床表现与治疗；③股骨颈骨折、股骨干骨折、胫骨平台骨折和胫腓骨骨折的临床表现与治疗；④脊柱骨折的临床表现，脊髓损伤的临床表现与骨盆骨折的临床表现；⑤肩关节脱位和髋关节后脱位的临床表现与治疗；⑥断肢指节的急救处理和再植的适应证；⑦上、下肢神经损伤的临床表现；⑧颈椎病和腰椎间盘突出症的临床表现与治疗；⑨慢性骨髓炎的手术指征和脊柱结核的临床表现与影像检查；⑩骨性关节炎的临床表现与治疗。

第1单元 骨 折

重点提示

本单元是出题的重点和热点，每年都会有题，题量4题或5题。

本单元是整个骨科学的基础和核心，可供出题的地方非常多，考生复习的重点在于骨折的临床表现、并发症和治疗，而后续的一些常见骨折都是前面基础知识的扩展和延伸，考生只要牢记每种骨折的独特之处即可，如"银叉"样畸形考虑 Colles 骨折，骨盆分离试验与挤压试验阳性考虑骨盆骨折，这些往往是正确解题的关键。

1. 骨折特有体征：①畸形；②异常活动；③骨擦音或骨擦感。

2. 并发症：①早期并发症：休克；脂肪栓塞综合征；重要内脏器官损伤；重要周围组织损伤；骨筋膜室综合征。②晚期并发症：坠积性肺炎；压疮；下肢深静脉血栓形成；感染；损伤性骨化；创伤性关节炎；关节僵硬；急性骨萎缩；缺血性骨坏死；缺血性肌挛缩。

3. 治疗原则：复位；固定；康复治疗。

考点串讲

一、概述

（一）临床表现

1. 全身表现

（1）休克：主要原因是出血，多见于骨盆、股骨骨折（2002）。

（2）发热：体温一般正常，血肿吸收时可出现低热，一般不超过38℃；开放性骨折出现高热，应考虑感染。

2. 局部表现

（1）一般表现：局部疼痛、肿胀和功能障碍。

（2）特有体征：①畸形；②异常活动（2003、2006）；③骨擦音或骨擦感。

（二）影像学检查（2009）

X 线检查对骨折的诊断和治疗具有重要价值。凡疑为骨折者均应常规进行 X 线摄片检查，可帮助了解骨折类型和骨折端移位情况。一般应拍摄包括邻近一个关节在内的正、侧位片，必要时应拍摄特殊位置的 X 线片（2003、2005）。

（三）并发症

1. 早期并发症（2016）

（1）休克。

（2）脂肪栓塞综合征。

（3）重要内脏器官损伤：①肝、脾破裂；②肺损伤；③膀胱和尿道损伤；④直肠损伤。

（4）重要周围组织损伤：①重要血管损伤；②周围神经损伤；③脊髓损伤，多见于脊柱颈段和胸腰段。

（5）骨筋膜室综合征：最多见于前臂掌侧和小腿，可导致缺血性肌挛缩和坏疽（2009）。

2. 晚期并发症　①坠积性肺炎；②压疮；③下肢深静脉血栓（2013）形成；④感染；⑤损伤性骨化：又称骨化性肌炎；⑥创伤性关节炎；⑦关节僵硬；⑧急性骨萎缩（2013）：好发于手、足骨折；⑨缺血性骨坏死；⑩缺血性肌挛缩（2017）。

（四）临床愈合标准（2016）

1. 局部无压痛及纵向叩击痛。

2. 局部无异常活动。

3. X线片显示骨折处有连接性骨痂，骨折线已模糊。

4. 拆除外固定后，上肢能向前平举 1kg 重物持续达 1 分钟，下肢能平地连续步行 3 分钟并不少于 30 步，连续 2 周骨折处不变形（2000）。

（五）急救

1. 急救的目的（2016）　用最为简单有效的方法抢救生命、保护患肢、迅速转运，以便尽快得到妥善处理。

（1）抢救休克。

（2）包扎伤口：开放性骨折，伤口出血绝大多数可用加压包扎止血；大血管出血，采用止血带止血。

（3）妥善固定。

（4）迅速转运。

2. 急救固定的目的

（1）避免骨折端在搬运过程中损伤周围重要组织。

（2）减少骨折端的活动，减轻病人疼痛。

（3）便于运送。

（六）治疗原则

1. 治疗原则

（1）复位：将移位的骨折段恢复正常或近乎正常的解剖关系。

（2）固定：维持在复位后的位置，骨折愈合的关键。

（3）康复治疗：早期功能锻炼（2002）。

2. 常用的复位方法

（1）手法复位：又称闭合复位。

（2）切开复位。

3. 复位标准

（1）解剖复位：骨折段恢复正常的解剖关系，对位和对线完全良好。

（2）功能复位：骨折段虽未恢复正常的解剖关系，但愈合后对肢体功能无影响。其复位标准如下。

①骨折部位的旋转移位、分离移位必须完全矫正。

②缩短移位在成年人下肢骨折不超过 1cm；儿童下肢缩短在 2cm 以内时，可自行矫正（2007）。

③成角移位：下肢骨折向前或向后成角，与关节活动方向一致时，可自行矫正；侧方成角移位，与关节活动方向垂直时，须完全复位。上肢骨折时肱骨干稍有畸形，不影响功能；前臂双骨折则要求对位、对线均好。

④长骨干横行骨折，骨折端对位至少达 1/3，干骺端骨折至少应对位 3/4。

4. 常用的固定方法

（1）外固定：主要用于手法复位后，主要有以下几种方法。①小夹板固定；②石膏绷带固定；③外展架固定；④持续牵引；⑤外固定器。

（2）内固定：多用于切开复位后。

（七）开放性骨折的处理（2009）

（1）术前检查与准备。

（2）清创时间：原则上越早越好，一般认为在伤后 6～8 小时，少数病例可在伤后 12～24 小时，甚至个别病例超过 24 小时还可进行清创。

（3）清创的要点：①清创。清洗；切除创缘皮肤 1～2mm；切除损伤严重的关节韧带和关节囊；尽量保留骨外膜；处理骨折端；再次清洗。②组织修复。固定；重要软组织修复；创口引流；硅胶管，24～48 小时后拔除。③闭合创口。直接缝合；减张缝合和植皮术；延迟缝合；皮瓣移植。

二、锁骨骨折的临床表现、诊断与治疗

1. 临床表现和诊断　肿胀、瘀斑，肩关节活动使疼痛加剧，病人常用手托住肘部，头部向患侧偏斜。检查时，可扪及骨折端，有局限性压痛、骨摩擦感。根据物理检查和症状，可做出正确诊断（2007）。

2. 治疗

（1）成年人无移位和儿童青枝骨折，仅用三角巾悬吊患肢 3～6 周。

（2）有移位的中段骨折，手法复位，横形"8"字绷带固定。

（3）以下情况，行切开复位内固定。

①不能忍受"8"字绷带固定的痛苦。

②复位后再移位，影响外观。

③合并神经、血管损伤。

④开放性骨折。

⑤陈旧性骨折不愈合。

⑥锁骨外端骨折，合并喙锁韧带断裂。

三、肱骨外科颈骨折的临床表现、诊断与治疗

1. 临床表现和诊断

（1）无移位骨折：肩部疼痛、肿胀、瘀斑，肩关节活动障碍，局部压痛，应怀疑骨折存在，结合 X 线片可明确诊断。

（2）外展型骨折：局部压痛明显，骨折近端呈内收位，远端呈外展位或成角畸形。

（3）内收型骨折：可产生向前、外方的成交畸形或侧方移位。

（4）粉碎性骨折：症状重，肢体不能活动，X 线片可见骨折块数量、大小、位置等。

2. 治疗

（1）无移位骨折：不需手法复位，三角巾悬吊上肢 3～4 周即可开始功能锻炼。

（2）外展型骨折：手法复位、外固定。

（3）内收型骨折：以手法复位和外固定为主，手法复位失败、陈旧骨折不愈合行切开复位内固定。

（4）粉碎性骨折：①严重粉碎性骨折，三角巾悬吊，任其自然愈合；②手术治疗，术后 4～6

周开始肩关节活动；③青壮年的严重粉碎性骨折，可做尺骨鹰嘴展位牵引，辅以手法复位，小夹板固定。

四、肱骨干骨折的临床表现、诊断与治疗

1. 临床表现和诊断

（1）上臂疼痛、肿胀、畸形、皮下瘀斑，活动障碍。

（2）假关节活动、骨擦感。

（3）X线片可确定骨折类型和移位方向。

（4）合并桡神经损伤，出现垂腕，各手指掌指关节不能背伸，拇指不能伸，前臂旋后障碍，手背桡侧皮肤感觉减退或丧失。

2. 治疗

（1）手法复位，外固定：①麻醉；②体位：仰卧位；③牵引；④复位；⑤外固定：小夹板或石膏固定。

（2）切开复位，内固定

①手术指征（2008）：反复手法复位失败，骨折端对位对线不良，影响预后功能；有分离移位或软组织嵌入；合并神经血管损伤；陈旧性骨折不愈合；影响功能的畸形愈合；同一肢体有多发性骨折；8～12小时污染不重的开放性骨折。

②手术方法：麻醉；体位：仰卧位；切口与显露；复位与固定。

（3）康复治疗：早期锻炼，复位2～3周后主动运动，6～8周后加大活动量，可配合理疗、体疗、中医、中药治疗等。

五、肱骨髁上骨折的临床表现、诊断与治疗

1. 临床表现和诊断（2017）

（1）伸直型肱骨髁上骨折：肘部疼痛、肿胀、皮下瘀斑，肘部向后突出并处于半屈位。检查时，局部压痛，有骨摩擦音及假关节活动，肘前方可扪及骨折端，肘后三角关系正常。

（2）屈曲型肱骨髁上骨折：局部疼痛、肿胀，肘后凸起，皮下瘀斑，检查时肘上方压痛，后方可扪及骨折端。X线摄片发现近折端向后下移位，远折端向前移位，骨折线呈由前上斜向后下的斜行骨折。可形成开放性骨折，可出现尺侧、桡侧移位。

2. 治疗　手法复位外固定，或切开复位内固定，手术适用于手法复位失败、小的开放伤口且污染不重，有神经血管损伤（2017）。

六、桡骨下端骨折的临床表现、诊断与治疗

1. 临床表现和诊断

（1）伸直型骨折（Colles骨折）（2017）：侧面看呈"银叉"畸形，正面看呈"枪刺样"畸形（2012）。X线摄片可见骨折远端向桡、背侧移位，近端掌侧移位（2007）。

（2）屈曲型骨折（Smith骨折或反Colles骨折）：X线摄片可见骨折远端向掌、桡侧移位，近端背侧移位。

（3）桡骨远端关节面骨折伴腕关节脱位（Barton骨折）：桡骨远端骨折的一种特殊类型。腕关节背伸、手掌着地、前臂旋前受伤时，表现为与Colles骨折相似的"银叉"畸形及相应的体征，X线摄片可见桡骨下端掌侧关节面骨折及腕骨向掌侧移位。腕关节处于屈曲位、手背着地受伤引起时，与上述表现相反。

2. 治疗

（1）伸直型骨折：以手法复位外固定（小夹板或石膏固定）治疗为主，部分需手术，早期进行手指屈伸运动（2005）。

（2）屈曲型骨折：主要采用手法复位，夹板或石膏固定。复位后不稳定者行切开复位，钢板或

钢针内固定。

（3）桡骨远端关节面骨折伴腕关节脱位：首先采用手法复位，夹板或石膏固定，复位后不稳定者行切开复位，钢板或钢针内固定。

七、股骨颈骨折的临床表现、诊断与治疗

1. 临床表现和诊断　中老年人有摔倒受伤史，髋部疼痛，下肢活动受限，不能站立和行走。患肢外旋畸形，一般在 $45°\sim60°$，若达到 $90°$，应怀疑转子间骨折。患肢短缩，伤后少有髋部肿胀及瘀斑，可有局部压痛及轴向叩击痛（2006）。内收骨折：Pauwels 角 $>50°$，外展骨折：Pauwels 角 $<30°$（2002、2008）。

2. 治疗

（1）非手术疗法：穿防旋鞋，下肢皮肤牵引，卧床 $6\sim8$ 周，进行功能锻炼。

（2）手术疗法：①闭合复位内固定；②切开复位内固定；③人工关节置换术。

八、胫骨平台骨折的临床表现、诊断与治疗

1. 临床表现和诊断　①单纯胫骨外髁劈裂骨折。②外髁劈裂合并平台塌陷骨折。

2. 治疗

（1）单纯劈裂骨折无明显移位：采用下肢石膏托固定 $4\sim6$ 周；移位明显者，切开复位，骨松质螺钉内固定或支撑钢板固定。

（2）伴有平台塌陷的劈裂骨折：应切开复位，植骨，骨松质螺钉内固定。

（3）胫骨髁中央的塌陷骨折：1cm 以内的塌陷，下肢石膏固定 $4\sim6$ 周；超过 1cm 或有膝关节不稳定者，手术切开复位，植骨，石膏固定 $4\sim6$ 周。

（4）无移位的胫骨内侧平台骨折：只需石膏固定 $4\sim6$ 周；伴骨折塌陷，合并韧带损伤者，应切开复位，植骨，石膏固定 $4\sim6$ 周。

（5）V 型骨折：切开复位，用螺栓或骨松质螺钉内固定。

（6）Ⅵ型骨折：非手术疗法难以奏效，切开复位，用髁钢板或 T 形钢板固定。

九、脊柱骨折的临床表现、诊断与治疗

1. 临床表现和诊断　①有严重外伤史。②局部疼痛，站立及翻身困难，腹痛、腹胀甚至肠麻痹。③询问受伤史，有无感觉和运动障碍。④注意多发伤。⑤脊柱检查。⑥影像学检查有助明确诊断：首选 X 线检查，CT 检查可显示椎管内受压情况，MRI 检查可显示脊髓受损情况。

2. 治疗

（1）急救搬运：应采用担架、木板甚至门板搬送。先使伤员双下肢伸直，木板放在一侧，三人将其平托至门板上；或二三人采用滚动法，将其整体滚到木板上。

（2）治疗：优先治疗其他损伤，以挽救生命为主；处理骨折，根据骨折类型采用不同的复位方法和固定方法。

十、骨盆骨折的临床表现和并发症

1. 临床表现

（1）一般都有强大暴力外伤史。

（2）严重的多发伤，常见低血压和休克。

（3）可有以下体征：①骨盆分离试验与挤压试验阳性；②肢体长度不对称；③会阴部瘀斑。

2. 常见的并发症　①腹膜后血肿；②腹腔内脏损伤；③膀胱或后尿道损伤；④直肠损伤；⑤神经损伤。

———————————— 经典试题 ————————————

1. 骨骺分离是属于　　　　　　　　　　　A. 先天性骨发育不良

B. 骨折

C. 关节脱位

D. 骨肿瘤

E. 骨髓炎的一种类型

2. 根据骨折是否与外界相通，可把骨折分为

A. 损伤性骨折和病理性骨折

B. 稳定性骨折和不稳定性骨折

C. 压缩性骨折和横断性骨折

D. 完全性骨折和不完全性骨折

E. 闭合性骨折和开放性骨折

3. 压缩性骨折最常发生于

A. 肱骨头

B. 股骨头

C. 椎体

D. 腕舟状骨

E. 足舟状骨

4. 骨折的专有体征是

A. 疼痛

B. 功能障碍

C. 异常活动

D. 肿胀

E. 瘀斑

5. 完全性骨折无骨擦感的原因是

A. 嵌入软组织

B. 血肿过大

C. 重叠错位

D. 骨断端成角

E. 压痛明显

6. 最容易引起骨折不连接的移位是

A. 成角移位

B. 侧方移位

C. 分离移位

D. 旋转移位

E. 嵌插移位

7. 前臂缺血性肌挛缩多见于

A. 肱骨髁上骨折

B. 桡骨骨折

C. 尺骨骨折

D. 桡骨双骨折

E. Colles 骨折

8. 骨筋膜室综合征的主要发病机制是

A. 重要神经损伤

B. 肌肉挛缩

C. 骨筋膜室内压力增高

D. 皮肤有裂伤

E. 静脉栓塞

9. 了解下肢和足血循环最重要的检查是

A. 足趾能否主动活动

B. 足是否肿胀或发凉

C. 足趾被动活动是否疼痛

D. 足背动脉触诊

E. 股动脉触诊

10. 下列哪种情况不能出现脊柱圆弧形后凸

A. 类风湿脊柱炎

B. 脊柱结核

C. 佝偻病

D. 姿态性驼背

E. 青年性驼背

11. 肱骨中下 1/3 骨折，最易发生的并发症是

A. 肱动脉损伤

B. 正中神经损伤

C. 尺神经损伤

D. 桡神经损伤

E. 肱二头肌断裂

12. 伸直型肱骨髁上骨折常见的并发症是

A. 肱骨下端缺血性坏死

B. 血管神经损伤

C. 骨折局部感染

D. 脂肪栓塞

E. 损伤性休克

13. Colles 骨折骨折段的典型移位是

A. 远侧端向尺侧移位

B. 近侧端向背侧移位

C. 远侧端向背侧移位

D. 很少发生嵌插

E. 一般下尺桡关节不受累

14. 股骨头血液供应的主要来源是

A. 股骨干的滋养动脉升支

B. 股骨头圆韧带内的小凹动脉

C. 旋股内、外侧动脉的分支

D. 腹壁下动脉的分支

E. 腹壁浅动脉的分支

（15～17 题共用备选答案）

A. 桡骨下端骨折

B. 胫骨中下 1/3 交界处骨折

C. 股骨颈头下骨折

D. 股骨干骨折

E. 尺桡骨闭合性骨折

15. 容易愈合的是
16. 易发生缺血性骨坏死的是
17. 易发生延迟愈合的骨折是
（18~20 题共用备选答案）
A. 尺神经
B. 正中神经

C. 桡神经
D. 肌皮神经
E. 腋神经
18. 肱骨干骨折可损伤
19. 肱骨外科颈骨折可损伤
20. 肱骨髁上伸直型骨折可损伤

参考答案： 1. B。2. E。3. C。4. C。5. A。6. C。7. A。8. C。9. D。10. B。11. D。12. B。
13. C。14. C。15. A。16. C。17. B。18. C。19. E。20. B。

第 2 单元　常见的关节脱位

══ 重点提示 ══

　　本单元尽管内容比较多，但重点很明确，考点始终集中在髋关节和肩关节脱位的临床表现和治疗，以临床应用型的题目为主。

　　1. 肩关节脱位临床表现与诊断：①有上肢外展外旋或后伸着地受伤史。②肩部疼痛、肿胀，肩关节功能障碍，有以健手托住患侧前臂、头向患侧倾斜的特殊姿势。③方肩畸形，肩胛盂处有空虚感，上肢弹性固定。④Dugas 征阳性。

　　2. 髋关节后脱位临床表现和诊断：①明显暴力外伤史，如车祸、高处坠落。②疼痛明显，关节不能主动活动。③患肢缩短，髋关节呈屈曲、内收、内旋畸形。④可摸到股骨头，大转子上移。⑤X 线检查是首选检查方法。⑥并发症：a. 坐骨神经损伤；b. 再脱位；c. 股骨头缺血坏死；d 创伤性关节炎。

══ 考点串讲 ══

一、肩关节脱位

（一）临床表现与诊断

1. 有上肢外展外旋或后伸着地受伤史。
2. 肩部疼痛、肿胀，肩关节功能障碍，有以健手托住患侧前臂、头向患侧倾斜的特殊姿势。
3. 方肩畸形，肩胛盂处有空虚感，上肢弹性固定（2003、2005）。
4. Dugas 征阳性是特征性表现，将患侧肘部紧贴胸壁时，手掌搭不到健侧肩部，或搭在健侧肩部时，无法紧贴胸壁（2001、2003、2005）。
5. 严重创伤时，合并神经血管损伤，感觉及运动功能障碍。
6. X 线正位、侧位片及全胸片检查，必要时行 CT 检查。

（二）治疗

1. 手法复位，Hippocrates 法复位。
2. 复位成功后，再做 Dugas 征检查，应转为阴性。

二、桡骨头半脱位

（一）临床表现与诊断

1. 多发生在 5 岁以下儿童。
2. 儿童腕、手有被向上牵拉受伤史。
3. 肘部疼痛，活动受限，前臂处于半屈位及旋前位。
4. 外侧压痛。

（二）治疗

不用麻醉即可手法复位，复位后不必固定，但不可再暴力牵拉（2014）。

三、髋关节后脱位

（一）临床表现和诊断（2016）

1. 明显暴力外伤史，如车祸、高处坠落。
2. 疼痛明显，关节不能主动活动。
3. 患肢缩短，髋关节呈屈曲、内收、内旋畸形（2007、2008、2014）。
4. 可摸到股骨头，大转子上移。
5. X线检查是首选检查方法（2002）。
6. 并发症。①坐骨神经损伤（2007）；②再脱位；③股骨头缺血坏死（2002）；④创伤性关节炎。

（二）治疗

1. 单纯性髋关节后脱位，无骨折或小片骨折
（1）尽早手法复位，最初24～48小时是复位的黄金时期，常用 Allis 法，即提拉法。
（2）固定、功能锻炼。
2. 其他类型　主张早期切开复位内固定。

经典试题

1. 发生脱位率最高的关节是
A. 肩关节
B. 肘关节
C. 髋关节
D. 膝关节
E. 骶髂关节
2. 关节脱位的特有体征是
A. 疼痛与压痛
B. 反常活动
C. 运动消失
D. 关节面外露
E. 弹性固定
3. 肩关节脱位最多见的类型是
A. 前脱位

B. 后脱位
C. 下脱位
D. 盂上脱位
E. 中心型脱位
（4～7题共用备选答案）
A. 肩关节脱位
B. 肘关节脱位
C. 髋关节后脱位
D. 髋关节前脱位
E. 髋关节中心脱位
4. Dugas 征阳性见于
5. Hippocrates 法复位用于
6. 髋关节屈曲，内收，内旋畸形见于
7. 髋关节屈曲，外展，外旋畸形见于

参考答案：1. A。2. E。3. A。4. A。5. A。6. C。7. D。

第3单元　手外伤及断肢（指）

重点提示

本单元重点掌握手外伤和断肢（指）再植的急救处理，并且应该注意本章与骨折总论部分的结合。适应证可以一眼带过，稍微了解即可。

1. 现场急救：止血；创口包扎；局部固定。
2. 断肢（指）的现场急救：①止血；②包扎；③保存断肢（指）；④迅速转送；⑤到达医院后，检查断肢，置入4℃冰箱内。

=============================== 考 点 串 讲 ===============================

一、手外伤

急救处理

1. 现场急救

（1）止血：<u>局部加压包扎是手部创伤最简便而有效的止血方法</u>；<u>大血管损伤采用止血带止血</u>，不应使用橡皮管止血带，以免引起桡神经损伤。

（2）创口包扎：无菌敷料或清洁布类包扎，创口内不要涂用药水或撒敷消炎药。

（3）局部固定：<u>固定器材就地取材，因地制宜</u>，固定范围应达腕关节以上。

2. 治疗原则

（1）早期彻底清创：<u>伤后 6～8 小时进行</u>。

（2）正确深部组织损伤：伤后超过 12 小时，或缺乏条件，可仅做清创后闭合创口，待创口愈合后行二期修复；<u>发生骨折或脱位，立即复位固定</u>。

（3）一期闭合伤口：创口整齐，损伤轻，采用 Z 字成形术；张力过大或皮肤缺损，而基底<u>软组织良好或深部重要组织能用周围软组织覆盖者，采用自体游离皮肤移植修复；重要深部组织外露者</u>，选用局部转移皮瓣、邻近带血管蒂岛状皮瓣、传统带蒂皮瓣；少数感染可能性大的伤口，清创后用生理盐水纱布湿敷，观察 3～5 天，行再次清创延期缝合或植皮。

（4）术后处理：包扎，固定，缝合；<u>应用破伤风抗毒血清和抗生素；术后 10～14 天拆线</u>。

二、断肢（指）再植

断肢（指）的急救处理

1. 现场急救　①止血；②包扎；③<u>保存断肢（指）（2015）</u>；④迅速转送；⑤到达医院后，检查断肢，置入 4℃冰箱内（2014）。

2. 断肢（指）再植的适应证

（1）<u>全身情况良好是断肢（指）再植的必要条件</u>。

（2）肢体条件，与受伤性质有关。

（3）<u>再植时限，一般以 6～8 小时为限</u>。

（4）离断平面，目前肢（指）再植已无明显平面限制。

（5）年龄。

（6）<u>先再植损伤较轻的，多手指离断时先再植拇指</u>。

第 4 单元　常见的神经损伤

=============================== 重 点 提 示 ===============================

本单元不常考。

每种神经损伤都有其特征性的表现，例如：出现垂腕考虑桡神经损伤，Froment 征考虑尺神经损伤，考生复习时要牢记这些解题的关键点，遇到类似问题便会很轻松地迎刃而解。

本单元的复习建议考生采用图表对比记忆法，找出每个神经损伤的差异之处，强化记忆，灵活运用知识点。

=============================== 考 点 串 讲 ===============================

一、正中神经损伤临床表现（2017）

1. 低位（腕部）损伤　拇指对掌功能障碍和手的桡侧半感觉障碍，特别是示、中指远节感觉消失。

2. 高位（肘上）损伤　除上述表现外，另有拇指和示指、中指屈曲功能障碍。

二、桡神经损伤临床表现

桡神经可支配肱三头肌、旋后肌等，桡神经损伤时出现伸腕、伸拇、伸指、前臂旋后障碍及手背桡侧和桡侧3个半手指背面皮肤，主要是手背虎口处皮肤麻木。典型的畸形是垂腕（2005）。

三、尺神经损伤临床表现

1. 低位（腕部）损伤　环、小指爪形手畸形及手指内收、外展障碍和 Froment 征及手部尺侧半和尺侧一个半手指感觉障碍（2014），特别是小指感觉丧失。

2. 高位（肘上）损伤　除上述表现外，另有环、小指末节屈曲功能障碍，表现为屈曲无力。

四、腓总神经损伤临床表现

足背屈（2012）、外翻功能障碍，内翻下垂畸形；伸踇、伸趾功能丧失，呈屈曲状态；小腿前外侧、足背侧、内侧感觉障碍。

=== 经 典 试 题 ===

肱骨中下1/3骨折，最易发生的并发症是

A. 肱动脉损伤

B. 正中神经损伤

C. 尺神经损伤

D. 桡神经损伤

E. 肱二头肌断裂

参考答案：D。

第5单元　化脓性骨髓炎

=== 重 点 提 示 ===

本单元出题点一般集中在急性化脓性骨髓炎的临床表现和治疗，而且均以临床应用型的题目为主，考生应在熟读教材的基础上针对这一部分内容多加练习。

本单元每年必有题出现，各种题型出题都有可能。

1. 急性血源性骨髓炎：白细胞计数和中性粒细胞计数升高，MRI 检查具有早期诊断价值。

2. 手术治疗：宜早，最好在抗生素治疗后48～72小时仍不能控制症状者，行钻孔引流或开窗减压。

3. 慢性血源性骨髓炎治疗：以手术治疗为主，清除死骨、炎性肉芽组织和消灭无效腔。手术必须解决下列三个问题：①清除病灶；②消灭无效腔；③闭合伤口。

=== 考 点 串 讲 ===

一、急性血源性骨髓炎

（一）临床表现

1. 儿童多见，以胫骨上段和股骨下段最多见。

2. 起病急、寒战、高热、毒血症症状。

3. 剧痛，肢体半屈曲状，局限性压痛；骨膜下脓肿、软组织脓肿、反应性关节积液。

4. 自然病程可维持3～4周。

（二）诊断

1. 急骤高热与毒血症表现。

2. 长骨干骺端疼痛剧烈而不愿活动肢体。

3. 有明显的压痛区。

4. 白细胞计数和中性粒细胞计数升高，MRI 检查具有早期诊断价值（2012）。

（三）治疗

1. 抗生素治疗 对疑有急性骨髓炎的病例，应立即开始足量抗生素治疗，一般发病 5 天内使用往往就可以控制症状，全身症状消失后仍宜连续使用一段时间（2006）。

2. 手术治疗 宜早，最好在抗生素治疗后 48～72 小时仍不能控制症状者，行钻孔引流或开窗减压。

3. 全身辅助治疗 降温、补液、输血等。

4. 局部辅助治疗 皮肤牵引或石膏托固定。

二、慢性血源性骨髓炎

（一）临床表现

1. 骨失去原有状态，肢体增粗及变形，多处瘢痕；急性疼痛，高热，溃疡形成。

2. 有窦道口，长期不愈者，肉芽组织突起，流出臭味脓液。

3. 关节挛缩，邻近关节畸形，皮肤色素沉着。

4. 放射学变化，早期有虫蛀状骨破坏与骨质疏松，骨膜反应为层状，部分呈三角状；CT 可显示脓腔与小型死骨。

（二）诊断

1. 根据病史和临床表现。有窦道口排出死骨更易诊断，流出臭味脓液；关节挛缩，畸形；急性疼痛，高热等（2007）。

2. X 线片。证实有无死骨，及形状、数量等。

3. 一般不需 CT 检查，骨质浓白难以显示死骨者可做 CT 检查。

（三）治疗

以手术治疗为主，清除死骨、炎性肉芽组织和消灭无效腔。手术后必须解决下列三个问题：① 清除病灶；②消灭无效腔；③闭合伤口（2014）。

===== 经典试题 =====

1. 急性骨髓炎，在骨膜下或骨髓内抽得脓液后，最关键的治疗措施是

A. 多次抽脓并注入抗生素

B. 进行脓液细菌培养及药敏试验，据结果调整用药

C. 联合使用大量抗生素

D. 钻孔引流或开窗减压

E. 局部固定防止病理性骨折

2. 诊断早期急性血源性骨髓炎的重要依据是

A. 全身中毒症状

B. 局部红、肿、热、痛

C. 白细胞数增高

D. 局部分层穿刺

E. X 线骨质有破坏

参考答案：1. D。2. D。

第 6 单元 骨与关节结核

===== 重点提示 =====

本单元重点出现在脊柱结核考点中。本考题内容比较少，能考的题点不多。

本单元内容记忆起来比较简单，凡是结核病，其全身表现都是一样的，局部表现也有相似的地方，但也有其特殊的表现，如脊柱结核拾物试验阳性、髋关节结核 "4" 字试验、髋关节过伸试验、托马斯试验阳性。考生复习时要抓住这些题点，探索命题者的出题思路。

考点串讲

一、脊柱结核

（一）临床表现

1. 起病缓，有低热、疲倦、消瘦、盗汗、贫血等全身症状；儿童常有夜啼、呆滞或性情急躁。

2. 疼痛是最先出现的症状，休息后减轻，劳累后加重；上肢麻木等神经根受刺激的表现，受压时疼痛剧烈；病人常用双手撑住下颌，头前倾，颈部缩短，姿势十分明显；后期可扪及颈部肿块，出现寒性脓肿，脊柱后凸畸形。

3. 拾物试验阳性，即拾物时须挺腰屈膝屈髋下蹲才能取物（2000）。

4. 影像学检查

（1）X线片表现以骨质破坏和椎间隙狭窄为主（2009）。

（2）CT检查可清晰地显示病灶部位，有空洞和死骨形成；对腰大肌脓肿具有独特的价值。

（3）MRI具有早期诊断价值（2015），主要用于观察脊髓有无受压和变性。

（二）诊断（2009、2016）

根据病史、症状有影像学表现，诊断不难，须与其他疾病鉴别诊断。

（三）治疗

1. 全身治疗：支持疗法，抗结核药物治疗。

2. 局部固定。

3. 手术：切开排脓、病灶清除术、矫形手术（纠正脊柱后凸畸形）。

二、髋关节结核

（一）临床表现（2008）

1. 全身症状同脊柱结核。

2. 早期症状也为疼痛，可致跛行。

3. 后期出现寒性脓肿，破溃后成为慢性窦道；股骨头破坏明显时会形成病理性脱位；愈后可遗留各种畸形。

4. "4"字试验、髋关节过伸试验、托马斯试验阳性。

5. 影像学检查

（1）进行性关节间隙变窄与边缘性骨破坏病灶为早期X线征象，后期有病理性后脱位。

（2）CT和MRI可获得早期诊断。

（二）诊断

根据病史、症状有影像学表现，诊断不难。

（三）治疗

全身治疗和局部治疗同样重要，抗结核药物一般维持2年；有屈曲畸形者应做皮肤牵引，畸形矫正后髋人形石膏固定3周，一般都能控制病情，不主张外科干预；手术治疗。

经典试题

骨与关节结核病人，混合感染，发热，体质虚弱，最好的处理方法是

A. 抗结核药+抗化脓菌感染药

B. 穿刺抽脓，注入抗结核药物

C. 切开排脓

D. 彻底的病灶消除术

E. 局部 $MgSO_4$ 湿敷，谨防破溃，禁忌切开

参考答案：C。

第 7 单元 骨 肿 瘤

重点提示

　　本单元是出题的重点和热点，可以说是每年都会有题，题量约 1 题或 2 题。

　　考生复习的重点是骨巨细胞瘤和骨肉瘤的 X 线表现和治疗，在本单元的复习中，必须培养能够从 X 线表现考虑到它所代表的疾病的能力，且从出题趋势来看，临床应用型的题目比例会有所上升，而机械记忆的题目会减少，考生应在熟读教材的基础上针对这一部分内容多加练习。

　　三角形的骨膜反应阴影称 Codman 三角，多见于骨肉瘤。X 线片表现为"葱皮"现象，多见于尤因肉瘤。

考点串讲

一、良性骨肿瘤临床表现

　　1. 疼痛与压痛　疼痛是生长迅速的肿瘤最显著的症状。良性肿瘤多无疼痛，但有些良性肿瘤，如骨样骨瘤可因反应骨的生长而产生剧痛。

　　2. 局部肿块和肿胀　良性肿瘤常表现为质硬而无压痛，生长缓慢，通常被偶然发现。

　　3. 功能障碍和压迫症状　邻近关节的肿瘤，由于疼痛和肿胀可使关节活动功能障碍。脊髓肿瘤不论是良、恶性都可能引起压迫症状，甚至出现截瘫。若肿瘤血供丰富，可出现局部皮温增高，浅静脉怒张。位于骨盆的肿瘤可引起消化道和泌尿道机械性梗阻症状。

　　4. X 线检查　良性骨肿瘤具有界限清楚、密度均匀的特点。多为膨胀性病损或者外生性生长。病灶骨质破坏呈单房性或多房性，内有点状、环状、片状骨化影，周围可有硬化反应骨，通常无骨膜反应。

二、恶性骨肿瘤临床表现（2013）

　　1. 疼痛与压痛　恶性肿瘤几乎均有局部疼痛，开始时为间歇性、轻度疼痛，以后发展为持续性剧痛、夜间痛，并可有压痛。

　　2. 局部肿块和肿胀　局部肿胀和肿块发展迅速多见于恶性肿瘤。局部血管怒张反映肿瘤的血供丰富，多属恶性。

　　3. 功能障碍和压迫症状　脊髓肿瘤不论是良、恶性都可能引起压迫症状。

　　4. 病理性骨折　轻微外伤引起病理性骨折是某些骨肿瘤的首发症状，也是恶性骨肿瘤和骨转移癌的常见并发症。

　　5. X 线检查　恶性骨肿瘤的病灶多不规则，呈虫蚀样或筛孔样，密度不均，界线不清，若骨膜被肿瘤顶起，骨膜下产生新骨，呈现出三角形的骨膜反应阴影称 Codman 三角，多见于骨肉瘤。若骨膜的掀起为阶段性，可形成同心圆或板层状排列的骨沉积，X 线片表现为"葱皮"现象，多见于尤因肉瘤。若恶性肿瘤生长迅速，超出骨皮质范围，同时血管随之长入，肿瘤骨与反应骨沿放射状血管方向沉积，表现为"日光射线"形态。某些生长迅速的恶性肿瘤很少有反应骨，X 线片表现为溶骨性缺损，骨质破坏。而有些肿瘤如前列腺癌骨转移，可激发骨的成骨反应。

三、转移性骨肿瘤临床表现

　　好发年龄为 40～60 岁，好发部位为躯干骨；主要症状为疼痛、肿胀、病理性骨折和脊髓压迫，以疼痛最常见；X 线可表现为溶骨性、成骨性和混合性的骨质破坏，以溶骨性多见；病理性骨折多见；骨扫描是检测转移性骨肿瘤敏感的方法。

━━━━━━━━━━━━━ **经典试题** ━━━━━━━━━━━━━

1. 内生软骨瘤的治疗方法是
A. 肿瘤段切除
B. 肿瘤段切除后植骨
C. 刮除植骨术
D. 单纯刮除术
E. 刮除植骨内固定术
2. 骨巨细胞瘤的性质属于
A. 良性
B. 潜在恶性
C. 恶性
D. 高度恶性
E. 低度恶性
3. 骨巨细胞瘤 X 线表现
A. 外生性,可见明显骨破坏

B. 偏心性,位于骨端,溶骨性破坏、肥皂泡样改变
C. 位于干骺端,可见有分格
D. 骨破坏,可见 Codman 三角
E. 骨质破坏,可见片状钙化
(4~5 题共用备选答案)
A. Codman 角
B. 葱皮样骨膜反应
C. 日光放射样骨膜反应
D. 骨端偏心性膨胀性骨吸收
E. 短管骨干膨胀性骨吸收夹杂钙化斑
4. 内生软骨瘤可见到
5. 骨巨细胞瘤可见到

参考答案: 1. C。2. B。3. B。4. E。5. D。

第 8 单元　劳损性疾病

━━━━━━━━━━━━━ **重点提示** ━━━━━━━━━━━━━

　　本单元历来都是考试的热点,且常以临床应用型题目形式出现,考查的重点是腰椎间盘突出症的临床表现、检查方法、诊断及治疗。腰椎间盘突出症的主要症状和典型的体征,考生必须识记。肩关节周围炎和狭窄性腱鞘炎考生只需记住特征性的表现,能够辨认即可。

　　1. 桡骨茎突狭窄性腱鞘炎,Finkelstein 试验阳性,即握拳尺偏腕关节时,桡骨茎突处出现疼痛。

　　2. 腰椎间盘突出症症状:①腰痛:最先出现;②坐骨神经痛;③马尾神经受压。

━━━━━━━━━━━━━ **考点串讲** ━━━━━━━━━━━━━

一、狭窄性腱鞘炎

(一)临床表现

　　1. 弹响指和弹响拇,伴明显疼痛(2017),严重者患指屈曲,不敢活动,疼痛常在近侧指间关节处(2006、2013)。

　　2. 桡骨茎突狭窄性腱鞘炎,Finkelstein 试验阳性,即握拳尺偏腕关节时,桡骨茎突处出现疼痛。

(二)诊断

　　由患者的工作特点和症状可做出初步诊断,结合体格检查和 X 线检查等可明确诊断。

(三)治疗

　　1. 局部制动和腱鞘内注射醋酸泼尼松龙或复方倍他米松。
　　2. 狭窄的腱鞘切除术。

二、颈椎病

(一)临床表现

　　1. 神经根型　发病率最高,开始为颈肩痛,短期内加重,向上肢放射;皮肤可有麻木、过敏

等感觉异常；上肢肌张力下降，手指动作不灵活；患侧颈部肌痉挛，头偏向患侧，肩部上耸；局部压痛；患肢上举、外展和后伸受限；上肢牵拉试验阳性；压头试验阳性；X 线见颈椎生理前凸消失、椎间隙变窄、椎体骨质增生等退行性病变。

2．脊髓根型（2017）　脊髓受压，以侧束、锥体束表现突出；自上而下的上运动神经元瘫痪，脊髓损伤。

3．交感神经型　交感神经兴奋或抑制症状。

4．椎动脉型　眩晕为主要症状；头痛；视力障碍；猝倒（2009）。

（二）诊断

由患者的症状可做出初步诊断，结合体格检查和 X 线、CT、MRI 检查等可明确诊断；注意与其他疾病的鉴别诊断。

（三）治疗

1．非手术治疗　①枕颌带牵引：适用于脊髓型外的各型颈椎病；②颈托和围颈；③推拿按摩；④理疗；⑤自我保健疗法；⑥药疗。

2．手术治疗　①前路及前外侧手术；②后路手术。

三、腰椎间盘突出症

（一）临床表现（2014）

1．常见于 20～50 岁患者，男女之比为（4～6）∶1；多有弯腰劳动或长期坐位工作史，首次发病常是在半弯腰持重或突然做扭腰动作过程中。

2．症状：①腰痛：最先出现，可影响到臀部；②坐骨神经痛（2003）；③马尾神经受压。

3．体征：①腰椎侧弯；②腰部活动受限；③压痛及骶棘肌痉挛；④直腿抬高试验及加强试验阳性（2003、2005、2008）；⑤神经系统的表现：感觉异常、肌力下降、反射异常。

4．特殊检查：X 线片见脊柱退行性病变等。

（二）诊断

据病史、症状、体征、X 线表现可做出初步诊断；结合 CT、MRI 等，能准确诊断（2003、2016）。

（三）治疗

1．非手术治疗（2016）：①绝对卧床休息。②持续牵引（2014）。③理疗、推拿、按摩。④皮质激素硬膜外注射。⑤髓核化学溶解法。

2．经皮髓核切吸术。

3．手术治疗：适用于病情逐年加重，已严重影响生活及工作；病史较长，反复发作者（2003）。

四、股骨头坏死

1．临床表现（2017）

（1）最常见的临床症状为髋部不适或疼痛，劳累后或久行后疼痛明显，休息后缓解；伴有不同程度的功能受限。

（2）最突出特点是自觉症状的轻重与股骨头坏死破坏程度不成正比。

（3）检查可见跛行，患肢肌萎缩，内收肌痉挛；随着跛行及疼痛加重，髋关节功能逐渐受限，晚期可使髋关节僵直而致残。

（4）X 线见股骨头密度增高。

2．诊断　主要标准①临床症状、体征和病史：以腹股沟和臀部、股部位为主关节痛，髋关节内旋活动受限，有髋部外伤史、皮质类固醇应用史、酗酒史。②X 线片改变：股骨头塌陷，不伴关节间隙变窄；股骨头内有分界的硬化带；软骨下骨有透 X 线带（新月征，软骨下骨折）。③核素扫描示股骨头内热区中有冷区。④股骨头 MRI 的 T_1 加权像呈带状低信号（带状类型）或 T_2 加权像有双线征。⑤骨活检显示骨小梁的骨细胞空陷窝多于 50%，且累及邻近多根骨小梁，有骨髓坏死。

次要标准①X 线片示股骨头塌陷伴关节间隙变窄，股骨头内有囊性变或斑点状硬化，*股骨头外上部变扁*。②核素骨扫描示冷区或热区。③MRI 示等质或异质低信号强度而无 T_1 像的带状类型。

符合两条或两条以上主要标准可确诊。符合一条主要标准，或次要标准阳性数≥4（至少包括一种 X 线片阳性改变），则可能诊断。

1. 肩关节周围炎
A. 多见于青少年
B. 发病急，病程约数周
C. 晚上疼痛减轻
D. 可见典型疼痛弧
E. 肩关节外展受限
2. 桡骨茎突狭窄性腱鞘炎，下列哪一体征为阳性
A. Finkelstein 征
B. Mills 征
C. Lasegue 征
D. Thomas 征
E. Dugas 征
3. 狭窄性腱鞘炎，疗法好的是

A. 理疗
B. 限制活动和石膏固定
C. 体疗加内服药物
D. 伤湿止痛膏局部贴敷
E. 醋酸泼尼松龙局部封闭
（4～6 题共用备选答案）
A. 肩关节外展受限
B. 肩部疼痛、无活动受限
C. 肘关节肱骨外上髁伸肌附着处压痛
D. 肘关节活动受限
E. Finkelstein 试验阳性
4. 肩关节周围炎
5. 桡骨茎突狭窄性腱鞘炎
6. 肱骨外上髁炎

参考答案：1. E。2. A。3. E。4. A。5. E。6. C。

第 9 单元　非化脓性关节炎

重点提示

骨关节炎：Heberden 结节，关节畸形如膝内翻；治疗：①药物疗法：活血化瘀的中草药，非甾体抗消炎药，关节内注射透明质酸钠和皮质激素。②手术疗法：晚期可选用人工关节置换术。

考点串讲

骨关节炎

（一）临床表现

1. 主要病变在关节软骨，主要症状是疼痛，初为轻微钝痛，逐步加剧；活动时加剧，休息后好转，有患者会出现"休息痛"，即静止或晨起时疼痛，稍微活动后减轻；疼痛与天气变化、潮湿受凉等因素有关。

2. 关节活动不灵活，晨起或固定某个体位较长时间关节僵硬，稍活动后减轻；关节活动时有响声，出现关节交锁。

3. 晚期多伴有滑膜炎，表现为疼痛加剧、关节肿胀、积液、活动受限。

4. 体格检查可发现关节肿胀，浮髌试验阳性；肌肉萎缩；关节畸形如膝内翻；手指远端关节侧方增粗，形成 Heberden 结节。

5. X 线片显示关节间隙变窄、骨赘形成、骨质增生等。

6. 实验室检查无特异性。

（二）诊断

由症状、体征可做出初步判断，结合 X 线等检查明确诊断。须与其他疾病相鉴别。

（三）治疗

1. **非药物治疗**　健康教育、功能锻炼、理疗。
2. **药物疗法**　活血化瘀的中草药，非甾体消炎药（2016），关节内注射透明质酸钠和皮质激素。
3. **手术疗法**　晚期可选用人工关节置换术。

第7章　精神、神经系统

本章重点

本章在执业助理医师考试中出题的比例虽然不是很大，但仍需要考生引起重视。其中重点掌握的内容包括：①面神经炎的临床表现和治疗，急性炎性脱髓鞘性多发性神经炎的临床表现、诊断和治疗，急性脊髓炎的临床表现和治疗，颅盖骨骨折的诊断，颅底骨折的临床表现，各种脑损伤和颅内血肿的临床表现。②TIA的临床表现和诊断，脑血栓形成的临床表现和急性期治疗，脑栓塞的临床表现，脑出血、蛛网膜下腔出血的临床表现、诊断和治疗。③颅内压增高的病因、临床表现和治疗。④癫痫的临床表现、诊断和治疗，重症肌无力的临床表现、分型和治疗，周期性麻痹的临床表现和治疗。⑤精神障碍的症状、检查和诊断。⑥常见脑器质性疾病所致精神障碍的处理原则，躯体疾病所致精神障碍的临床特点和治疗原则，急、慢性酒精中毒的临床表现。⑦精神分裂症的主要临床表现、分型、诊断标准和药物应用。⑧广泛性焦虑的临床表现与治疗，强迫症的诊断要点，躯体形式障碍的诊断要点。

第1单元　神经系统疾病

重点提示

本单元出题重点集中在临床表现，考生一定要重点掌握。其次是常见病因。

临床表现：①感觉障碍：疼痛、感觉过敏、感觉异常。②运动系统损害。

考点串讲

一、概述

神经系统疾病常见症状包括意识障碍、认知障碍、运动障碍、感觉障碍和平衡障碍等多种表现。

二、常见病因

1. 急性或亚急性起病造成神经系统损害的病因　外伤、<u>血管病变（2007）</u>、感染、中毒性疾病。
2. 缓慢起病造成神经系统损害的病因　肿瘤、退行性变性、遗传代谢病等。

三、临床表现

（一）感觉障碍

1. 疼痛：局部疼痛、放射痛、扩散性疼痛。
2. 感觉过敏。
3. 感觉异常：无外界刺激而出现麻、针刺、蚁爬等异常感觉。

（二）运动系统损害

临床表现　见表7-1。

表7-1　中枢性瘫痪与周围性瘫痪的鉴别（2000）

鉴别点	中枢性瘫痪	周围性瘫痪
瘫痪分布	以整个肢体为主（单瘫、偏瘫、截瘫）	以几个肌群为主
肌张力	增高（痉挛性）（2000）	减低或丧失（弛缓性）

续表

鉴别点	中枢性瘫痪	周围性瘫痪
肌萎缩	无，晚期可有失用性肌萎缩	有明显局限性肌萎缩
肌束颤动	无	有
腱反射	亢进	减低或丧失
病理反射	有	无
肌电图	神经传导正常	神经传导速度减低

=== 经典试题 ===

1. 脑血管病常见病因哪项不正确
A. 脑血管病最常见原因是动脉粥样硬化
B. 先天性动脉瘤是蛛网膜下腔出血最常见病因
C. 脑梗死最常见病因是脑动脉炎
D. 心源性栓子是脑栓塞最常见的栓子来源
E. 高血压是脑出血最常见病因
2. 浅昏迷最有价值的体征是
A. 对疼痛刺激有反应
B. 角膜反射消失
C. 无吞咽反射
D. 能执行简单的命令
E. 瞳孔对光反射消失
3. 内囊受损的感觉障碍特点是
A. 对侧单肢感觉减退或丧失
B. 对侧偏身（包括面部）感觉减退或丧失
C. 对侧偏身（包括面部）感觉减退或丧失，伴自发性疼痛
D. 对侧偏身（包括面部）感觉减退或丧失，伴感觉过度
E. 交叉性感觉减退或丧失

参考答案：1. C。2. A。3. B。

第 2 单元　急性炎性脱髓鞘性多发性神经炎

=== 重点提示 ===

　　本单元出题重点集中在治疗，考生一定要重点掌握。其次是临床表现、诊断及鉴别诊断。
　　急性期治疗：①脱水及改善微循环：20%甘露醇或 25%山梨醇。②激素治疗：泼尼松、地塞米松、氢化可的松。③大剂量丙种球蛋白治疗：10%丙种球蛋白。④大剂量 B 族维生素、维生素 C 及腺苷三磷酸、胞磷胆碱、辅酶 Q_{10} 等改善神经营养代谢药物。⑤加强呼吸功能的维护和肺部并发症的防治：如病人已出现呼吸肌麻痹和排痰不畅，应早期行气管切开术。

=== 考点串讲 ===

　　急性感染性多发性神经炎又称急性多发性神经根神经炎或 Guillain-Barre 综合征。主要损害多数脊神经根和周围神经，也常累及脑神经（2007），是多发性神经炎中一种特殊类型。

一、临床表现

　　1. 运动障碍
　　（1）肢体瘫痪：①四肢呈对称性下运动神经元性瘫痪，且常自下肢开始，逐渐波及双上肢，也可从一侧到另一侧；②通常在 1～2 周病情发展至最高峰，以后趋于稳定；③四肢肌张力低下，腱反射减弱或消失，腹壁、提睾反射多正常；④少数可因锥体束受累而出现病理反射征；⑤起病 2～3 周后逐渐出现肌萎缩。
　　（2）躯干肌瘫痪：颈肌、躯干肌、肋间肌、膈肌也可出现瘫痪。呼吸肌瘫痪可出现胸闷、气短、语音低沉、咳嗽无力、胸式或腹式呼吸活动度减低、呼吸音减弱，严重者可因缺氧、呼吸衰竭或呼吸道并发症而导致昏迷、死亡。

（3）脑神经麻痹：约 1/2 病人可有脑神经损害。以舌咽、迷走和一侧或两侧面神经的周围性瘫痪为多见，其次为动眼、滑车、展神经。偶见视盘水肿。

2. 感觉障碍

（1）可为首发症状，以主观感觉障碍为主，多从四肢末端的麻木、针刺感开始。

（2）检查时牵拉神经根常可使疼痛加剧（如 Kernig 征阳性），肌肉可有明显压痛，双侧腓肠肌尤著。

（3）客观检查感觉多正常，仅部分病人可有手套、袜套式感觉障碍。偶见节段性或传导束型感觉障碍。

（4）感觉障碍远较运动障碍为轻，是本病特点之一。

3. 自主神经功能障碍

（1）初期或恢复期常有多汗，汗臭味较浓。

（2）少数病人初期可有短期尿潴留。

（3）大便常秘结。

（4）部分病人可出现血压不稳定、心动过速和心电图异常等心血管功能障碍。

二、诊断与鉴别诊断

（一）诊断（2005）

1. 病前 1~3 周有感染史，急性或亚急性起病。

2. 可伴有脑神经损害。

3. 脑脊液多呈蛋白-细胞分离现象。

4. 四肢对称性弛缓性瘫痪，肌张力低下，腱反射消失。多数由下肢开始，少数发展为上升性麻痹。

5. 感觉障碍轻微或缺失。

（二）鉴别诊断

1. 脊髓灰质炎　起病时多有发热，肌肉瘫痪多为节段性且较局限，可不对称，无感觉障碍，脑脊液蛋白和细胞均增多或仅白细胞计数增多。

2. 急性脊髓炎　有损害平面以下的感觉减退或消失，括约肌功能障碍较明显，有锥体束征。

3. 周期性麻痹　呈发作性肢体无力，也可有呼吸肌受累，但发作时多有血钾降低和低钾性心电图改变，补钾后症状迅速缓解。

三、治疗

1. 急性期治疗

（1）脱水及改善微循环：20%甘露醇或 25%山梨醇。

（2）激素治疗：泼尼松、地塞米松、氢化可的松。为避免激素应用的盲目性，在用前应查血及脑脊液的免疫功能。如免疫功能偏低者则不宜用激素，可用免疫增强剂，如转移因子等。

（3）大剂量丙种球蛋白治疗：10%丙种球蛋白。

（4）大剂量 B 族维生素、维生素 C 及腺苷三磷酸、胞磷胆碱、辅酶 Q_{10} 等改善神经营养代谢药物。

（5）加强呼吸功能的维护和肺部并发症的防治：如病人已出现呼吸肌麻痹和排痰不畅，应早期行气管切开术（2002），定期和充分吸痰，并注意无菌操作；必要时应及早辅以机械通气。

2. 恢复期治疗

（1）可继续服用 B 族维生素及促进神经传导功能恢复的药物。

（2）加强瘫痪肢体的功能锻炼。

（3）配合理疗、体疗、针灸，以防止肢体的畸形和促进肢体的功能恢复。

1. 急性炎症性脱髓鞘性多发性神经病起病1周必有的症状是

A. 四肢弛缓性瘫痪

B. 肌肉萎缩

C. 尿潴留

D. 四肢手套袜套型感觉减退

E. 脑脊液蛋白-细胞分离现象

2. 急性炎性脱髓鞘性多发性神经病的特征性改变是

A. 末梢型感觉障碍

B. 四肢弛缓性瘫痪

C. 脑神经损害

D. 神经根性疼痛

E. 脑脊液蛋白-细胞分离

3. 急性炎症性脱髓鞘性多发性神经病急性期的治疗不正确的有

A. 主要是对症、支持疗法和针对病因

B. 呼吸肌麻痹可使用呼吸器

C. 延髓麻痹宜用鼻饲管

D. 急性型采用皮质激素治疗

E. 起病后可选用血浆交换疗法

参考答案：1. A。2. E。3. D。

第3单元　面神经炎

重点提示

本单元不常考。重点掌握临床表现。

主要症状：急性起病的周围性面瘫表现为患侧表情肌瘫痪。一侧表情肌完全性瘫痪，额纹消失，不能皱额蹙眉，眼裂变大，眼裂不能闭合或闭合不全，眼球向外方转动，显露白色巩膜，称Bell征；患侧鼻唇沟变浅，口角下垂；口轮匝肌瘫痪使鼓气和吹口哨时漏气。

考点串讲

面神经炎：急性发作的单侧周围性面神经麻痹（特发性面神经麻痹或贝尔麻痹）。

1. 临床表现

（1）任何年龄均可发病，男性略多。

（2）急性起病，数小时或1～3天达高峰。

（3）病初可有麻痹侧耳后或下颌角后疼痛。

（4）主要症状：急性起病的周围性面瘫表现为患侧表情肌瘫痪。一侧表情肌完全性瘫痪，额纹消失，不能皱额蹙眉，眼裂变大，眼裂不能闭合或闭合不全，眼球向外方转动，显露白色巩膜，称Bell征；患侧鼻唇沟变浅，口角下垂；口轮匝肌瘫痪使鼓气和吹口哨时漏气（2000）。

2. 治疗

（1）糖皮质激素：急性期应用。可静脉滴注地塞米松或口服泼尼松。

（2）抗病毒药物：带状疱疹引起者，口服阿昔洛韦。

（3）B族维生素药物：肌内注射。

（4）理疗：茎乳孔附近红外线照射或超短波透热疗法。

（5）护理：眼裂不能闭合者，用眼罩、眼膏或缝合眼裂以保护角膜。

经典试题

关于特发性面神经麻痹正确的是

A. 女性多见

B. 通常是亚急性发病

C. 双侧多见

D. 贝尔现象阳性

E. 多数患者不能恢复

参考答案：D。

第 4 单元 急性脊髓炎

重点提示

本单元出题重点集中在临床表现及诊断和鉴别诊断,诊断及鉴别诊断常结合临床表现综合考查,考生一定要重点掌握。其次是辅助检查及治疗。

临床表现:①起病较急,背部疼痛、腹痛或胸部束带感,数小时或数日发展到脊髓横贯性损害。胸 3～5 多见,常出现双下肢瘫痪。②运动障碍:早期常见脊髓休克(瘫痪肢体肌张力低,腱反射消失,病理反射引不出,尿潴留);休克期为 2～4 周,3～4 周后进入恢复期,脊髓休克现象渐消失,出现肢体痉挛性瘫痪。③感觉障碍:受累平面以下的传导束型感觉障碍,痛、温觉消失尤为明显;感觉消失区上缘可有一感觉过敏带。

考点串讲

一、临床表现(2014)

起病较急,背部疼痛、腹痛或胸部束带感,数小时或数日发展到脊髓横贯性损害。胸 3～5 多见,常出现双下肢瘫痪(2004)。

1. 运动障碍 早期常见脊髓休克(瘫痪肢体肌张力低,腱反射消失,病理反射引不出(2012),尿潴留(2009),休克期为 2～4 周,3～4 周后进入恢复期,脊髓休克现象渐消失,出现肢体痉挛性瘫痪。

2. 感觉障碍 受累平面以下的传导束型感觉障碍,痛、温觉消失尤为明显;感觉消失区上缘可有一感觉过敏带。

3. 自主神经功能障碍 急性期尿潴留或充盈性尿失禁,大便失禁。

4. 脑脊液检查 脑脊液压力不高,白细胞正常或轻度增高,淋巴细胞为主。

二、辅助检查

1. 脑脊液检查 脑脊液无色透明;细胞数正常或增高,淋巴细胞为主;蛋白正常或轻度增高,糖、氯化物正常。

2. MRI 可见病变节段脊髓增粗,髓内斑点状或片状 T_1 低信号、T_2 高信号。

三、诊断与鉴别诊断

(一)诊断(2016)

急性起病,病前有感染或疫苗接种史及迅速出现脊髓横贯性损害,结合脑脊液检查可确诊。

(二)鉴别诊断

1. 急性硬膜外脓肿 ①病前化脓性感染灶,伴明显毒血症症状;②病变相应节段脊柱及椎旁炎性疼痛;③硬膜外穿刺有时可有脓液;④CT 扫描和 MRI 检查。

2. 脊髓出血 ①起病急,剧烈背痛;②迅速出现肢体瘫痪和括约肌功能障碍;③脑脊液多含血;④脊髓 CT 出血部位有高密度影。

3. 脊髓转移性肿瘤 ①老年人;②发病较快,早期根性疼痛,不久发生脊髓受压症状;③影像学检查有助于鉴别诊断;④原发病灶。

四、治疗

(一)急性期

1. 药物治疗糖皮质激素;抗生素预防感染。

2. 对症治疗及护理。

（二）恢复期

肢体锻炼，注意纠正足下垂。

━━━━━━━━━ **经典试题** ━━━━━━━━━

1. 急性横贯性脊髓炎最常损害脊髓的
A. 颈膨大部
B. 胸 3～5 节段
C. 胸 7～10 节段
D. 腰膨大部
E. 圆锥部
2. 下列情况中不符合急性脊髓炎的临床表现为

A. 病前常有呼吸道感染症状
B. 损害平面以下传导束型感觉障碍
C. 尿便障碍
D. 损害平面以下运动障碍
E. 急性起病，早期出现肌张力增高，腱反射亢进

参考答案： 1. B。2. E。

第 5 单元　颅内压增高

━━━━━━━━━ **重点提示** ━━━━━━━━━

　　本单元出题重点集中在临床表现及诊断和鉴别诊断，诊断及鉴别诊断常结合临床表现综合考查，考生一定要重点掌握。其次是辅助检查及治疗。

　　临床表现：头痛、呕吐、视盘水肿是颅内压增高的"三主征"。

━━━━━━━━━ **考点串讲** ━━━━━━━━━

一、病因

颅腔内容物体积增大、颅内占位性病变使颅内空间相对缩小。

二、临床表现

头痛、呕吐、视盘水肿是颅内压增高的"三主征"（2002、2014）。

三、诊断与鉴别诊断

1. 诊断　主要依据临床表现、腰椎穿刺进行确认。

2. 鉴别诊断　颅脑损伤、脑血管疾病、高血压脑病、颅内肿瘤、脑脓肿、脑部感染性疾病、脑积水等。

四、治疗

1. 一般处理
（1）密切观察生命体征变化。
（2）保持呼吸道通畅，避免缺氧引起脑水肿。
（3）保持大便通畅，避免用力排便及高位灌肠，防止颅内压骤然增高。
（4）输液量应以维持出入液量的平衡为度。
（5）尽早查明病因。
2. 降颅内压治疗　20%甘露醇、激素、冬眠低温和巴比妥治疗类药物。

━━━━━━━━━ **经典试题** ━━━━━━━━━

1. 颅压高所致脑神经麻痹，容易出现的是
A. 动眼神经
B. 滑车神经

C. 展神经
D. 面神经
E. 听神经

2. 诊断颅压高可靠依据是
A. 视盘水肿
B. 剧烈头痛
C. 频繁呕吐
D. 癫痫发作
E. 两侧展神经麻痹

参考答案：1. C。2. A。

第 6 单元　头皮损伤

重点提示

本单元重点主要集中在头皮血肿、头皮裂伤和头皮撕脱伤的诊断与处理，头皮血肿分类的诊断，考生应重点掌握。

头皮血肿分类：皮下血肿、帽状腱膜下血肿、骨膜下血肿。

考点串讲

一、血肿

1. 诊断

（1）皮下血肿：多见于产伤或碰伤；血肿压痛明显；周围组织肿胀隆起，中央反而凹陷，稍软，易误为凹陷性颅骨骨折，X 线摄片可了解有无合并存在颅骨骨折。

（2）帽状腱膜下血肿：由头部受到斜向暴力所致；因该处组织疏松，出血较易扩散，严重者血肿边界可与帽状腱膜附着缘一致，覆盖整个穹窿部，似戴一顶有波动的帽子，小儿及体弱者可因此致休克或贫血。

（3）骨膜下血肿：常由于颅骨骨折或产伤所致；血肿常局限于某一颅骨范围内，以骨缝为界。

2. 处理原则　①较小血肿：一般无须特别治疗，多在 1～2 周自行消肿，出血吸收而愈。②较大血肿：行穿刺抽血加压包扎治疗。③高度警惕有无颅骨损伤甚至脑损伤的可能。

二、裂伤

1. 诊断

（1）多为锐器或钝器打击所致。

（2）出血较多，可引起失血性休克。

（3）头皮裂伤浅时，因断裂血管受头皮纤维隔的牵拉，断端不能收缩，出血量反较帽状腱膜全层裂伤者多。

2. 处理原则

（1）要按照压迫止血、清创缝合的原则进行处理。

（2）判断有无颅骨损伤和脑损伤：检查伤口深处有无骨折或碎骨片，若发现有脑脊液或脑组织外溢，须按开放性脑损伤处理；头皮供血丰富，清创缝合时限可放宽至 24 小时（2017）。

三、撕脱伤

1. 诊断

（1）多因发辫受机械牵拉，使大块头皮自帽状腱膜下层或连同骨膜一并撕脱。

（2）表现为剧烈疼痛及大量出血，可导致失血性或疼痛性休克；较少合并颅骨骨折及脑损伤。

2. 处理原则

（1）在压迫止血、防治休克、清创、抗感染的前提下，行植皮术，保护植皮片。

（2）植皮方式：①头皮瓣复位再植。仅适于伤后 2～3 小时，最长不超过 6 小时、头皮瓣完整、无明显污染和血管断端整齐的病例。②清创后自体植皮。适于头皮撕脱后不超过 8 小时，创面尚无明显感染、骨膜亦较完整的病例。③晚期创面植皮。

经典试题

帽状腱膜下血肿不能吸收者，首选治疗方法是
A. 切开止血
B. 应用止血药

C. 加压包扎，促进血肿吸收
D. 穿刺引流
E. 穿刺抽液，加压包扎

参考答案： E。

第7单元　颅骨骨折

重点提示

本单元考题出现灵活，几乎间隔一年就会出现考题。

出题重点集中在临床表现及诊断，诊断常结合临床表现综合考查，考生一定要重点掌握。其次是治疗。

1. 颅盖骨骨折诊断：主要靠颅骨 X 线片检查诊断。颅骨 X 线亦可见凹陷性骨折的陷入深度和范围，以此可以进行鉴别。

2. 颅前窝骨折：累及眶顶和筛骨，可有鼻出血、眶周广泛淤血斑以及广泛球结膜下淤血斑等表现。

考点串讲

一、颅盖骨骨折

1. 诊断要点如下

（1）单纯线性骨折

①头部外伤史。

②主要靠颅骨 X 线片检查诊断。颅骨 X 线亦可见凹陷性骨折的陷入深度和范围，以此可以进行鉴别（2007）。

③CT 可协助诊断。

（2）凹陷性骨折：①好发于额、顶部；②多为全层凹陷；③骨折损伤脑重要功能区时，可出现偏瘫、失语、癫痫等神经系统定位病症。

2. 治疗

（1）单纯线性骨折：本身无需特殊处理，关键在于处理因骨折引起的脑损伤或脑出血，尤其是硬膜外血肿。

（2）凹陷性骨折：出现下列情况者需手术治疗（2003）。

①合并脑损伤或大面积骨折片陷入颅腔，导致颅内压升高，CT 检查示中线结构位移，有脑疝可能。

②骨折片压迫脑重要部位引起神经功能障碍。

③非功能区部位的小面积凹陷性骨折，无颅内压增高，但深度超过 1cm 者可考虑择期手术。

④开放性粉碎性凹陷骨折。

二、颅底骨折

（一）诊断

1. 颅前窝骨折　累及眶顶和筛骨，可有鼻出血、眶周广泛淤血斑及广泛球结膜下淤血斑等表现（2014）。若脑膜、骨膜均破裂，则合并脑脊液鼻漏，脑脊液经筛窦由鼻孔流出。若筛板或视神经管骨折，可合并嗅神经或视神经损伤。

2. 颅中窝骨折　若累及蝶骨，可有鼻出血或合并脑脊液鼻漏，脑脊液经蝶窦由鼻孔流出。若

累及颞骨岩部，脑膜、骨膜及鼓膜均破裂时，则合并脑脊液耳漏，脑脊液经中耳由外耳道流出；若鼓膜完整，脑脊液则经咽鼓管流往鼻咽部，可误认为鼻漏；常合并第Ⅶ、Ⅷ对脑神经损伤。若累及蝶骨和颞骨的内侧部，可能损伤垂体或第Ⅱ、Ⅲ、Ⅳ、Ⅴ、Ⅵ对脑神经。若骨折伤及颈动脉海绵窦段，可因动静脉瘘的形成而出现搏动性突眼及颅内杂音；破裂孔或颈内动脉管处的破裂，可发生致命性的鼻出血或耳出血。

3. 颅后窝骨折　累及颞骨岩部后外侧时，多在伤后 1～2 天出现乳突部皮下淤血斑（Battle 征）。若累及枕骨基底部，可在伤后数小时出现枕下部肿胀及皮下淤血斑；枕骨大孔或岩尖后缘附近的骨折，可合并后组脑神经（第Ⅸ～Ⅻ对脑神经）损伤。这类骨折多数无需特殊治疗，而要着重处理合并的脑损伤和其他并发损伤。多数脑脊液漏能在 2 周左右自行停止。持续 4 周以上或伴颅内积气经久不消时，应及时手术，进行脑脊液瘘修补，封闭瘘口。对碎骨片压迫引起的视神经或面神经损伤，应尽早手术去除骨片。伴脑脊液漏的颅底骨折属于开放伤，需给予抗生素治疗。

（二）治疗

主要针对工作骨折引起的并发症和后遗症进行治疗。处理措施如下。

（1）颅底骨折多为内开放性脑损伤，对有出血或脑脊液漏者严禁堵塞。

（2）保持耳、鼻孔的清洁。

（3）严禁擤鼻，尽力避免打喷嚏、咳嗽等动作。

（4）脑脊液漏期间给予抗生素预防感染。

（5）体位：去枕平卧。

（6）超过 1 个月脑脊液漏仍无停止趋势，应考虑开颅修补硬脑膜。

=== 经典试题 ===

1. 诊断颅盖骨骨折通常的依据是

A. 头颅 X 线摄片

B. 头皮伤痕

C. 局部触诊闻及骨擦音

D. 剧烈头痛伴呕吐

E. 对侧肢体偏瘫

2. 诊断颅底骨折通常的依据是

A. 头颅 X 线摄片

B. 受伤机制

C. 剧烈头痛伴呕吐

D. 临床体征

E. 意识障碍

参考答案：1. A。2. D。

第8单元　脑　损　伤

=== 重点提示 ===

本单元出题重点集中在临床表现，诊断及鉴别诊断常结合临床表现综合考查，考生一定要重点掌握。其次是颅内血肿的 CT、MRI 表现。

1. 脑震荡临床表现与诊断：短暂的意识障碍（不超过 30 分钟）、生理反应迟钝或消失、逆行性遗忘、神经系统检查无阳性体征、脑脊液中无红细胞，CT 检查无阳性发现。

2. 硬脑膜外血肿临床表现：①意识障碍：典型的意识障碍有"中间清醒期"，表现为头伤后昏迷 - 清醒 - 昏迷；也可能不出现中间清醒期；少数病人可无原发性昏迷，而在血肿形成后出现。②颅内压增高及脑疝表现：头痛、恶心、剧烈呕吐。一般成年人幕上血肿＞20ml、幕下血肿＞10ml，即可引起颅内压增高症状。

==================== **考点串讲** ====================

一、脑震荡

脑震荡是最常见的轻度原发性脑损伤。为一过性脑功能障碍，无眼观可见的神经病理改变，但在显微镜下可见神经组织结构紊乱。

临床表现与诊断 短暂的意识障碍（不超过 30 分钟）、生理反应迟钝或消失、逆行性遗忘、神经系统检查无阳性体征、脑脊液中无红细胞，CT 检查无阳性发现（2008、2016）。

二、脑挫裂伤

脑挫伤指脑组织遭受破坏较轻，软脑膜完整；脑裂伤指软脑膜、血管和脑组织同时有破裂，伴有外伤性蛛网膜下腔出血。由于两者常同时存在，合称为脑挫裂伤。

临床表现与诊断（2013、2015）

1. 意识障碍：①是最突出的临床表现；②一般伤后立即出现昏迷，其程度和持续时间与损伤程度、范围直接相关。多数病人超过 30 分钟。

2. 局灶症状和体征

①伤及脑皮质功能区：受伤当时出现与病灶区功能相应的神经功能障碍或体征。

②伤及语言中枢：失语。

③伤及运动区：出现锥体束征、肢体抽搐、偏瘫等。

④伤及额、颞叶前端哑区：可无神经系统缺损的表现。

3. 头痛、呕吐。

4. 颅内压增高和脑疝。

三、颅内血肿

临床表现与诊断

1. *硬脑膜外血肿*

（1）意识障碍：典型的意识障碍有"中间清醒期"，表现为头伤后昏迷—清醒—昏迷（2006、2016）；也可能不出现中间清醒期；少数病人可无原发性昏迷，而在血肿形成后出现（2009）。

（2）颅内压增高及脑疝表现：头痛、恶心、剧烈呕吐。一般成年人幕上血肿＞20ml、幕下血肿＞10ml，即可引起颅内压增高症状。

2. *硬脑膜下血肿* 头部外伤时，导致颅骨变形或骨折，进而伤及血管所致。出血积聚于硬脑膜与颅骨之间，并随血肿的增大而使硬膜进一步分离。出血主要来源于脑膜血管，是造成急性硬膜外血肿的主要原因，以脑膜中动、静脉最为常见，其次是静脉窦。

（1）急性和亚急性硬脑膜下血肿：原发性昏迷时间长，中间清醒期不明显，颅内压增高及脑疝的其他征象多在 1～3 天进行性加重。

（2）慢性硬脑膜下血肿：有慢性颅内压增高的表现，如头痛、恶心、呕吐和视盘水肿等，并有间歇性神经定位体征，可有智力下降、记忆力减退和精神失常。慢性硬脑膜下血肿诊断要点如下（2015、2016）。

①常有头部受伤史，症状常在伤后 3 周以上出现。

②慢性颅内压增高症状：头痛、呕吐和视盘水肿等。

③压迫所致的局灶症状和体征。

④脑萎缩、脑供血不足的症状。

⑤脑血管造影、头部 CT 或磁共振检查可显示血肿部位和范围。

3. *脑内血肿* 以进行性意识障碍为主，若血肿累及重要功能区，可出现偏瘫、癫痫、失语等症状。

经典试题

1. 脑损伤后 6 小时，意识清，轻度头痛，下述哪项处理原则不可取

A. 意识清楚，故回家观察

B. 观察意识、瞳孔、生命体征及神经系统体征变化

C. 做头颅 CT 检查

D. 对症处置

E. 向家属交代有迟发性颅内血肿可能

2. 有一名男性患者右顶枕部着地，伤后 2 小时，左侧瞳孔散大，钻孔探查部位应首选

A. 右顶枕部

B. 右额颞部

C. 左顶枕部

D. 左额颞部

E. 颅后窝

参考答案：1. A。2. D。

第9单元　急性脑血管疾病

重点提示

本单元不常考。

鉴别诊断：短暂缺血性发作（TIA），脑血管血栓形成或血管栓塞引起的脑梗死、脑出血、高血压脑病。

考点串讲

急性脑血管疾病临床上又称脑血管意外、卒中。其病死率、致死率极高。急性脑血管病按临床表现及其病理改变可分为以下几种。

1. 短暂缺血性发作（TIA）。

2. 脑血管血栓形成或血管栓塞引起的脑梗死。

3. 脑出血，包括脑内出血、蛛网膜下腔出血、硬膜外出血、硬膜下出血。

4. 高血压脑病。

5. 脑动脉炎。

6. 静脉窦和脑静脉血栓形成。

7. 外伤引起的脑血管病。

8. 新生儿和儿童的脑血管病。

9. 原因不明的脑血管疾病。

经典试题

有关急性脑血管病的病变部位，下列何项是不正确的

A. 脑血栓形成最易发生在颈内动脉和大脑中动脉

B. 脑栓塞以大脑中动脉阻塞最常见

C. 脑出血的血管最多在豆纹动脉

D. 脑桥出血多由基底动脉的旁正中动脉破裂所致

E. 蛛网膜下腔出血最常发生于脑底动脉环后部

参考答案：E。

第10单元　脑　出　血

重点提示

本单元出题重点集中在诊断及鉴别诊断，多结合临床表现综合考查，考生一定要重点掌握。

其次是病因、辅助检查及治疗。

辅助检查：首选 CT 或 MRI 检查。急性期 CT 示脑高密度血肿，周围有少许占位效应和(或)脑组织移位。

================ **考点串讲** ================

一、病因

最常见病因为高血压合并动脉硬化（2016）。

二、临床表现

高血压病人，往往于体力活动或情绪激动时发病；意识障碍程度是判断病情的主要指标。

1．基底核区出血 最常见，多见于壳核出血。分为轻型和重型。

（1）轻型

①多数为壳核出血（数毫升至 30ml）或丘脑（丘脑内囊后支）少量出血。

②表现为突然头痛、头晕、恶心、呕吐，意识清楚或轻度障碍，出血灶对侧出现偏瘫或"三偏征"，双眼向病灶侧凝视，优势半球出血可有失语。

（2）重型

①壳核大量出血（30～160ml）或丘脑大量出血。

②发病突然，意识障碍重，鼾声明显，频繁呕吐，两眼向病灶侧凝视或固定于中央位，瞳孔出血侧散大，出血对侧偏瘫，肌张力下降，病理反射（＋），平卧时患侧下肢外旋位。

③血液大量破入脑或损伤丘脑下部及脑干，表现为昏迷加深，去大脑强直或四肢弛缓，鼾声大作，中枢性高热或体温过低，肺水肿，枕骨大孔疝死亡。

2．小脑出血

（1）发病突然，眩晕、频繁呕吐、枕部疼痛，病变侧共济失调，眼球震颤，同侧周围性面瘫，颈项强直等。

（2）病情加重导致颅内压明显，昏迷加深甚至枕骨大孔疝死亡。

三、辅助检查

1．CT 急性期显示脑高密度血肿，周围有少许占位效应和（或）脑组织移位（2009、2013）。

2．MRI 急性期 T_1 加权像和 T_2 加权像有出血的高信号区。

3．腰椎穿刺脑脊液检查 多含血（其中 20%左右可不含血）、压力升高。

四、诊断和鉴别诊断

（一）诊断要点

1．高血压病史。

2．体力活动或情绪激动时发病。

3．发作时反复呕吐、头痛和血压升高。

4．病情进展迅速，出现意识障碍、偏瘫和其他神经系统局灶症状。

5．首选 CT 或 MRI 检查。急性期 CT 示脑高密度血肿（2003），周围有少许占位效应和（或）脑组织移位。MRI 示小脑和脑干 T_1 加权像和 T_2 加权像有出血的高信号区。

6．腰椎穿刺脑脊液多含血和压力升高（其中 20%左右可不含血）。

（二）鉴别诊断

1．小量脑出血与脑梗死相似，CT 可确诊。

2．重症脑梗死：明显高颅压症状甚至脑疝，CT 诊断排除脑出血。

3．意识障碍而局限性神经系统体征不明显，须排除可引起意识障碍的全身性疾病。

五、治疗与预防（2017）

（一）治疗

保持安静，防止继续出血，积极抗脑水肿；减低颅内压（2009），调整血压改善循环，加强护理，防治并发症。

1. 对症治疗

（1）尽可能就近治疗。

（2）保持气道通畅。

（3）高血压处理：①一般主张不使用降血压药物（利舍平等）（2006）；②收缩压＞200mmHg，适当给予温和降血压药（呋塞米及硫酸镁等）；③急性期后（约2周），血压仍持续过高，系统应用降压药；④急性期血压急骤下降，病情严重，予升压药物保证足够脑供血量。

（4）脱水降颅压治疗。

（5）合并症处理。

2. 外科手术治疗　手术适应证如下（2006、2008、2009）。

（1）年龄不太大，生命体征稳定，心肾功能无明显障碍，血压＜200 / 120mmHg。

（2）小脑出血：①血肿＞10ml，直径＞3cm者，可考虑手术治疗；②血肿＞20ml或有脑干受压征应紧急手术。

（3）壳核出血：血肿＞50ml，或颅内压明显升高，可能形成脑疝者。

（4）丘脑出血：①血肿＞10ml，病情继续恶化者；②重症原发性脑室出血或丘脑内侧出血血液大量破入脑室者，行颅骨钻孔，脑室外引流加腰椎穿刺放液（2008）。

（二）预防

积极控制血压，避免情绪波动。

=== 经典试题 ===

1. 脑出血最常见的原因是

A. 脑动脉炎

B. 高血压和脑动脉硬化

C. 血液病

D. 脑动脉瘤

E. 脑血管畸形

2. 高血压性脑出血最好发部位是

A. 皮质下白质

B. 脑桥

C. 小脑

D. 脑室

E. 壳核及其附近

3. 脑出血的内科治疗最重要的是

A. 控制脑水肿

B. 给止血药

C. 迅速降血压

D. 抗生素治疗

E. 给氧

参考答案：1. B。2. E。3. A。

第11单元　蛛网膜下腔出血

=== 重点提示 ===

本单元考生要重点掌握病因、临床表现、诊断及治疗。

1. 病因：以颅内动脉瘤、动静脉畸形、高血压动脉硬化症、脑底异常血管网等为最常见。

2. 诊断要点：突发剧烈头痛及呕吐，面色苍白，冷汗，脑膜刺激征阳性及血性脑脊液或头颅CT见颅底各池、大脑纵裂及脑沟中积血等。

━━━━━━━━━━━━━━ 考点串讲 ━━━━━━━━━━━━━━

1．病因　以颅内动脉瘤、动静脉畸形、高血压动脉硬化症、脑底异常血管网和血液病等为最常见（2002）。以上均可使患者病情稳定好转后，再次出现意识障碍或出现局限性神经症状。

2．临床表现（2017）　各年龄均可发病，以青壮年多见。多在情绪激动中或用力情况下急性发生，部分患者可有反复发作头痛史。

（1）头痛与呕吐：头痛局限某处有定位意义，如前头痛提示小脑幕上和大脑半球（单侧痛）、后头痛表示颅后窝病变。

（2）意识障碍和精神症状：多数患者无意识障碍，但可有烦躁不安，有些有一过性意识障碍。

（3）脑膜刺激征：青壮年病人多见。

（4）其他临床症状：低热、腰背腿痛等。

（5）实验室检查

①腰椎穿刺（2012）颅内压多增高，脑脊液早期为血性，3～4 天开始黄变。

②发病初期部分患者周围血中白细胞数可增高。

③心电图可有心律失常。

④4 天内头颅 CT 扫描表现为颅底各池、大脑纵裂及脑沟密度增高，积血较厚处提示可能即系破裂动脉所在处或其邻近部位。

3．诊断

（1）诊断要点（2008）：突发剧烈头痛及呕吐，面色苍白，冷汗，脑膜刺激征阳性以及血性脑脊液或头颅 CT 见颅底各池、大脑纵裂及脑沟中积血等。

（2）鉴别诊断

①其他脑血管病，见表 7-2。

②脑膜炎：全身中毒症状，发病有一定过程，脑脊液呈炎性改变。

③脑静脉窦血栓形成：产后发病或病前有感染史，面部及头皮可见静脉扩张，脑膜刺激征阴性，脑脊液一般无血性改变。

表 7-2　脑血管疾病的鉴别

	脑血栓	脑栓塞	脑出血	蛛网膜下腔出血
常见病因	动脉硬死	心脏病	高血压动脉硬死	动脉瘤、血管畸形
发病缓急	较缓（小时）	最急（秒、分钟）	急（分钟、小时）	急（分钟）
意识障碍	较少	较少	多见	常为一过性
偏瘫	有，轻重不一	有	有	少见
脑膜刺激征	多无	多无	偶有	明显
脑脊液	清	清	压力高，血性	压力高，血性
CT	脑内低密度区	脑内低密度区	脑内低密度区	蛛网膜下腔或脑室内高密度区

4．治疗与预防　绝对卧床休息至少 4 周（同时加镇静药），治疗基本同脑出血。①一般处理；②降低颅压；③止血；④防止痉挛。

━━━━━━━━━━━━━━ 经典试题 ━━━━━━━━━━━━━━

1．蛛网膜下腔出血最可靠的诊断依据是

A．头痛、呕吐

B．脑膜刺激征

C．腰椎穿刺时发现血性脑脊液

D．一侧动眼神经麻痹

E．偏瘫

2．蛛网膜下腔出血时，出现一侧上睑下垂时，其动脉瘤的部位可能在

A．大脑中动脉

B．前交通动脉

C. 舌交通动脉

D. 基底动脉

E. 眼动脉

3. 30 岁男性，劳动中突感剧烈头痛、呕吐、一度意识不清，醒后颈枕部痛，右侧上睑下垂，右瞳孔大，颈强，凯尔尼格征阳性，最可能的

诊断是

A. 急性脑膜炎

B. 脑出血、脑疝

C. 小脑出血

D. 脑干出血

E. 蛛网膜下腔出血

参考答案：1. C。2. C。3. E。

第 12 单元　短暂性脑缺血发作

重点提示

本单元内容主要掌握临床表现，诊断结合临床表现综合考查，考生应注意。其次要掌握治疗与预防。

临床表现：多见于中老年男性；突发，时短，每次发作常 5～20 分钟，症状持续≤24 小时；不留神经功能缺损；反复发作呈同样局灶症状。①颈内动脉系统 TIA：发作性偏瘫或单肢轻瘫多见，主侧半球病变可失语。②椎-基底动脉系统 TIA：阵发性眩晕、恶心、呕吐。

考点串讲

1. 概念　短暂性脑缺血发作（TIA）指颈动脉或椎-基底动脉系统一过性供血不足，致供血区局灶性神经功能障碍，出现相应症状和体征。

2. 临床表现　多见于中老年男性；突发，时短，每次发作常 5～20 分钟，症状持续≤24 小时；不留神经功能缺损；反复发作呈同样局灶症状。

（1）颈内动脉系统 TIA：发作性偏瘫或单肢轻瘫多见，主侧半球病变可失语。

（2）椎-基底动脉系统 TIA：阵发性眩晕、恶心、呕吐。

3. 诊断

（1）短暂、可逆的局部脑血液循环障碍，反复发作，少者 1～2 次，多至数十次。

（2）颈内动脉系统或椎-基底动脉系统的症状和体征。

（3）单次发作持续数分钟至 1 小时。症状和体征消失时间≤24 小时。

4. 治疗与预防　消除病因、减少及预防发作。

（1）病因治疗：控制高血压，治疗糖尿病、高脂血症、心律失常等。

（2）药物治疗：①抗血小板聚集药，如阿司匹林。②频繁发作的 TIA，可用抗凝药如肝素、华法林等。

（3）手术治疗：颈动脉硬化粥样斑块造成狭窄（狭窄＞70%）或血栓造成 TIA 可行颈动脉内膜剥离术、血栓内膜切除术。

（4）预防治疗

①一级预防：指未发生卒中前预防发生动脉粥样硬化和小动脉硬化。

②二级预防：指发生卒中后预防复发。主要服用抗血小板聚集药物，同时仔细寻找病人卒中的危险因素。

③认真管理血压。戒烟、戒酒，有卒中家族史和其他血管危险因素的人定期查血小板聚集功能。

④适当控制脂肪的摄入，饮食忌过咸、过甜。

经典试题

1. 颈内动脉系统短暂性脑缺血发作的症状可有

A. 阵发性眩晕

B. 复视

C. 交叉性瘫痪

D. 吞咽困难

E. 运动性失语

2. 短暂性脑缺血发作（TIA），出现相应的症状及体征，完全恢复最长应在

A. 6 小时内

B. 12 小时内

C. 24 小时内

D. 48 小时内

E. 72 小时内

3. 对频繁发作的短暂性脑缺血发作，应该采用的治疗药物是

A. 华法林

B. 阿司匹林

C. 噻氯匹定

D. 噻氯匹定加双嘧达莫

E. 尼莫地平

参考答案：1. E。2. C。3. A。

第 13 单元 脑血栓形成

重点提示

本单元诊断和鉴别诊断常结合临床表现综合考查，考生要重点掌握。其次是病因、诊断及治疗。

诊断：①安静状态下发病，大多无明显头痛和呕吐。②发病较缓慢，逐渐或呈阶梯性进行。③发病后 1～2 天意识清楚或轻度障碍。④颈内动脉系统或椎-基底动脉系统症状和体征。⑤首选 CT 或 MRI。

考点串讲

一、病因

1. 动脉粥样硬化是基本病因，常伴高血压。

2. 其次是动脉炎。

3. 红细胞增多症、血小板增多、血栓性血小板减少性紫癜、弥散性血管内凝血、镰状细胞贫血等血液系统疾病引起者少见；脑淀粉样血管病、Moyamoya 病、肌纤维发育不良和颅内外夹层动脉瘤等罕见。

4. 病因未明。可能的病因包括脑血管痉挛、来源不明的微栓子、抗凝血酶Ⅲ缺乏、纤溶酶原激活物不全释放伴发高凝状态等。

二、临床表现（2014）

1. 大脑中动脉闭塞 优势半球受累可出现失语。

（1）主干闭塞：对侧偏瘫、偏身感觉障碍和同向性偏盲（2016），梗死面积较大严重者颅内压增高、意识障碍、死亡。

（2）皮质支闭塞：偏瘫及偏身感觉障碍，面部及上肢为重。

（3）深穿支闭塞：内囊部分软化，出现对侧偏瘫，无感觉障碍及偏盲。

2. 椎-基底动脉闭塞 出现眩晕、眼震、复视、构音障碍、吞咽困难，共济失调、交叉性瘫痪症状。

（1）主干闭塞：四肢瘫痪、延髓性麻痹、意识障碍，常迅速死亡。

（2）脑桥基底部梗死：闭锁综合征（意识清楚，四肢瘫痪，双侧面瘫、延髓性麻痹等，不能言语，不能进食，只能以眼球上下运动来表达自己的意愿）。

三、诊断和鉴别诊断

（一）诊断（2014）

1. 安静状态下发病，大多无明显头痛和呕吐。

2．发病较缓慢，逐渐或呈阶梯性进行。

3．发病后 1～2 天意识清楚或轻度障碍。

4．颈内动脉系统或椎-基底动脉系统症状和体征。

5．首选 CT 或 MRI：①CT：6 小时内正常，24～48 小时后梗死区出现低密度灶；②MRI：脑梗死数小时内梗死区的信号异常；③脑血管造影：显示血栓形成部位。

（二）鉴别诊断

1．脑出血　发病急，常有头痛、呕吐等颅内高压症状及不同程度意识障碍，血压增高明显，大面积脑梗死与脑出血及轻型脑出血与一般脑血栓临床鉴别困难，CT 检查有助于鉴别。

2．脑栓塞　起病急骤，缺血范围较广泛，有心脏病病史（心房颤动、细菌性心内膜炎、心肌梗死）。

四、治疗与预防

1．急性期治疗原则　①超早期治疗；②个体化处理；③防治并发症：注意各脏器整体调节，预防性干预脑卒中危险因素；④整体化治疗。

2．治疗方法

（1）血液稀释法：低分子右旋糖酐。

（2）早期溶栓治疗

①溶栓适应证：进行性卒中无意识障碍者＜75 岁，发病＜6 小时，CT 排除颅内出血，本次病程未出现低密灶，无出血性疾病及出血素质。

②溶栓药物：尿激酶（2012）、重组组织型纤溶酶原激活剂（rt-PA）（2008）、链激酶等。

（3）抗凝治疗：适用于进展性卒中。

（4）脑保护治疗：①钙拮抗药：尼莫地平、尼卡地平和氟桂利嗪等。②维生素 E 和维生素 C。③胞磷胆碱等脑代谢活化药。

（5）降纤治疗。

（6）一般处理。

（7）调整血压。

经典试题

1．下列哪条血管闭塞最易导致偏瘫

A．小脑下后动脉

B．大脑中动脉

C．脊髓前动脉

D．小脑下前动脉

E．大脑前动脉

2．脑血栓形成的最常见病因是

A．高血压

B．脑动脉粥样硬化

C．各种脑动脉炎

D．血压偏低

E．红细胞增多症

参考答案：1．B。2．B。

第14单元　脑　栓　塞

重点提示

本单元诊断和鉴别诊断常结合临床表现综合考查，考生要重点掌握。其次是病因。

临床表现：①急骤发病，任何年龄均可发病，以青壮年多见。②多数无前驱症状，活动中急骤发生瘫痪、偏身感觉障碍，伴短暂意识障碍。③意识清楚或有短暂性意识障碍。④颈动脉系统和（或）椎-基底动脉系统的症状和体征。⑤腰穿脑脊液一般不含血。⑥可伴其他脏器、皮肤、黏膜等栓塞症状。⑦脑 CT 或 MRI 可显示缺血性梗死或出血性梗死变化，出现出血性死者更有脑栓塞的可能。

=== 考 点 串 讲 ===

1. 病因　依据栓子来源可分为以下几种。①心源性：心房颤动最常见；②非心源性：粥样斑块脱落、附壁血栓、其他瘤栓等；③来源不明。

2. 临床表现与诊断要点

（1）急骤发病，任何年龄均可发病，以青壮年多见。

（2）多数无前驱症状，活动中急骤发生瘫痪、偏身感觉障碍，伴短暂意识障碍（2004、2008）。

（3）意识清楚或有短暂性意识障碍。

（4）颈动脉系统和（或）椎-基底动脉系统的症状和体征。

（5）腰椎穿刺脑脊液一般不含血。

（6）可伴其他脏器、皮肤、黏膜等栓塞症状。

（7）脑 CT 或 MRI 可显示缺血性梗死或出血性梗死变化，出现出血性死者更有脑栓塞的可能。

3. 治疗　改善脑循环，减轻脑水肿，减少梗死范围。

（1）心源性脑栓塞病后 2～3 小时，可予罂粟碱静脉滴注。

（2）同时治疗脑部病变和原发性疾病。

（3）CT 显示出血性梗死或脑脊液中含红细胞，或亚急性细菌性心内膜炎并发脑栓塞时禁抗凝治疗。

=== 经 典 试 题 ===

1. 对急性脑梗死患者，下列哪种情况不适于溶栓治疗

A. 发病 6 小时以内

B. CT 证实无出血灶

C. 病人无出血素质

D. 出凝血时间正常

E. 头部 CT 出现低密度灶

2. 38 岁女性，洗衣时突发右侧肢体活动不灵，查体：意识清、失语，二尖瓣区可闻双期杂音，心律失常，右侧偏瘫，上肢重于下肢，右偏身痛觉减退，首先考虑的诊断是

A. 脑血栓形成

B. 脑栓塞

C. 脑出血

D. 蛛网膜下腔出血

E. 短暂脑缺血发作

参考答案： 1. E。2. B。

第 15 单元　癫　痫

=== 重 点 提 示 ===

本单元出题重点集中在诊断和鉴别诊断，常结合临床表现综合考查，考生要重点掌握。其次是治疗和病因。

临床表现：①部分运动性发作：指局部肢体的抽动，有时表现为言语中断。杰克逊(Jackson)瘫痪发作自一侧开始后，按大脑皮质运动区的分布顺序缓慢地移动。病灶在对侧中央前回运动区。②失神发作：在 EEG 上呈规律和对称的 3 周／秒棘慢波组合；意识短暂丧失 3～15 秒；无先兆和局部症状；发作和休止均突然；每日发作数次至数百次。

=== 考 点 串 讲 ===

一、病因

1. 遗传性因素　导致特发性癫痫。

2．脑部病损或代谢障碍 导致症状性癫痫。

二、临床表现

1．癫痫发作的表现分类 部分性发作、全面性发作、不能分类的痫样发作（2002）。

（1）部分性发作和全面性发作：最常见类型（2002）。

①部分性发作：起于一侧脑部局灶性或局限性，也可扩展至两侧；全面性发作则同时起于两侧脑结构。

②全面性发作：通常两侧对称，无局限表现。又可分为强直或强直阵挛（大发作）发作、小发作、单纯失神发作、复杂小发作——有短暂强直、阵挛、或自主神经症状等一种或数种成分。

（2）不能分类的癫痫发作。

2．部分性发作的临床表现

（1）单纯部分性发作：通常无意识障碍（2017）。

①部分运动性发作（2007）：指局部肢体的抽动，有时表现为言语中断。

杰克逊（Jackson）瘫痪发作自一侧开始后，按大脑皮质运动区的分布顺序缓慢地移动。病灶在对侧中央前回运动区（2005）。

②特殊感觉或躯体感觉发作：闪光等视幻觉，病灶在枕叶；焦臭味等嗅幻觉，病灶在钩回前部；眩晕发作，病灶在颞叶部；发作性口角、指或趾等区麻或刺感。

病灶在对侧中央后回感觉区。

③精神性发作：主要表现包括各种类型的遗忘症、精神异常、错觉、复杂幻觉等。病灶位于边缘系统。

（2）复杂部分性发作（颞叶癫痫）：通常有意识变化，开始可为单纯部分发作。发作起出现各种精神症状或特殊感觉症状，后出现意识障碍或自动症和遗忘症。

（3）部分性发作转为全身性发作。

3．全面性发作的临床表现

（1）强直-阵挛发作（大发作）：以意识丧失和全身抽搐为特征，发作开始至意识恢复5～10分钟，呼吸首先恢复，意识逐渐清醒。

①强直期：所有的骨骼肌呈持续性收缩。

②阵挛期：震颤幅度增大并延及全身，成为间歇的痉挛，即进入阵挛期（持续0.5～1分钟）。每次痉挛都继有短促的肌张力松弛。阵挛频率逐渐减慢，松弛期逐渐延长。呼吸暂时中断，皮肤自苍白转为发绀。瞳孔对光反应和深、浅反射消失，伸性跖反射。

③惊厥后期：短暂的强直痉挛，牙关紧闭，大、小便失禁。

（2）失神发作：在EEG上呈规律和对称的3周/秒棘慢波组合；意识短暂中断3～15秒；无先兆和局部症状；发作和休止均突然；每日发作数次至数百次（2002、2015）。

（3）不能分类的发作的临床表现：癫痫持续状态，在全身性强直阵挛的多次发作间隙，意识一直不清的状态。病死率和致残率相当高。

三、诊断与鉴别诊断

（一）诊断

1．首先要确定是否为癫痫 结合病史、临床、脑电图检查等。

2．判断癫痫发作表现的类型。

3．判断癫痫的病因

（1）区别特发性和症状性癫痫

①特发性癫痫：幼年或青少年起病，全面性发作的强直-阵挛发作或失神发作，无中枢神经系统病损和体征。

②症状性癫痫：成年起病，部分性发作，有中枢神经系统病损和体征。中年以上发病，即使体

检和脑电图均未见异常，也不能完全排除症状性癫痫。

（2）鉴别脑部和全身性疾病：症状性癫痫，先排除代谢性疾病。

（3）探讨脑部疾病的性质和病损部位：局限性神经系统定位体征和视盘水肿等，需做头部CT/MRI、脑血管造影、脑脊液等检查，明确病因。

（二）鉴别诊断

1. 强直-阵挛性发作与假性癫痫发作（癔症性发作）鉴别，见表 7-3。

表 7-3 强直-阵挛性发作与假性癫痫发作的鉴别

鉴别点	癫痫发作	假性癫痫发作
发作场合和形式	任何情况下，突然及刻板式发作	有精神诱因及有人在场时，发作形式多样
眼部表现	上睑抬起，眼球上串或转向一侧	眼睑紧闭，眼球乱动
面色	发绀	苍白或发红
瞳孔	散大，对光反射消失	正常，对光反应存在
摔伤，舌咬伤，尿失禁	可有	无
Babinski 征	常为阳性	阴性
持续时间及终止方式	1～2 分钟，自行停止	可长达数小时
暗示治疗	无效	有效
发作时脑电图	痫样放电	无痫样放电

2. 失神发作与晕厥鉴别。

3. 儿童癫痫与热性惊厥鉴别。

四、治疗

1. 预防措施 预防各种已知的致病因素。

2. 病因治疗 低血糖、低血钙等代谢紊乱者针对病因治疗；颅内占位性病变者应手术治疗。

3. 对症治疗 一旦癫痫确诊而又无对因治疗的指征，即需药物治疗。

（1）药物的选择：主要依据痫性发作的类型（2005、2008）。

①单纯或复杂局限（部分）性发作：丙戊酸钠、氯硝西泮、卡马西平（2016、2017）。

②全身性发作：首选卡马西平，丙戊酸钠也可选用。

③全身强直-阵挛发作和失神发作：丙戊酸钠。

（2）药物剂量：小剂量开始，逐渐增加剂量到控制发作（2008），又无不良反应出现。

（3）单药治疗：单药治疗观察 1～2 个月，足量但效果不显或不良反应大时改用其他药物。

（4）合并用药。

（5）药物更换：在原用药基础上加用新药，新药逐渐增加剂量到控制发作，又无不良反应为止。然后逐渐减少原药物到减完。若减药过程又发作，说明此药不能减少。

（6）服用方法：每日总量一般均分数次服用。发作多在夜间和清晨时，用药可集中在下午和睡前。

（7）不良反应：给药前需做血、尿常规及肝、肾功能检查，以备对照。

（8）治疗终止：停药必须缓慢减量。

①全面性强直-阵挛发作和单纯部分性发作：完全控制 3～5 年，失神发作完全控制 1 年，可终止治疗。

②复杂部分性发作：长期维持一定剂量。

4. 癫痫持续状态的治疗

（1）治疗关键是从速控制发作，保持 24 小时不复发。

①地西泮（安定）：注意呼吸抑制（2009）。

②异戊巴比妥钠：出现呼吸抑制现象即应停止。

③苯妥英钠：心律失常、低血压和肺功能损害史者注射时应特别小心。

④也可用 10%水合氯醛保留灌肠。

（2）对症治疗：对于非惊厥性全身性癫痫持续状态、失神发作持续状态，持续数小时者，地西泮（安定）静脉注射，继之口服丙戊酸钠。

经典试题

1. 关于癫痫的叙述，下列哪项不符合

A. 按照病因可分特发性癫痫和症状性癫痫

B. 遗传因素和环境因素均可影响痫性发作

C. 每一位癫痫患者只有一种发作类型

D. 女性患者通常在月经期和排卵期发作频繁

E. 癫痫的临床表现可分痫性发作和癫痫症两方面

2. 癫痫持续状态必须是

A. 全面强直阵挛发作频繁发生，持续 24 小时

B. 连续的失神发作

C. 局部抽搐持续数小时或数日

D. 发作自一开始，按大脑皮质运动区逐渐扩展

E. 全面强直阵挛发作频繁发生，伴意识持续不清

3. 癫痫的临床诊断大多数情况下需依据

A. 目睹其发作

B. 脑电图改变

C. 有无家族史

D. 确切的病史

E. 头部 CT 扫描

4. 诊断癫痫，有效的检查项目是

A. 头部 CT

B. 腰椎穿刺

C. 头部 MRI

D. 脑电图

E. 脑血管造影

5. 特发性全面强直-阵挛发作，首选药物为

A. 丙戊酸钠

B. 卡马西平

C. 苯妥英钠

D. 乙琥胺

E. 苯巴比妥

6. 治疗全面强直-阵挛发作，如突然停药可引起

A. 失眠

B. 精神委靡

C. 失神发作

D. 抗癫痫用药量增加

E. 癫痫持续状态

参考答案：1. C。2. E。3. D。4. D。5. A。6. E。

第 16 单元　精神障碍

重点提示

本单元出题重点集中在症状的诊断和鉴别诊断，常结合临床表现综合考查，考生要重点掌握。其次是病因、精神障碍检查及精神障碍分类。

1. 认知障碍：幻觉指无现实刺激作用下感觉器官出现的知觉体验，是一种虚幻的知觉，一种无中生有的、主观的知觉体验。

2. 情感障碍：情感淡漠　主要表现为情感活动减退，对能引起一般人喜悦、哀伤的事件漠不关心、无动于衷，对个人的遭遇及生活无所谓。

一、概述

（一）精神障碍和精神病的概念

1. **精神障碍**　在各种生物学、心理学以及社会环境因素影响下，造成中枢神经系统功能失调，进而导致出现以认知、情感、意志和行为等各种精神活动异常作为主要临床表现的一类疾病的总称。

2. **精神病**　特指具有幻觉、妄想或明显的精神运动兴奋或抑制等"精神病性症状"的精神障碍，只是精神障碍中的一小部分。最典型的是精神分裂症、偏执性精神病、重型躁狂症和抑郁症。

（二）精神卫生的概念

精神卫生工作既包括防治各类精神疾病，也包括减少和预防各类不良心理及行为问题的发生。

（三）精神障碍的病因

1. **生物学因素（内因）**　遗传、中枢神经感染与外伤。

2. **心理、社会因素（外因）**　人格和应激。

（四）精神障碍的诊断原则

1. 病史采集。

2. 必要的躯体检查、神经系统检查。

3. 精神检查（有关内容见前）。

4. 必要的实验室检查。

5. 对精神症状的分析。①从病史和精神检查中总结出症状；②将症状组合成为临床综合征。

6. 关于精神疾病诊断的层次问题

（1）临床综合征的判断。

（2）判断临床综合征对患者社会功能的影响。

（3）病理生理机制的判断。

（4）病因的判断。

二、症状学

（一）认知障碍

1. **错觉**　为对客观事物歪曲的知觉。

2. **非幻觉性知觉障碍**　①视物变形症；②空间知觉障碍；③非真实感；④人格解体；⑤时间知觉改变。

3. **幻觉**　指无现实刺激作用下感觉器官出现的知觉体验，是一种虚幻的知觉，一种无中生有的、主观的知觉体验（2000、2012、2016）。可见于脑器质性精神障碍和精神分裂症。

4. **妄想**　一种在病理基础上产生的歪曲的信念（2013），是一种病态的推理和判断，不符合客观现实。

（二）情感障碍

1. **情感高涨**　多见于躁狂症。

2. **情感低落**　多见于抑郁状态。

3. **焦虑**　多见于焦虑性神经症及更年期精神障碍。

4. **情感脆弱**

5. **情感淡漠**　主要表现为情感活动减退，对能引起一般人喜悦、哀伤的事件漠不关心、无动于衷，对个人的遭遇及生活无所谓。

（三）意志行为障碍

1. 意志障碍　①意志增强；②意志减退；③意志缺乏。

2. 行为障碍　①精神运动性兴奋；②精神运动性抑制：木僵与亚木僵。

（四）智能障碍

1. 注意障碍　注意是意识对客观具体事物、自身行为、心理活动的指向性。注意分为被动注意和主动注意，通常所说的注意主要是指主动注意。注意障碍可表现为注意增强、注意涣散、注意减退、注意转移等。

2. 记忆障碍　记忆是对既往事物经验的重现。临床常见的记忆障碍有记忆增强、记忆减退、遗忘。

（五）自知力

自知力是对自己精神疾病认识的判断能力（2014）。自知力完整是精神病病情痊愈的重要指标之一。

（六）常见综合征

常见幻觉-妄想综合征、急慢性脑综合征、躁狂综合征、抑郁综合征和脑衰弱综合征。

============ 经典试题 ============

1. 规范全世界精神科医师行为的准则是
A. 《希波克拉底誓言》
B. 《赫尔辛基宣言》
C. 《纽伦堡法典》
D. 《纪念白求恩》
E. 《夏威夷宣言》

2. 病人对周围环境漠然置之，毫无感情，一切都无所谓，属于
A. 情感低落
B. 情感倒错
C. 情感淡漠
D. 情感高涨
E. 焦虑

3. 幻觉是指
A. 对客观事物的错误感知
B. 对客观事物的胡思乱想
C. 一种丰富想象的思维过程
D. 在梦幻中的感觉
E. 缺乏相应的客观刺激时的感知体验

4. 记忆障碍在脑器质性精神障碍的早期主要表现是
A. 顺行性遗忘
B. 逆行性遗忘
C. 错构
D. 虚构
E. 近事遗忘

5. 患者的记忆障碍表现属于虚构的是
A. 不能部分或全部再现以往的经历
B. 对以往的经历由于再现部分失真引起的记忆障碍
C. 以想象的未曾亲身经历的事件来填补记忆的缺损
D. 回忆过去经历时在具体的时间、地点或人物上不自觉地加以歪曲
E. 体验新事物时有一种似乎早已体验过的熟悉感

参考答案：1. E。2. C。3. E。4. E。5. C。

第 17 单元　脑器质性疾病所致精神障碍

============ 重点提示 ============

本单元内容较少，主要掌握阿尔茨海默病和血管性痴呆的常见精神症状，熟悉常见的脑器质性综合征和处理原则。

======== 考点串讲 ========

一、概念

由脑变性、脑血管疾病、颅内感染、颅脑创伤、颅内肿瘤或癫痫等器质性因素损害脑部所致精神障碍，称为脑器质性疾病所致精神障碍（2013）。

二、阿尔茨海默病（AD）常见精神症状

发生在老年期和老年前期，以痴呆为主要临床表现，起病缓慢，进行性发展 AD 的临床表现主要有以下几个方面。

1. 人格改变（2016）　主要出现在 AD 的早期。
2. 记忆障碍和智能障碍　最初仅表现在近记忆方面。
3. 精神病性症状　疾病的早、中期出现。
4. 伴随的神经系统症状　疾病的中、后期出现。

三、脑血管疾病常见精神症状

血管性痴呆（VD）最常见，急性或亚急性起病，精神症状呈"加重—部分缓解—再加重"。

1. 意识障碍　一般发生在夜间。
2. 感觉、知觉障碍　幻觉，知觉综合障碍。
3. 思维障碍　妄想最为常见。
4. 情感障碍　早期抑郁最常见，后期患者主要表现为欣快、情感平淡或淡漠。
5. 行为障碍　意志活动减退、冲动行为本能行为亢进。
6. 记忆障碍和智能障碍　表现与 AD 大致相同（2016）。

======== 经典试题 ========

1. 关于痴呆的临床特点，最正确的是
A. 是先天或大脑发育成熟以前由于各种致病因素，造成智力低下
B. 老人儿童均可发生
C. 多数病人意识不清晰
D. 早期可表现为近记忆减退
E. 常无器质性病变

2. 不是血管性痴呆和阿尔茨海默病的临床鉴别要点的是
A. 早期人格是否保持良好
B. 病程是否呈波动性
C. 痴呆的严重程度
D. Hachinski 量表评分
E. 是否有高血压史

参考答案：1. D。2. C。

第 18 单元　躯体疾病所致精神障碍

======== 重点提示 ========

本单元内容出题主要在临床表现与治疗原则，其次概念内容一般了解即可。

临床表现①精神障碍的发生、发展、严重程度及其转归等情况与所患躯体疾病的病程变化相一致。②精神症状"昼轻夜重"。③有相应躯体疾病的症状、体征及实验室检查的阳性发现。④躯体疾病所致精神障碍的具体临床症状。

======== 考点串讲 ========

一、概念

1. 广义　由于各种原因导致各种躯体疾病，进而影响到中枢神经系统的功能，产生各种精神障碍的总称（体因性精神病或症状性精神病）。

2．狭义　由于躯体病变导致了中枢神经系统损害或严重的功能紊乱后所产生的精神障碍，不包括躯体疾病和精神疾病并存的情况或个体对躯体病变所产生的心理反应。

二、临床表现

1．精神障碍的发生、发展、严重程度及其转归等情况与所患躯体疾病的病程变化相一致。

2．<u>精神症状"昼轻夜重"。</u>

3．有相应躯体疾病的症状、体征及实验室检查的阳性发现。

4．躯体疾病所致精神障碍的具体临床症状。

（1）急性脑综合征：在意识清晰度改变的情况下，出现错觉、幻觉，特别是恐怖性的错觉和幻觉，并伴有不协调的精神运动兴奋。急性脑综合征的发生一般很急，<u>意识障碍是其核心症状</u>。

（2）慢性脑综合征：由慢性躯体疾病所引起的，或发生于严重躯体疾病后，或由急性脑综合征迁延而来。其共同表现为缓慢发病，病程迁延和不伴意识障碍。主要表现有：①智能障碍综合征。②遗忘综合征。

三、治疗原则

原发疾病的治疗、精神症状的治疗、支持治疗、对躯体疾病和精神症状的护理。

=== 经 典 试 题 ===

躯体疾病所致精神障碍临床表现的共同特点，不正确的是

A．精神症状多有"昼轻夜重"的波动性

B．可表现出急性或慢性脑病综合征

C．精神症状一般发生在躯体疾病的恢复期

D．病程及预后取决于原发躯体疾病的状况与治疗是否得当

E．具有躯体疾病的临床表现和实验室阳性发现

参考答案：C。

第19单元　精神活性物质所致精神障碍

=== 重点提示 ===

本单元出题重点集中在诊断，常结合临床表现综合考查，考生要重点掌握。其次是治疗。

慢性酒精中毒的戒酒综合征：停酒或突然减少酒用量的6～28小时。①轻度症状：主要是情绪障碍和睡眠障碍。②中度症状：轻度症状表现和幻觉及妄想。③重度症状：停酒后的48～96小时，意识障碍为主，表现为震颤性谵妄。

=== 考点串讲 ===

一、概述

（一）精神活性物质的概念和主要种类

精神活性物质：是指来自于体外，可直接作用于中枢神经系统的并可造成躯体不同程度依赖的一大类物质，如某些镇静催眠药物、酒类、烟草、阿片类物质、大麻、兴奋剂、致幻剂等。

（二）依赖的概念（2008）

1．依赖　外来物质进入人体引起的一种心理、生理过程的依赖性。

2．药物依赖　带有强制性的渴求、追求与不间断地使用某种药物或物质，以取得特定的心理效应，并借以避免断药时的戒断综合征这样一种行为障碍。药物依赖包括精神依赖（心理依赖）和躯体依赖。

（1）心理依赖：指用药后产生一种愉快满足或欣快的感觉，并在心理上驱使用药者具有一种要周期性地或连续性地用药的欲望，从而产生强迫性的用药行为，以便获得满足或避免不适感。心理

依赖构成药物滥用和依赖的主要特征。

（2）躯体依赖：指由于反复使用某种药物或物质所造成的一种躯体的适应状态，停药后产生一种强烈的躯体方面的损害，即戒断综合征，表现为出现一系列特有的躯体和精神症状，使个体非常痛苦，甚至危及其生命。

（三）耐受性的概念

耐受性：反复使用某种药物或物质的情况下，其效应逐步降低，如要得到与用药初期同等效应，须加大剂量。

（四）戒断状态的共同表现

戒断状态：停止使用精神活性物质或减少使用剂量或使用拮抗药后出现的特殊心理生理症状群，一般表现为与所使用物质的药理作用相反的症状。

1. 阿片类典型戒断症状

（1）客观体征：如血压升高、脉搏增加、体温升高、瞳孔扩大、流涕、震颤，有的如"鸡皮疙瘩"等。

（2）主观症状：如恶心、肌肉疼痛、骨疼痛、腹痛、不安、渴求药物等。

2. 酒精（中枢神经系统抑制剂）戒断症状　兴奋、不眠，甚至癫痫等，严重者出现震颤谵妄。

二、酒精所致精神障碍

（一）急性酒精中毒临床表现

1. 单纯性醉酒　典型的中枢神经系统下行为抑制和脱抑制的过程。

（1）额叶皮质脱抑制的表现：患者出现话多、欣快、易激惹、冲动、好斗、活动增多等表现。

（2）低级运动中枢脱抑制的表现：运动不协调、步态不稳。

（3）脑干网状系统抑制症状：意识障碍、呼吸抑制、血压不稳等。

2. 病理性醉酒　在个体素质、脑外伤、同时服用某些精神药物等因素的影响下，饮用不会导致常人出现中毒的剂量的酒精后出现精神障碍的情况。持续数分钟至数小时，患者事后不能回忆。主要有①意识障碍；②情绪障碍；③行为障碍。

（二）慢性酒精中毒的临床表现（2003）

1. 戒酒综合征　停酒或突然减少酒用量的 6～28 小时（2005）。

（1）轻度症状：主要是情绪障碍和睡眠障碍（2005）。

（2）中度症状：轻度症状表现和幻觉及妄想。

（3）重度症状：停酒后的 48～96 小时，意识障碍为主，表现为震颤性谵妄。

2. 精神障碍表现

（1）遗忘综合征。

（2）Wernick 脑病：由于长期饮酒导致维生素 B_1 缺乏所致。表现为眼球震颤、眼球不能外展和明显的意识障碍，伴定向障碍、记忆障碍、震颤谵妄等，大量补充维生素 B_1 可使眼球的症状很快消失，但记忆障碍的恢复较为困难，一部分病人转为不可逆疾病（Korsakoff 综合征）。

（3）酒精性痴呆：持续性智力减退，一般不可逆。

（4）酒精相关性幻觉征：对幻觉有部分或全部的自知力。

（5）酒精相关性妄想综合征。

（6）酒精相关人格障碍。

（三）酒精中毒的治疗原则（2017）

1. 戒酒　主要采取逐步递减的方法。

2. 对症治疗

3. **支持治疗**   主要包括补充营养和给予 B 族维生素和促进神经营养药物。

4. **心理治疗**

（1）行为治疗：一般采用戒酒硫。

（2）集体心理治疗：对患者应预防再酗酒。

经典试题

1. 慢性酒精中毒不出现

A．科萨科夫综合征

B．震颤谵妄

C．戒断综合征

D．病理性醉酒

E．嫉妒妄想

2. 关于酒精性震颤谵妄的处理措施，错误的是

A．肌内注射或静脉滴注地西泮

B．大剂量使用抗精神病药物以迅速控制幻觉妄想

C．大剂量 B 族维生素治疗

D．大量补充营养，纠正水、电解质紊乱

E．积极预防感染

参考答案：1. D。2. B。

第 20 单元   精神分裂症

重点提示

本单元出题重点集中在临床表现（各种分型的表现）和诊断，诊断常常结合临床表现综合考查，考生要重点掌握，其次是治疗。

1. 临床表现：①阳性症状：认识过程障碍：言语性幻听；思维联想障碍（思维散漫、思维破裂、强制性思维）；妄想；其他形式的思维逻辑障碍。②阴性症状：思维贫乏、情感平淡或情感淡漠和意志减退。③认知功能障碍。

2. 分型：偏执型（妄想型）、青春型、紧张型、单纯型。

考点串讲

一、主要临床表现及分型

（一）临床表现（2013、2014、2016）

多发病于青壮年。常有感知、思维、情感、行为等多方面的障碍和精神活动的不协调，核心症状包括阳性症状、阴性症状和认知功能障碍。一般没有意识障碍和智能障碍，病程多迁延。

1. **阳性症状**

（1）认识过程障碍：①言语性幻听（2014、2015）；②思维联想障碍［思维散漫（2012）、思维破裂、强制性思维］；③妄想；④其他形式的思维逻辑障碍（病理性象征性思维、语词新作等）。

（2）情感过程障碍：情感活动的不协调。

（3）意志行为方面的特殊表现：紧张综合征、意向倒错等。

2. **阴性症状**   思维贫乏（2015）、情感平淡或情感淡漠和意志减退。

3. **其他**   认知功能障碍。

（二）分型

我国的《中国精神疾病分类方案与诊断标准》中，分型如下。

1. **偏执型（妄想型）**   青壮年起病，起病形式缓慢，早期为敏感多疑或间伴有听幻觉，以后逐渐发展为妄想观念，大多为被害、关系、夸大、嫉妒、疑病或影响等妄想。

2. **青春型**   在 16～23 岁的青春期起病，大多为急性骤起，失眠兴奋；此型大多呈反复发作（2008）。

3．**紧张型**　发生于青壮年，呈急性或亚急性起病，以表情淡漠行为抑制为其主要特征。初期言语动作明显减少，发展至严重时呈木僵状态，如同木头人。但要警惕有时会突然解除抑制呈兴奋状态，常历时短暂，又可转回木僵状态。

4．<u>**单纯型**　于青少年期缓慢起病，一般无明显诱因，以孤僻懒散、冷淡、思维贫乏、意志缺乏为主要特征（2005、2008）</u>。

5．其他型

6．未定型等

二、诊断与鉴别诊断

（一）诊断标准（2017）

1．符合描述性的定义（见前）。

2．症状标准（至少确定有以下症状中的两项）

（1）思维散漫或思维破裂，或逻辑倒错，或病理性象征性思维。

（2）原发性妄想，或毫无关系的两个或多个妄想，或内容荒谬、未经核实就能确定的妄想。

（3）情感倒错或情感不协调。

（4）第二人称或第三人称幻听。

（5）行为怪异、愚蠢。

（6）阴性症状的表现。

（7）被控制感，或被洞悉感，或思维被播散体验。

（8）强制性思维，或思维中断，或思维被撤走。

3．严重程度标准：自知力丧失或不完整的情况下，有以下情况之一。

（1）社会功能明显受损。

（2）现实检验能力受损。

（3）无法与患者进行有效的交谈。

4．精神障碍的病期至少持续 1 个月。

5．排除器质性精神障碍、躯体疾病所致精神障碍、精神活性物质所致精神障碍等情况。

（二）鉴别诊断

1．躯体疾病、脑器质性疾病所致精神障碍。

2．药物或精神活性物质所致精神障碍。

3．某些神经症性障碍。

4．心境障碍与紧张性木僵相鉴别。

5．偏执性精神障碍。

6．人格障碍。

三、抗精神病药的应用原则

抗精神病药又称神经阻滞药，分传统的抗精神病药和非典型抗精神病药（2013）。

（一）第一代抗精神病药

1．分类

（1）吩噻嗪类：如氯丙嗪、奋乃静等。

（2）丁酰苯类：如氟哌啶醇。

（3）苯甲酰胺类：如舒必利。

（4）硫杂蒽类：如氯普噻吨、氟哌噻吨、珠氯噻吨。

2．**禁忌证**　严重的心血管病、肾病、急性肝炎、肝功能不全、各种原因引起的中枢神经系统抑制、高热、血液病和药物过敏。老年人、儿童、妊娠慎用。

3. 控制急性发病　兴奋躁动宜选用氯丙嗪、奋乃静、氟哌啶醇；慢性期、起病缓慢及以阴性症状为主的宜用三氟拉嗪；伴有情绪抑郁的宜选用舒必利。

4. 具体用药原则　治疗开始时以小剂量给药，以后逐渐增加剂量。足量药物维持6～8周后，无效才考虑更换药物。药物需要每天应用，一般需要分1～2次给药，合理用药要根据病情而定。剂量个体化，老年人、儿童患者治疗剂量和维持剂量宜偏小。

5. 不良反应　锥体外系不良反应：①震颤麻痹综合征；②静坐不能；③急性张力障碍；④晚发的锥体外系不良反应；⑤恶性综合征较少，但死亡率较高。

以上前3种锥体外系不良反应可用异丙嗪、苯海索、地西泮等对症治疗。

（二）第二代抗精神病药

效果更佳，不良反应小。包括利培酮、奥氮平、奎地平、氯氮平等。奥氮平不良反应主要为少数患者出现外周抗胆碱作用及一过性的肝酶活性增高等。

=== 经典试题 ===

1. 精神分裂症的特征性症状是
A. 失眠
B. 注意力不集中
C. 意识范围缩小
D. 被洞悉感
E. 遗忘
2. 精神分裂症的特异临床表现不包括
A. 思维奔逸
B. 情绪低落
C. 焦虑
D. 恐怖
E. 强制性思维
（3～4题共用备选答案）
A. 肌肉紧张，姿势可固定不动
B. 幻觉、妄想非常明显而且系统化
C. 幻觉、妄想片断零乱
D. 思维贫乏、情感淡漠、生活懒散
E. 情感高涨、言语行为增多而协调
3. 精神分裂症单纯型
4. 精神分裂症紧张型

参考答案：1. D。2. E。3. D。4. A。

第21单元　心境障碍（情感性精神障碍）

=== 重点提示 ===

本单元考题出现灵活，题量不定。

出题重点集中在临床表现，考生要重点掌握。其次是诊断和治疗。

1. 主要症状：患者可体验到与处境不相称的情绪低落、或压抑感，或沮丧、悲伤等，兴趣下降或缺乏。"三无"症状：即无望、无助和无价值。"三自症状"：即自责、自罪和自杀。

2. 伴随症状：睡眠障碍，最具特征性的睡眠障碍为早醒性失眠。

=== 考点串讲 ===

一、概述

心境障碍是以显著而持久的情感或心境改变为主要特征的一组疾病。临床上主要表现为情感高涨或低落，伴有相应的认知和行为改变，可有精神病性症状，如幻觉、妄想。大多数病人有反复发作的倾向，部分可有残留症状或转为慢性。

二、抑郁症

（一）临床表现（2016）

1. 主要症状（2009、2015）　患者可体验到与处境不相称的情绪低落，或压抑感，或沮丧、悲伤等，兴趣下降或缺乏。

（1）"三无"症状：即无望、无助和无价值（2009）。

（2）"三自症状"：即自责、自罪和自杀。

2. 伴随症状

（1）认识障碍。

（2）精神运动性抑制少语或不语，行动迟缓。严重者可出现木僵。

（3）焦虑症状。

（4）躯体症状：最常见的是消化系统的各种症状和疼痛症状。

（5）睡眠障碍：最具特征性的睡眠障碍为早醒性失眠（2002、2008）。

（6）生物学方面的改变：食欲改变、性欲改变、体重改变、症状昼重夜轻和早醒性失眠。

（二）诊断（2006、2014）

1. 以情绪低落为基本症状。

2. 应有下列症状中的至少 4 项

（1）对日常生活的兴趣下降或缺乏。

（2）精力明显减退，无明显原因的持续的疲乏感。

（3）精神运动性迟滞或激越。

（4）自我评价过低，或自责，或有内疚感，甚至出现罪恶妄想。

（5）思维困难，或自觉思考能力显著下降。

（6）反复出现死亡的念头，或有自杀行为。

（7）失眠，或早醒，或睡眠过多。

（8）食欲缺乏，或体重明显减轻。

（9）性欲明显减退。

3. 严重程度标准（至少有以下情况之一）

（1）社会功能受损。

（2）给本人造成痛苦或不良后果。

4. 病程标准：症状至少持续 2 周。

5. 排除标准

（1）应排除由脑器质性疾病、躯体疾病和精神活性物质所导致的抑郁。

（2）抑郁症患者可出现幻觉、妄想等症状，但应注意与精神分裂症相鉴别。

（三）鉴别诊断

1. 精神分裂症　以紧张症状群为主要表现时，类似抑郁性木僵的表现。

2. 躯体疾病　甲状腺功能低下、系统性红斑狼疮、慢性肝炎、结核等鉴别应注意。

3. 脑器质性疾病　与脑血管病变、帕金森病、脑肿瘤等疾病鉴别。

4. 药源性抑郁　①患者的用药史；②所用药物性质、特点及不良反应（尤其是目前临床上不断使用新药的过程中更应注意这个问题）；③药物的使用和抑郁症状出现之间的关系。

（四）治疗

1. 药物治疗　症状缓解后，维持治疗是必要的，一般维持治疗时间为 3～6 个月。

（1）三环类抗抑郁药：有阿米替林、丙米嗪、氯丙嗪。

①阿米替林：镇静作用强，主要用于失眠严重或焦虑情绪严重的抑郁患者。

②丙米嗪和氯丙嗪：振奋作用较强，主要用于思维和行为抑制明显的患者。具体剂量个性化。在用药的过程中，逐步增加剂量在用至治疗剂量后，一般显效时间为 2～4 周。不良反应：外周抗胆碱作用；心血管方面的不良反应；意识障碍。

（2）5-羟色胺再吸收抑制药（SSRI）：效果好，安全性高，如氟西丁、帕罗西汀、舍曲林，不良反应包括消化系统不良反应及睡眠减少。5-羟色胺综合征为较严重的不良反应，主要表现为自主神经功能紊乱、肌震颤、意识障碍等。

（3）苯二氮䓬类药物的应用：伴严重睡眠障碍及严重焦虑情绪的抑郁患者。

2. 电抽搐治疗（2017） 在抑郁症患者出现严重自杀企图，或出现抑郁性木僵，或严重拒食等情况下应用。

3. 心理治疗

三、双相障碍

（一）临床表现

双相障碍临床特点是反复（至少两次）出现心境和活动水平的明显改变，有时表现为心境高涨、精力充沛和活动增加，有时表现为心境低落、精力减退和活动减少。发作间期通常完全缓解。最典型的形式是躁狂和抑郁交替发作。

（二）诊断与鉴别诊断

1. 诊断 主要依据临床表现特点进行，当患者在病程中先后出现过躁狂发作和抑郁发作，并排除其他躯体、脑器质性精神障碍、精神活性物质所致精神障碍等可以诊断。

2. 鉴别诊断

（1）继发性心境障碍：脑器质性疾病、躯体疾病、某些药物和精神活性物质等均可引起继发性心境障碍。

（2）精神分裂症伴有不协调精神运动性兴奋或精神病症状的急性躁狂发作需与精神分裂症青春型鉴别，伴有精神病性症状的抑郁发作或抑郁性木僵需与精神分裂症或其紧张型鉴别。

（三）治疗

1. 药物治疗原则：①长期治疗原则；②心境稳定剂基础性使用原则；③联合用药治疗原则；④定期检测血药浓度原则。

2. 治疗药物的选用可根据目前发作类型、病程特点及躯体状况，选用心境稳定剂、抗精神病药、抗抑郁药、苯二氮䓬类药物或联合上述药物使用。

=== 经典试题 ===

（1～2题共用备选答案）
A. 蜡样屈曲
B. 情感低落
C. 思维奔逸
D. 焦虑
E. 恐怖
1. 属于抑郁症的是
2. 属于精神分裂症的是

参考答案： 1. B。 2. A。

第22单元　神经症性及分离（转换）性障碍

=== 重点提示 ===

本单元考题出现灵活，病例题较多。

出题重点集中在神经症的诊断及癔症的临床表现，考生要重点掌握。其次是治疗。

1. 癔症由于明显的心理因素，如生活事件、内心冲突、强烈的情绪体验、暗示或自我暗示等作用于易感个体引起的一组症状。

2. 癔症转换性障碍的主要临床表现有运动障碍、躯体感觉障碍及癔症性抽搐发作；其诊断要点是多数癔症患者有明显的人格障碍，发病前有明显的诱因，临床检查无器质性疾病的证据；治疗主要是对症，心理暗示或物理治疗。

＝＝＝＝＝＝＝＝＝＝＝＝＝＝＝＝＝＝＝＝＝　考点串讲　＝＝＝＝＝＝＝＝＝＝＝＝＝＝＝＝＝＝＝＝

一、概述

神经症是一组精神障碍。除癔症外，没有精神病性的症状，病程大多是持续迁延的。病前多有一定素质和人格基础，起病常与社会心理因素有关，其症状无可证实的器质性病变作基础，包括<u>恐惧症（2003）</u>、焦虑症、强迫症、各种躯体障碍、疑病症、神经衰弱等。

（一）神经症的共同特征（2009）

1．起病常与素质和心理社会因素有关。

2．病前多有某种性格特征。

3．临床呈现出精神和躯体方面的多种症状，但无相应的器质性基础。

4．除部分癔症患者外，一般意识清楚，与现实接触良好，人格完整，无严重的行为紊乱。

5．病程较长，自知力完整，要求治疗。

（二）神经症的分类

《中国精神疾病分类与诊断标准（第 2 版）》（CCMD-Ⅱ）中将神经症分为 8 个亚型：①焦虑症；②癔症；③恐惧症；④抑郁性神经症；⑤神经衰弱；⑥疑病症；⑦强迫症；⑧其他神经症。

（三）神经症的诊断与鉴别诊断

1．诊断标准

（1）意识的心理冲突：神经症病人意识处于一种无力自拔的自相矛盾的心理状态。

（2）精神痛苦：神经症是一种痛苦的精神障碍，喜欢诉苦是神经症病人普遍而突出的表现之一。

（3）持久性：神经症是一种持久性的精神障碍，不同于各种短暂的精神障碍。

（4）妨碍病人的心理功能或社会功能：神经症性心理冲突中的两个对立面互相强化，形成恶性循环，日益严重地妨碍着病人的心理功能或社会功能。

（5）没有任何躯体病作基础：患者虽然主诉繁多，但却没有相应的躯体疾病与之相联系。

2．鉴别诊断

（1）脑损伤综合征：脑炎、脑外伤、脑血管病、一氧化碳中毒等病变的恢复期可以有类似表现，但常伴有智力损害、肢体瘫痪、神经麻痹，脑 CT 或脑电图异常可帮助鉴别。

（2）焦虑症：焦虑症多发生于中青年群体中，诱发的因素主要与人的个性和环境有关。与神经官能症不同的是病史比较短，而且可以询问出导致焦虑的原因。

（3）甲状腺功能亢进：患有甲状腺功能亢进症的患者有类似神经官能症的表现，但通过临床体检化验可以发现一些甲状腺功能亢进症特有体征，如眼球突出、双手细震颤、甲状腺轻度肿大、血中 T_3、T_4 增高等可资鉴别。

（四）神经症的治疗原则

1．以精神治疗为主，辅以药物及其他物理治疗。

2．加强自我心理调适，及时、合理、正确处理各种心理矛盾。

（五）分离（转换）性障碍

1．概念　分离（转换）性障碍既往称癔症，是指一种以分离症状和（或）转换症状为主要表现的精神障碍。分离症状主要表现为部分或全部丧失对自我身份的识别和对过去的记忆；而转换症状主要表现为将遭遇到无法解决的问题或冲突时所产生的不快情绪无意识地转换为各种躯体症状。

2．表现

（1）分离性障碍的共同特点患者可以有遗忘、漫游、出神与附体、人格改变等表现，症状可具有发作性。起病前心理因素常很明显，疾病的发作常有利于患者摆脱困境、发泄压抑的情绪、获取别人的注意和同情、或得到支持和补偿。反复发作者，往往通过回忆和联想与既往创伤经历有关的事件或情境即可发病。

（2）转换性障碍主要为运动和感觉功能障碍，体格检查不能发现其内脏器官和神经系统有器质性损害。患者对症状的焦虑增加时，症状也趋于加重。运动障碍可表现为动作减少、增多和异常运动：肢体瘫痪、肢体震颤、抽动和肌阵挛；起立不能、步行不能；缄默症、失音症。感觉障碍表现出躯体感觉缺失、过敏或异常，或特殊感觉障碍，如耳聋、失明。

3. 治疗　分离（转换）性障碍的治疗以心理治疗为主，药物对症治疗为辅。大多数患者经过催眠治疗、暗示、认知治疗、环境支持治疗缓解。患者的药物治疗为对症治疗，选择抗焦虑、抗抑郁药或抗精神病药。

二、恐惧症

（一）诊断

诊断要点

1. 符合神经症性障碍的共同特点。

2. 以恐惧为主，同时符合以下 4 项症状

（1）对某些客体或处境有强烈的恐惧，恐惧的程度与实际危险不相称。

（2）发作时有焦虑和自主神经紊乱的症状。

（3）出现反复或持续的回避行为。

（4）明知恐惧是过分的、不合理的、不必要的，但仍无法控制。

3. 对恐惧的情景和事物的回避行为必须是或曾经是突出症状。

4. 病程持续 1 个月以上。

5. 导致个人痛苦及社会功能损害。

6. 排除广泛性焦虑障碍、疑病症、抑郁障碍、精神分裂症。排除躯体疾病，如内分泌疾病。

（二）治疗原则

1. 行为疗法　是治疗恐惧症的首选方法。系统脱敏疗法、暴露冲击疗法对恐惧症效果良好。基本原则一是消除恐惧对象与焦虑恐惧反应的条件性联系；二是对抗回避反应。

2. 药物治疗　药物对单纯恐惧一般没有效果，但可用苯二氮䓬药物来暂时缓解单纯恐惧。SSRI 类如帕罗西汀、舍曲林等治疗社交焦虑障碍有效，三环类抗抑郁药丙米嗪和氯米帕明、单胺氧化酶抑制药吗氯贝胺对恐惧症也有疗效，但药物的不良反应限制了应用。

三、惊恐障碍

（一）诊断

诊断要点

1. 符合神经症性障碍的共同特点。

2. 惊恐发作须符合以下 4 项：①发作无明显诱因、无相关的特定情境，发作不可预测。②在发作间歇除害怕再发作外，无明显症状。③发作时表现强烈的恐惧、焦虑，及明显的自主神经症状；并常有人格解体、现实解体、濒死恐惧，或失控感等痛苦体验。④发作突然开始，迅速达到高峰。发作时意识清晰，事后能回忆。

3. 患者因难以忍受又无法解脱而感到痛苦。

4. 1 个月内至少有过 3 次惊恐发作，或者首次发作后因害怕再次发作而产生的焦虑持续 1 个月。

5. 排除其他精神障碍和躯体疾病，如二尖瓣脱垂、低血糖症、嗜铬细胞瘤、甲状腺功能亢进时继发的惊恐发作。

（二）治疗

1. 药物治疗　苯二氮䓬类药物（BZD）治疗惊恐起效快，可选用阿普唑仑或氯硝西泮。5-羟色胺回收抑制药（SSRIs）和 5-羟色胺和去甲肾上腺素双回收抑制药（SNRIs）治疗惊恐障碍有效。5-羟色胺回收抑制药（SSRIs）和 5-羟色胺和去甲肾上腺素双回收抑制药（SNRIs）治疗惊恐障碍有效。临床上常常采用 BZD 联合 SSRIs 治疗。

2. 认知行为治疗　第一是让患者了解惊恐发作和发作的间歇性及回避过程。第二是内感受性暴露。第三是认知重组。

四、广泛性焦虑症

（一）诊断

诊断要点

1. 符合神经症性障碍的共同特点。

2. 以持续的原发性焦虑症状为主，并符合下列 2 项：①经常或持续的无明确对象和固定内容的恐惧或提心吊胆。②伴自主神经症状或运动性不安。

3. 患者社会功能受损，因难以忍受又无法解脱而感到痛苦。

4. 上述临床症状至少已 6 个月。

5. 排除躯体疾病、兴奋药物过量、催眠镇静药或抗焦虑药的戒断反应、其他精神障碍伴发的焦虑。

（二）治疗

1. 药物治疗　①苯二氮䓬类多选用中、长半衰期的药物，从小剂量开始，逐渐加大到最佳治疗量，2～6 周后逐渐停药。②抗抑郁药选用 SSRI 和 SNRI 或三环类抗抑郁药如丙米嗪、阿米替林等。临床上多在早期将苯二氮䓬类与 SSRI/SNRI 或三环类药物合用，然后逐渐停用苯二氮䓬药物。③β 肾上腺素能受体阻滞药能减轻自主神经功能亢进所致的躯体症状。④丁螺环酮、坦度螺酮。

2. 心理治疗　对患者进行健康教育，指导患者应付焦虑的方法，改变不良生活方式等；认知疗法帮助患者改变不良认知或进行认知重建；行为治疗包括呼吸训练、放松训练、分散注意技术等。

五、强迫障碍

（一）诊断要点（2014、2016）

1. 符合神经症的描述性定义所述共同特点。

2. 以上至少一项症状持续 3 个月以上。

3. 患者对强迫症状感到苦恼。

4. 强迫症状影响日常生活和工作。

（二）治疗

1. 药物治疗

（1）三环类抗抑郁药：氯丙嗪、多塞平等。

（2）SSRIs、5-羟色胺重吸收抑制药（2016），如氟西丁、帕罗西汀、舍曲林等。

（3）苯二氮䓬类药物：缓解焦虑症状。

2. 心理治疗

（1）支持性心理治疗。

（2）行为治疗：①厌恶疗法；②生物反馈治疗。

六、躯体形式障碍

（一）诊断

1. 躯体化障碍的诊断要点（2016）

（1）存在各式各样、变化多端的躯体症状至少2年，且未发现任何恰当的躯体解释。

（2）不断拒绝多名医师关于其症状没有躯体解释的忠告与保证。

（3）症状及其所致行为造成一定程度的社会和家庭功能损害。

2. 疑病障碍诊断要点（2016）

（1）长期相信表现的症状隐含着至少一种严重躯体疾病，尽管反复的检查不能找到充分的躯体解释；或存在持续性的先占观念，认为有畸形或变形。

（2）总是拒绝接受多位不同医师关于其症状并不意味着躯体疾病或异常的忠告和保证。

3. 躯体形式自主神经功能紊乱的诊断要点

（1）持续存在自主神经兴奋症状，如心悸、出汗、颤抖、脸红，这些症状令人烦恼。

（2）涉及特定器官或系统的主观主诉。

（3）存在上述器官可能患严重（但常为非特异性的）障碍的先占观念和由此而生的痛苦，医师的反复保证和解释无济于事。

（4）所述器官的结构和功能并无明显紊乱的证据。

4. 躯体形式疼痛障碍的诊断要点　突出的特点是患者有持续、严重、令人痛苦的疼痛，不能用生理过程或躯体障碍完全加以解释。情绪冲突或心理社会问题与疼痛的发生有关。

（二）治疗原则

1. 治疗时应注意的问题

（1）重视医患关系：要重视建立良好的医患关系，要以耐心、同情、接纳的态度对待患者的痛苦和诉述，理解他们躯体体验的真实性。

（2）重视连续的医学评估：早期阶段应做彻底的医学评估和适当的检查，医师应对检查的结果给予清楚的报告并进行恰当的解释。

（3）重视心理和社会因素评估：要鼓励患者把他们的疾病看成是涉及躯体、心理和社会因素的疾病。

（4）适当控制患者的要求和处理措施：医师要避免承诺安排过多的检查，以免强化患者的疾病行为。要对家庭成员进行相关疾病知识的教育。

2. 药物治疗　常常合并使用精神药物，三环抗抑郁药、SNRI对躯体形式疼痛障碍有效，对部分疼痛明显的患者可使用丙戊酸钠等治疗。而有偏执倾向者可使用非经典抗精神病药治疗。

3. 心理治疗　心理治疗目的在于让患者逐渐了解所患疾病之性质，改变其错误的观念，解除或减轻精神因素的影响，使患者对自己的身体情况与健康状态有一个相对正确的评估，逐渐建立对躯体不适的合理性解释。

===== 经典试题 =====

1. 关于分离（转换）性障碍的发病，下列哪种说法不正确

A. 农村人群患病率明显高于城市

B. 女性高于男性

C. 近年有逐渐升高趋势

D. 发病年龄多在16~35岁

E. 文化落后地区患病率较高

2. 下列哪一条不属于分离（转换）性障碍性格

A. 情感丰富

B. 暗示性高

C. 自我中心

D. 富于幻想

E. 谨小慎微

3. 诊断分离（转换）性障碍最重要的是

A. 症状呈发作性

B. 暗示治疗有效

C. 有分离（转换）性障碍性格

D. 排除器质性疾病

E. 有精神刺激

4. 分离（转换）性障碍的主要治疗方法是

A. 心理治疗

B. 电休克治疗

C. 药物治疗

D. 体育锻炼

E. 休息疗养

5. 女性，19 岁。在与同学争吵过程中突然晕倒，呼之不应，推之不动，四肢发硬，僵卧于床，双目紧闭，眼睑颤动，同学急抬入病房，询问家属，病人既往有类似发作史，神经系统检查未见阳性体征。最可能的诊断为

A. 恐惧症

B. 焦虑症

C. 人格障碍

D. 抑郁症

E. 分离（转换）性障碍

参考答案： 1. C。2. E。3. D。4. A。5. E。

第8章 代谢、内分泌系统

本章重点

本章包括了内分泌系统疾病、代谢疾病和营养疾病，属于临床常见且多发疾病，其中近年来随着人民生活水平的条件、人口老化、生活方式的改变，糖尿病的发病率更是明显增高。执业医师考试中，内分泌疾病属于必考章节，尤其是甲状腺功能亢进症和糖尿病，更是出题的重点。

其中重点掌握的内容包括：①腺垂体功能减退症的临床表现和治疗；②甲状腺功能亢进症的病因、临床表现、治疗方法和适应证、手术前的准备和术后处理、术后并发症的原因和表现；③糖尿病的临床表现、诊断和分型、急性并发症、慢性并发症、口服降糖药物治疗和胰岛素治疗；本章知识点较多，在全面复习的同时必要把握常考的要点，在理解的基础上熟练掌握。

第1单元 总 论

重点提示

1. 内分泌系统包括垂体、甲状腺、甲状旁腺、胸腺、肾上腺、松果体等内分泌腺；还有下丘脑、胎盘、胰岛等激素分泌组织。
2. 内分泌代谢性疾病的功能状态：①功能减退；②功能亢进。
3. 定位诊断方法包括影像学检查、放射性核素检查、超声检查、细胞学检查和静脉导管检查。

考点串讲

一、内分泌系统器官组织

（一）内分泌的概念

内分泌是人体一种特殊的分泌方式,内分泌组织和细胞将其分泌的激素和分泌因子直接分泌到血液或体液中，对远处或局部激素敏感的器官或组织发挥生理调节作用。

（二）内分泌系统、器官和组织

1. 内分泌系统 由内分泌腺、激素分泌细胞（或细胞团）及其所分泌的激素组成。

2. 内分泌腺（2016） ①下丘脑和神经垂体（垂体后叶）；②松果体；③腺垂体（垂体前叶和中叶）；④甲状腺；⑤甲状旁腺；⑥内分泌胰腺；⑦肾上腺皮质和髓质；⑧性腺（睾丸和卵巢）。

3. 激素分泌细胞

（1）弥散性神经-内分泌细胞系统（胺前体摄取和脱羧细胞系统）：分布于脑、胃肠、胰、肾上腺髓质。

（2）非内分泌组织的激素分泌细胞：心房肌细胞、脂肪细胞、血管内皮细胞、成纤维细胞等。

（三）内分泌器官的生理功能

1. 下丘脑

（1）体温调节。

（2）摄食行为调节。

（3）水平衡调节。

（4）对腺垂体激素分泌的调节：包括九种激素，①促甲状腺激素释放激素（TRH）；②促性腺素释放激素（FSH-RH、LH-RH）；③生长激素释放激素（GRH）；④生长激素释放抑制激素（GIH）；⑤促肾上腺皮质激素释放激素（CRH）；⑥促黑素细胞激素释放因子（MRH）；⑦促黑素细胞激素释放抑制因子（MRIH）；⑧催乳素释放因子（PRH）；⑨催乳素释放抑制因子（PIF）。

（5）控制生物节律

2.　垂体　由腺垂体和神经垂体组成。

（1）腺垂体：合成和分泌的肽类和蛋白质激素共 7 种（2014、2016）。

①促甲状腺激素（TSH）：控制甲状腺，促进甲状腺激素合成和释放，刺激甲状腺增生。

②促肾上腺皮质激素（ACTH）：促进肾上腺皮质激素合成和释放，促进肾上腺皮质细胞增生。

③促卵泡激素（FSH）：促进男子睾丸产生精子，女子卵巢产生卵子。

④促黄体激素（LH）：促进男子睾丸制造睾酮，女子卵巢制造雌激素、孕激素，帮助排卵。

⑤生长激素（GH）：促进生长发育，促进蛋白质合成及骨骼生长。

⑥泌乳素（PRL）：促进乳房发育成熟和乳汁分泌。

⑦黑色素细胞刺激素（MSH）：控制黑色素细胞，促进黑色素合成。

（2）神经垂体：是血管加压素（抗利尿激素）和缩宫素的储藏和释放处（2016）。

①血管加压素：调节肾脏排尿量，升高血压。

②缩宫素：促进子宫收缩，有助于分娩。

3.　甲状腺　分泌甲状腺激素，其作用如下所述。

（1）促进新陈代谢：促进许多组织的糖、脂肪及蛋白质的分解氧化过程，从而增加机体的耗氧量和产热量。

（2）促进生长发育：主要促进骨骼、脑和生殖器官的生长发育，尤其是在婴儿时期。

（3）提高中枢神经系统的兴奋性。

4.　甲状旁腺　分泌甲状旁腺激素，其作用如下所述：①升高血钙；②降低血磷。

5.　肾上腺　分为皮质和髓质两部分。

（1）肾上腺皮质：受垂体 ACTH 的调节，分泌 3 种类固醇激素。

①醛固酮：通过调节肾脏对钠的重吸收，维持水平衡。

②皮质醇：具有强大的抗炎、抗过敏、抗水肿、免疫调节的作用。

③性激素：包括男性激素（去氢异雄酮等）和女性激素（黄体酮和雌二醇），促进男女性器官的发育。

（2）肾上腺髓质：受胆碱能神经纤维的兴奋，释放儿茶酚胺，主要有肾上腺素和去甲肾上腺素（2013）。作用为心肌收缩力加强，心率加快，血管主要是小动脉和小静脉收缩，血压升高。

6.　性腺　包括男性的睾丸和女性的卵巢。

（1）睾丸：曲细精管产生精子。间质细胞分泌睾酮，促进男性性腺发育，维持男性第二性征和性功能，促进蛋白质合成。

（2）卵巢：分泌雌激素和孕激素。

①雌激素：促进女性性腺、性器官的发育，维持女性第二性征和子宫内膜的增厚。

②孕激素：使子宫内膜继续增厚和分泌，促进乳腺腺泡生长并升高基础体温。

7.　胰岛　散布在胰腺之中。

（1）胰岛 B 细胞：分泌胰岛素，其生理作用是促进糖原、脂肪和蛋白质的合成，抑制糖原异生和脂肪分解，增加周围组织对糖的利用，使血糖降低。

（2）胰岛 A 细胞：分泌胰高血糖素，其生理作用与胰岛素相反，促进糖原和蛋白质分解，减少糖的利用，使血糖升高。

（3）胰岛 D 细胞：分泌生长激素抑制激素和少量促胃液素，生长激素抑制激素抑制胰岛素和胰高血糖素（以及生长激素等）分泌，促胃液素促进胃液分泌。

8. 肾脏　可分泌肾素、促红细胞生成素、前列腺素和 1-羟化酶。

（1）肾素：作用于血管紧张素原，生成血管紧张素Ⅰ，后者转变成血管紧张素Ⅱ，具有调节血容量和水、电解质平衡的功能。

（2）促红细胞生成素：刺激红细胞生成（2015）。

（3）前列腺素：扩张血管，增加肾皮质血流。

（4）1-羟化酶：生成的活性维生素 D。

9. 胃肠道内分泌细胞　产生多种肽类激素，如促胃液素、胰泌素、胆囊收缩素、抑胃肽、胰高血糖素和胃动素等，对消化器官的运动及分泌功能起调节作用。

二、内分泌疾病的病因及诊断

（一）内分泌疾病的功能状态

1. 激素分泌情况　空腹或基础水平激素的测定，如测血 TSH、FT_3、FT_4，了解垂体-甲状腺轴功能。

2. 激素的动态功能试验　临床疑诊激素分泌缺乏时行兴奋试验，疑诊激素分泌过多时行抑制试验。

3. 放射性核素功能检查　甲状腺 ^{131}I 摄取率测定。

4. 激素调节的生化物质水平测定　电解质、水平衡、酸碱平衡、渗透压、血糖、酮体、游离脂肪酸。

（二）病因、功能和定位诊断

1. 病因诊断

（1）化学检查：缺碘性甲状腺肿患者的尿碘排出量减少。

（2）免疫学检查：测定血浆中相关的自身抗体，Graves 病血中可检出 TSH 受体抗体。

（3）病理检查：对内分泌肿瘤可以明确诊断。

（4）染色体和分子生物学检查：可以诊断染色体畸变引起的疾病，如 Turner 综合征。

2. 功能和定位诊断

（1）血液和尿液生化测定。

（2）激素及其代谢产物测定。

（3）激素分泌的动态试验。

（4）X 线检查、CT 和 MRI。

（5）B 超检查。

（6）核素检查（2003）。

（7）静脉插管分段采血测定激素水平。

（8）选择性动脉造影。

三、治疗

1. 病因治疗。

2. 内分泌腺功能减退的治疗：①激素替代治疗；②药物治疗；③器官组织或细胞移植。

3. 功能亢进的内分泌疾病的治疗：①手术治疗；②药物治疗；③核素治疗；④放射治疗；⑤介入治疗。

经典试题

对内分泌病病人的诊断，首先易于确定的是

A. 病理诊断

B. 病因诊断

C. 细胞学诊断

D. 功能诊断

E. 鉴别诊断

参考答案：D。

第 2 单元　腺垂体功能减退症

■ 重点提示

本单元考生需重点掌握腺垂体功能减退症的主要病因（垂体微腺瘤）、主要临床表现。其他内容稍作了解。

1. 腺垂体功能减退症病因：①原发性：垂体缺血性坏死，垂体区肿瘤，垂体卒中，原发性空蝶鞍症，医源性损伤，海绵窦栓塞、颈内动脉瘤，感染等；②继发性：垂体柄损伤，下丘脑及其他中枢神经系统病变。

2. 临床表现：①功能减退；②压迫表现；③腺垂体功能减退症危象。

■ 考点串讲

1. 病因

（1）垂体、下丘脑附近肿瘤及垂体瘤为最常见的原因（2000）。

（2）产后腺垂体坏死及萎缩。

（3）手术、创伤或放射性损伤。

（4）感染和炎症。

（5）遗传性腺垂体功能减退。

（6）其他动脉硬化、海绵窦血栓等。

2. 临床表现

（1）促性腺激素和泌乳素分泌不足症状：最早出现，表现为产后无乳、乳腺萎缩、长期闭经与不育（2004）。

（2）促甲状腺分泌不足症状：畏寒、淡漠、行动迟缓等甲状腺功能减退症状。

（3）促肾上腺皮质激素分泌不足症状：极度疲乏、低血压、低血糖等（2002）。

（4）生长激素分泌不足症状：生长障碍。

（5）垂体内或其附近肿瘤压迫症状：偏盲或失明最常见。

（6）并发症

①感染：肺部、泌尿道和生殖系统的细菌性感染常见。

②垂体危象及昏迷：高热（>40℃）、低温（<35℃）、低血糖、循环衰竭、水中毒等（2007）。

3. 诊断　临床表现结合影像学及实验室检查。

（1）性腺功能：女性雌二醇水平低下，无排卵；男性睾酮水平低下，精子异常。

（2）甲状腺：TT_4、FT_4 降低；TT_3、FT_3 降低或正常。

（3）肾上腺：24 小时尿 17 羟皮质类固醇（17-OHCS）降低；血浆皮质醇浓度降低，分泌节律正常。

（4）腺垂体：GH、PRL、TSH、ACTH、FSH、LH 都减少，上述激素都是脉冲式释放，需要间隔 15～20 分钟抽血 3 次，混合后测定。

4. 治疗

（1）激素替代治疗多用靶腺激素替代治疗

①补充糖皮质激素最重要，先于甲状腺激素的补充，首选氢化可的松（2008、2009）。

②补充甲状腺激素应从小剂量开始。

③补充性激素。

（2）病因治疗：垂体瘤可行手术切除或放射治疗。

（3）处理垂体危象

①先补 50%葡萄糖，抢救低血糖。

②补充糖皮质激素及糖盐水，纠正急性肾上腺功能减退。

③处理周围循环衰竭及感染。

④低温者应用小剂量糖皮质激素和甲状腺制剂治疗。

⑤高热者，物理降温。

⑥水中毒者应用糖皮质激素。

⑦禁用麻醉药、催眠药、氯丙嗪等中枢神经抑制药及各种降糖药物。

=== 经典试题 ===

1. 一中年男性，头痛进行性加重3个月，近来经常出现恶心、呕吐，眼底检查发现视盘水肿，最大可能是

A. 血管性头痛

B. 肌紧张性头痛

C. 颅内占位性病变

D. 丛集性头痛

E. 神经性头痛

2. 一名腺垂体功能减退的患者，因感染肺炎而出现严重的恶心、呕吐，烦躁不安，抽搐，体温高达40.3℃，血压80/60mmHg，血糖2.1mmol/L，下列哪项处理不合适

A. 静脉补充50%的葡萄糖60ml

B. 静脉补充生理盐水

C. 静脉补充糖皮质激素

D. 抗生素

E. 镇静药

参考答案：1. C。2. E。

第3单元　甲状腺功能亢进症

=== 重点提示 ===

本单元为考试重点，每年必考，题量不大。

甲状腺功能亢进的3种治疗手段的适应证、禁忌证、注意事项必须牢记，尤其是手术治疗包括术前准备、术后并发症及处理，可以结合外科学相关内容一同复习。甲状腺功能亢进的特征性临床表现及实验室检查特点应该掌握，常以病例分析的形式出题，复习时应该注意。

1. 甲状腺功能亢进症的临床表现：①代谢亢进及神经、循环、消化等系统兴奋性增高、功能紊乱；②甲状腺肿大；③眼征。

2. 抗甲状腺药物治疗的适应证及常用药物，放射线 ^{131}I 治疗的适应证和禁忌证，手术治疗的适应证、术前准备和并发症。

=== 考点串讲 ===

一、病因

1. 甲状腺疾病，如<u>毒性弥漫性甲状腺肿（最常见，2003、2008）</u>、毒性结节性甲状腺肿、毒性腺瘤、碘甲状腺功能亢进、甲状腺炎（亚甲炎和慢甲炎）、甲状腺癌。

2. 垂体疾病垂体瘤。

3. 伴瘤综合征（分泌TSH或TSH类似物）、葡萄胎、侵蚀性葡萄胎、多胎妊娠等。

4. 医源性甲状腺功能亢进，如甲状腺素补充过度。

5. 卵巢甲状腺肿伴甲状腺功能亢进。

二、临床表现（2002、2013、2015）

1. 女性多见，20～40岁为高发年龄。

2. 甲状腺激素分泌过多症候群。

（1）代谢增高：怕热、多汗、乏力、消瘦。

（2）心血管系统：心悸、胸闷、气短，高动力循环状态导致心脏增大、S_1 增强、收缩压升高、舒张压降低、脉压增加、周围血管征；严重者发生甲状腺功能亢进性心脏病（可能导致心房颤动）。

（3）消化系统：食欲亢进、大便次数多。

（4）神经系统：脾气急躁、手抖。

（5）生殖系统：女性月经稀少，周期延长；男性出现阳萎。

（6）血液系统：外周白细胞数减低，可发生营养性贫血。

3. 甲状腺肿弥漫性、对称性肿大、无压痛。甲状腺大小与病情轻重无关，可有震颤，收缩期血管杂音，对甲状腺功能亢进最有诊断意义。

4. 突眼

（1）单纯性突眼：眼球突出；眼裂宽（平视时可见角膜上缘）；瞬目减少；下视露白（Graefe）；上视无额纹（Joffroy）；集合运动不良（Mobius）；病理改变轻微，主要是由于 TH 使眼外肌和上睑提肌张力增加；预后较好。

（2）浸润性突眼：较少见；眶内软组织增生明显；眼内异物感、畏光、流泪、眼痛、眼球突出、复视、眼裂不能闭合。

三、实验室检查

主要有 3 个大类：甲状腺激素测定、甲状腺自身抗体测定和甲状腺的影像学检查。

1. 血清总甲状腺素（TT_4）　T_4 全部由甲状腺产生，80%～90%的 T_4 与甲状腺激素结合球蛋白结合（TBG），妊娠、雌激素、急性病毒性肝炎、先天因素等可引起 TBG 升高，雄激素、糖皮质激素、低蛋白血症、先天因素等可引起 TBG 降低，均可导致 TT_4 改变，影响测定结果。

2. 血清总三碘甲腺原氨酸（TT_3）　T_3 仅有 20%由甲状腺产生，大部分（80%）在周围组织由 T_4 转变而来。T_3 同样也受 TBG 的影响。

3. 血清游离甲状腺素（FT_4）和游离三碘甲腺原氨酸（FT_3）　FT_4 和 FT_3 是实现该激素生物效应的主要部分，所以是诊断临床甲状腺功能亢进的首选指标。

4. 促甲状腺激素（TSH）测定　根据下丘脑-垂体-甲状腺轴的生理反馈机制，血清 TSH 浓度的变化是反映甲状腺功能的最敏感的指标（2017）。现普遍应用的免疫化学发光法属于第三代 TSH 测定法。TSH 也是诊断亚临床甲状腺功能亢进和亚临床甲状腺功能减退的主要指标。

5. 促甲状腺激素释放激素（TRH）兴奋试验　分别测定注射 TRH 前、注射后 15 分钟、30 分钟、60 分钟、90 分钟、120 分钟血清 TSH，如 TSH 较注射前升高 3～5 倍，且高峰出现在 30 分钟，可持续 2～3 小时为正常人；如注射 TRH 后 TRH 无改变或反应减低为甲状腺功能亢进。

6. ^{131}I 摄取率　^{131}I 摄取率正常为 3 小时 5%～25%，24 小时 20%～45%，高峰在 24 小时出现。甲状腺功能亢进时 ^{131}I 摄取率表现为总摄取量增加，摄取高峰前移。

7. 三碘甲腺原氨酸（T_3）抑制试验　主要用于单纯性甲状腺肿与甲状腺功能亢进的鉴别诊断，测定服用 L-T_3 前后的 ^{131}I 摄取率。对照前后结构，正常人和单纯性甲状腺肿患者的 ^{131}I 摄取率经抑制后下降 50%以上，而甲状腺功能亢进不能被抑制。伴有冠心病、甲状腺功能亢进性心脏病或严重甲状腺功能亢进患者禁用此试验。

8. 促甲状腺激素（TSH）受体抗体（TRAb）　是鉴别甲状腺功能亢进病因、诊断 Graves 病的重要指标之一。新诊断的 Graves 病患者 75%～96%TRAb 阳性（2017），但这类抗体中包括刺激性（TRAb）和抑制性（TRAb）两种抗体，故监测到 TRAb 只能表明患者体内有针对 TSH 受体的自身抗体存在，不能反应这种抗体的功能。

9. 甲状腺刺激性抗体（TSAb）　是诊断 Graves 病的重要指标之一。TSAb 反映了抗体不仅与 TSH 受体结合，而且产生了对甲状腺细胞的刺激功能。85%～100%新诊断为 Graves 病的患者 TSAb 阳性。

四、诊断

1. 功能诊断

（1）T_3（FT_3 或 TT_3）增高、T_4（FT_4 或 TT_4）增高、TSH（2012）降低：符合甲状腺功能亢进（2000、2006，2013、2015）。

（2）T_3（FT_3 或 TT_3）增高、T_4（FT_4 或 TT_4）正常：T_3 型甲状腺功能亢进。

（3）T_3（FT_3 或 TT_3）正常、T_4（FT_4 或 TT_4）增高：T_4 型甲状腺功能亢进。

（4）单纯 TSH 降低：亚临床型甲状腺功能亢进（2003）。

2. 病因诊断

（1）弥漫性毒性甲状腺肿（Graves 病）：甲状腺功能亢进症状明显、突眼征、弥漫性甲状腺肿、TSAb 阳性、碘摄取率增高，高峰前移，T_3 不被抑制。

（2）多结节毒性甲状腺肿（Plummer 病）、毒性腺瘤：甲状腺功能亢进症状轻、无突眼、甲状腺扫描为热结节、结节外摄碘率降低。

（3）亚急性甲状腺炎伴甲状腺功能亢进：甲状腺疼痛明显，摄碘率低。

（4）桥本甲状腺炎：可有典型 Graves 病征象，弥漫性甲状腺肿大、TGAb、TPOAb 阳性、摄碘率降低。

（5）碘甲状腺功能亢进：有过量摄入碘病史（胺碘酮、造影剂），摄碘率降低，停药后大多好转。

五、抗甲状腺药物治疗

1. 适应证　所有甲状腺功能亢进患者的初始治疗。

2. 优点　疗效肯定；一般不导致甲状腺功能减退症；方便、经济、安全。

3. 缺点　疗程长（1~2 年）；停药后容易复发；导致过敏、粒细胞减少或肝损害。如外周血 WBC$<3.0\times10^9$/L 或粒细胞$<1.5\times10^9$/L，应考虑停药（2009、2016）。

4. 抗甲状腺药物　硫脲类和咪唑类。抑制甲状腺素的合成。选用顺序为丙硫氧嘧啶（PTU）（2014）、甲巯咪唑（他巴唑）、卡比马唑（甲亢平）。

5. 复方碘溶液　仅用于术前准备减少出血和甲状腺危象（2015）。

6. β 受体阻滞药　多用普萘洛尔、美托洛尔等。用于改善甲状腺功能亢进初期的症状、术前准备、危象抢救、核素治疗前后。

六、放射性 ^{131}I 治疗

1. 适应证　①中等或小的自主高功能性甲状腺腺瘤；②药物或手术治疗后复发者；③30 岁以上中度以下 Graves 病患者；④不宜手术又需要根除甲状腺功能亢进；⑤白细胞低、不能长期药物治疗等；⑥甲状腺功能亢进合并周期性瘫痪者。

2. 禁忌证　25 岁以下；妊娠、哺乳者；浸润性突眼；严重疾病状态（心、肝、肾衰竭及活动性肺结核；外周血白细胞$<3.0\times10^9$/L 或粒细胞$<1.5\times10^9$/L；甲状腺功能亢进危象；甲状腺不能摄碘者。

3. 并发症　甲状腺功能减退症（2015）；放射性甲状腺炎；少数患者突眼恶化。

七、手术治疗及术前准备

甲状腺次全切除术。

1. 手术治疗　甲状腺大部切除术。是中度以上甲状腺功能亢进最有效治疗方法。妊娠早、中期甲状腺功能亢进有手术指征。轻症、青少年、老年患者禁忌手术。

2. 术前准备

（1）一般准备：镇静催眠药、普萘洛尔、洋地黄等。

（2）术前检查：颈部 X 线、喉镜、基础代谢率等。

（3）药物准备：碘剂（一般 2～3 周，禁用于非手术患者）；碘剂与抗甲状腺药物联用（先用硫脲类控制症状，后服碘剂 2 周）；普萘洛尔（单用或与碘剂联合）（2016）。

3. 术后并发症的诊断和治疗（2017）

（1）术后呼吸困难和窒息：是最危险的并发张，术后 48 小时内发生（2014）。给予气管插管或气管切开。

（2）喉上或喉返神经损伤：熟悉解剖结构，避免手术损伤。

（3）甲状旁腺功能减退：应用钙剂及维生素 D。

（4）甲状腺功能减低：给予甲状腺素替代治疗。

经典试题

1. 在甲状腺功能亢进的各种病因中，哪种为最多见

A. 自主性高功能甲状腺结节

B. Graves 病

C. 甲状腺癌

D. 多结节性甲状腺肿伴甲状腺功能亢进

E. 碘甲状腺功能亢进

2. 下列哪项表现是 T_3、T_4 分泌增多直接所致

A. 甲状腺肿大

B. 浸润性突眼

C. 心率增快

D. 胫前黏液性水肿

E. 甲状腺血管杂音

3. 下列哪项是甲状腺功能亢进的特殊临床表现

A. 休息时心率快

B. 多食而消瘦

C. 弥漫性甲状腺肿大

D. 胫前黏液性水肿

E. 脉压增大

4. 甲状腺功能亢进时最具有诊断意义的体征是

A. 心率加快，第一心音亢进

B. 弥漫性甲状腺肿伴血管杂音

C. 突眼

D. 脉压大

E. 心脏增大

5. 甲状腺功能亢进时心律失常最常见的是

A. 交界性期前收缩

B. 室性期前收缩

C. 房性期前收缩

D. 心房纤颤

E. 心房扑动

6. 对确诊甲状腺功能亢进性心脏病意义最大的是

A. 血清 FT_3、FT_4 增多

B. 心率快（＞100 次/分）

C. 无冠心病、风湿性心脏病、先天性心脏病

D. B 超示心脏扩大

E. 甲状腺功能亢进控制后心房颤动消失

7. 甲状腺功能亢进时突眼类型中最多见的是

A. 一侧浸润性突眼

B. 一侧非浸润性突眼

C. 双侧非浸润性突眼

D. 双侧浸润性突眼

E. 以上都不是

8. 下列有关甲状腺功能亢进眼征的描述哪项是错误的

A. 对光反射异常

B. 瞬目减少

C. 上眼睑挛缩，睑裂增宽

D. VonGraefe 征

E. Mobius 征

9. 诊断不典型甲状腺功能亢进最有意义的是

A. 血清胆固醇减低

B. 血清 FT_3、FT_4

C. 血清 TT_3、TT_4

D. 甲状腺摄 ^{131}I 率

E. RH

（10～11 题共用备选答案）

A. 白细胞数降低

B. 甲状腺功能减退

C. 出血、感染

D. 黏液性水肿

E. 发热

10. Graves 病，放射性 ^{131}I 治疗，最常见的并发症是

11. Graves 病，手术治疗，最常见的并发症是

参考答案：1. B。2. C。3. D。4. B。5. C。6. D。7. C。8. A。9. B。10. B。11. C。

第 4 单元　单纯性甲状腺肿

=== **重点提示** ===

本单元内容简单。重点掌握病因。

=== **考点串讲** ===

一、病因及发病机制

（一）病因

1. **碘缺乏**　地方性甲状腺肿的常见原因，多见于多山、高原地区（2002、2014）。
2. **TH 合成或分泌障碍**
（1）碘摄入过多。
（2）致甲状腺肿物质：卷心菜、黄豆、白菜、萝卜；磺胺类、硫脲类等药物。
（3）先天性甲状腺素合成障碍。
3. **甲状腺激素需要量增加**　青春期、妊娠、哺乳时碘相对不足，导致生理性甲状腺大。

（二）发病机制

由于甲状腺合成分泌甲状腺素不足，血中浓度降低，通过神经体液调节途径促使垂体前叶分泌过量的促甲状腺素，使甲状腺大。

二、诊断

1. 甲状腺大及甲状腺功能正常。
2. 慢性淋巴细胞性甲状腺炎时 TGAb、TPOAb 阳性。
3. 出现冷结节时要鉴别甲状腺癌，可行细针活检。

三、治疗和预防

（一）治疗

1. 补充碘盐。
2. 补充甲状腺素，血清 TSH 水平增高是补充 TH 的指征，剂量掌握在不使 TSH 浓度减低而使肿大的甲状腺缩小为宜。
3. TRH 兴奋试验时 TSH 无反应说明结节有自主性，不能用 TH 治疗。
4. 手术治疗（甲状腺次全切除术）适应证：①有压迫症状；②胸骨后甲状腺肿（2017）；③巨大甲状腺肿影响生活和工作者；④继发甲状腺功能亢进者；⑤结节疑有恶变或细胞学检查见癌细胞者。

（二）预防

1. 碘化食盐。
2. 注射碘油。

=== **经典试题** ===

女性，多汗，甲状腺轻度弥漫性肿大，TT_3、TT_4
均处在正常范围高值，T_3 抑制试验抑制率 >
50%，最可能是
A. 甲状腺腺瘤

B. 单纯性甲状腺肿
C. Graves 病
D. T_1 型甲状腺功能亢进
E. 甲状腺炎

参考答案：B。

第 5 单元　甲状腺癌

本单元重点掌握甲状腺癌的病理分型及诊断。

1. 甲状腺癌的病理类型：乳头状癌（占大多数）、滤泡状癌、未分化癌、髓样癌。

2. 诊断：主要依甲状腺肿块的特征，部分可有压迫症状；一般不伴甲状腺功能亢进症状，B 超检查结果可初步诊断，术前可用细针穿刺细胞学检查，80%以上能确诊与良性病变鉴别。

══════════════ **考点串讲** ══════════════

一、病理类型及特点

1. 甲状腺腺瘤女性多见　生长缓慢，包膜完整，表面光滑，质地稍硬。

2. 甲状腺癌分型

（1）乳头状癌（2016）：多为单个结节，质地较硬，边界不规则。

（2）滤泡状癌：多为单发，质实而硬韧，边界不清。

（3）未分化癌：恶性程度高（2012），易形成双侧弥漫性甲状腺肿块。

（4）髓样癌：又称甲状腺滤泡旁细胞癌，质硬，易侵蚀甲状腺内淋巴管。

二、诊断与鉴别诊断

1. 诊断

（1）病史：有颈部放射治疗史者，尤其儿童，发生恶性肿瘤的概率较高。单发结节并短期内进行性肿大，甲状腺癌的可能性较大。有吞咽困难、声嘶等局部压迫症状时应警惕结节为恶性。

（2）体征：单发甲状腺结节者甲状腺癌的发生率较多结者高，特别是儿童及青少年单结节恶性的可能性较大，男性较女性癌变的机会增加。结节质地坚硬、边缘模糊、形态不规则及活动度差的应考虑甲状腺癌。

（3）辅助检查

①放射性核素扫描：一般认为"热结节"发生癌的可能性极小，"温结节"发生癌的概率也很低，但"凉结节和冷结节"发生癌的概率较高。

②B 超检查：囊性结节极少为恶性，单发实性结节癌的可能性较大，囊实性混合结节也有可能为恶性。

③针吸活检：甲状腺细针吸取细胞学检查方法简单、安全有效。对甲状腺结节良恶性的鉴别诊断价值很大。但针吸活检阴性不能完全排除恶性病变的可能。

④其他：大多数甲状腺髓样癌患者血清降钙素增高。

2. 鉴别诊断

（1）甲状腺腺瘤：多为单发，表面光滑，随吞咽活动，有完整包膜。

（2）单纯性甲状腺肿：多具有地区性，基础代谢率正常。

（3）慢性淋巴细胞性甲状腺炎：女性多发，甲状腺弥漫性肿大，质韧，血中抗甲状腺抗体增高。

三、治疗

1. 手术治疗确诊或高度怀疑为甲状腺癌者须尽早切除。术前、术后应用左甲状腺素，抑制血 TSH 在 0.1～0.3mU/L 以下。

2. 放射性 ^{131}I 治疗。

3. 外放射治疗。

4. 晚期甲状腺癌可考虑化疗。

===== 经典试题 =====

甲状腺癌的临床表现不包括

A. 偶然发现甲状腺有一硬而不光滑肿块

B. 近甲状腺峡部活动度大的肿块

C. 甲状腺肿块短期内迅速增大

D. 甲状腺包块伴声嘶

E. 甲状腺包块伴颈淋巴结肿大

参考答案：B。

第6单元　糖　尿　病

===== 重点提示 =====

本单元非常重要，每年必考。

糖尿病为本单元也是内分泌系统疾病的重点，必须重点掌握包括各种治疗手段的适应证、禁忌证、临床表现、相关并发症，考试内容多涉及急性并发症（糖尿病酮症酸中毒、非酮症高渗高糖性昏迷）和慢性并发症（糖尿病视网膜病、糖尿病肾病及周围神经病变）的表现及处理。其次掌握实验室检查和诊断，常用指标的检测在诊断糖尿病及其并发症中的意义亦多次考到，应熟悉。

===== 考点串讲 =====

一、概念

由于胰岛素分泌缺陷和（或）作用缺陷导致的以血糖水平增高为特征的代谢性疾病，长期高血糖可导致各组织器官损害、功能不全和衰竭。

二、诊断与分型

（一）诊断

1. 空腹血糖≥7.0mmol/L 或随机血糖≥11.1mmol/L（2012），可诊断为糖尿病。空腹血糖＜6.1mmol/L 为正常。

2. 空腹血糖≥6.1mmol/L，但＜7.0mmol/L，诊断为空腹血糖受损（IFG），需进行 OGTT（2008、2016），OGTT2h 血糖≥11.1mmol/L，可诊断为糖尿病，≥7.8mmol/L，但＜11.1mmol/L，诊断为糖耐量异常（IGT）（2017），＜7.8mmol/L 为正常。

3. 以上均系静脉血浆葡萄糖值，空腹指在采血前至少 8 小时未进食。

（二）分型

1. 1 型糖尿病　胰岛 B 细胞破坏导致胰岛素绝对缺乏。多见于青少年，很少肥胖，儿童发病急骤，成年人发病隐匿；体液内存在针对胰岛 B 细胞的抗体，容易伴发其他自身免疫疾病（Graves病、桥本甲状腺炎、Addison 病）。有自发酮症酸中毒倾向，需要胰岛素治疗。分为自身免疫性 1型糖尿病及特发性 1 型糖尿病。

2. 2 型糖尿病　多见于成年人，可伴有肥胖，发病多隐匿，有胰岛素抵抗和胰岛素分泌缺陷（2012、2014），多数不需胰岛素治疗，诱因作用下可发生酮症酸中毒，常有家族史（2004）。

3. 其他特殊类型糖尿病　具有明确病因的糖尿病（比如长期使用激素者、Cushing 综合征、胰腺疾病）。

4. 妊娠期糖尿病　在妊娠期间诊断的糖尿病。在妊娠结束后 6 周或以上复查血糖，重新分类为正常血糖、空腹血糖过高、糖耐量减低、糖尿病。大部分妇女分娩后血糖恢复正常。

三、临床表现

1. 临床阶段

（1）正常糖耐量。

（2）血糖稳定机制损害：IFG（空腹血糖受损）、IGT（葡萄糖耐量异常）。

（3）糖尿病阶段。

2. 代谢紊乱症状

（1）"三多一少"：多尿、多饮、多食、消瘦。1 型糖尿病起病时常较明显，2 型糖尿病多不典型（2003、2005、2007）。

（2）其他：视物模糊、皮肤瘙痒、女性患者的外阴瘙痒及非酮症高渗高糖性昏迷均可为首发表现。

3. 感染　包括疖、痈，真菌感染，尿路感染。

四、急性并发症（2017）

1. 糖尿病酮症酸中毒

（1）诱因：感染、治疗不当（中断胰岛素）、胃肠道疾病、饮食失调、应激（2005）。

（2）临床表现："三多一少"表现加重；可为糖尿病首发症状，多见于青年人。食欲缺乏、恶心、呕吐、腹痛；深大呼吸，呼气有烂苹果味；可有脱水、低血容量休克、昏迷的表现（2005）。

（3）实验室检查：尿糖、尿酮体强阳性；血糖 16.7～33.3mmol/L，血酮体升高；代谢性酸中毒（2005）；低血钠、低血氯，治疗后出现严重低血钾。

（4）治疗

①胰岛素治疗：是治疗关键。小剂量胰岛素治疗方案。开始普通胰岛素＋生理盐水持续静脉滴注，0.1U/（kg·h），血糖每小时降低 2.8～4.2mmol/L，血糖到达 13.9mmol/L 后改用 5%葡萄糖和胰岛素静脉滴注（2007）。

②补液：患者失水可达 10%体重，只有补足血容量后胰岛素才能有效发挥作用。2 小时内要补入 2000ml 生理盐水；开始阶段血糖较高，不能输入葡萄糖。

③纠正电解质紊乱：见尿补钾，pH＜7.1 时可用碳酸氢钠溶液。

2. 非酮症高渗高糖性昏迷

（1）临床表现：多见于老年人，来诊时多有失水、休克，意识状态从神志模糊至昏迷。可有局限性或全身性癫痫痫、一过性偏瘫，无酸中毒样深大呼吸（2002）。

（2）实验室检查：尿糖强阳性、尿酮体阴性；血糖＞33.3mmol/L、血钠＞155mmol/L、血浆渗透压＞350mmol（2002）。

（3）治疗：类似糖尿病酮症酸中毒，胰岛素治疗及补液。

五、慢性并发症

1. 大血管并发症　动脉粥样硬化主要侵犯冠状动脉、脑动脉、四肢动脉、主动脉。表现为冠心病、缺血性或出血性脑血管病、高血压、下肢疼痛、感觉异常、间歇性跛行、肢体坏疽。

2. 微血管并发症

（1）糖尿病视网膜病变：最常见（2016）。多见于病程在 10 年以上的病人。

Ⅰ期：微血管瘤，小出血点。

Ⅱ期：出血斑、硬性渗出。

Ⅲ期：出血斑、软性渗出。

Ⅳ期：新生血管形成、玻璃体出血。

Ⅴ期：机化物增生。

Ⅵ期：视网膜剥离导致失明。

Ⅰ～Ⅲ期为非增殖性病变，Ⅳ～Ⅵ期为增殖性病变。

（2）糖尿病肾病：多见于病程在 10 年以上的患者，结节性肾小球硬化有高度特异性。单纯蛋白尿，无血尿，蛋白尿程度和肾功能平行，肾脏病变程度和眼底及周围神经病变平行，双肾不缩小。

Ⅰ期：GFR 增高和肾体积增大。

Ⅱ期：正常清蛋白尿期，尿清蛋白排泄率正常。

Ⅲ期：早期糖尿病肾病（2013）。尿清蛋白排泄率 20~200μg 次/分，肾小球率过滤下降至正常，血压轻度升高。

Ⅳ期：临床糖尿病肾病期。尿清蛋白排泄率＞200μg 次/分，血压增高。可表现肾病综合征。

Ⅴ期：即终末期肾衰竭。

（3）糖尿病神经病变：主要累及周围神经（2004），下肢对称性受累。首先出现手套、袜套样感觉异常，晚期累及运动神经可有肌无力、肌萎缩。自主神经受累多见，可导致胃轻瘫、腹泻、便秘、尿潴留、阳萎等。

（4）糖尿病皮肤病变：改变多样。糖尿病性水疱病、糖尿病性皮肤病、糖尿病性脂性渐进性坏死等。

六、综合治疗原则

糖尿病教育；饮食治疗；运动疗法；口服降糖药；胰岛素治疗（2012）。

七、口服降血糖药物治疗

1. 磺脲类

（1）机制：促进有功能的胰岛 B 细胞释放胰岛素。

（2）适应证：主要适用于单纯饮食控制疗效不佳的 2 型糖尿病患者。餐前 30 分钟服用（2009）。

（3）禁忌证：1 型糖尿病；2 型糖尿病合并严重感染、酮症酸中毒、高渗性昏迷等；2 型糖尿病合并严重慢性并发症或肝肾功能不全；哺乳期患者。

（4）不良反应：低血糖，肝肾功能损害、血细胞减少（2006、2014）。

（5）常用药物：格列本脲（优降糖）、格列美脲（亚莫利）、格列吡嗪（美吡达）、格列齐特（达美康）、格列喹酮（糖适平）。

2. 非磺脲类胰岛素增敏剂

（1）机制：作用机制与磺酰脲类药物相似，但是作用短而快。

（2）适应证：主要适用于单纯饮食控制疗效不佳的 2 型糖尿病患者。餐前 30 分钟服用。

（3）不良反应：轻微低血糖、胃肠道反应。

（4）常用药物：瑞格列奈、那格列奈。

3. 双胍类

（1）机制：增强组织对葡萄糖的利用。

（2）适应证：主要适用于单纯饮食控制疗效不佳的 2 型糖尿病患者，尤其适合于肥胖的 2 型糖尿病患者（2007、2008、2014）。

（3）禁忌证：同磺脲类；乳酸性酸中毒、严重缺氧、心力衰竭。

（4）不良反应：胃肠道反应、过敏、诱发乳酸性酸中毒。

（5）常用药物：二甲双胍、苯乙双胍。

4. α 葡萄糖酐酶抑制药

（1）机制：降低小肠黏膜对糖类的吸收。

（2）适应证：主要适用于单纯饮食控制疗效不佳的 2 型糖尿病患者，尤其适合于空腹血糖正常，餐后血糖高的患者。进餐时同服。

（3）禁忌证：对此药过敏；肠道疾病；血肌酐升高；肝硬化；妊娠、哺乳；合并感染、创伤、酮症酸中毒。

（4）不良反应：胃肠道反应（2016）。

（5）常用药物：阿卡波糖、伏格列波糖。

5. 噻唑烷二酮类（2013）

（1）机制：胰岛素增敏剂，可减轻胰岛素抵抗。

（2）适应证：主要适用于单纯饮食控制疗效不佳的 2 型糖尿病患者，其他药物疗效不佳的 2 型糖尿病患者，特别是有胰岛素抵抗者。

（3）禁忌证：1 型糖尿病；酮症酸中毒、严重和急性心力衰竭及 ALT＞正常上限的 2.5 倍。

（4）不良反应：头痛、恶心、贫血、水肿等。

（5）常用药物：罗格列酮、吡格列酮。

八、胰岛素治疗

1. **适应证**　非酮症高渗高糖性昏迷、乳酸性酸中毒、糖尿病酮症酸中毒或反复出现酮症；血糖控制不良的糖尿病增殖性视网膜病；重症糖尿病肾病；神经病变导致严重腹泻、吸收不良综合征；合并严重感染、创伤、手术、急性心肌梗死、脑血管意外等应激状态；肝、肾功能不全；妊娠和哺乳；磺脲类药物原发性和继发性失效；显著消瘦；同时患有需用糖皮质激素治疗的疾病；某些特异性糖尿病；某些新诊断的 2 型糖尿病，一开始需要胰岛素强化治疗（2005、2006、2007、2016、2017）。

2. **不良反应**　低血糖（2008、2016）、过敏、水钠潴留、视物模糊。

九、糖尿病筛查及预防

1. **重点筛查高危人群**（2013）　筛查方法一般采用 OGTT。

2. **采取三级预防策略**　一级预防是针对一般人群，预防 2 型糖尿病的发生；二级预防是针对已诊断 2 型糖尿病患者，预防糖尿病并发症；三级预防是针对已发生糖尿病慢性并发症的 2 型糖尿病患者，预防并发症的加重和降低致残率和病死率。

───────────── **经 典 试 题** ─────────────

1. 1 型糖尿病与 2 型糖尿病的最主要区别在于
A. 症状轻重不同
B. 发生酮症酸中毒的倾向不同
C. 对胰岛素的敏感性不同
D. 胰岛素基础水平与释放曲线不同
E. 发病年龄不同

2. 糖尿病性血管病变，最具有特征性的是
A. 合并高血压
B. 常伴冠状动脉粥样硬化
C. 微血管病变
D. 周围动脉硬化——下肢坏疽
E. 脑血管病变

3. 糖尿病眼底病变中，出现哪一种情况最易引起失明
A. 微血管瘤
B. 新生血管形成破裂
C. 硬性渗出物
D. 软性渗出物
E. 视网膜出血

4. 若诊断临床型糖尿病，需首先选择下述哪一项检查
A. 尿糖
B. 空腹血糖

C. 糖化血红蛋白
D. 口服葡萄糖耐量试验
E. 空腹胰岛素测定

5. 判断糖尿病控制程度较好的指标是
A. 空腹血糖
B. 餐后血糖
C. 糖化血红蛋白
D. 空腹血浆胰岛素含量
E. OGTT

6. 糖尿病饮食治疗下列哪种正确
A. 病情轻可不用饮食治疗
B. 有并发症者不用饮食治疗
C. 用药治疗时可不用饮食治疗
D. 肥胖者宜给高热量饮食治疗
E. 不论病情轻重都需饮食治疗

7. 双胍类降血糖药物常见的不良反应是
A. 乳酸性酸中毒
B. 低血糖
C. 胃肠道反应
D. 过敏性皮疹
E. 肝功能异常

8. 代谢产物由胆汁排入肠道，很少经过肾排泄的磺脲类药物是

A. 格列本脲

B. 格列吡嗪

C. 格列齐特

D. 格列波脲

E. 格列喹酮

（9~11题共用备选答案）

A. 增加胰岛素用量

B. 减少胰岛素用量

C. 停胰岛素改口服降糖药

D. 加用二甲双胍

E. 加用格列吡嗪

9. 胰岛素治疗的糖尿病病人，清晨高血糖，后半夜有饥饿感，出冷汗，血糖 3.2mmol/L，应选用

10. 胰岛素治疗的 1 型糖尿病病人经治疗后血糖不稳定，波动大时应选用

11. 胰岛素治疗的 2 型糖尿病病人，有并发症，每日胰岛素用量为 20U，尿糖经常（+++~++++），空腹及餐后血糖均增高，应选用

（12~14 题共用备选答案）

A. 在饮食治疗的基础上，如 FPG 在 6.5mmol/L 左右，不另加用降血糖药物

B. 在饮食治疗的基础上，用正规胰岛素治疗

C. 在饮食治疗的基础上，加用中、长效胰岛素

D. 在饮食治疗的基础上，加用口服降糖药物

E. 在饮食治疗的基础上，加用较小剂量胰岛素或口服降血糖药物

12. 1 型重症糖尿病时选用

13. 2 型轻症糖尿病时选用

14. 2 型中等度糖尿病时选用

参考答案： 1. D。2. C。3. B。4. B。5. C。6. E。7. C。8. E。9. B。10. D。11. A。12. B。13. A。14. D。

第 7 单元　痛　风

重点提示

本单元内容较少，诊断与鉴别诊断常结合临床表现综合考查，考生应重点掌握，其次应掌握治疗与预防。

痛风诊断：血尿酸 > 420μmol/L 可诊断为高尿酸血症。当同时存在特征性的关节炎、尿路结石表现时应考虑痛风。

考点串讲

1. 临床表现

（1）多见于中老年男性，绝经期后妇女，有高尿酸血症史。

（2）无症状期，仅有血尿酸持续性或波动性升高。

（3）急性关节炎期：首发症状，表现为单个、偶双侧或多关节病变，跖关节最易受累。

（4）痛风石即慢性关节炎期：骨、软骨破坏及周围软组织的纤维化和变性，多关节受累。

（5）痛风性肾病、高尿酸血症与代谢综合征。

（6）血、尿酸高于正常；滑囊液或痛风石内容物检查可见尿酸盐结晶；其他检查等。

2. 诊断与鉴别诊断　结合发病年龄、症状可初步考虑为痛风，血、尿酸，滑囊液或痛风石内容物检查及 X 线、关节腔镜等检查可确诊。

3. 预防和治疗

（1）一般预防和治疗：限制嘌呤类食物，禁酒，多运动，多饮水等。

（2）急性痛风性关节炎期的治疗：秋水仙碱，非甾体消炎药，糖皮质激素。

（3）发作间歇期和慢性期处理：促尿酸排泄药和抑制尿酸合成药，关节体疗。

（4）治疗继发性痛风。

（5）治疗无症状性高尿酸血症。

━━━━━━━━━━ 经 典 试 题 ━━━━━━━━━━

男，51 岁。近 3 年来出现关节炎症状和尿路结
石，进食肉类食物时，病情加重。该患者发生
的疾病涉及的代谢途径是

A．糖代谢

B．脂代谢

C．嘌呤核苷酸代谢

D．嘧啶核苷酸代谢

E．氨基酸代谢

参考答案：C。

第 8 单元　水、电解质代谢和酸碱平衡失调

━━━━━━━━━━ 重 点 提 示 ━━━━━━━━━━

本单元是考试重点，每年必考，题量占本章比例也比较大。低钾的原因、临床表现及补钾原则相对更为重要，水、钠代谢紊乱中补液原则及液体选择考试经常涉及，尤其在外科术前和术后中的应用，考生需认真掌握。酸碱代谢失衡的临床表现及诊断亦多次考到，必须牢记。

1．生理情况下每日需水量 2000～2500ml，需氯化钠 4～5g，氯化钾 3～4g。

2．等渗性脱水，失水＝失钠，因急性体液丢失，主要丢失细胞外液；低渗性脱水，失水＜失钠，因慢性失液，只补液体未补钠，细胞外脱水重；高渗性脱水，失水＞失钠，因水摄入不足或水分排除过多，细胞内液脱水严重。

3．低钾血症最早出现肌无力，心电图变化特征是 T 波低平或倒置，ST 段下降，Q-T 间期延长或有 U 波。

4．补钾时应注意：尿量＞40ml/h，浓度＜0.3%，每分钟 80 滴，补给量 6～8g/24h。

5．高钾血症心电图特征：T 波高尖，Q-T 间期延长，QRS 波群增宽，P-R 间期延长。

━━━━━━━━━━ 考 点 串 讲 ━━━━━━━━━━

一、水、电解质代谢和酸碱平衡失调的防治原则

（一）外科病人生理需要量、病理、防治原则

1．**外科病人生理需要量**　按成年人 50kg 体重计算每日的需要量为：

（1）液体需要量为 2000～2500ml。

（2）晶体需要量为氯化钠 4～5g，氯化钾 3～4g，即每日可补给 5%～10%葡萄糖溶液 1500ml；5%葡萄糖盐溶液 500ml；10%氯化钾溶液 30～40ml。

2．**病理状态**　外科病人的体液额外丧失较多，主要有消化液额外丧失，如呕吐、腹泻等；发热、出汗等的丧失；外科病人多有禁食；手术过程中脏器表面液体的蒸发；内在性失液的估计，如组织间隙或腹腔的渗出等。

3．**防治原则**

（1）积极治疗原发病。

（2）尽量减少手术时间，减少手术过程中液体的丢失。

（3）除补充生理需要量外，还要计算补充体液额外丢失量。

（4）注意酸碱平衡。

（二）平衡失调的纠正方法

1．首先要治疗原发病。

2．补充血容量。

3．补液总量包括当日需要量、前 1 天的额外丧失量和以往的丧失量。

（1）生理需要量：禁食病人要补充当日需要量。

（2）额外丧失量：外科病人的体液额外丧失较多，主要有：①消化液额外丧失，如呕吐、腹

泻等；②发热、出汗等的丧失；③内在性失液的估计，如组织间隙或腹腔的渗出等，一般补给平衡盐水。

（3）已往丧失量：包括病人入院时已经存在的各种缺水、缺钾、酸碱平衡失调等。在补液过程中，为防止并发症的发生，应注意进行必要的监测。若肾功能正常，每小时尿量是调节输液量和输液速度的重要指标，当尿量达 40ml/h 时，提示血容量已基本恢复，应减慢输液速度；若有心、肾功能不全，除观测尿量外应同时监测血压和中心静脉压。另外，应注意测定电解质浓度和 CO_2CP，必要时监测血气分析。

二、水和钠的代谢紊乱

（一）等渗性缺水

1. 概念　又称急性缺水或混合性缺水，水钠等比例丧失，血清 Na^+ 正常，细胞外液渗透压正常，外科病人最易发生（2001）。

2. 病因

（1）消化液急性丧失，如肠外漏、大量呕吐。

（2）体液丧失在感染区或软组织内，如烧伤、腹腔感染、肠梗阻。

（3）组织间液贮积：胸、腹腔炎性渗出液的引流，反复大量放胸腔积液、腹水等。

3. 临床表现

（1）缺水表现：尿少、乏力、恶心、厌食但不口渴，黏膜干燥，眼球下陷，无口渴感（2001）。

（2）休克表现：当丧失体液达体重的 5%（相当于丧失细胞外液 20%）时，出现血容量不足症状；当丧失体液达体重的 6%～7%时，可出现严重休克，合并代谢性酸中毒（2001）。

（3）当体液的丧失主要是胃液时，可伴发代谢性碱中毒征象。

4. 诊断

（1）病史及临床表现。

（2）实验室检查：红细胞、血红蛋白及血细胞比容升高、血清 Na^+ 和 Cl^- 浓度正常、酸碱失衡（2001）。

5. 治疗

（1）治疗原发病。

（2）补充水钠：平衡盐水或等渗盐水。

补充量＝（血细胞比容上升值/正常值）×体重（kg）×0.20＋日需水量（2000ml）＋日需钠量（4.5g）

（3）液体选择：临床常用的等渗盐水（生理盐水）为 0.9%的氯化钠溶液，其 Na^+ 和 Cl^- 含量均为 154mmol/L，其中 Cl^- 含量明显高于血浆。若大量输入这种液体，易导致高氯性酸中毒（2001）。因此，临床上主张用平衡盐溶液代替等渗盐水，其电解质含量接近于血浆，故更符合生理（2005、2007、2011）。目前常用的平衡盐溶液的配制方法有复方氯化钠和乳酸钠溶液（复方氯化钠和 1.86%乳酸钠之比为 2∶1）及等渗盐水和碳酸氢钠溶液（等渗盐水和 1.25%碳酸氢钠之比为 2∶1）两种。同时应积极纠正酸碱平衡失调。

（4）见尿补钾。尿量超过 40ml/h，补钾（2007）。

（二）低渗性缺水

1. 概念　慢性缺水或继发性缺水，水和钠同时缺失，但失钠多余失水，血清钠低于正常值，细胞外液呈低渗状态。

2. 病因

（1）胃肠道消化液持续丧失：反复呕吐、胃肠道持续吸引、慢性肠梗阻。

（2）大创面的慢性渗液：烧伤。

（3）应用利尿药（2016）。

（4）等渗缺水时补充水过多。

3．**临床表现**　常见症状有头晕、视物模糊、软弱无力、脉细速，甚至神志不清、肌痉挛性疼痛、腱反射减弱、昏迷等。

（1）轻度缺钠：乏力、头晕、手足麻木、口渴不明显。尿 Na^+ 减少。血清钠在 130～135mmol/L。每千克体重缺氯化钠 0.5g（2005、2007）。

（2）中度缺钠：除上述症状外，尚有恶心、呕吐、脉细速、血压不稳或下降、浅静脉萎陷、站立性晕倒。尿少，尿中几乎不含钠和氯。血清钠在 120～130mmol/L。每千克体重缺氯化钠 0.5～0.75g（2005、2007）。

（3）重度缺钠：病人神志不清、肌痉挛性抽搐、腱反射减弱或消失，出现木僵，甚至昏迷。常发生休克。血清钠在 120mmol/L 以下。每千克体重缺氯化钠 0.75～1.25g（2005、2007）。

4．**诊断**

（1）依据病史及表现。

（2）尿 Na^+ 和 Cl^- 明显减少。

（3）血清钠低于 135mmol/L。

（4）红细胞计数、血红蛋白、血细胞比容、血非蛋白氮和尿素氮均有增高。

（5）尿比重常在 1.010 以下。

5．**治疗**

（1）积极处理病因。

（2）采用含盐溶液或高渗盐水静脉注射。

（3）缺钠伴有酸中毒时，在补充血容量和钠盐后，经血气分析，酸中毒仍未完全纠正时，可给 1.25%碳酸氢钠溶液 100～200ml 或平衡盐溶液 200ml。

（4）尿量达到 40ml/h 后，应补充钾盐。

（三）高渗性缺水

1．**概念**　高渗性缺水又称原发性缺水。缺水多于缺钠，血清钠高于正常范围，细胞外液呈高渗状态。

2．**病因**

（1）摄入水不足：如食管癌吞咽困难，病危病人给水不足等（2007）。

（2）水分丧失过多：如高热大汗、烧伤暴露疗法、糖尿病昏迷等。

3．**临床表现**

（1）轻度缺水：除口渴外，无其他症状。缺水量为体重的 2%～4%。

（2）中度缺水：极度口渴、乏力、尿少、尿比重高；唇干舌燥、皮肤弹性差、眼窝下陷，常出现烦躁。缺水量为体重的 4%～6%。

（3）重度缺水：除上述症状外，出现躁狂、幻觉、谵妄，甚至昏迷。缺水量超过体重的 6%（2007、2011、2012、2017）。

4．**诊断（2016）**

（1）依据病史及表现。

（2）尿比重增高。

（3）血清钠在 150mmol/L 以上。

（4）红细胞计数、血红蛋白、血细胞比容轻度增高。

5．**治疗**

（1）尽早去除病因。

（2）补充水分，不能经口补充者，可以经静脉滴注 5%葡萄糖溶液或 0.45%氯化钠溶液（2007）。

（3）因血液浓缩，体内总钠量仍有减少，故补水的同时应适当的补充钠盐。

（4）尿量达 40ml/h 后应补充钾盐。

（5）经补液后酸中毒仍未能完全纠正者，应给碳酸氢钠。

（四）水过多

1. 病因　包括各种原因所致的抗利尿激素分泌过多，肾功能不全，机体摄入水分过多或接受过多的静脉输液等。

2. 临床表现

（1）急性水中毒：脑细胞肿胀或脑组织水肿致颅内压增高，引起各种神经精神症状：头晕、失语、精神错乱、定向力失常、嗜睡、躁动、惊厥、谵妄、甚至昏迷。有时可发生脑疝。

（2）慢性水中毒：软弱乏力、恶心、呕吐、嗜睡等，但往往被原有疾病所掩盖。病人体重明显增加，皮肤苍白而湿润。有时唾液及泪液增多。一般无凹陷性水肿。

3. 诊断　红细胞计数、血红蛋白、血细胞比容和血浆蛋白量均降低；血浆渗透压降低。

4. 治疗　预防重于治疗。

三、低钾血症的病因、临床表现与治疗

1. 病因

（1）入量不足：疾病或手术长期禁食的患者。

（2）排出过多：严重呕吐（2016）、腹泻，长期胃肠减压，利尿者等。

（3）体内钾转移：大量注射葡萄糖，尤其与胰岛素合用时，可使血清钾降低。

（4）碱中毒：细胞内氢离子移出起缓冲作用，细胞外钾移入与之交换，可发生低钾血症。

2. 临床表现（2013、2016）

（1）神经肌肉兴奋性降低，疲乏、软弱、无力、腱反射减弱或消失，软瘫，严重者呼吸肌麻痹，窒息。

（2）腹胀、恶心、呕吐，肠鸣音减弱或消失。

（3）心动过速、心悸、心律失常，严重者出现心室颤动或心脏停搏。

（4）表情淡漠、迟钝、定向力差、昏睡、昏迷。

3. 治疗　控制病因，补充钾盐。

四、高钾血症的病因、临床表现与治疗

1. 病因病理

（1）入量过多：见于静脉补钾过量、过快、浓度过高或输入大量库存血所致（2003）。

（2）排出障碍：如急性肾衰竭。

（3）严重损伤：组织破坏时，钾自细胞内排出至细胞外液。

（4）酸中毒。

2. 临床表现　无力、乏力、手足麻木、腱反射消失、软瘫甚至呼吸肌麻痹；表情淡漠、神志恍惚，甚至昏迷；面色苍白、四肢厥冷、肌肉酸痛；心肌抑制、心律失常，严重者可在舒张期心搏骤停。

3. 治疗　控制病因，降低钾含量（2007）。

五、代谢性酸中毒病因、临床表现与治疗

1. 病因病理

（1）产酸过多：如高热、脱水、休克、饥饿等。

（2）排酸减少：如急性肾衰竭。

（3）碱性液体丢失过多：如肠梗阻、肠瘘、腹泻等。

2. 临床表现

（1）呼吸改变，呼吸深而快，有时呼吸有烂苹果味，如饥饿、糖尿病、高热等，是因体内脂肪氧化不全产生酮体所致。

（2）心率加快、心律失常、心音弱、血压下降，颜面潮红、口唇樱红，但休克的病人酸中毒时，因缺氧而发绀。

（3）中枢神经系统改变可有头痛、头晕、嗜睡等，严重者昏迷等表现。

3. 治疗要点　轻度酸中毒，经一般补液，即可得到缓解，较重者要应用碱性液。

六、代谢性碱中毒病因、临床表现与治疗（2017）

1. 病因病理

（1）酸性物丢失过多：如幽门梗阻、长期胃肠减压、急性胃扩张等。

（2）摄入碱过多：常见于医源性输入碱性液过多。

（3）钾的丢失：可导致低钾性碱中毒。

2. 临床表现

（1）呼吸中枢受抑制，呼吸浅而慢。

（2）低钾血症及脱水表现，心律失常、心动过速、血压下降等。

（3）脑细胞活动障碍，头晕、嗜睡、谵妄或昏迷等。

3. 治疗

（1）配合病因治疗。

（2）纠正碱中毒，轻者补给等渗盐水和氯化钾，重者静脉给予盐酸溶液或氯化铵；有手足抽搐者用 10%葡萄糖酸钙 20ml，静脉注射。

=== 经 典 试 题 ===

1. 高渗性缺水是

A. 失钠多于失水

B. 失水多于失钠

C. 失钠失水相等

D. 失水伴失钾

E. 失水伴失氯

2. 正常血钾值的范围为

A. 2.5～2.8mmol/L

B. 2.9～3.4mmol/L

C. 3.5～5.5mmol/L

D. 5.5～6.5mmol/L

E. 6.5～7.5mmol/L

3. 钾对心肌有抑制作用，对抗时使用

A. 10%氯化钾

B. 5%氯化钙

C. 0.3%氯化钠

D. 10%硫酸镁

E. 5%碳酸氢钠

参考答案：1．B。2．C。3．B。

第9章 其 他

=== **本章重点** ===

重点掌握：①术前准备的特殊准备部分（伴有脑血管病、心血管病的病人择期手术时间、糖尿病病人的用药调整），术后引流管的情况及术后并发症的治疗与预防等。②肠内、肠外营养的适应证、方法及并发症。③软组织急性感染的原因及治疗，特异性感染中破伤风的知识点。④创伤的急救与处理。⑤烧伤面积计算及深度判断。⑥急性乳腺炎的病因及脓肿的切除；乳腺癌的临床表现、分期及手术治疗。⑦有机磷农药和一氧化碳中毒的诊断及各种临床表现和治疗原则。

第1单元 围术期处理

=== **重点提示** ===

1. 心血管病病人的血压在160/100mmHg以下的可不做特殊准备。血压高于180/100mmHg者，术前用降压药，使血压平稳在一定水平，但不要求降至正常后再手术。

2. 近期有脑卒中史者，择期手术至少推迟2周，最好6周。

3. 口服降糖药者继续服用至手术前1天晚上；平时用胰岛素者在术日晨停用胰岛素。

4. 术后常见并发症：出血、发热（高于38.5℃需处理）、肺不张（预防：叩背、鼓励咳嗽咳痰、雾化吸入药液等）、感染等。

=== **考点串讲** ===

围术期：术前5～7天至术后7～12天。

一、手术前准备

（一）手术限时分类

按照手术的时限性，外科手术可分为三种。

1. 急症手术 例如外伤性肠破裂，在最短时间内进行必要的准备后立即手术。在胸腹腔内大血管破裂等病情十分急迫的情况下，必须争分夺秒地进行紧急手术。

2. 限期手术 例如各种恶性肿瘤根治术（2017），手术时间虽可选择，但不宜延迟过久，应在尽可能短的时间内做好术前准备。

3. 择期手术 例如一般的良性肿瘤切除术及腹股沟疝修补术等，可在充分的术前准备后选择合适时机进行手术。

（二）一般准备

1. 心理准备 向病人做出适度的解释，缓解病人的紧张焦虑等情绪。

2. 生理准备

（1）为手术后变化做适应性锻炼。

（2）输血和补液。

（3）预防感染。

（4）补充热量、蛋白质和维生素。

（5）胃肠道准备：从术前8～12小时开始禁食，术前4小时开始禁水，以防因麻醉或手术过程中的呕吐而引起窒息或吸入性肺炎（2004、2008、2012）。

（6）其他：如镇静药等。

（三）特殊准备

1. 营养不良　如果血浆蛋白测定值低于 30g/L，则需术前行肠内或肠外营养支持。

2. 脑血管病　对无症状的颈动脉杂音，近期有短暂脑缺血发作的病人应进一步检查或治疗，近期有脑卒中史者，择期手术至少推迟 2 周，最好 6 周。

3. 心血管病　血压在 160/100mmHg 以下的可不必做特殊准备。血压高于 180/100mmHg 者，术前应选用合适的降血压药物，使血压平稳在一定水平，但不要求降至正常后再做手术（2000、2003、2006）。

4. 肺功能障碍　有肺病史或预期行肺切除术者，术前应对肺功能进行评估。急性呼吸系统感染者，择期手术应推迟到治愈后 1～2 周。

5. 肾疾病　术前准备应最大限度改善肾功能，如果需要透析，应在计划手术 24 小时内进行。

6. 糖尿病　仅以饮食控制者，术前不需特殊准备；口服降糖药者继续服用至手术前 1 天晚上；平时用胰岛素者应在术日晨停用胰岛素（2001、2003、2016、2017）。

7. 凝血障碍　当血小板 $<5\times10^9$/L 建议输血小板；大手术或设计血管部位的手术，应保持血小板在 7.5×10^9/L。

二、手术后处理

（一）术后常规处理与监测

1. 术后医嘱　如镇痛、抗生素应用、引流物、吸氧等处理。

2. 监测　常规监测生命体征，记录出入量。有心肺疾病的病人应给予无创或有创监测中心静脉压及心电监护，采用经皮氧饱和度监测仪动态观察动脉血氧饱和度。

3. 静脉输液　肠梗阻、小肠坏死、肠穿孔病人，术后 24 小时内需补给较多的晶体液。

4. 引流管　要检查引流管有无阻塞、扭曲等情况，换药时要注意引流管的妥善固定，以防落入体内或脱出；记录观察引流物的量和性状（2000）。拔管时间：乳胶片在术后 1～2 日，烟卷引流在 3 天内拔除。管状引流物视手术类型和引流情况确定拔管时间。

（二）术后不适及处理

1. 疼痛　临床常用镇痛药有吗啡等。应用时，在达到有效的前提下，药物剂量宜小，用药间隔时间应逐渐延长，及早停用有利于胃肠功能的恢复。

2. 呃逆　手术早期发生者，可采取压迫眶上缘，短时间吸入二氧化碳，抽吸胃内积气、积液，给予镇静或解痉药物等措施。

（三）术后并发症的治疗与预防

1. 术后出血　临床表现为心动过速，血压下降，尿排出量减少，外周血管收缩。B 超检查及腹腔穿刺可以明确诊断，腹腔手术后从胸腔引流管内每小时引流出血液量持续超过 100ml，提示有内出血（2006）。如发现有内出血表现应迅速再手术止血，清除血凝块，用盐水冲洗腹腔。

2. 术后发热与低体温

（1）发热：是术后最常见症状。非感染性发热通常比感染性发热早。如体温不超过 38℃，可不予处理，高于 38.5℃，可予物理降温，对症处理，严密观察。

（2）低体温：术中大量输注冷的液体和库存血液时，应通过加温装置，必要时灌洗体腔，术后注意保暖，可以预防术后低体温。

3. 呼吸系统并发症

（1）肺不张：最常发生在术后 48 小时内。多数能自愈。预防和治疗：叩击胸、背部，鼓励咳嗽和深呼吸，经鼻导管吸引分泌物，雾化吸入药液等（2003）。

（2）术后肺炎：1/2 以上的术后肺炎由革兰阴性菌引起。

（3）肺脂肪栓塞：多发生在创伤和术后 12~72 小时。临床表现有神经系统功能异常，呼吸功能不全，腋窝等出现瘀斑，血小板减少等。一旦出现症状应立即呼气末正压通气和利尿治疗。

4. 术后感染

（1）腹腔脓肿和腹膜炎：表现为发热、腹痛、腹部触痛及白细胞增加。腹腔脓肿定位后可在 B 超引导下做穿刺置管引流，必要时剖腹术引流。

（2）真菌感染：临床上多为念珠菌所致，可选用两性霉素 B 等治疗。

5. 切口并发症

（1）血肿、积血和血凝块：<u>是最常见的并发症</u>。

（2）<u>伤口裂开（2016）</u>。

（3）切口感染。

6. 泌尿系统并发症

（1）尿潴留：较为多见。如发现有尿潴留应及时处理，协助病人排尿，如果无效可在无菌条件下导尿，导尿时尿液量超过 500ml 者，应留置尿管 1~2 天，有利于膀胱逼尿肌的恢复。

（2）泌尿道感染：是最常见的医源性感染。术前应处理泌尿系统感染，预防和处理尿潴留，在无菌条件下进行操作。

经典试题

1. 手术病人一般在术前 12 小时开始禁食，术前 4 小时开始禁饮的理由是
A. 让胃肠道适当休息
B. 防止在麻醉或手术过程中发生呕吐
C. 减少穿肠道手术时的污染
D. 防止术后腹胀
E. 减少术后排便

2. 关于手术后病人早期活动的优点，下列哪项说法不恰当
A. 减少肺部并发症
B. 减少下肢静脉血栓形成
C. 有利于减少腹胀
D. 有利于减少尿潴留
E. 有利于减少切口感染

3. 男性，45 岁。因腹股沟斜疝要求手术，一般情况尚好，血压 140/90mmHg，针对血压偏高的处理选择下列哪项合适
A. 用降血压药物，使血压下降至正常
B. 不用降血压药物
C. 用降血压药物使血压稍有下降
D. 用降血压药物使血压明显下降
E. 用降血压药物使血压降至略低于正常

4. 女性，30 岁。痔环切除术后 24 小时出现尿潴留，其最可能的原因是
A. 伤口肿胀疼痛
B. 腰麻后排尿反射抑制

C. 尿路感染
D. 精神负担
E. 卧床排尿不习惯

（5~7 题共用题干）

男性，45 岁。因"胃窦部溃疡"预行"胃大部切除术"，其一般情况尚好，血压 140/90mmHg。

5. 针对血压偏高的处理应选择
A. 用降血压药物，使血压下降至正常
B. 不用降血压药物
C. 用降血压药使血压稍有下降
D. 用降血压药使血压明显下降
E. 用降血压药使血压降至略低于正常

6. 为该病人做术前准备，下列哪项错误
A. 手术前 1 天开始进流质饮食
B. 手术前 12 小时开始禁食
C. 手术前 4 小时开始禁止饮水
D. 必要时应用胃肠减压
E. 手术前 2~3 天开始用抗生素药物

7. 该病人术后 8 天拆线，切口有轻度炎症反应，拆线 2 天后炎症消失，切口愈合属于
A. Ⅰ类甲级
B. Ⅱ类甲级
C. Ⅰ类乙级
D. Ⅱ类乙级
E. Ⅲ类乙级

参考答案： 1. B。2. E。3. B。4. A。5. B。6. E。7. D。

第 2 单元 营 养

重 点 提 示

1. 机体每天所需能量为 7531～8368kJ（1800～2000kcal）。创伤时可有高血糖、负氮平衡、脂肪分解增加。

2. 肠内营养：适用于胃肠功能正常，但营养物质摄入不足或不能摄入者和胃肠道功能不良者。

3. 肠外营养：经周围静脉输注，适宜于用量小、PN 支持不超过 2 周者。对于需长期 PN 支持者，则以经中心静脉导管输入为宜。并发症有：空气栓塞（最严重）、糖代谢相关并发症、导管性脓毒症等。

考 点 串 讲

一、概述

（一）人体的基本营养代谢

机体的能量储备包括糖原、蛋白质和脂肪。饥饿时消耗脂肪以供能，对组织器官的功能影响不大。但是在消耗脂肪的同时，也有一定的蛋白质被氧化供能。机体每天所需能量为 7531～8368kJ（1800～2000kcal）（2004）。机体的热量来源：15% 来自氨基酸，85% 来自糖类及脂肪。营养支持时，非蛋白质热量与氮量之比为（100～150）：1（2000）。

（二）创伤与感染的代谢变化与营养需求

机体对创伤、手术或感染的代谢反应表现为高代谢和分解代谢，其程度与创伤和感染的严重襄度成正比。此时，机体能量消耗增加，胰岛素反应不足，处理葡萄糖的能力降低，机体对糖的利用率下降，容易发生高血糖、糖尿。蛋白质分解加速，尿氮排出增加，出现负氮平衡。糖异生活跃，脂肪分解加快，体重减轻。

（三）营养状态的评估

1. 人体测量 标准体重、三头肌皮皱厚度、上臂周径测定。

2. 三甲基组氨测定 反映蛋白质分解量。

3. 内脏蛋白测定 血清清蛋白、转铁蛋白、前清蛋白。

4. 淋巴细胞计数 反映机体免疫状态。

5. 氮平衡试验。

二、肠外营养

1. 概念 是从静脉内供给营养作为手术前后及危重患者的营养支持。

2. 输入途径 经周围静脉输注，适宜于用量小、PN 支持不超过 2 周者。对于需长期 PN 支持者，则以经中心静脉导管输入为宜。

3. 并发症

（1）技术性并发症：包括穿刺致气胸、血管损伤，神经或胸导管损伤等。空气栓塞是最严重的并发症。

（2）代谢性并发症

①血清电解质紊乱、微量元素缺乏、必需脂肪酸缺乏。

②非酮症高渗高血糖性昏迷：常见原因为单位时间输注过量葡萄糖，胰岛素相对不足（2001）。

③低血糖性休克：由于突然停输高渗葡萄糖溶液或营养液中胰岛素过多所致。

④高脂血症或脂肪超载综合征：脂肪乳剂输入速度过快或总量过多，可发生高脂血症。

⑤肝胆系统损害：主要表现为肝脏酶谱异常、肝脂肪变性（2016）和淤胆等，可能与长期 TNA、配方不合理或胆碱缺乏有关。

（3）感染性并发症：<u>主要是导管性脓毒症</u>。表现为突发寒战、高热，重者可致感染性休克。预防：严格遵循无菌技术；应用全营养混合液的全封闭输液系统；规范导管管理。处理：先做液体的细菌培养，更换新的输液，若 24 小时不退热，则应用抗生素。

三、肠内营养

1. 概念　是经胃肠道提供代谢需要的营养物质及其他各种营养素的营养支持方式。

2. 适应证

（1）胃肠功能正常，但营养物质摄入不足或不能摄入者，如<u>昏迷病人（2016）</u>、大面积烧伤、复杂大手术后及危重病症。

（2）胃肠道功能不良者，如消化道瘘、短肠综合征。

3. 肠内营养的供给方法

（1）投入途径：有经口和管饲两种。多数病人因经口摄入受限或不足而采取管饲。

（2）输注方式：根据喂养管尖端所在位置和胃肠道承受能力，选择分次或连续输注方式。

4. 肠内营养并发症

（1）误吸致肺炎（2017）。预防：进食时患者半卧位，防止发生胃潴留。

（2）腹胀、腹泻。预防：不可输注太快。

================ 经典试题 ================

1. 机体处于应激如创伤、手术、感染等情况下，能量代谢的变化中，错误的是

A. 机体出现高代谢和分解代谢

B. 脂肪动员加速

C. 蛋白质分解加速

D. 处理葡萄糖能力增强

E. 机体处于负氮平衡

2. 较标准体重减少多少为营养不良

A. 5%

B. 15%

C. 20%

D. 25%

E. 10%

3. 采用全胃肠外营养，哪项措施不对

A. 每 6 小时查血糖及尿糖

B. 每 1～2 天测定离子及肝、肾功能

C. 深静脉插管，可同时用于给药、输血、采血检验

D. 输液速度保持恒定

E. 隔日消毒插管处皮肤，并更换敷料

4. 患者，男性，74 岁，体重 60kg。全胃切除术后 5 天，大量肠液自腹腔引流管引出，左上腹疼痛。查体：左上腹轻压痛，无肌紧张。该病人热量每天基本需要量是

A. 800kcal

B. 1200kcal

C. 1500kcal

D. 2000kcal

E. 2500kcal

（5～7 题共用题干）

　　患者，女性，50 岁。因患短肠综合征，给予全胃肠外营养（TPN）治疗。应用 1 周时病人出现昏迷，但尿内无酮体。病人既往曾有空腹血糖高（11mmol／L）。

5. 此病人的诊断是

A. 高渗性非酮性昏迷

B. 肝性脑病

C. 导管感染败血症

D. 糖尿病昏迷

E. 代谢性酸中毒

6. 此病的发病机制是由于

A. 内源性胰岛素分泌不足

B. 等渗性脱水

C. 输液导管细菌滋生

D. 肝功能损害

E. 肾功能损害

7. 此病的预防主要是

A. 开始 1 周内注意葡萄糖输注的浓度、速度和与胰岛素的比例

B. 加强保肝

C. 加强导管护理、无菌操作

D. 纠正水和电解质紊乱，预防酸中毒发生

E. 保护肾功能

参考答案：1. D。2. B。3. C。4. D。5. A。6. A。7. A。

第3单元 感 染

重点提示

1. 疖是单个毛囊及其所属皮脂腺的急性化脓性感染，痈指相邻的毛囊及其所属皮脂腺或汗腺的急性化脓性感染，或由多个疖融合而成；两者金黄色葡萄球菌感染常见。

2. 急性蜂窝织炎：溶血性链球菌等感染多见。一般性皮下蜂窝织炎表现为局部胀、痛、发红发热，红肿边界不清，中央部位呈暗红色，边缘稍淡。

3. 丹毒：A族B型溶血性链球菌致病，多见于颜面及小腿部，青霉素疗效最好。

4. 脓性指头炎主要为金黄色葡萄球菌致病。形成脓肿者，切开减压、引流和合理应用抗生素。

5. 全身化脓性感染寒战高热时做血液细菌或真菌培养。破伤风由破伤风杆菌（革兰阳性菌、厌氧菌）致病。最先受影响的是咀嚼肌，治疗为彻底清创、中和游离毒素、控制并解除痉挛、防治感染（青霉素和甲硝唑最有效）等。

考点串讲

一、软组织急性化脓性感染

（一）疖的病因、临床表现和治疗

1. 病因 疖是一个毛囊及其所属皮脂腺的急性化脓性感染，常扩散至周围组织。致病菌以金黄色葡萄球菌（2013）为主。好发于颈项、背等皮肤厚韧处（2014）。

2. 临床表现（2013） 初起时，局部出现红、肿、痛的小硬结，逐渐增大呈锥形隆起。化脓后中央组织坏死软化，脓栓脱落后流脓，炎症逐渐消退而愈合。面部危险三角区可引起颅内感染导致死亡（2016）。

3. 治疗

（1）促使炎症消退：可以用热敷或超短波等理疗措施。

（2）排脓：可用针头，刀尖将脓栓剔除，以加速脓栓脱落。

（3）全身治疗：选用抗生素治疗并适当补充维生素加强营养。

（二）痈的病因、临床表现和治疗

1. 病因 痈指相邻的毛囊及其所属皮脂腺或汗腺的急性化脓性感染（2013），或由多个疖融合而成。多见于免疫力差的老年人和糖尿病病人。致病菌以金黄色葡萄球菌为主（2006）。

2. 临床表现

（1）局部：初起为小片皮肤硬肿，色暗红，其中可有数个脓点，疼痛较轻。以后发展范围扩大，周围浸润性水肿，淋巴结肿大，疼痛加剧，全身症状加重。最后破溃流脓，组织坏死脱落。

（2）全身症状：病人多伴有战粟、发热、食欲减退、乏力和全身不适等症状。严重者可因流脓或全身化脓感染而危及生命。

3. 治疗（2017）

（1）局部处理：痈范围大、中央坏死组织较多时，应及时手术切开排脓，清除坏死组织，伤口内堵塞碘仿纱布止血，之后更换敷料，促进肉芽生长（2003、2007）。

（2）全身治疗

①应用抗生素：及时、足量使用有效的广谱抗生素以控制脓毒血症，可选用青霉素或复方磺胺甲噁唑。

②控制糖尿病（2008），保证休息；加强营养等。

（三）急性蜂窝织炎的病因、临床表现和治疗

1. 病因　急性蜂窝织炎指皮下、筋膜下、肌间隙或深部疏松结缔组织的急性弥漫性化脓性感染（2002、2005）。致病菌多为溶血性链球菌（2013）、金黄色葡萄球菌及大肠埃希菌（2009）或其他类型链球菌等。

2. 临床表现

（1）一般性皮下蜂窝织炎：表现为局部皮肤组织肿胀疼痛，表皮发红发热，红肿边界不清，中央部位呈暗红色，边缘稍淡。

（2）产气性皮下蜂窝织炎：主要为厌氧菌，常发生在易被大小便污染的会阴部或下腹部的伤口处（2009）。

（3）下颌下急性蜂窝织炎：炎症迅速波及咽喉部，可引起喉头水肿而压迫气管，导致呼吸困难甚至窒息。

（4）新生儿皮下坏疽：多见新生儿背、臀部等经常受压的部位。

3. 治疗

（1）局部制动：早期可予以中西药局部湿、热敷理疗。

（2）脓肿引流：脓肿形成者，应尽早实施多处切开减压，引流并清除坏死组织。

（3）及时应用抗生素。

（4）加强营养支持、注意休息。

（四）丹毒的病因、临床表现和治疗

1. 病因　丹毒的病原菌为 A 族 B 型溶血性链球菌，偶有 C 型链球菌所致。

2. 临床表现　发病前有全身不适、寒战、恶心等症状，继而局部出现边界的水肿性鲜红斑，迅速向四周扩大，皮损表面可出现水疱，自觉灼热疼痛，可伴发淋巴管炎及淋巴结炎，多见于颜面及小腿部（2012），有复发倾向，愈后遗留有色素沉着。

3. 治疗

（1）全身治疗：卧床休息并对症治疗，青霉素疗效最好，持续用药 2 周左右。

（2）局部治疗：患肢抬高，可用适量芙蓉或蒲公英叶捣烂外敷，或用醋酸铝溶液、依沙吖啶溶液或马齿苋煎湿敷，可减轻充血程度及疼痛。

（五）脓性指头炎的病因、临床表现和治疗

1. 病因　主要致病菌为金黄色葡萄球菌（2017）。

2. 临床表现　早期表现为发红、轻度肿胀，刺痛继之加重，出现跳痛，尤其以肢体下垂为甚。常有全身不适、寒战、发热、乏力、食欲缺乏等全身症状。

3. 治疗

（1）指头炎患者：手与前臂保持平衡位置，患指向上，避免下垂加重疼痛。予以鱼石脂软膏及金黄散等中西药敷贴。

（2）感染后期：已经形成脓肿者，切开减压、引流和合理应用抗生素。

二、全身化脓性感染

（一）诊断

1. 血白细胞计数显著升高，或降低、核左移、幼稚型增多，出现中毒颗粒。

2. 不同程度的氮质血症、溶血；尿中出现蛋白、管型和酮体等肝肾功能受损的表现。

3. 寒战高热时做血液细菌或真菌培养（2001）。

（二）治疗

包括处理原发感染灶、控制感染和全身支持疗法。

1. 处理原发感染灶　清除坏死组织和异物、消灭无效腔、充分引流脓肿等。

2. 合理应用抗生素。

3. 支持治疗 根据病情给予营养、输血、输液治疗。

4. 对症治疗 处理高热、休克、治疗原有的全身性疾病。

三、破伤风

1. 病因 破伤风杆菌，为革兰阳性菌的厌氧芽胞杆菌（2001）。

2. 临床表现

（1）潜伏期：一般为 6～12 天，个别病人可伤后 1～2 天发病，最长可迟达数月，潜伏期越短，预后越差。

（2）前驱期：无特征性表现，病人感全身无力、头晕、头痛、咀嚼肌紧张、烦躁不安、打哈欠等；常持续 12～24 小时。

（3）发作期：典型的症状是在肌紧张性收缩的基础上呈阵发性的强烈痉挛。通常最先受影响的是咀嚼肌，以后其次是面部表情肌及颈、背、腹、四肢肌和膈肌。病人会出现咀嚼不便、张口困难、皱眉、口角下缩、苦笑脸、角弓反张。在肌肉持续紧张的基础上，任何轻微的刺激，如光线、声响、接触或饮水等，均可引发全身性的阵发痉挛。发作病人口吐白沫、大汗淋漓、呼吸急促、口唇发绀、流涎、牙关紧闭、磨牙、抽搐不止。每次发作持续数秒或数分钟不止，间歇时间长短不一。发作频繁者提示病情严重，还可导致骨折。水、电解质、酸碱平衡失调严重者可发生心力衰竭。病人的主要死亡原因为窒息、心力衰竭或肺部感染。病程一般为 3～4 周。

3. 治疗与预防 创伤后早期彻底清创（2006），改善局部循环是关键；应进行人工免疫。

（1）清除毒素来源：彻底清创。

（2）中和游离毒素：①注射 TAT，一般用量为 10 000～60 000U 肌内注射或静脉注射（2002）；②注射破伤风人体免疫球蛋白，早期应用剂量为 3000～6000U。

（3）控制并解除痉挛（2015）：①可根据病情交替使用镇静或解痉药；②痉挛发作频繁且不易控制者，可用硫喷妥钠 0.25～0.5g 缓慢静脉注射；③肌松药，如氯化琥珀胆碱等；④新生儿破伤风时慎用镇静、解痉药，考虑使用洛贝林、尼可刹米等。

（4）防治并发症（2016）：①防治呼吸道并发症，保持呼吸通畅，预防窒息、肺不张、肺部感染等；②防治水电解质代谢紊乱和营养不良，给予必要的电解质纠正和 TPN 营养支持；③防治感染，青霉素和甲硝唑对抑制破伤风杆菌最为有效。

————— 经典试题 —————

1. 疖最常见于

A. 新生儿

B. 足癣患者

C. 糖尿病患者

D. 晚期恶性肿瘤患者

E. 高血脂

2. 痈的致病菌是

A. 大肠埃希菌

B. 拟杆菌

C. 铜绿假单胞菌

D. β 溶血性链球菌

E. 金黄色葡萄球菌

3. 注射破伤风抗毒素（TAT）的目的是

A. 对易感人群进行预防接种

B. 对可疑或确诊的破伤风患者进行紧急预防或治疗

C. 杀灭伤口中繁殖的破伤风梭（杆）菌

D. 主要用于儿童的预防接种

E. 中和与神经细胞结合的毒素

4. 关于破伤风，正确的描述是

A. 颈部肌肉强烈收缩最早出现

B. 光线不能诱发全身肌肉抽搐

C. 严重者神志不清

D. 可出现尿潴留

E. 不会发生骨折

5. 属于特异性感染的是

A. 疖

B. 痈

C. 丹毒

D. 急性化脓性腱鞘炎

E. 气性坏疽

6. 右小腿急性蜂窝织炎，经抗炎、患肢抬高及

湿敷，炎症继续向上蔓延波及整个下肢，WBC
$25×10^9$/L，中性粒细胞90%，体温39.5℃，脉
搏120次/分，最佳治疗措施是
A．更换抗生素种类

B．局部理疗
C．加强全身支持疗法
D．广泛多处减张切开
E．少量多次输新鲜血

参考答案：1．C。2．E。3．B。4．D。5．E。6．D。

第4单元　损　　伤

重点提示

1．创伤急救技术有复苏、通气、止血、包扎、固定和后送等。伤后6～8小时清创一般可达到一期愈合。

2．烧伤面积简记为：3、3、3（头面颈），5、6、7（双上肢），13、13（躯干），1（会阴），5、7、13、21（双臀、双足、双下肢）。

考点串讲

一、机械性损伤

（一）概述

致伤物机械力的作用而使人体产生的器官组织结构的破坏和（或）功能障碍。

1．**按致伤原因分类（2002）**　如锐器可致刺伤、切割伤、穿透伤等；钝性暴力可致挫伤、挤压伤等；切线动力可致擦伤、裂伤等；枪弹可致火器伤等。

2．**按受伤部位分类**　可分为颅脑、胸腔、腹腔、盆腔、肢体损伤等，有利于判断损伤可能涉及的软组织。

3．**按皮肤完整性分类**　分为开放性损伤与闭合性损伤。

4．**按受伤程度分类**　现已有多种对创伤轻重的评分方法，可供临床参考。

（二）清创

8小时以内的开放性伤口应行清创术，8小时以上无明显感染的伤口，如患者一般情况好，亦应行清创术。如伤口已有明显感染，则不做清创，仅消毒周围皮肤后，敞开引流。清创时间越早越好，伤后6～8小时清创一般可达到一期愈合（2009、2016）。

（三）换药

1．一期伤口换药在24小时、72小时常规观察局部肿胀渗出情况。

2．开放伤术后争取24小时、48小时、72小时连续换药，注意容易出现血肿或引流情况。

3．骨科创面较多见，感染创面就是皮肤坏死、压疮创面，高渗盐水一般在某一时期用在感染重、渗出较多的创面，可以快速减轻创面及肉芽组织水肿，减少渗出。

4．再植手术或吻合血管的皮瓣手术用呋喃西林溶液换药，手指换药时纱布应避免环形包扎，局部最好用碎纱布填充。

5．对于大面积创面，首先注意清创。

6．对于已清除大部分坏死组织的创口，要注意爱护肉芽组织的生长，肉芽组织本身有抗感染的能力，如果没有明显渗出，则不要用抗生素或其他药水换药，只用碘仿消毒创缘皮肤，用湿盐水纱布覆盖即可。

7．油纱条不要放到创面上，应该放在盐水纱布上，防止盐水过快地挥发。

8．有感染的创面注意先做一个细菌培养＋药敏，再换药。

（四）急救与治疗

常用急救技术主要有复苏、通气、止血、包扎、固定和后送等（2008、2017）。

二、烧伤

（一）伤情判断、面积和深度判断

1. 烧伤深度的判断（2001、2002、2007）　一度、浅二度为浅度烧伤，深二度、三度为深度烧伤。

（1）一度烧伤：仅伤及表皮层（2012），生发层存在。表现为皮肤灼红，痛觉过敏，干燥无水疱，3～7 天愈合，脱屑后初期有色素加深，后渐消退、不留痕迹。

（2）浅二度烧伤（2015、2017）：伤及表皮的生发层和真皮浅层，有大小不一的水疱，疱壁较薄，内含黄色澄清液体，基底潮红湿润，疼痛剧烈，水肿明显。2 周左右愈合，有色素沉着，无瘢痕。

（3）深二度烧伤：伤及真皮层，可有水疱，疱壁较厚、基底苍白与潮红相间、稍湿，痛觉迟钝，有拔毛痛。3～4 周愈合，留有瘢痕。

（4）三度烧伤：伤及皮肤全层，可达皮下、肌肉或骨骼。创面无水疱，痛觉消失，无弹性，干燥如皮革样或呈蜡白、焦黄，甚至炭化成焦痂，痂下水肿。

2. 烧伤面积的估算

（1）中国九分法：将全身体表面积划分为 11 个 9% 的等份，另加 1%，构成 100%。头颈部 1×9%；两上肢 2×9%；躯干 3×9%；双下肢 5×9%＋1%。简记为：3、3、3（头面颈），5、6、7（双上肢），13、13（躯干），1（会阴），5、7、13、21（双臀、双足、双下肢）（2002、2003、2004、2008、2014）。

（2）手掌估计法：无论性别、年龄，五指并拢后手掌面积约为全身体表面积的 1%。

（二）临床经过

1. 休克期　病程为 2～3 天，烧伤愈严重，休克的时间也愈早，甚至伤后 30～60 分钟即可发生。

2. 感染期　烧伤 48 小时后即可发生创面感染，伤后 1～2 周可产生毒血症。烧伤 2～3 周，可发生菌血症（2009）。早期败血症可发生在伤后 10 天内。如创面长期不愈，病人抵抗力极度低下，败血症也可发生在伤后 1 个月以后。

3. 康复期　康复期的长短，主要取决于创面的浓度、感染的程度。

（三）大面积烧伤的急救

大面积烧伤救治最早和最重要的环节是现场急救。

（1）迅速脱离热源。

（2）保护受伤部位。

（3）维护呼吸道通畅。

（4）其他救治，如输液、镇痛等。

（四）小面积烧伤的治疗

（1）取消毒纱布敷料或干净的布料 1 块，浸入碳酸氢钠溶液内。

（2）将敷料覆于烧伤处，包扎。

经典试题

1. 判断烧伤创面深度的主要依据是

A. 创面肿胀程度

B. 创面有无水疱

C. 创面渗出情况

D. 创面疼痛情况

E. 创面残存上皮的有无和多少

2. 若无感染等并发症，深二度创面的临床过程为

A. 3～4 周愈合，留有瘢痕

B. 3～5 日可好转痊愈，不留瘢痕

C. 1 周左右愈合，有色素沉着

D. 约 2 周愈合，不留瘢痕

E. 2～4 周后，形成肉芽创面

3. 成年患者，其两下肢被热水烫伤后出现水疱，渗出较多，剧痛。伤后 1 小时就诊，其创面处理应选择

A. 清创后行包扎疗法

B. 清创后行暴露疗法

C. 早期切痂植皮

D. 早期削痂植皮

E. 自然脱痂等待肉芽创面形成后，游离植皮

（4～5 题共用备选答案）

A. 二度烧伤面积在 9% 以下

B. 二度烧伤面积在 10%～19%

C. 二度烧伤面积在 20%～29% 或三度烧伤面积在 10% 以下

D. 烧伤总面积 30%～49%，或三度烧伤面积在 10%～19%

E. 烧伤总面积 50% 以上，或三度烧伤面积在 20% 以上

4. 轻度烧伤

5. 重度烧伤

参考答案：1. E。2. A。3. A。4. A。5. D。

第 5 单元　乳房疾病

重点提示

1. 急性乳腺炎病因：乳汁淤积、细菌入侵。治疗为患乳停止哺乳、青霉素治疗。脓肿形成后切开引流（切开引流的注意事项要牢记）。

2. 乳腺纤维瘤病手术切除是治疗的唯一有效办法。

3. 乳腺囊性增生病：表现是乳房肿胀和肿块，部分病人疼痛有周期性。

4. 乳腺癌表现：乳房外上象限、无痛单发小肿块，质硬，表面不光滑，分界不清且不易推动，橘皮样变、铠甲胸等。

5. 乳腺癌的分期需熟知。保乳手术术后必须辅以化疗等。乳腺癌改良根治术等术式的适应症需熟知。内分泌抗雌激素治疗常用三苯氧胺。

考点串讲

一、急性乳腺炎

（一）病因及病理（2002、2009、2017）

1. **乳汁淤积**　主要原因如下：

（1）乳头发育不良，妨碍正常哺乳。

（2）乳汁过多或婴儿吸乳过少，以致不能完全排空乳汁。

（3）乳管不通畅，影响乳汁排出。

2. **细菌入侵**

（1）乳头破损或皲裂使细菌沿淋巴管入侵，是感染的主要途径。

（2）婴儿患口腔炎或口含乳头睡觉，细菌直接入侵乳管。

（二）临床表现（2015）

1. 患侧乳房胀痛，继之出现高热、寒战，脉率加快。严重感染者可并发脓毒症。

2. 患侧乳房局部红、肿、热、痛。同一乳房可同时存在数个炎性病灶而先后形成多个脓肿，脓肿可以是单房或多房性。表浅脓肿可自行向外溃破，亦可穿破乳腺管自乳头排出脓液，深部脓肿可缓慢向外破溃，也可向深部至乳房与胸肌前的疏松组织中，形成乳房后脓肿。常伴患侧腋窝淋巴结肿大，有压痛。

（三）诊断

1. 血细胞计数及中性粒细胞比例均升高。

2. 诊断性脓肿穿刺抽出脓液。

（四）治疗

1. 一般处理

（1）患乳停止哺乳，并排空乳汁。

（2）局部热敷或理疗，促进血循环，有利于早期炎症消散；水肿明显者可用 25%硫酸镁溶液湿热敷。

（3）感染严重或并发乳瘘者常需终止乳汁分泌。

2. 抗生素应用　原则为早期、足量。选用青霉素类抗生素，或根据脓液培养、细菌药物敏感试验结果调整抗生素。

3. 脓肿处理　切开引流（2015、2016），深部脓肿波动感不明显，可在超声波引导下定位穿刺，明确诊断后再行切开引流。为防止损伤乳管形成乳瘘，应做放射状切开，乳晕下脓肿应沿乳晕边缘做弧形切口。深部脓肿或乳房后脓肿可沿乳房下缘做弧形切口，经乳房后间隙引流。脓腔较大时，可在脓腔最底部另加切口做口对口引流（2002、2017）。

（五）预防（2012）

1. 妊娠期乳房卫生。

2. 乳头畸形的矫正。

3. 保持乳汁排出通畅。

4. 乳头皲裂的处理。

5. 婴儿口腔卫生。

二、乳腺纤维瘤病

（一）诊断

1. 常见于 20～25 岁青年妇女，多为单发，生长缓慢，可无自觉症状，常无意中发现乳房内球形肿块。

2. 生长缓慢，肿块呈球形或卵圆形，表面光滑，质地坚韧，边界清楚，触之有滑动感。

（二）治疗

手术切除是治疗的唯一有效办法。肿块必须常规做病理检查。

三、乳腺囊性增生病（2017）

（一）诊断（2015）

1. 表现是乳房肿胀和肿块，特点：部分病人有周期性。

2. 体检一侧或双侧乳腺弥漫性增厚，少数病人可有乳头溢液。

（二）治疗

主要是对症治疗。常用中药调理，1 周后复查若肿块无明显消退，可予以切除并做快速病理检查。

四、乳腺癌

（一）临床表现

1. 乳房肿块　常无自觉症状，病人常在无意间发现乳房外上象限、乳头、乳晕处有无痛、单发的小肿块，质硬，表面不甚光滑，与周围组织分界不清且不易推动。

2. 乳房外形变化　表现为乳房局部隆起；若癌肿侵及 Cooper 韧带，癌肿表面皮肤凹陷，呈酒窝征（2007）；邻近乳头或乳晕的癌肿因侵及乳管使之收缩，可将乳头牵向癌肿侧；乳头深部癌块侵及乳管可使乳头内陷。炎性乳腺癌发展迅速、预后差（2003）。

3. 晚期表现

（1）全身表现：呈恶病质表现，如消瘦、乏力、贫血、发热等。

（2）局部表现

①癌肿固定：癌肿侵入胸肌筋膜、胸肌时可固定于胸壁而不易推动。

②橘皮样变：癌肿局部皮肤因皮内和皮下淋巴管被癌细胞阻塞而引起局部淋巴水肿（2008），毛囊处呈现点状凹陷。

③卫星结节：乳房皮肤表面出现多个坚硬小结或条索，呈卫星样围绕原发病灶。结节彼此融合、弥漫成片，延伸到背部和对侧胸壁，使胸壁紧缩呈铠甲，呼吸受限。

④皮肤溃破：癌肿侵及皮肤使之破溃形成溃疡，其外形凹陷似菜花状，易出血、伴恶臭。

4. 转移征象

（1）淋巴转移：常见部位是患侧腋窝淋巴结。

（2）血供转移：有肺和胸膜转移者可出现咳嗽、胸痛、呼吸困难；肝转移者可伴有肝大和黄疸；椎骨转移伴有腰背痛；股骨转移者易引起病理性骨折。

（二）诊断与分期

病史结合临床检查大多数可以得出结论。对怀疑者可应用辅助检查。

TNM 国际分期法（2009、2016）

1. 原发肿瘤（T）分期

T_x：原发肿瘤情况不详（已被切除）。

T_0：原发肿瘤未扪及。

Tis：原位癌（包括小叶原位癌及导管内癌），Paget 病局限于乳头，乳房内未扪及块物。

T_1：肿瘤最大径＜2cm（2004）。

T_2：肿瘤最大径 2～5cm。

T_3：肿瘤最大径超过 5cm。

T_4：肿瘤任何大小，直接侵犯胸壁和皮肤。

2. 区域淋巴结（N）分期

N_0：区域淋巴结未扪及。

N_x：区域淋巴结情况不详（以往已切除）。

N_1：同侧腋淋巴结有肿大，可以活动。

N_2：同侧腋淋巴结肿大，互相融合，或与其他组织粘连。

N_3：同侧内乳淋巴结有转移。

3. 远处转移（M）分期

M_x：有无远处转移不详。

M_0：无远处转移。

M_1：远处转移（包括同侧锁骨上淋巴结转移）。

根据不同的 TNM 可以组成临床不同分期

0 期：$TisN_0M_0$。

Ⅰ 期：$T_1N_0M_0$。

Ⅱa 期：$T_0N_1M_0$；$T_1N_1M_0$；$T_2N_0M_0$。

Ⅱb 期：$T_2N_1M_0$；$T_3N_0M_0$。

Ⅲa 期：$T_0N_2M_0$；$T_1N_2M_0$；$T_2N_2M_0$；$T_3N_{1.2}M_0$。

Ⅲb 期：T_4，任何 N，M_0；任何 T，N_3M_0。

Ⅳ期：任何 T、任何 N，M_1（2001、2005、2007）。

（三）治疗

1. 手术治疗

（1）保留乳房手术：术后必须辅以放疗、化疗等（2008）。适用于以下情况。

①乳房内单个肿瘤，直径＜3cm，距离乳头 2cm 以上者。

②腋窝淋巴结无转移者。

③钼靶摄片示局限性钙化灶者。

④年龄≥35 岁者。

（2）乳腺癌改良根治术：适用于无上组腋窝淋巴结转移的Ⅱ、Ⅲ期乳房癌。

（3）乳腺癌标准根治术：适用于有上组腋窝淋巴结转移，但无临床远处转移征象者。

（4）乳腺癌扩大根治术：适用于肿瘤位于乳房内侧象限、直径＞3cm 及临床无远处转移征象者（2000、2005）。即在乳癌根治术切除乳房、胸大肌、胸小肌，清除腋下、腋中、腋上淋巴结基础上，同时切除胸廓内动、静脉及周围的淋巴结（2004）。

（5）乳房单纯切除术：适用于以下情况。

①Ⅰ期乳腺癌。

②叶状囊肉瘤。

③导管内乳头状瘤病。

④晚期乳腺癌局部尚能切除者。

⑤不能耐受乳腺癌根治术者。

2. 辅助治疗

（1）化疗（2009）：术后化疗是最有效的方案之一，应于术后早期（不超过 1 个月）使用。浸润性肿瘤直径大于 2cm、淋巴结转移是化疗指征（2014）。

（2）放射治疗：属局部治疗，术前放疗可用于局部进展期乳房癌；术后放疗可减少腋淋巴结阳性病人的局部复发率。

（3）内分泌治疗：对激素依赖的乳房癌可通过调节内分泌治疗。

①去势治疗：年轻妇女可采用卵巢去势治疗，包括药物、手术或 X 线去势。

②抗雌激素治疗：最常用的是三苯氧胺（2002、2008）。

③芳香化酶抑制素：适用于绝经期妇女。

④孕酮类药物治疗：如大剂量甲地孕酮，但有引起肥胖、阴道出血和血脂升高的不良反应。

（4）生物治疗。

（四）预防

重视乳腺癌的早期发现，将提高乳腺癌的生存率。

━━━━━━ 经典试题 ━━━━━━

1. 关于乳房"橘皮样"改变，正确的是

A. 早期用放大镜不能显示

B. 乳腺小管受累

C. Cooper 韧带受累

D. 乳房表浅淋巴管堵塞

E. 血栓阻塞毛细血管

2. 急性乳腺炎多见于

A. 中年孕妇

B. 妊娠期

C. 青年妇女

D. 初产哺乳妇女

E. 多胎分娩妇女哺乳期

3. 急性乳房炎脓肿形成后的主要治疗措施有

A. 全身应用抗生素

B. 局部热敷、理疗

C. 局部注射抗生素

D. 促使乳汁排出通畅

E. 切开排脓引流

4. 乳腺癌最早表现为

A. 乳房多发肿块

B. 乳房单发小肿块

C. 乳房疼痛

D. 皮肤呈"橘皮样"改变

E. 椎骨剧痛

5. 乳腺癌最常见的部位是指乳房的

A. 内上象限

B. 外上象限

C. 内下象限

D. 外下象限

E. 乳晕区

6. 女性，20 岁。乳房肿块，边缘清晰，活动度大，生长缓慢，最常见的是

A．乳管内乳头状瘤

B．乳腺结核

C．乳腺炎性肿块

D．乳房纤维腺瘤

E．乳腺囊性增生病

7. 女性，49 岁。发现右乳房无痛性单发肿块，位于外上象限，2.5cm×2cm，质硬、活动度不好，表面不光滑。首先考虑应诊断为

A．乳腺纤维腺瘤

B．乳腺癌

C．乳腺囊性增生病

D．乳腺结核

E．乳管内乳头状瘤

（8～9 题共用备选答案）

A．药物治疗

B．乳房切开引流术

C．乳腺肿块切除术

D．单纯乳腺切除术

E．乳腺癌根治术

8. 乳房脓肿如何治疗

9. 乳腺癌（Ⅱ期）如何治疗

（10～11 题共用备选答案）

A．病程缓慢，乳房有单个肿块，边界清楚，活动

B．病程短，乳房有单个包块，边界不清，活动度不大，腋下淋巴结肿大

C．周期性疼痛，乳房内有大小不等结节，质韧边界不清

D．病程短，乳房扪及单个拳头大小包块，边界清楚，胸透肺部有实质阴影

E．病程短，乳房可扪及肿块，表面充血，皮温增高，胀痛，压痛

10. 乳腺癌

11. 乳房炎

参考答案： 1．D。2．D。3．E。4．B。5．B。6．D。7．B。8．B。9．E。10．B。11．E。

第 6 单元　急性中毒

═══ 重点提示 ═══

1. 急性中毒的治疗原则：终止毒物接触，撤离现场、脱去衣物、清水冲洗等。

2. 有机磷杀虫药中毒表现：毒蕈碱样症状、烟碱样症状、迟发性多发神经病、中间型综合征等。中毒分级：CHE 活力值在 70%～50% 为轻度中毒；50%～30% 为中度中毒；30% 以下为重度中毒。解毒药：阿托品、氯解磷定等。

3. 急性 CO 中毒：口唇黏膜可呈樱桃红色。治疗为终止 CO 吸入，吸氧、高压氧舱治疗等。

═══ 考点串讲 ═══

一、概述

（一）概念

进入体内的化学物质达到中毒量，产生组织和器官损害而引起的全身性疾病。

（二）病因和发病机制

1. **病因**　①职业中毒；②生活中毒。

2. **发病机制**

（1）体内毒物代谢。

（2）中毒机制：局部刺激和腐蚀作用、缺氧、麻醉等。

（3）影响毒物作用的因素：毒物状态、机体状态、毒物间相互影响等。

（三）临床表现

1. **急性中毒**

（1）皮肤黏膜表现：黏膜灼伤、发绀、黄疸等。

（2）眼球表现：瞳孔扩大见于阿托品中毒；瞳孔缩小见于有机磷类杀虫药和氨基甲酸酯类杀虫药中毒等；视神经炎见于甲醇中毒。

（3）神经系统表现：昏迷、谵妄、惊厥、瘫痪、精神失常等。

（4）呼吸系统表现：呼出特殊气味，氰化物有苦杏仁味；有机磷等有蒜味（2001、2003），呼吸加快或减慢、肺水肿等。

（5）循环系统表现：心律失常、心搏骤停、休克等。

（6）泌尿系统表现：肾缺血或肾小管坏死，少尿等。

（7）血液系统表现：白细胞减少、溶血性贫血等。

（8）发热。

2. 慢性中毒

（1）神经系统表现：痴呆、震颤麻痹综合征和周围神经病。

（2）消化系统表现：中毒性肝病。

（3）泌尿系统表现：汞、铅等中毒可引起肾脏疾病。

（4）血液系统表现：苯中毒可出现再生障碍性贫血或白细胞减少。

（5）骨骼系统表现：氟骨症或骨坏死等。

（四）诊断

1. 病史　接触毒物时间、中毒环境和途径、毒物名称和剂量等。

2. 临床表现

3. 实验性检查　毒物分析或细菌培养等。

（五）治疗与预防

1. 治疗原则　立即终止毒物接触；紧急复苏和对症支持治疗；清除体内尚未吸收的毒物；应用解毒药；预防并发症。

2. 急性中毒的治疗

（1）立即终止毒物接触，撤离毒物现场、脱去衣物、清水冲洗等（2002）。

（2）紧急复苏和对症支持治疗。

（3）清除体内尚未吸收的毒物：催吐、鼻吸管抽吸、洗胃、导泻、灌肠等。

（4）促进已吸收毒物排出：强化利尿、改变尿液酸碱度、供氧、血液净化等。

（5）用解毒药物。

（6）预防并发症。

3. 慢性中毒的治疗　解毒疗法和对症疗法等。

4. 预防

（1）加强防毒宣传。

（2）加强毒物管理。

（3）预防化学性药物中毒。

（4）防止误食食物或用药过量。

（5）预防地方性中毒病。

二、急性有机磷农药中毒

（一）病因和发病机制

1. 病因　生产中毒、使用中毒、生活性中毒等。

2. 发病机制　有机磷杀虫药的毒性作用在于其与真性 AchE 酯解部位结合成稳定的磷酰化胆碱酯酶，使 AChE 丧失分解 ACh 的能力，大量聚集引起一系列毒蕈碱、烟碱样和中枢神经系统症状，严重者常死于呼吸衰竭（2001、2009）。

（二）临床表现

1. 主要症状

（1）毒蕈碱样症状（M 样症状）（2017）：主要是副交感神经兴奋，平滑肌痉挛表现：瞳孔缩小、胸闷、气短、呼吸困难、恶心等；括约肌松弛表现：大小便失禁、腺体分泌增加；气道分泌物增多：咳嗽、气促，双肺干性或湿啰音，严重者肺水肿（2014）。

（2）烟碱样症状（N 样症状）：肌纤维颤动、呼吸肌麻痹引起呼吸衰竭或停止；血压升高和心律失常。

（3）中枢神经系统症状：头晕、头痛、烦躁不安等。

（4）局部损害过敏性皮炎、水疱等。

2. 迟发性多发神经病　急性重度或中度中毒患者症状消失后 2～3 周出现，表现为感觉、运动型多发性神经病变，主要累及肢体末端。

3. 中间型综合征　发生在重度 OPI 中毒后 24～96 小时及复能药用量不足患者，经治疗胆碱能危象消失、意识清醒或未恢复和迟发性多发神经病发生前，突然出现屈颈肌和四肢近端无力，出现上睑下垂、眼外展障碍、面瘫、呼吸肌麻痹，引起通气障碍性呼吸困难或衰竭可致死亡（2006）。

（三）辅助检查

1. 血 ChE 活力测定（2008）：是诊断 OPI 的特异性指标。正常人 ChE 活力值为 100%，急性中毒时，活力值在 70%～50% 为轻度中毒；50%～30% 为中度中毒；30% 以下为重度中毒。

2. 尿中 OPI 代谢物测定。

（四）诊断与鉴别诊断（2000）

根据患者 OPI 接触史、呼出气大蒜味（2003）、瞳孔缩小、多汗等可以诊断。应与中暑、急性胃肠炎等鉴别。

（五）治疗与预防（2008）

1. 治疗

（1）迅速清除毒物：撤离现场、清水冲洗、洗胃等（2008）。

（2）紧急复苏：清除呼吸道分泌物、给氧、心脏按压复苏等。

（3）解毒药：早期、足量、联合、重复应用解毒药。

（4）对症治疗。

（5）中间型综合征治疗：立即给予人工机械通气。应用氯解磷定；积极对症治疗。

2. 预防

（1）宣传普及防治中毒知识。

（2）严格执行安全生产制度和操作规程。

（3）慢性接触者，定期体检和测定全血胆碱酯酶活力。

三、急性一氧化碳中毒

（一）病因和发病机制

1. 病因　高炉煤气和发生炉泄漏、现场失火、连续大量吸烟等。

2. 发病机制　一氧化碳中毒主要引起组织缺氧。体内血管少且代谢旺盛的器官如大脑(2013)和心脏最易遭到损害。

（二）临床表现

1. 急性中毒

（1）轻度中毒：血液 COHb 浓度为 10%～20%，不同程度的头痛、头晕、恶心、呕吐、心悸、四肢无力等。

（2）中度中毒：血液 COHb 浓度为 30%～40%，出现胸闷、气短、呼吸困难、运动失调、意识模糊等。口唇黏膜可呈樱桃红色（2014、2015）。

（3）重度中毒：血液 COHb 浓度为 40%～60%，迅速出现昏迷、呼吸抑制、肺水肿、心力衰竭等。

2. 迟发性脑病　患者在意识障碍恢复后，经过 2～60 天的假愈期，可出现精神意识障碍、锥体系神经障碍、锥体系神经损害、大脑皮质局灶性功能障碍等。

（三）诊断与鉴别诊断

根据吸入高浓度一氧化碳接触史、急性发生的中枢神经损害的症状和体征，结合及时血液 COHb 测定的结果，可做出诊断（2008）。应与脑血管意外、脑震荡等相鉴别，既往史、体检、实验室检查有助于鉴别诊断。

（四）治疗与预防

1. 治疗

（1）终止 CO 吸入（2007、2016）。

（2）氧疗：吸氧治疗及高压氧舱治疗（2004、2009、2012）。

（3）机械通气。

（4）防治脑水肿。

（5）促进脑细胞代谢：应用脑能量合剂。

（6）防治并发症和后发症：保持呼吸道通畅；定时翻身；注意营养，必要时鼻饲；物理降温；对症治疗。

2. 预防

（1）加强预防一氧化碳中毒的宣传。

（2）工作人员要认真执行安全操作规程。

（3）经常监测工作环境空气中一氧化碳浓度。

=== 经典试题 ===

1. 有机磷农药中毒所致的呼吸肌麻痹用
A. 新斯的明
B. 阿托品
C. 可拉明
D. 碳酸氢钠
E. 氯解磷定

2. 有机磷农药在体内的主要转化方式
A. 氧化、结合
B. 水解、结合
C. 硫化、结合
D. 氧化、水解、结合
E. 氧化、水解

3. 急性有机磷农药中毒最主要的死因是
A. 休克
B. 急性肾衰竭
C. 呼吸衰竭
D. 中毒性心肌炎
E. 脑水肿

4. 食入性急性中毒时，下列哪种情况不宜洗胃

A. 昏迷
B. 误服腐蚀性毒物（强酸、强碱）
C. 化学物质引起的损害
D. 发病初曾有过惊厥
E. 误服过量的催眠药

5. CO 中毒最主要的依据是
A. 空气中 CO 的浓度
B. 与 CO 接触的时间
C. 血液中碳氧血红蛋白的有无
D. 昏迷的程度
E. 缺氧的程度

6. 女性，28 岁，被人发现昏迷且休克，屋内有火炉，且发现有敌敌畏空瓶，查：体温 36℃，BP90/60mmHg，四肢厥冷，腱反射消失，心电图示一度房室传导阻滞，尿糖（+），尿蛋白（+），血液 COHb 为 60%，下列哪项疾病可能性大
A. 急性巴比妥类药物中毒
B. 急性有机磷农药中毒

C. 急性 CO 中毒　　　　　　　　　　　　E. 急性亚硝酸盐中毒

D. 糖尿病酸中毒

参考答案：1. E。2. E。3. C。4. B。5. C。6. C。

第 7 单元　中　暑

══════ 重点提示 ══════

1. 中暑表现：热痉挛（剧烈运动停止后肌痉挛），热衰竭（多汗、疲乏、明显脱水、体温轻度升高）和热射病（高热和神志障碍）。

2. 中暑处理：降温（应在 1 小时内使直肠温度降至 37.8～38.9℃）并监测体温变化，保持呼吸通畅，补液恢复血容量等。

══════ 考点串讲 ══════

一、病因

对高温环境适应不能充分是致病的主要原因。

促使中暑的原因有：①环境温度过高：人体由外界环境获取热量；②人体产热增加：如从事重体力劳动、发热、甲状腺功能亢进症和应用某些药物（如苯丙胺）；③散热障碍：如湿度较大、过度肥胖或穿透气不良的衣服等；④汗腺功能障碍：见于系统性硬化病、广泛皮肤烧伤后瘢痕形成或先天性汗腺缺乏症等患者。

二、临床表现

中暑可分为热痉挛、热衰竭和热射病。

1. **热痉挛**　进行剧烈运动大量出汗，活动停止后常发生肌肉痉挛，主要累及骨骼肌，持续约数分钟后缓解，无明显体温升高。热痉挛也可为热射病的早期表现。

2. **热衰竭**　表现为多汗、疲乏、无力、头晕、头痛、恶心、呕吐和肌痉挛，可有明显脱水征：心动过速、直立性低血压或晕厥。体温轻度升高。检查可见血细胞比容增高、高钠血症、轻度氮质血症和肝功能异常。热衰竭可以是热痉挛和热射病的中介过程。

3. **热射病**　是一种致命性急症，主要表现为高热（直肠温度≥41℃）和神志障碍。

（1）劳力性热射病：在从事重体力劳动或剧烈运动数小时后发病，50%患者大量出汗，心率可达 160～180 次/分，脉压增大。可发生横纹肌溶解、急性肾衰竭、肝衰竭、DIC 或多器官功能衰竭，病死率较高。

（2）非劳力性热射病：表现皮肤干热和发红，84%～100%病例无汗，直肠温度常在 41℃以上，最高可达 46.5℃。病初表现行为异常或癫痫发作，继而出现谵妄、昏迷和瞳孔对称缩小，严重者可出现低血压、休克、心律失常及心力衰竭、肺水肿和脑水肿。约 5%病例发生急性肾衰竭，可有轻、中度 DIC，常在发病后 24 小时左右死亡。

三、诊断

在炎热夏季热浪期，遇有体温过高伴有昏迷患者首先应考虑到中暑诊断。

四、处理原则（2017）

（一）降温治疗

对于重症高热患者，降温速度决定预后，应在 1 小时内使直肠温度降至 37.8～38.9℃。

1. **体外降温**　转移到通风良好的低温环境，脱去衣服，同时进行皮肤肌肉按摩，可用冷水擦浴或将躯体浸入 27～30℃水中传导散热降温。可采用蒸发散热降温，可将患者放置在特殊蒸发降温房间。

2．体内降温　体外降温无效者，用冰盐水进行胃或直肠灌洗，也可用无菌生理盐水进行腹膜腔灌洗或血液透析，或将自体血液体外冷却后回输体内降温。

3．药物降温　应用药物降温无效。患者出现寒战时可应用氯丙嗪加入生理盐水，用药过程中应监测血压。

（二）并发症治疗

1．昏迷　应进行气管内插管，保持呼吸道通畅，防止误吸。颅内压增高者常规静脉输注甘露醇。癫痫发作者，静脉滴注地西泮。

2．低血压　应静脉滴注生理盐水或乳酸林格液恢复血容量。勿用血管收缩药。

3．心律失常、心力衰竭和代谢性酸中毒　应予对症治疗。心力衰竭合并肾衰竭伴有高血钾时，慎用洋地黄。

4．肝衰竭　合并肾衰竭可静脉输注甘露醇。发生急性肾衰竭时，可行血液透析或腹膜透析治疗。应用 H_2 受体拮抗药或质子泵抑制药预防上消化道出血。肝衰竭者可行肝移植。

（三）监测

1．降温期间应连续监测体温变化。

2．放置 Foley 导尿管，监测尿量，应保持尿量>30ml/h。

3．中暑高热患者，动脉血气结果应予校正。体温超过 37℃时，每升高 1℃，PaO_2：降低 7.2%，$PaCO_2$ 升高 4.4%，pH 降低 0.015。

4．严密监测凝血酶原时间（PT）、活化部分凝血活酶时间（APTT）、血小板计数和纤维蛋白原。

第10章 女性生殖系统

本章重点

女性生殖系统是历年考试的重点，考题量多。其中，正常分娩、病理妊娠、异常分娩和女性生殖系统肿瘤为每年必考点。女性生殖系统包括内、外生殖器官及其相关组织。女性生殖系统疾病对女性的危害性极大，如果不积极的治疗，很可能会导致患者不孕不育。女性生殖系统疾病的种类有很多，常见的女性生殖系统疾病多发生于子宫、卵巢等。本章在执业医师考试中占第四单元考题总数的比例很大，需要考生引起足够重视。

其中重点掌握的内容包括：①内、外生殖器的组成和功能，卵巢、子宫内膜的周期性变化；②胎盘的形成、功能，妊娠期母体的变化，早、中晚期妊娠的诊断，胎儿成熟度的检查；③影响分娩的因素，先兆临产及临产的诊断，分娩的临床经过；④流产的临床表现及类型，异位妊娠的临床表现、诊断和治疗，妊娠期高血压的分类、诊断和治疗，胎盘早剥的临床表现、诊断、并发症和处理，前置胎盘的分类、临床表现、诊断和处理，胎儿窘迫的临床表现和诊断，妊娠合并心脏病对胎儿的影响、并发症和处理，产力异常、胎位异常的处理，产褥感染的临床表现和处理；⑤细菌性阴道病、外阴阴道假丝酵母菌病、滴虫阴道炎、宫颈炎和盆腔炎症的临床表现和治疗；⑥宫颈癌的临床分期、诊断和治疗，子宫内膜癌的分期、临床表现和治疗，卵巢肿瘤的组织学分类和并发症；⑦葡萄胎的病理、诊断和随访，功能失调性子宫出血的病因、临床表现、诊断和治疗；⑧子宫内膜异位症的临床表现、诊断和治疗，子宫脱垂的临床分度和治疗；⑨甾体激素药物避孕的机制、常用类型和用法，输卵管绝育术的适应证和禁忌证，人工流产的并发症。

第1单元 女性生殖系统解剖

重点提示

本单元为理解性内容，因为在后续章节该知识点还会用到。重点掌握子宫、卵巢的解剖。

1. 子宫由子宫体和子宫颈组成，在宫体与宫颈之间形成最狭窄的部分称子宫峡部，宫颈下部伸入阴道内称为宫颈阴道部。宫颈阴道部和阴道由鳞状上皮覆盖，宫颈管黏膜为单层柱状上皮。

2. 卵巢表面由生发上皮覆盖，上皮深面有一层致密纤维组织称为白膜，再往内为卵巢实质分为髓质和皮质。

考点串讲

一、外生殖器解剖

（一）外阴范围

女性外生殖器又称外阴，位于两股内侧之间，前面为耻骨联合，后面以会阴为界。

（二）外阴组成

外阴包括阴阜、大阴唇（出血易形成大阴唇血肿）、小阴唇、阴蒂、阴道前庭等。

二、内生殖器解剖

女性内生殖器包括阴道、子宫、输卵管及卵巢，后两者称子宫附件。

（一）阴道

1．前壁长 7～9cm，与膀胱和尿道相邻；后壁长 10～12cm，与直肠贴近。上端包围宫颈，下端开口于阴道前庭后部。

2．环绕宫颈周围的部分称阴道穹窿，按其位置分为前、后、左、右 4 部分，其中后穹窿最深，与直肠子宫陷凹紧密相邻，为盆腔最低部位，临床上可经此处穿刺或引流。

3．阴道壁具有较大伸展性。富有静脉丛，故局部受损伤易出血或形成血肿。

（二）子宫

1．腔内覆盖黏膜称子宫内膜，青春期后受性激素影响发生周期性改变并产生月经。

2．性交后，子宫为精子到达输卵管的通道。

3．孕期为胎儿发育、成长的部位；分娩时子宫收缩使胎儿及其附属物娩出。

4．形态

（1）成年人子宫呈前后略扁的倒置梨形，重约 50g，长 7～8cm，宽 4～5cm，厚 2～3cm，宫腔容量约 5ml。

（2）宫体与宫颈的比例。婴儿期为 1∶2，成年妇女为 2∶1。

（3）子宫峡部（2014）

①在宫体与宫颈之间形成最狭窄的部分，非孕期长约 1cm。

②解剖学内口：上端解剖上较狭窄。

③组织学内口：下端因黏膜组织在此处由宫腔内膜转变为宫颈黏膜。

（4）宫颈管：宫颈内腔呈梭形，成年妇女长约 3cm，其下端称宫颈外口。

5．组织结构。宫体和宫颈的结构不同。

（1）宫体：子宫内膜（功能层）、子宫肌层（肌层中含血管，子宫收缩时血管被压缩，能有效制止产后子宫出血）、子宫浆膜层。

（2）宫颈：宫颈外口柱状上皮与鳞状上皮交界处是宫颈癌的好发部位。

（3）位置：轻度前倾前屈位，主要靠子宫韧带及骨盆底肌和筋膜的支托作用。

（4）子宫韧带：圆韧带（宫底保持前倾位置）、阔韧带（限制子宫向两侧移动）、主韧带（保持子宫不致向下脱垂）、宫骶韧带（维持子宫处于前倾位置）损伤可导致子宫位置异常，形成不同程度的子宫脱垂。

（三）输卵管

（1）全长 8～14cm。

（2）分部：①间质部；②峡部；③壶腹部；④伞部有"拾卵"作用，是与精子相遇的场所，也是向宫腔运送受精卵的管道。

（3）输卵管肌肉的收缩和黏膜上皮细胞的形态、分泌及纤毛摆动均受性激素影响，有周期性变化。

（四）卵巢

（1）位于输卵管的后下方，产生和排出卵细胞，分泌性激素。

（2）青春期前，卵巢表面光滑；青春期开始排卵后，表面逐渐凹凸不平。

（3）卵巢门：以卵巢系膜连接于阔韧带后叶的部位，卵巢血管与神经即经此处出入卵巢。

（4）成年妇女的卵巢约 4cm×3cm×1cm，重 5～6g，呈灰白色；绝经后卵巢萎缩变小、变硬。

（5）卵巢外侧以骨盆漏斗韧带连于骨盆壁，内侧以卵巢固有韧带与子宫连接（2016）。

（6）卵巢表面无腹膜，由单层立方上皮覆盖，称生发上皮；其内有一层纤维组织称卵巢白膜。

（7）卵巢组织分皮质与髓质，皮质有原始卵泡，髓质无卵泡。

三、女性生殖器官血管分布、淋巴引流和神经支配

（一）血管及其分支

1. **动脉**　主要来自卵巢动脉、子宫动脉、阴道动脉及阴部内动脉。

（1）卵巢动脉：自腹主动脉分出（左侧可来自左肾动脉）（2006、2009）。

（2）子宫动脉：为髂内动脉前干分支。经阔韧带基底部（2008）、宫旁组织到达子宫外侧，距宫颈内口水平约 2cm 处横跨输尿管至子宫侧缘，分上、下两支。

（3）阴道动脉：为髂内动脉前干分支。阴道上段由子宫动脉宫颈、阴道支供应；中段由阴道动脉供应；下段由阴部内动脉和痔中动脉供应。

（4）阴部内动脉：为髂内动脉前干终支。

2. **静脉**

（1）与同名动脉伴行，并在相应器官及其周围形成静脉丛，且互相吻合，故盆腔静脉感染容易蔓延。

（2）卵巢静脉右侧汇入下腔静脉，左侧汇入左肾静脉，故左侧盆腔静脉曲张较多见。

（二）淋巴分布与生殖器官淋巴的流向

1. **外生殖器淋巴**

（1）腹股沟浅淋巴结。①上组：沿腹股沟韧带排列，收纳外生殖器、会阴、阴道下段及肛门部的淋巴。②下组：位于大隐静脉末端周围，收纳会阴及下肢的淋巴。其输出管大部分注入腹股沟深淋巴结，少部分注入髂外淋巴结。

（2）腹股沟深淋巴结：位于股管内、股静脉内侧，收纳阴蒂、股静脉区及腹股沟浅淋巴，汇入闭孔、髂内等淋巴结。

2. **盆腔淋巴**

（1）分三组

①髂淋巴组：由髂内、髂外及髂总淋巴结组成。

②骶前淋巴组：位于骶骨前面。

③腰淋巴组：位于主动脉旁。

（2）淋巴引流

①阴道下段淋巴引流：主要入腹股沟淋巴结。

②阴道上段淋巴引流：大部汇入闭孔淋巴结与髂内淋巴结；小部汇入髂外淋巴结，并经宫骶韧带入骶前淋巴结。

③宫体、宫底淋巴与输卵管、卵巢淋巴均汇入腰淋巴结。

④宫体两侧淋巴沿圆韧带汇入腹股沟浅淋巴结。

⑤当内、外生殖器官发生感染或癌瘤时，往往沿各该部回流的淋巴管传播，导致相应淋巴结肿大。

（三）内、外生殖器官神经支配

1. **外生殖器的神经支配**　外阴部神经主要由阴部神经支配。

2. **内生殖器的神经支配**　主要由交感神经与副交感神经所支配。

3. **子宫平滑肌有自律活动**　完全切除其神经后仍能有节律收缩，还能完成分娩活动。临床上可见下半身截瘫的产妇能顺利自然分娩。

四、骨盆的组成、分界和类型

（一）组成

1. **骨骼**　骶骨、尾骨、髂骨、坐骨、耻骨。

2. **关节**　骶髂关节、骶尾关节、耻骨联合。

3．韧带　骶结节韧带（骶尾骨和坐骨结节之间）、骶棘韧带（骶尾骨和坐骨棘之间，宽度是坐骨切迹的宽度，可判断中骨盆是否狭窄），妊娠期间韧带松弛。

（二）分界

1．耻骨联合上缘、髂耻线、骶岬上缘的连线为界，上方为大骨盆（假骨盆）、下方为小骨盆（真骨盆）。

2．真骨盆是胎儿分娩的骨性产道，骨盆腔前壁短、后壁长，前壁是耻骨联合（4cm）、后壁是骶尾骨（12cm），两侧是坐骨、坐骨棘、骶棘韧带，坐骨棘是判断产程中胎先露下降的标志，对角径是指耻骨联合下缘至骶岬上缘中点（2000），第 1 骶椎向前凸出形成骶岬，为骨盆内测量对角径的重要据点。

3．测量假骨盆的这些径线可作为了解真骨盆的参考（详见骨盆测量）。

（三）类型

临床多见为混合型骨盆。

1．女型。入口呈横椭圆形，入口横径较前后径稍长，耻骨弓较宽，两侧坐骨棘间径≥10cm。最常见，为女性正常骨盆。成年妇女骨盆倾斜度的正常值为 60°（2002）。

2．扁平型。

3．类人猿型。

4．男型。

五、骨盆底的组成及会阴解剖

（一）骨盆底

两侧坐骨结节前缘的连线将骨盆底分为前、后两部：前部为尿道生殖三角，又称尿道生殖区，有尿道和阴道通过；后部为肛门三角，又称肛区，有肛管通过。

1．外层　即浅层筋膜与肌肉。会阴浅筋膜由 3 对肌肉及 1 对括约肌组成浅肌肉层。

（1）球海绵体肌。

（2）坐骨海绵体肌。

（3）会阴浅横肌。

（4）肛门外括约肌。

2．中层

（1）由上、下两层坚韧筋膜及 1 层薄肌肉组成。覆盖于由耻骨弓与两坐骨结节所形成的骨盆出口前部三角形平面上，又称三角韧带。

（2）上有尿道与阴道穿过。在两层筋膜间有 1 对由两侧坐骨结节至中心腱的会阴深横肌及位于尿道周围的尿道括约肌。

3．内层　即盆膈，为骨盆底最里面、最坚韧层。

（1）由肛提肌及其内、外面各覆 1 层腱膜所组成，亦为尿道、阴道及直肠贯通。

（2）肛提肌：加强盆底托力，还有加强肛门与阴道括约肌的作用。每侧肛提肌由前内向后外由 3 部分组成：①耻尾肌；②髂尾肌；③坐尾肌。

（二）会阴

妊娠期会阴组织变软有利于分娩。分娩时要保护此区，以免造成会阴裂伤。

六、内生殖器与邻近器官的关系

尿道、膀胱、输尿管、直肠、阑尾。

═══ 经典试题 ═══

1. 关于骨盆最小平面,下述哪项是正确的
A. 近似圆形,前为耻骨联合后缘,两侧为坐骨棘,后为骶骨下端
B. 呈纵椭圆形,前为耻骨联合后缘,两侧为坐骨棘,后为骶骨下端
C. 呈横椭圆形,前为耻骨联合下缘,两侧为坐骨棘,后为骶骨下端
D. 呈纵椭圆形,前为耻骨联合下缘,两侧为坐骨棘,后为骶骨下端

E. 近似圆形,前为耻骨联合下缘,两侧为坐骨棘,后为骶骨下端
2. 维持子宫正常位置的是
A. 盆底肌肉及筋膜的支托作用
B. 膀胱和直肠的支托
C. 子宫韧带和盆底肌肉筋膜的支托
D. 子宫四对韧带的作用
E. 腹腔压力的作用

参考答案:1. D。2. C。

第2单元　女性生殖系统生理

═══ 重点提示 ═══

本单元考题相对较少,重点掌握卵巢功能与卵巢周期性变化和子宫内膜周期性变化。
1. 月经是生殖功能成熟的外在标志之一。月经血不凝固,注意经期卫生。
2. 卵巢的周期性变化为卵泡的发育及成熟、排卵、黄体形成及退化。
3. 卵巢具有排卵与产生激素两种功能,主要合成和分泌两种女性激素,同时亦合成和分泌少量雄激素,雌、孕激素既有协同又有拮抗作用。
4. 雌激素、孕激素的生理作用。
5. 子宫内膜在卵巢激素影响下发生周期性变化最显著。

═══ 考点串讲 ═══

一、女性一生各阶段的生理特点

(一)新生儿期

出生后4周内称新生儿期,新生女婴可出现少量阴道出血。这些生理变化短期内均能自然消退。

(二)儿童期

从出生4周到12岁称儿童期。儿童体格持续增长和发育,生殖器仍为幼稚型。

(三)青春期

从月经初潮至生殖器官逐渐发育成熟的时期称青春期。世界卫生组织(WHO)规定青春期为10~19岁。

生理特点:身高迅速增长,渐达成人。月经来潮。激素波动大。

(四)性成熟期

一般自18岁左右开始,历时约30年,性成熟期又称生育期。性功能旺盛,卵巢功能成熟并分泌性激素,建立规律的周期性排卵。生殖器各部和乳房也均有不同程度的周期性改变。

(五)围绝经期

可始于40岁,历时10~20年。卵巢功能逐渐衰退,生殖器官亦开始萎缩,向衰退变更。卵巢内卵泡自然耗竭,或剩余卵泡对垂体促性腺激素丧失反应。

(六)老年期

卵巢进一步萎缩,其内分泌功能逐渐消退。生殖器官萎缩。

二、卵巢功能与卵巢周期性变化

（一）卵巢的功能

卵巢的生理功能：①排卵；②分泌性激素及多种肽类物质：促使第二性征及生殖系统的发育、为受精及孕卵着床做准备、支持早期胚胎的发育、参与全身生理功能的协调。

（二）卵巢周期性变化

1. **卵泡的发育**　卵泡期：自月经的第 1 天至卵泡成熟，一般需要 14 天。基本过程：早期，卵巢内一组次级卵泡群被募集并长大；中期，月经周期第 7 天（FSH 阈值最低的卵泡——优势卵泡）分泌更多的雌二醇（E_2），反馈抑制垂体促卵泡激素（FSH）的分泌，使其他卵泡退化。优势卵泡决定了该周期卵泡期的长短，血清及卵泡液 E_2 水平与优势卵泡的体积正相关；晚期，月经周期第 11～13 天，优势卵泡迅速增大分泌 E_2，FSH 刺激颗粒细胞出现黄体生成素（LH）及催乳素（PRL）受体；卵母细胞的最终成熟——出现血 LH 和 FSH 峰。

2. **各期卵泡的结构和功能**　①原始卵泡：初级卵母细胞（停在 1 次减数分裂）＋颗粒细胞。②初级卵泡：卵母细胞出现透明带＋颗粒细胞变为多层＋基底层＋内外卵泡膜；颗粒细胞出现 FSH 受体可以产生雌激素。③次级卵泡：卵泡液增加；颗粒细胞出现 LH 受体，产生更多的雌激素。④成熟卵泡：第一次减数分裂推进，雌激素增加，产生了孕激素（协同产生峰）。

3. **排卵**　①血 LH 和 FSH 峰后 24～36 小时发生排卵（E_2 高峰的正反馈作用、黄体生成素释放激素的自启效应、孕酮的协同作用）；②第一次减数分裂的恢复与完成，形成次级卵母细胞；③开始第二次减数分裂，并中止于中期（M Ⅱ）阶段；④受精：M Ⅱ 期卵细胞受精子的激活完成第二次减数分裂，卵精原核相互融合，染色体重组，形成新的个体。未受精：排卵后 12～24 小时后卵子即开始退化（2003、2007）。

4. **卵泡的闭锁**　自胚胎 5～6 个月起，在卵泡生长发育的同时，卵泡闭锁的过程也在进行。99.9% 的卵细胞皆以卵泡闭锁的形式退化，机制尚未阐明。闭锁后的卵泡内部被纤维组织代替，基底膜外的卵泡内膜细胞却肥大，衍变为次级间质细胞，在 LH 刺激下仍能生成雄激素。

5. **黄体期**　自排卵到下一次月经来潮之前，14 天比较固定（2008）；排卵后的优势卵泡壁的细胞结构重组，颗粒细胞与卵泡膜细胞黄素化，约在排卵后 5 天内先后形成颗粒黄体细胞及卵泡膜黄体细胞；黄体的功能主要是生成与分泌孕酮（P）及 E_2，为接纳孕卵着床及维持早期胚胎发育做准备，排卵后 5～10 天黄体功能最旺盛；若受精黄体在人绒毛膜促性腺激素（hCG）作用下转变为妊娠黄体，至妊娠 3 个月末才退化；hCG 促进黄体的功能，3 个月后胎盘代替黄体分泌雌激素（E）、P，hCG 就少了；未受精黄体的寿命为 14 天，退化的黄体转变为纤维组织，即白体。黄体退化使血 E_2、P 水平下降，FSH 水平又升高，新的卵巢周期开始。

（三）卵巢性激素的合成和周期性变化（2013）

1. **雌激素**　在卵泡开始发育时，雌激素分泌量很少，随着卵泡渐趋成熟，雌激素分泌也逐渐增加，于排卵前形成一高峰，排卵后分泌稍减少，在排卵后 7～8 天黄体成熟时，形成又一高峰，但第二高峰较平坦，峰的均值低于第一高峰。黄体萎缩时，雌激素水平急骤下降，在月经前达最低水平。

2. **孕激素**　于排卵后孕激素分泌量开始增加，在排卵后 7～8 天黄体成熟时，分泌量达最高峰，以后逐渐下降，到月经来潮时回复到排卵前水平。

三、子宫内膜周期性变化与月经

子宫内膜周期性变化（2017）如下。

1. **增殖期**　对应卵泡期，受雌激素的影响，内膜的上皮、腺体、腺上皮、间质、血管都处于生长的过程；一般 2 周，可有 10～20 天的波动，内膜最多可增厚至 5mm。

2. **分泌期**　对应黄体期，由于孕激素对抗雌激素的促进内膜增生效应，内膜厚度不再增加而维持在 5mm 左右，孕激素促进腺体细胞分泌活动的出现（2003）。

3. 月经期　在月经周期第1~4天。此时雌、孕激素水平下降，使内膜中前列腺素的合成活化。前列腺素能刺激子宫肌层收缩而引起内膜功能层的螺旋小动脉持续痉挛，内膜血流减少。受损缺血的坏死组织面积逐渐扩大。组织变性、坏死。血管壁通透性增加，使血管破裂导致内膜底部血肿形成，促使组织坏死剥脱。变性、坏死的内膜与血液相混而排出，形成月经血。

四、生殖器其他部位的周期性变化

1. 输卵管的周期性变化。

2. 宫颈黏液的周期性变化　排卵前，在雌激素的作用下，宫颈腺体分泌增加、黏液水分增多呈稀薄透明的蛋清样，阻止精子和微生物进入。

3. 阴道黏膜的周期性变化　排卵前，雌激素作用下，上皮增厚；排卵后，孕激素作用下，上皮脱落，分泌稠厚黏液，白细胞渗出。

五、月经周期的调节

1. 下丘脑的调节　垂体促性腺激素释放激素（GnRH），促使垂体合成与分泌 LH 与 FSH；长反馈是性激素的反馈、短反馈是垂体激素的反馈、超短反馈是下丘脑激素的反馈。按生理节律释放 GnRH，引起垂体 LH 与 FSH 生理性分泌，促进卵泡发育失去脉冲的持续刺激，引起垂体分泌细胞上 GnRH 受体的降调节，出现垂体 LH 与 FSH 分泌及卵泡发育的抑制。

2. 垂体的调节作用　FSH、LH 的周期性变化。分泌 LH、FSH 入血循环或储存于细胞内；LH 的代谢较 FSH 快，血内 LH 浓度呈明显的脉冲波动，与 GnRH 的脉冲同步；雌激素<200pg/ml 时对 FSH 的分泌有负反馈作用，所以随着卵泡的发育 FSH 浓度渐渐降低，当卵泡成熟时雌激素>200pg/ml，刺激下丘脑释放大量 GnRH，刺激垂体释放 FSH、LH，形成排卵峰，小量的孕酮对排卵前雌激素的正反馈调节有放大作用。黄体形成后雌、孕激素都可以抑制 TSH、LH，黄体萎缩后雌、孕激素减少，抑制解除，TSH、LH 回升，新的卵泡又开始发育。

3. 卵巢性激素的反馈调节　①TSH 的功能：促卵泡生长发育，优势卵泡的选择及非优势卵泡的闭锁退化；激活颗粒细胞芳香化酶，促 E_2 的合成与分泌；晚卵泡期诱导颗粒细胞生成 LH 受体，为排卵及黄素化做准备。②LH 的功能：卵泡期，为 E_2 的合成提供底物；排卵前，血 LH 峰能促使卵母细胞最终成熟及排卵；黄体期，支持黄体的功能，促使 P 及 E_2 的合成分泌。

经典试题

1. 月经血不凝的原因是

A. 先凝固后纤溶

B. 缺乏凝血因子

C. 月经毒素抑制凝血

D. 肝素的作用

E. 以上均不是

2. 雌孕激素的周期变化为

A. 雌激素在排卵前形成第二高峰

B. 雌激素在月经后第7~8天形成第一高峰

C. 排卵时雌激素水平急剧下降

D. 孕激素在排卵后7~8天达高峰

E. 孕激素在月经周期中形成两个高峰

3. 雌孕激素对下丘脑及腺垂体的反馈，正确的是

A. 雌激素——负反馈，孕激素——正反馈

B. 雌激素——正反馈，孕激素——负反馈

C. 雌激素——负反馈，孕激素——负反馈

D. 雌激素——正、负反馈，孕激素——负反馈

E. 雌激素——正、负反馈，孕激素——正反馈

4. 了解已婚妇女子宫内膜周期变化的主要方法是

A. 基础体温测定

B. 性激素测定

C. 诊断性刮宫

D. 宫颈黏液结晶检查

E. 阴道脱落细胞涂片

5. 宫颈黏液呈典型羊齿叶状结晶，在正常月经周期的妇女月经来潮的多少天时出现

A. 7~8 天

B. 9~10 天

C. 13~14 天

D. 18~20 天

E.　23～25 天

参考答案：1．A。2．D。3．D。4．C。5．C。

第 3 单元　妊娠生理

=== **重点提示** ===

本单元重点掌握胎盘的结构、功能及妊娠期母体的变化。

1.　胎盘由底蜕膜、叶状绒毛及羊膜构成，是母体与胎儿间进行物质交换的器官。

2.　胎盘具有合成激素和酶的能力，激素包括绒毛膜促性腺激素、人胎盘催乳素等。

3.　绒毛膜促性腺激素和人胎盘催乳素的生理功能。

4.　羊水的来源：妊娠早期主要来自母体血清经胎膜进入羊膜腔的透析液；妊娠中期主要来自胎儿尿液；妊娠晚期胎儿肺参与羊水的生成。

5.　妊娠期母体的变化：①子宫：增大，变软，子宫峡部在妊娠晚期伸展形成子宫下段，为软产道的一部分，子宫颈充血、变大、变软呈紫蓝色，子宫肌细胞变肥大，肌壁厚度增加，血液供应量增加；②卵巢：在妊娠期停止排卵；③阴道：充血、变软呈紫蓝色，伸展性加强，上皮细胞糖原含量增加酸性增高，分泌物增多，不利于某些致病菌的生长；④乳房：妊娠期乳头及乳晕变大并着色，有乳晕腺，又称蒙格马利腺，腺管和腺泡在雌、孕激素的作用下发育。

=== **考点串讲** ===

一、妊娠概念

胚胎和胎儿（fetus）在母体内发育成长的过程。平均约 38 周。

二、受精及受精卵发育、输送与着床

1.　受精卵的形成　获能（宫腔）、受精部位（壶腹部）。

2.　着床。

三、胎儿附属物的形成及其功能

（一）胎盘的形成及其功能

1.　胎盘的形成　羊膜、叶状绒毛膜、底蜕膜（2007）。①羊膜：胎盘的最内层，附着于绒毛板表面的透明薄膜，光滑、无血管；②叶状绒毛膜：胎盘的胎儿部分，滋养层分裂为内层的细胞滋养细胞（生长细胞）和外层合体滋养细胞（执行功能），胚外中胚层与滋养细胞组成绒毛膜（2000、2008）。

2.　胎盘的功能　①气体交换：氧气及二氧化碳简单扩散；②防御功能：屏障作用有限，小分子、IgG、病毒可通过胎盘，其他病原体感染可破坏绒毛结构后进入胎儿体内；③营养物质供应：葡萄糖是胎儿热能的主要来源，以易化扩散方式通过胎盘；④合成功能：主要合成绒毛膜促性腺激素（2016）、人胎盘催乳素、雌激素、孕激素及缩宫素酶、耐热性碱性磷酸酶（2001、2008）。

（二）胎膜的形成及其功能

1.　组成　绒毛膜及羊膜（内）。

2.　功能　含多种酶活性，与甾体激素代谢有关；含多量花生四烯酸的磷脂，与分娩的发动有关。

（三）脐带的形成及其功能

连接胎儿与胎盘，脐轮至胎盘的胎儿面，长 30～70cm，直径 1～2.5cm，1 条静脉，2 条动脉（2012）。

（四）羊水的形成及其功能

1. 羊水的形成 ①早期：母血清经胎膜进入羊膜腔的透析液（2002）；②妊娠中期后，胎尿为羊水的重要来源，此时羊水的渗透压较低，尿素氮（BUN）、肌酐（Cr）、尿酸均渐增高；③晚期，胎儿肺参与羊水的分泌。

2. 羊水的功能 ①保护胎儿：防止畸形及肢体粘连、维持恒温、宫缩时使宫内压均匀分布；②保护母体：减少胎动带来的不适，羊水冲洗产道防感染。

3. 羊水量、性状和成分 8周5～10ml，10周约30ml，20周400ml，38周1000ml，足月800ml（2003）。足月时，比重1.007～1.025，中性或弱碱性，pH 7.20，早期无色、透明，足月时略浑浊，不透明。妊娠28周，羊水内出现肺表面活性物质（2003、2005）。

四、妊娠期母体的变化

1. 生殖系统的变化（2016） 子宫体增大变软；宫颈充血及组织水肿变软；阴道肌层肥厚、结缔组织变软，导致伸展性增加，形成软产道；分泌物增加，上皮细胞含糖原合成增加、乳酸增多、pH偏低。

2. 乳房的变化 雌激素促进腺管发育，孕酮促进腺泡发育，脂肪堆积；孕期雌激素、孕酮抑制乳汁产生；产后雌激素、孕酮减少，PRL分泌促进泌乳。

3. 循环系统（2014） ①心脏：心脏向左、上、前方移位，心脏纵轴顺时针方向扭转，心浊音界稍扩大，心尖搏动左移1～2cm，部分孕妇可有Ⅰ～Ⅱ级吹风样杂音，心脏容量至妊娠末期约增加10%，心率增加；②心排出量：10周开始增加，32～34周达高峰（2009），左侧卧位还可增加30%；③血压：胎盘形成分流，舒张压下降，脉压增加，盆腔、下肢静脉压明显上升，平卧可出现低血压（压迫下腔静脉，导致回心血量减少）。

4. 血液系统 ①血容量：增加，32～34周达到高峰（2012），血浆增加（1000ml）多于红细胞增加（450ml），出现生理性血液稀释；②红细胞和血红蛋白：红细胞计数为3.6×10^{12}/L（非孕妇女约为4.2×10^{12}/L）；血红蛋白为110g/L（非孕妇女约为130g/L）；③白细胞：增加，孕期为（5～12）×10^9/L，分娩及产褥期为（14～16）×10^9/L；④凝血功能：纤维蛋白原和凝血因子增加，纤溶活性降低，孕妇处于高凝状态，利于胎盘剥离后止血，但也容易发生下肢血栓；⑤血浆蛋白：血液稀释导致减少，尤其是白蛋白。

=== 经典试题 ===

1. 绒毛膜促性腺激素的作用是
A. 使绒毛发生水泡样变
B. 刺激毛发生长
C. 促进胎儿生长发育
D. 刺激雌激素分泌
E. 维持妊娠黄体

2. 卵子受精是在输卵管的
A. 质部
B. 峡部
C. 内侧1/4处
D. 壶腹部与峡部连接处
E. 伞部

参考答案：1. E。2. D。

第4单元 妊娠诊断

=== 重点提示 ===

本单元出题重点集中在胎产式、胎先露、胎方位及停经和早孕反应的概念。早期和中晚期妊娠的诊断考生基本掌握即可。

1. 停经是可能妊娠最早与最重要的症状。
2. 孕妇于妊娠20周开始自觉胎动。

———————————————— 考点串讲 ————————————————

一、妊娠分期

妊娠 12 周末以前称早期妊娠；第 13～27 周末称中期妊娠；第 28 周及其后称晚期妊娠。

二、早期妊娠的诊断

（一）早期妊娠的临床表现（2017）

1. 症状　停经、早孕反应、尿频（2 周后消失）。

2. 体征　①Hegar 征：由于宫颈变软，双合诊时感觉宫颈和宫体不相连；②子宫在 12 周时出盆，耻骨联合上可打及（2～3 横指）；③乳房：乳房增大、胀痛，乳头和乳晕颜色加深，乳头周围出现乳晕腺，又称蒙格马利腺（2008）。

（二）辅助检查

1. 妊娠试验　尿 hCG、血清 β-hCG，停经 5 周出现。

2. B 超　确定宫内妊娠，估计孕龄，排除异位妊娠和滋养细胞疾病（2017）。最早可能于 5 周时做出诊断，子宫增大、饱满，宫腔内近宫底部可见妊娠囊（2000、2004、2016）。

3. 黄体酮试验　20mg 肌内注射，每天 1 次，共用 3～5 天，停药后 7 天内应有阴道出血，＞7 天未出血则妊娠可能大。

4. 宫颈黏液试验　无羊齿样结晶，可见排列成行的椭圆体。

5. 基础体温（BBT）　黄体期体温升高持续 3 周。

三、中、晚期妊娠的诊断

（一）中、晚期妊娠诊断的病史与症状

有早期妊娠的经过，并逐渐感到腹部增大和自觉胎动。

（二）体征与检查

1. 子宫增大　12 周末出盆，16 周末脐耻之间，20 周末平脐，24 周末脐上 1 指，28 周末脐上 3 指，32 周末脐和剑突之间，36 周末剑突下 2 指，40 周末同 36 周末（2006、2016）。

2. 胎动　18～20 周出现，最早 16 周，≥3/h 或 30/12h 为正常（2003、2004）。

3. 胎心　18～20 周可用听诊器听到，正常 120～160 次/分；妊娠 24 周以前，胎儿心音多在脐下正中或稍偏左、右听到，24 周以后胎心多在胎背所在侧听得清楚。

4. 胎体　于妊娠 20 周以后，经腹壁可触到子宫内的胎体。于妊娠 24 周以后，触诊时已能区分胎头、胎背、胎臀和胎儿肢体。胎头圆而硬，有浮球感，也称浮沉胎动感，用手指经腹壁或经阴道轻触胎体某一部分，得到胎儿漂动又回弹的感觉；胎背宽而平坦；胎臀宽而软。形状略不规则；胎儿肢体小且有不规则活动。

（三）辅助检查

1. 超声检查　能显示胎儿数目、胎产式、胎先露、胎方位、有无胎心搏动及胎盘位置。测量胎头双顶径等多条径线。观察有无胎儿体表畸形。超声多普勒能探出胎心音、胎动音、脐带血流音及胎盘血流音。

2. 胎儿心电图　于妊娠 12 周以后即能显示较规律的图形，于妊娠 20 周后的成功率更高，本法优点为非侵入性，可以反复使用。

四、胎产式、胎先露、胎方位

1. 胎产式　胎体与母纵轴的关系称为胎产式，包括纵、横（0.25%）产式。

2. 胎先露　最先进入骨盆入口的胎儿部分，纵产式头、臀先露；横产式肩先露。

3. 胎方位　先露部的指示点与母骨盆的关系，如枕左前。

经典试题

1. 关于胎心音，正确的是

A. 妊娠 18～20 周时可经孕妇腹壁听到

B. 为单音响

C. 妊娠 24 周以后，在胎儿肢体侧听得最清楚

D. 多伴有杂音

E. 胎心率与孕妇心率近似

2. 一般自觉胎动开始于

A. 妊娠 12～14 周

B. 妊娠 18～20 周

C. 妊娠 24～28 周

D. 妊娠 30～32 周

E. 妊娠 32～34 周

3. 孕妇尿妊娠试验开始出现阳性反应，一般是

在末次月经后的

A. 31～40 天

B. 41～50 天

C. 51～60 天

D. 61～70 天

E. 以上都不是

4. 目前多数同意的围生期概念是

A. 妊娠 20 周至产后 28 天

B. 妊娠 28 周至产后 28 天

C. 妊娠 28 周至产后 7 天

D. 妊娠 24 周至产后 14 天

E. 妊娠 24 周至产后 7 天

参考答案：1. A。2. B。3. B。4. C。

第 5 单元　孕期监护及孕期保健

重点提示

本单元重点掌握胎儿宫内监护及胎儿成熟度检查方面，以及围生期的定义。其他内容触及到后续内容的理解，也应掌握。

1. 我国围生期的定义是从妊娠期满 28 周至产后 1 周。

2. 产科检查，包括腹部形态，测量子宫底高度，四段触诊摸清胎位，听胎心；骨盆测量分为外测量和内测量。

3. 胎儿监护，包括胎心率的监护：早期减速、中期减速和晚期减速的意义；胎儿宫内储备能力：无应激试验（NST）、缩宫素激惹试验（OCT）。

考点串讲

一、围生期医学范畴和概念

围生期是产前、产时、产后的一段时间，指从妊娠满 28 周（胎儿体重≥1000g 或身长≥35cm）到产后 1 周（2002）。国际上对围生期的规定有 4 种：

1. **围生期Ⅰ**　从妊娠满 28 周（即胎儿体重≥1000g 或身长 35cm）至产后 1 周。

2. **围生期Ⅱ**　从妊娠满 20 周（即胎儿体重≥500g 或身长 25cm）至产后 4 周。

3. **围生期Ⅲ**　从妊娠满 28 周至产后 4 周。

4. **围生期Ⅳ**　从胚胎形成至产后 1 周。

根据世界卫生组织的推荐，我国采用围生期Ⅰ计算围生期死亡率。

二、孕妇监护和产前检查的方法及时间

（一）产前检查的时间

20 周、24 周、28 周、32 周、36 周、37 周、38 周、39 周、40 周，一共 9 次。

（二）首次产前检查

1. 预产期的推算和核对　以末次月经第 1 天计算，月份减 3 或加 9、日数加 7（2003、2004、2013）。

2．全身检查　BP<140/90mmHg，比基础血压升高<30/15mmHg，注意是否下肢水肿；体重每周增长<500g。

3．胎儿检查　18～20 周后可经腹壁听胎心（靠近胎背上方的腹壁处听诊最清楚）。①判断宫底处的胎儿部分：胎头硬而有浮球感、胎臀大而软且不规则；②判断左右，平坦的是背部、凹凸不平的是肢体；③判断胎先露的部分是头还是臀，左右可推动者尚未衔接；④双手置于先露部两侧，向骨盆入口方向深按，判断入盆的程度。

4．产道检查

（1）骨盆外测量

①骶耻外径：间接推测骨盆入口的前后径，骨盆外测量中最重要者，L_5 棘突和耻骨联合上缘之间的距离，18～20cm。

②坐骨结节间径（出口横径）：两侧坐骨结节内缘的距离，8.5～9.5cm，能容纳成人横置拳头也为正常。

③出口后矢状径：坐骨结节间径中点和骶骨尖的距离，8～9cm，出口横径＋出口后矢状径>15cm 提示骨盆不狭窄。

④髂棘间径：两侧髂前上棘外缘的距离，23～26cm。

⑤髂嵴间径：两侧髂嵴外缘最宽的距离，25～28cm。

⑥耻骨弓角度：<80°为异常。

（2）骨盆内测量

①对角径：耻骨联合下缘距离骶岬上缘的距离，12.5～13cm，减去 2cm 就是真结合径，为骨盆入口前后径长度。

②坐骨棘间径：正常为 10cm。

③坐骨切迹宽度：就是骶棘韧带的宽度，代表中骨盆后矢状径，能容纳 3 指为正常（6cm）。

5．绘制妊娠图。

6．辅助检查。

（三）复诊产前检查

三、孕妇管理及高危妊娠的筛查、监护

1．实行孕产期系统保健的三级管理　在我国城乡，对孕产妇均已开展系统保健管理，采用医疗保健机构的三级分工。城市开展医院三级分工（市、区、街道）和妇幼保健机构三级分工（市、区、基层卫生院）。农村也开展三级分工（县医院和县妇幼保健站、乡卫生院、村妇幼保健人员）。

2．使用孕产妇系统保健卡　建立孕产妇系统保健卡制度，为的是加强管理，提高防治质量。

3．对高危妊娠的筛查、监护和管理　通过确诊早孕时的初筛及每次产前检查及时筛查出高危因素。

四、胎儿监护

1．胎动计数　≥30/12h 为正常，<10/12h 提示缺氧（2002）。

2．胎心率监测。

3．胎儿储备功能监测。

4．胎儿成熟度监测　通过抽取羊水测定。卵磷脂/鞘磷脂（L/S）>2，提示肺成熟；肌酐>2mg/dl，提示肾成熟；胆红素类 ΔOD_{450}<0.02，提示肝成熟；淀粉酶>450U/L，提示涎腺成熟；含脂肪细胞出现率>20%，提示皮肤成熟（2000）。

════════════════ 经典试题 ════════════════

1．在孕妇腹壁上听诊，与母体心率一致的音响是

A．胎心音

B．脐带杂音

C. 子宫杂音

D. 胎动音

E. 肠蠕动音

（2～4题共用备选答案）

A. 体重

B. 末次月经第1天

参考答案：1．C。2．B。3．A。4．D。

C. 早孕反应

D. 初觉胎动

E. 腹围

2. 作为推算预产期的根据

3. 判断孕妇体内有无隐性水肿

4. 妊娠18周末时

第6单元　正常分娩

═══ 重点提示 ═══

本单元在三个产程的临床表现及处理，其次为先兆临产及临产的诊断。其他内容为后续课程的准备，也需要了解。

1. 先兆临产症状：假临产、胎儿下降感、见红。

2. 临产诊断：临产开始的标志为有规律且逐渐增强的子宫收缩，持续 30 秒或以上，间歇5～6分钟，同时伴随进行性宫颈管消失、宫口扩张和胎先露部下降，用强镇静药不能抑制临产。

3. 产程的分期：①第一产程（宫颈扩张期）：从规律性宫缩开始到宫口开全，初产妇平均需11～12 小时，经产妇平均需6～8 小时；②第二产程（胎儿娩出期）：从宫口开全到胎儿娩出，初产妇需 1～2 小时，经产妇需半小时到 1 小时；③第三产程（胎盘娩出期）：从胎儿娩出到胎盘娩出，需5～15 分钟，不应超过30 分钟。

4. 新生儿的处理：出生后首先清理呼吸道，进行新生儿阿普加评分（出生后 1 分钟内的心率、呼吸、肌张力、喉反射、皮肤颜色 5 项）。

═══ 考点串讲 ═══

一、影响分娩的因素

产力（子宫收缩力为主）、产道（骨、软）、胎儿因素 （重量、产式、方位、先露、安危状况）、精神心理因素（自信、社会影响）。

（一）产力

1. 子宫收缩力　产力的主要组成部分，贯穿整个产程（2004），具有节律性、对称性和极性（左右对称，上强下弱）、缩复作用。

2. 腹肌　是第二产程的重要辅助力。腹压用于第三产程促使胎盘娩出。

3. 肛提肌收缩力（2013）　一般在第二、三产程发挥作用。

（二）产道

产道分为骨产道与软产道两部分，是胎儿娩出的通道。

1. 骨产道　骨盆的 4 个平面及其径线 （入口、最大、中骨盆、出口）。几个重要径线如下。①入口平面前后径：11cm；②中骨盆平面横径：10cm（坐骨棘间径）；③出口平面横径：9cm（坐骨结节间径）（2005、2007）。

2. 软产道　子宫下段（即子宫峡部）、子宫颈、阴道、骨盆底软组织。

（1）子宫下段：生理收缩环是由于子宫收缩力的对称性及缩复作用，宫底比下段厚，造成上、下段肌壁厚薄不同而形成。

（2）子宫颈：宫口开全 10cm，胎儿才能娩出。

初产妇：宫颈管先消失，宫颈外口后扩张。

经产妇：颈管消失与宫颈外口扩张同时进行。

（3）会阴阴道和盆底软组织。

（三）胎儿

胎儿大小、胎位、胎儿形态。

1. 胎头颅骨　胎头径线：双顶径（BPD），9.3 cm；枕额径（前后径），11.3 cm；枕下前囟径（小斜径），9.3 cm；枕颏径（大斜径），13.3 cm。

2. 胎位　理想胎位：枕前位（LOA、ROA）（2000）；臀位：先出臀易，后出头困难；横位：足月妊娠活胎不能通过产道。

3. 其他　胎儿畸形。

（四）精神心理因素

二、枕先露的分娩机制

1. 分娩机制　胎儿先露部，随骨盆各平面的不同形态，被动地进行一系列适应性的转动，以胎头的最小径线通过产道的全部过程。95%为枕先露，枕左前位（LOA）较多（2008）。

2. 分娩过程

（1）衔接：胎儿颅骨的最低点接近或到达坐骨棘水平称为衔接，以双顶径衔接为主（2003、2004、2009）。枕左前位的较大的枕额径衔接在左右斜径上。

（2）下降：宫缩时胎头下降，间歇期又稍有回缩。

（3）俯屈：胎头进入骨盆底后，由于肛提肌阻力作用，变较大的枕额径变为最小的枕下前囟径。

（4）内旋转：胎头向前旋转，使矢状缝与骨盆出口前后径相一致，内旋转在第一产程末完成。

（5）仰伸：内旋转后继续下降，胎头达耻骨联合下缘时，以耻骨弓为支点，胎头逐渐仰伸，胎儿胎头娩出。

（6）复位与外旋转：复位，胎头分娩后左转45°，与肩的方向保持一致，肩位于骨盆入口左斜径。外旋转，胎儿双肩转成与骨盆出口前后径一致的方向，胎头又向左转45°。

三、先兆临产及临产的诊断

1. 先兆临产的诊断

（1）假临产：不规律的宫缩（持续时间不定、间隔长、宫缩强度无变化、用镇静药后宫缩消失），宫颈管不消失，宫口不扩张。

（2）见红：分娩发动前24～48小时。

（3）胎儿下降感。

2. 临产的诊断　规律的宫缩（宫缩强度逐渐增加、间隔缩短、间隔5～6分钟、持续30秒以上、用镇静药宫缩仍不停止），伴宫颈管消失、宫口扩张和胎先露的下降。

四、分娩的临床经过及处理

（一）总产程

总产程从规律的宫缩开始到胎儿胎盘娩出为止。

1. 第一产程（2014、2015）　规律的宫缩到宫口开全。经过规律宫缩、宫口扩张，胎头下降、胎膜破裂。

（1）潜伏期：宫缩开始到3cm，平均8小时，16小时以上诊断潜伏期延长（2016、2017）。

（2）活跃期：3cm到宫口开全，平均4小时，8小时以上诊断活跃期延长（2014）。

（3）加速期：3～4cm，最大加速期4～9cm，减速期9～10cm（宫口开全）（2005、2016）。目前国际上倾向于将宫口扩张4cm作为活跃期的起点，<6cm不主张过多干预产程。

2. 第二产程　宫口开全到胎儿娩出，>2小时为第二产程延长（2009）；经过拨露、着冠、胎儿娩出。

（1）拨露：胎头在宫缩时露出阴道口，宫缩间歇回缩到阴道内。

（2）着冠：双顶径超过骨盆出口后，宫缩间歇期胎头也不能回缩。

3. 第三产程　胎儿娩出到胎盘娩出。经过胎盘剥离和胎盘娩出。需 5～15 分钟，>30 分钟诊断胎盘滞留。宫缩暂停几分钟后再次出现，宫底降到脐平。

总产程超过 24 小时为滞产。

胎盘剥离

方式：胎儿面剥离（先出胎盘后出血）、母体面剥离（先出血后出胎盘）。

征象：宫底上升达脐上，子宫呈球形；胎盘下降至子宫下段，阴道外口脐带自行延长；耻骨上压脐带不回缩；阴道少量出血。

（二）临床处理

1. 第一产程　高热量易消化的食物、水分充足；每 4 小时肛检 1 次，必要时阴道检查；记录破膜时间，破膜 12 小时尚未分娩者抗生素预防感染。

2. 第二产程　保护会阴（胎头拨露、阴唇后联合紧张时）＋协助胎头俯屈。

3. 第三产程

（1）新生儿处理：先清理口鼻的黏液和分泌物，大声啼哭后处理脐带，距离脐轮 0.5cm 处结扎，断端 20%高锰酸钾溶液消毒（2000、2001）。可用新生儿评分法表 10-1 来衡量新生儿的状况。

表 10-1　新生儿评分法

	0（分）	1（分）	2（分）
心率（次/分）	0	<100	≥100
呼吸	无	浅慢不规则	好
肌张力	松弛	四肢稍屈曲	四肢活动好
对刺激的反应	无反应	稍皱眉	哭、咳嗽、喷嚏
皮肤	全身苍白	躯干红润、四肢发绀	全身红润

出生后 1 分钟内，8～10 分为正常，4～7 分为轻度窒息，0～3 分为重度窒息。

缺氧严重者 5 分钟后再次评分，如≤3 分提示预后差。

（2）协助胎盘娩出：胎头娩出时静脉注射缩宫素 10U；只有确定剥离完全后才能按压子宫，牵拉脐带；胎盘娩出后按摩子宫促进其收缩和止血；副胎盘、部分胎盘残留、大块胎膜残留应用手取出，少量胎膜残留可待其自然排出。

（3）检查胎盘：检查羊膜、绒毛膜是否完整；胎盘小叶是否完整；胎膜上的血管有否断裂，除外副胎盘；脐带长度、脐血管数，除外单脐动脉。

━━━━━━ **经典试题** ━━━━━━

1. 观察产程主要看

A. 产妇一般情况

B. 宫颈扩张及胎头下降情况

C. 胎儿

D. 胎位

E. 羊水有无变浑

2. 妊娠足月下列各种胎先露哪项可能自阴道分娩

A. 肩右后

B. 颏左后

C. 枕左后

D. 肩左后

E. 颏右后

3. 关于第三产程的处理下述哪项是错误的

A. 胎儿娩出后即按摩子宫壁娩出胎盘

B. 检查胎盘胎膜是否完整

C. 阴道出血量超过 150ml 时尽快娩出胎盘

D. 第三产程超过 30 分钟，经一般处理无效应

人工剥离胎盘

E. 子宫收缩乏力的产妇，可在胎肩娩出时静脉注射缩宫素

4. 初孕妇，末次月经第 1 天为 4 月 21 日，持续 6 天，于 12 月 29 日就诊。腹部检查：子宫底在剑突下 2 横指，枕右前位胎心 140 次/分，血压

120/77mmHg，尿蛋白（-），本病例现在是

A. 妊娠满 35 周，子宫底高度符合正常情况

B. 妊娠满 36 周，子宫底高度低于正常

C. 妊娠满 36 周，子宫底高度符合正常情况

D. 妊娠满 36 周，子宫底高度高于正常

E. 妊娠满 37 周，子宫底高度高于正常情况

参考答案： 1. B。2. C。3. A。4. C。

第 7 单元　正常产褥

═══ 重点提示 ═══

本单元近产褥期临床表现处理和母乳喂养的优点，重点掌握产褥期临床表现及处理。包括：

1. 子宫复旧主要表现为宫体肌纤维缩复和子宫内膜的再生。产后当日，子宫一般平脐，产后 1 周缩至妊娠的 12 周大小，产后 10 日子宫降入盆腔内。

2. 恶露是产后随子宫蜕膜的脱落，经阴道排出的血液、坏死蜕膜组织，恶露分为血性恶露、浆液恶露和白色恶露三种。

═══ 考点串讲 ═══

一、产褥期母体变化

1. 生殖系统的变化　子宫在胎盘娩出后由于雌激素水平急剧下降，逐渐恢复到未孕前状态，称为子宫复旧；肌细胞数量无明显变化，但长度和体积明显减小，产后 6 周恢复到孕前大小（2000）；产后 3 周除了胎盘附着部位以外的子宫内膜完全修复，产后 6 周胎盘附着部位的子宫内膜也修复完全。

2. 乳房的变化　雌孕激素水平降低，抑制了催乳激素抑制因子的释放，在 PRL 的作用下乳腺细胞开始分泌乳汁。

3. 循环系统　大量血液从子宫进入体循环，产后 72 小时内血容量增加 15%～25%，产后 2～6 周血容量恢复到孕前水平。

未哺乳妇女产后 6～10 周可恢复排卵，哺乳者 PRL 抑制 FSH 和 LH 的分泌。

二、产褥期的临床表现

包括生命体征、子宫复旧和宫缩痛、褥汗、恶露。

1. 生命体征　体温一般＜38℃，脉搏每分钟 60～70；血压维持在正常水平，变化不大；产后腹压降低，膈肌下降，呼吸恢复为胸腹式呼吸。

2. 子宫复旧和宫缩痛　哺乳者子宫下降速度快，产后子宫收缩引起的疼痛为宫缩痛（2009），持续 2～3 天消失，可给予镇痛药（1999）。

3. 褥汗　产后 1 周内潴留的水分排出，在睡眠时明显。

4. 恶露　血液和坏死蜕膜组织经阴道排出称为恶露，分为血性恶露（3 天）、浆液性恶露（2 周内）、白色恶露（2 周后）。正常恶露有血腥味，但无臭味，持续 4～6 周，总量 500ml。

三、产褥期处理及保健

1. 产后 2 小时　产后 2 小时极易发生严重并发症。

2. 观察子宫复旧及恶露　若子宫复旧不全，红色恶露增多且持续时间延长时，应给予子宫收缩剂。

3. 会阴部　会阴部有水肿者，可用50%硫酸镁液湿热敷；会阴部有缝线者，于产后3～5日拆线。

4. 饮食　产后1小时进行流食或清淡半流食，以后可进普通饮食。

5. 排尿与排便　鼓励产妇尽早自行排尿，多吃蔬菜及早日下床活动。

6. 乳房护理　推荐母乳喂养，按需哺乳。

7. 观察情绪变化

8. 预防产褥中暑　避免室温过高等。

四、母乳喂养

母乳喂养对母婴均有益。对婴儿主要表现为：①提供营养及促进发育；②提高免疫功能，抵御疾病；③有利于牙齿的发育和保护；④促进心理健康发育。

对母亲主要表现为：①有助于防止产后出血；②哺乳期闭经；③降低母亲患乳腺癌，卵巢癌的机会。

=== 经典试题 ===

产后正常血性恶露持续天数为

A. 2天

B. 3~4天

C. 2~3周

D. 2周左右

E. 3周以上

参考答案：B。

第8单元　病理妊娠

=== 重点提示 ===

本单元是出题的重点，重点掌握妊娠期高血压综合征、异位妊娠、流产、前置胎盘、胎儿窘迫、胎盘早剥。

1. 流产的临床类型包括先兆流产、难免流产、不全流产、完全流产、稽留流产、习惯性流产、流产感染。

2. 妊娠高血压疾病主要包括妊娠期高血压、子痫前期、子痫。

3. 胎盘早剥分为3度：①Ⅰ度，剥离面积小，腹部检查见子宫大小与妊娠周数相符，胎位清楚，胎心率正常；②Ⅱ度，剥离面为胎盘面积 1/3 左右，突发持续性腹痛，腹部检查见子宫大于妊娠周数，胎盘附着处压痛明显，胎位可扪及，胎儿存活；③Ⅲ度，剥离面超过胎盘面积 1/2，出现休克症状，腹部检查见子宫硬如板状，宫缩间歇时不能松弛，胎位扪不清，胎心消失。

4. 输卵管妊娠以壶腹部妊娠最多见。输卵管炎症是异位妊娠的主要病因。主要症状为：停经、腹痛、阴道出血、晕厥与休克，下腹包块。血 β-HCG 阳性。腹腔镜检查目前视为异位妊娠诊断的金标准。阴道后穹穿刺或腹腔穿刺是诊断异位妊娠的可靠方法。

=== 考点串讲 ===

一、流产

（一）概念

妊娠 28 周之前或胎儿体重<1000g 而终止妊娠。

早期流产：妊娠<12 周。

晚期流产：12 周<妊娠<28 周。

（二）病因

胚胎因素（多在 12 周以前发生，多为染色体异常，为早期流产）（2015）、母体因素、全身因素（感染，缺血、缺氧性疾病等）、妇科因素（子宫畸形、宫颈内口松弛）、环境因素。

（三）临床类型

1. 流产类型与诊断　见表 10-2。

表 10-2　流产类型与诊断

鉴别内容	先兆流产（2000、2016）	难免流产（2016）	完全流产	不全流产
腹痛	轻微	加剧	无	重
阴道出血	少量	增多	无	多
排出物	无	—	全部	部分
胎膜	未破	破	破	破
宫颈口	关闭	扩张、堵塞物	关闭	开放、堵塞物持续出血
子宫	与月份符合	稍小于月份	正常大小	稍小于月份
B 超	可见妊娠囊	可见妊娠囊	—	—
	可有胎心	无胎心	—	—

2. 特殊类型的流产

（1）稽留流产：宫内胚胎或胎儿死亡后未及时排出，有早孕反应、子宫不增大反而缩小、早孕反应消失、宫颈口未开放。

（2）习惯性流产：连续流产≥3 次，多由于母体因素导致。

（3）流产合并感染：多见于流产阴道出血时间较长的病人，阴道恶臭分泌物、宫颈摇摆痛，严重者可发生盆腔炎、感染性休克，多为厌氧菌和需氧菌的混合感染。

（四）临床表现

停经、阴道出血、阵发性下腹疼痛。

1. 早期流产　阴道出血、腹痛＋妊娠物排出、出血停止；出血不多。

2. 晚期流产　腹痛（宫缩导致胚胎剥离）、剥离后血窦开放出血＋妊娠物排出；可能由于剥离不全导致大出血和休克。

（五）诊断与鉴别诊断

1. 诊断　根据病史及临床表现多可确诊，仅少数需行辅助检查。确定流产后，还应确定自然流产的临床类型，决定处理方法。

（1）病史：应询问患者有无停经史和反复流产史，有无早孕反应、阴道出血。

（2）查体：有无贫血外观，测量体温、血压、脉搏，进行妇科检查，注意宫颈口是否扩张，羊膜囊是否膨出，有无妊娠物堵塞于宫颈口内。

（3）辅助检查

①B 型超声检查：对疑为先兆流产者，可根据妊娠囊的形态、有无胎心反射及胎动，确定胚胎或胎儿是否存活，以指导正确的治疗方法。

②妊娠试验：用免疫学方法，近年临床多用早早孕诊断试纸条法，对诊断妊娠有价值。

③激素测定：主要测定血孕酮水平，可协助判断先兆流产的预后。

2. 鉴别诊断　早期自然流产应与异位妊娠（2007）及葡萄胎、功能失调性子宫出血及子宫肌瘤等鉴别。

（六）处理

1. 先兆流产　卧床、禁欲、保胎（hCG 3000U qod、黄体酮 20mg qd）。

2. 难免流产　促进组织排出，缩宫素＋刮宫术＋抗生素（2016），术后 B 超随访是否残留。

3. 不全流产（2017）　输血补液＋刮宫/钳刮＋抗生素，术后 B 超随访。

4. 完全流产　如无感染可不处理。

5. 稽留流产（2017） 可能发生 DIC，先查凝血功能，备血情况下刮宫＋抗生素；术后 B 超复查确定无残留。由于手术困难，妊娠物不易清除，可用雌激素、米索前列醇、缩宫素等提高子宫肌的敏感性、加强宫缩，以促进组织排出。

6. 感染性流产 控制感染＋刮宫，感染轻、出血重者，在滴入抗生素的同时刮宫，感染重而出血少者先控制感染后刮宫，必要时行子宫切除，根除感染源。

7. 习惯性流产 产前咨询，查女方是否有畸形、男方精液，主动免疫治疗，宫颈内口环扎（12～18 周）。

二、早产

（一）概念

妊娠满 28 周不满 37 周为早产。

（二）病因

1. 感染 感染和胎膜早破互为因果。

（1）感染：绒毛膜羊膜感染是早产的重要原因，可能导致胎膜早破。

（2）胎膜早破：宫颈及阴道的微生物产生蛋白水解酶，水解宫颈口附近胎膜的细胞外物质，组织张力强度下降、胶原纤维减少、膜的脆性增加；细菌产生的内毒素诱导产生前列腺素（PG），促进宫缩使宫内压力增加，造成胎膜早破。破膜时间长引起上行感染，导致绒毛膜羊膜炎、宫内胎儿发生感染的概率增加。

2. 子宫、胎盘

（1）子宫张力过大：多胎妊娠、羊水过多、巨大胎儿。

（2）子宫畸形。

（3）宫颈功能不全：宫颈结缔组织胶原纤维少，括约肌的功能不强，或前次分娩损伤，造成宫颈内口松弛，羊膜腔压力增大，最终因胎囊膨出导致胎膜早破。

3. 妊娠并发症 妊娠期肝内胆汁淤积、前置胎盘（出血非手术治疗无效）、胎盘早剥（发生在37 周之前）。

4. 医源性早产 重度妊娠期高血压综合征、母儿血型不合，人为提前终止妊娠。

（三）临床表现

1. 先兆早产 不规律宫缩（持续时间短而不等、宫缩间隔长、无痛感），不伴宫颈扩张。

2. 早产临产 出现规律宫缩（30 分钟内出现多于 3 次），宫颈扩张达到 2cm。

3. 不可避免早产 宫缩进行性加强，宫颈口已扩张 4cm，胎膜早破。

（四）诊断与鉴别诊断

1. 诊断 生理性子宫收缩一般不规则、无痛感，且不伴有宫颈管消退等改变。妊娠满 28 周后出现至少 10 分钟一次的规则宫缩，伴宫颈管缩短，可诊断先兆早产。我国将妊娠满 28 周至不满 37足周，出现规律宫缩（20 分钟≥4 次），伴宫颈缩短≥75%，宫颈扩张 2cm 以上，诊断为早产临产。

2. 鉴别诊断

（1）假阵缩：宫缩间歇时间长且不规则，持续时间短且不恒定，宫缩强度不增加，常在夜间出现而于清晨消失。此种宫缩仅引起下腹部轻微胀痛，子宫颈管长度不短缩，子宫颈口无明显扩张，可被镇静药抑制。

（2）生理性子宫收缩：一般不规则、无痛感，且不伴有宫颈管消退和宫口扩张等改变。

（五）治疗与预防

1. 保胎治疗

（1）适应证

①胎膜未破、宫颈扩张＜2cm。

②胎儿存活、无畸形、无宫内窘迫、无感染、估计出生后生活能力低于正常。

（2）抑制宫缩的药物治疗

①$β_2$受体激动药：心脏病、高血压、糖尿病、甲状腺功能亢进禁用，如利托君、沙丁胺醇。

②硫酸镁：镁离子直接作用于子宫肌细胞，拮抗钙离子收缩子宫的作用。呼吸不少于 16 次/分、膝反射存在，尿量 24 小时不少于 500ml、1 小时不少于 25 ml；中毒可用葡萄糖酸钙对抗。

③PG 合成酶抑制药：PG 有刺激子宫收缩和软化宫颈的作用（如普贝生），吲哚美辛（消炎痛）不作为一线药物。

④钙拮抗药，如硝苯地平，心力衰竭和主动脉狭窄者禁用，防止血压过低。

⑤吗啡、哌替啶（度冷丁）：临产后不能使用，可导致新生儿呼吸抑制。

2. 分娩措施

（1）能保就保，不能避免早产时提高早产儿的存活率。

（2）胎膜早破后，预防性使用抗生素。

（3）35 周前使用地塞米松促肺成熟。

（4）停用一切抑制宫缩的药物，顺其自然。

（5）常规会阴侧切可缩短胎头受压时间。

3. 预防

（1）定期产前检查，指导孕期卫生，积极治疗泌尿道、生殖道感染，孕晚期节制性生活，以免胎膜早破。

（2）切实加强对高危妊娠的管理，积极治疗妊娠合并症及预防并发症的发生，预防胎膜早破及亚临床感染。

（3）宫颈内口松弛者，应于妊娠 14～18 周行宫颈内口环扎术。

三、过期妊娠

（一）概念

月经周期规律者，妊娠达到或超过 42 周（294 天）尚未分娩，为过期妊娠。

（二）病因

E/P 比例失调和盆腔空虚。

（三）病理

（1）巨大儿、颅骨明显钙化、阴道分娩困难。

（2）胎盘功能低下，胎儿成熟障碍。1 期，"小老人"，2 期，皮肤羊水粪染（最危险），3 期，指甲、皮肤黄染。

（3）羊水减少、粪染（2009）。

（四）诊断

1. 核对孕周

（1）月经周期规律：LMP 日期、妊娠试验时间清楚，早期盆检子宫大小与孕周相符，早期 B 超胎头双顶径（BPD）与妊周相符，则诊断不难。

（2）月经周期不规律：LMP 不清楚，需要核对同房时间、早孕反应时间、胎动时间、B 超检查结果。

①LMP 推算预产期，需要月经周期规律。

②基础体温上升时为排卵时间，或根据同房时间推算。

③早孕反应为第 6 周、自觉胎动为第 18～20 周。

④妇科检查宫底高度（第 20 周宫底平脐）、B 超检查 BPD。

2. 判断胎盘功能　①胎动计数；②胎心监护；③B 超；④羊水指数（AFI）；⑤羊膜镜检查；⑥尿雌激素/肌酐：正常＞15，若＜10，且 24 小时尿雌三醇＜10mg，提示胎盘功能不良。

（五）对母儿的影响

1. 过熟新生儿病死率及围生期儿死亡率增加，表现为：①新生儿缺氧窒息；②羊水过少；③胎粪吸入；④巨大儿；⑤产伤；⑥其他，如红细胞增多、代谢紊乱、低体温。

2. 孕产妇可因巨大儿造成肩难产、软产道损伤、产后出血，剖宫产率增加。

（六）治疗与预防

1. 终止妊娠　无胎儿窘迫、无明显头盆不称。

2. 剖宫产指征

（1）巨大胎儿≥4000g、胎位异常时剖宫产。

（2）引产失败时、胎儿不能耐受宫缩、胎儿窘迫时剖宫产。

3. 预防

（1）加强孕期宣教，使孕妇及家属认识过期妊娠的危害性。

（2）定期进行产前检查，适时结束分娩。

四、异位妊娠

（一）概念

异位妊娠：受精卵着床于宫腔之外，可以位于宫颈、宫角、输卵管、卵巢、腹腔，最多见的是输卵管壶腹部妊娠。

（二）病理

输卵管妊娠流产：由于输卵管蜕膜形成不良、血供不足导致胚胎死亡，发生输卵管妊娠流产。输卵管妊娠破裂：输卵管肌层比较薄，滋养细胞侵蚀输卵管壁导致破裂，短时间内大量出血。

子宫增大、变软（与停经周期不符），内膜变化类似宫内孕，有 A-S 反应，胚胎死亡后蜕膜经阴道排出，但无绒毛。

输卵管妊娠的结局

（1）输卵管妊娠流产：胚囊剥离完全，出血较少；胚囊剥离不完全，出血较多，反复出血导致输卵管及其周围组织血肿、盆腔血肿。

（2）输卵管妊娠破裂：短期大量出血，形成盆腔积血。

（3）继发性腹腔妊娠：少数囊胚重新种植于腹腔脏器而生长。

（4）陈旧性宫外孕：胚胎死亡后被血块包裹，形成盆腔血肿，并与周围组织粘连机化。

（5）持续性异位妊娠：术中未完全清除胚囊或残留滋养细胞，导致术后 hCG 不降或反而上升，可用 MTX 化疗。

（三）临床表现

1. 症状　停经、阴道出血、腹痛（2000）、晕厥休克（2008）。

2. 体征

（1）腹部查体：患侧压痛、反跳痛、肌紧张（2000），出血较多时可有移动性浊音（＋）、全腹压痛、反跳痛、肌紧张；下腹部可扪及触痛、实性肿块。

（2）妇科检查：阴道少量出血、后穹窿饱满、触痛、宫颈举痛、子宫漂浮感、附件区扪及压痛性包块。

（四）诊断与鉴别诊断

1. 诊断

（1）B 超（2017）：子宫内膜增厚，但无妊娠囊。

（2）血 β-hCG：阳性不能确定是宫内孕还是宫外孕；阴性不能排除宫外孕。

（3）后穹窿穿刺和腹腔穿刺。

（4）腹腔镜：用于早期诊断。

（5）诊刮：有蜕膜、无绒毛，A-S 反应。

2. 鉴别诊断　急性阑尾炎、流产、黄体破裂、卵巢囊肿扭转、巧克力囊肿破裂、急性盆腔炎。

（五）处理

1. 药物治疗

（1）适应证：症状轻微，无活动性出血，包块＜3cm，β-hCG＜2000mU/ml，无肝、肾、血液疾病。

（2）禁忌证：生命体征不稳定；异位妊娠破裂；妊娠囊直径≥4cm 或 3.5cm 伴胎心搏动。

（3）常用药物：甲氨蝶呤（MTX），干扰 DNA 的合成。

2. 腹腔镜输卵管切除术　大量出血时快速钳夹输卵管病灶处，暂时止血，清除腹腔积血后可采用造口术、输卵管切除术。

五、妊娠期高血压疾病

（一）概念与分类

妊娠高血压疾病常发生于妊娠 20 周后，是引起孕产妇和围生期儿死亡的主要原因之一。分为妊娠高血压、子痫前期、子痫、慢性高血压并发子痫前期及妊娠合并慢性高血压。

（二）高危因素、病因

1. 高危因素　孕妇年龄≥40岁；子痫前期病史、家族史；抗磷脂抗体阳性；高血压、慢性肾炎、糖尿病；初次产检时BMI≥35kg/m^2；多胎妊娠、首次怀孕、妊娠间隔时间≥10年及孕早期收缩压≥130mmHg或舒张压≥80mmHg。

2. 病因　不明确。很多学者认为是母体、胎盘、胎儿等众多因素作用的结果。

（三）病理生理

病理改变：全身小动脉痉挛是本病的基本病理改变，继发组织缺氧、水肿、代谢改变，涉及心、肾、脑、肝等重要脏器而出现一系列症状。

1. 全身小动脉痉挛　可以通过眼底、甲床、胎盘子宫面进行观察。全身小动脉痉挛而出现高血压。

2. 肾小动脉痉挛　肾小动脉痉挛造成水、钠潴留，而出现水肿、少尿甚或无尿。肾毛细血管痉挛，肾组织缺氧，肾小管通透性增加，吸收功能不全，蛋白漏出，出现了以白蛋白为主的蛋白尿、管型尿，血浆蛋白下降，白/球蛋白比例倒置。

3. 子宫及胎盘血管痉挛　子宫血流量减少，胎盘血管痉挛，动脉粥样硬化改变，严重者梗死改变，胎盘早期剥离，胎死宫内。

4. 肝脏血管痉挛　阶段性狭窄，血管内皮损伤，部分红细胞裂解，血小板消耗，严重者肝窦及肝包膜下出血，肝破裂，临床上出现上腹不适、右上腹痛、胸闷、恶心等症状。

5. 脑血管痉挛　脑缺氧，脑水肿，脑组织点状出血，严重时脑血栓形成，脑血管破裂，颅内出血。临床上出现头痛、头晕、眼花、抽搐、昏迷、体温上升。

6. 眼底小动脉痉挛　阶段性狭窄如腊肠样改变，动脉变细，严重者有出血、渗出、视网膜及视盘水肿。临床上有视物模糊、眼冒金花等症状，发生视网膜脱离可致失明。

7. 心脏冠状小动脉痉挛　心肌供血、供氧不足，心肌间质水肿，严重时心内膜点状出血，局灶坏死。由于全身水肿、高血压，外周阻力增加，血液黏滞度增高，血液浓缩更增加心脏负担，致使可能发生心力衰竭。

8. 肺小动脉痉挛　肺水肿，特别于子痫抽搐后时有吸入性肺炎发生，抽搐后乳酸堆积，血 pH 降低，二氧化碳结合力降低。肺部可闻及湿啰音。由于酸中毒，子痫抽搐后呼吸变得深而快。

9. 血液系统变化　包括血液浓缩，血容量减少，发生少尿或无尿。先兆子痫或子痫患者血容量仅约 3500ml。子痫患者产后出血时，血压下降，极易发生低血容量休克，常被临床医师忽视，有时误认为产后病情立即减轻，应引起警惕。血小板计数可有轻度下降，末梢血涂片有红细胞碎片或变形红细胞，少数患者血清内有纤维蛋白降解产物，鱼精蛋白副凝集试验阳性，提示有 DIC 情况存在。

（四）对母儿的影响

胎盘的病理改变致使胎儿宫内发育迟缓（IUGR），新生儿体重低于正常（SGA），严重者胎死宫内。

妊娠晚期除具有水肿、高血压和蛋白尿的妊高征症状外，出现剧烈头痛、头晕、恶心、呕吐、右上腹痛、胸闷、视物模糊、眼冒金花、忧虑、易激动等症状时，即可诊为"先兆子痫"，应立即收入院治疗。一旦发生抽搐、昏迷即诊断为"子痫"，子痫可以发生在产前、产时或产后 1 周内，多数发生在产前。发作时抽搐或进入昏迷。昏迷后常有鼾声，少数患者抽搐后立即清醒，亦可停止片刻再发生抽搐。抽搐后血压常上升，少尿或无尿，尿蛋白增加。进入昏迷后体温上升，呼吸加深。抽搐中可能发生坠地摔伤、骨折。昏迷中如发生呕吐可造成窒息或吸入性肺炎，亦可发生胎盘早剥、肝破裂、颅内出血及发动分娩。

（五）临床表现

1. 高血压　收缩压≥140mmHg 和（或）舒张压≥90mmHg（2012），并于产后 12 周内恢复正常。尿蛋白（－）。

2. 蛋白尿　≥5g/24h 提示病情严重。

3. 水肿　踝和小腿凹陷性水肿休息后不退；股水肿；外阴和腹壁水肿；全身水肿或腹水。

4. 自觉症状　头痛、眼花、恶心、呕吐、胸闷、肝区疼痛，可诊断为先兆子痫（2000、2008）。

5. 子痫发作　妊高征患者发生抽搐伴昏迷（2000），是中枢神经系统（CNS）缺血缺氧的表现，长时间或反复抽搐者常陷入昏迷；多发生于妊娠晚期和产前，部分发生于分娩中。

（六）诊断

1. 病史　高危因素及临床表现如注意头痛、视力下降、上腹不适。

2. 高血压　同一手臂至少 2 次测量，收缩压≥140mmHg 和（或）舒张压≥90mmHg 定义为高血压。对首次发现血压升高者，应间隔 4 小时或以上复测血压。对严重高血压患者[收缩压≥160mmHg 和（或）舒张压≥110mmHg]，为观察病情指导治疗，应密切观察血压。

3. 尿蛋白　24小时内尿液中蛋白含量≥0.3g，或相隔4小时的两次随机尿液蛋白浓度为0.3g/L[定性（＋）]；随机尿蛋白肌酐≥0.3。

4. 辅助检查

（1）妊娠期高血压应进行以下常规检查：血常规；尿常规；肝功能、血脂；肾功能、尿酸；凝血功能；心电图；胎心监测；B 型超声检查胎儿、胎盘、羊水。

（2）子痫前痫期、子痫根据病情需要增加如下检查：眼底检查（可见视网膜小动脉痉挛，视网膜水肿，絮状渗出或出血，严重时视网膜剥离，可出现视物模糊或失明。视网膜小动脉痉挛程度可反映本病的严重程度）；凝血功能系列；B 型超声；心脏彩超；颅脑 CT、MRI；胎儿超声心动图。

（七）治疗（2017）与预防

1. 治疗原则　一般应休息、镇静、监测，酌情降压；子痫前期应休息、镇静、解痉，有选择地降压、利尿，密切监测、适时终止妊娠。子痫应控制抽搐，病情稳定后终止妊娠。

2. 降压

（1）用药指征：孕妇收缩压≥160 和（或）舒张压≥110mg，妊娠前已用降压药治疗的应继续降压。

（2）常用药：拉贝洛尔、硝苯地平、尼莫地平、尼卡地平、酚妥拉明、甲基多巴、硝酸甘油、硝普钠。一般不用利尿剂降压药；禁止使用血管紧张素转化酶抑制剂（ACEI）和血管紧张素Ⅱ受体拮抗剂。

3. 预防子痫用药　硫酸镁为治疗妊娠期高血压疾病首选。

（1）用药指征：控制子痫及子痫抽搐（2005、2008），预防子痫前期发展为子痫，子痫前期临产前用药预防抽搐。

（2）用药方案：静脉给药结合肌内注射（2014）。条件允许时，用药过程监测血清镁离子浓度。

（3）用药注意：硫酸镁中毒首先表现为膝反射减弱或消失，随后出现全身肌张力减退、呼吸困难、复视、语言不清（2006、2008）。解救方法为停用硫酸镁并缓慢推注 10%葡萄糖酸钙 10ml（2009）。

4. 终止妊娠

（1）终止妊娠指征：①妊娠期高血压、轻度子痫前期可行期待疗法至足月终止妊娠；②重度子痫前期患者，妊娠<26周经治疗病情不稳定者终止妊娠，妊娠≥34周患者可等胎儿成熟后终止妊娠，妊娠37周后的重度子痫前期应终止妊娠；③子痫期控制2小时后终止妊娠。

（2）终止妊娠方式：引产，宫颈不成熟者等剖宫产。

5. 镇静　地西泮；冬眠合剂；苯巴比妥钠。

6. 利尿用药　一般不主张常规应用利尿药，仅在患者出现全身性水肿、肺水肿、肾功能不全、急性心力衰竭时可酌情用呋塞米、甘露醇等快速利尿剂；甘露醇主要用于脑水肿、降低眼压，心力衰竭时禁用。

7. 促胎肺成熟　孕周<34 周的子痫前期患者，预计 1 周内可能分娩者均应给予糖皮质激素。

8. 子痫处理　子痫是妊娠期高血压疾病最严重的阶段，是导致母儿死亡的最主要原因，处理原则为积极处理（减少误吸，开放呼吸道等）、控制抽搐、纠正缺氧和酸中毒、控制血压、抽搐控制后终止妊娠。

9. 预防　对高危人群的预防措施为适度锻炼、合理饮食、补钙、阿司匹林抗凝治疗。

六、前置胎盘

（一）概念

1. 前置胎盘　妊娠 28 周后胎盘附着于子宫下段（边缘性），达到宫颈内口（部分性），盖住宫颈内口（完全性），位置低于先露部位。

2. 低置胎盘　胎盘下缘靠近宫颈内口距离<2cm。

（二）病因

子宫内膜损伤（多次刮宫、多次分娩）、胎盘异常（胎盘较大、副胎盘）、受精卵滋养层发育迟缓（2016）。

（三）分类

1. 完全性　宫颈内口被胎盘完全覆盖。

2. 部分性　宫颈内口被胎盘部分覆盖。

3. 边缘性　胎盘附着于子宫下段。

（四）临床表现与诊断

1. 出血　孕中、晚期无诱因无痛性阴道出血（1999、2002、2007、2008、2012）。

2. 胎位异常　胎头高浮、臀先露。

3. 腹部体征　耻骨联合上方可能闻及胎盘的血管杂音（1999、2015）。

4. 妇科体检　阴道穹触诊手指和胎先露之间有较厚的软组织应考虑前置胎盘；禁用肛门检查；慎用指检或器具宫颈检查，可能引起致命性出血（2000）。

5. 腹部超声　B 超能显示胎盘位置，确定前置胎盘的类型。经阴道超声更准确，是评估胎盘状况的标准（2004、2006）。

6. 产后胎盘检查　破膜处距离胎盘边缘<7cm。

（五）鉴别诊断

其他胎盘异常：胎盘早剥、帆状胎盘、前置血管破裂、胎盘边缘血窦破裂；宫颈息肉、糜烂、宫颈癌。

（六）对母儿的影响

1. 产后出血　分娩后由于子宫下段肌肉组织菲薄，收缩力较差，附着于此处的胎盘剥离后血窦一时不易缩紧闭合，故常发生产后出血（2006）。

2. 植入性胎盘　胎盘绒毛因子宫蜕膜发育不良等原因可以植入子宫肌层，前置胎盘偶见并发植入性胎盘，胎盘植入于子宫下段肌层，使胎盘剥离不全而发生大出血。

3. 产褥感染　前置胎盘的胎盘剥离面接近宫颈外口，细菌易从阴道侵入胎盘剥离面，又加以产妇贫血，体质虚弱，故易发生感染。

4. 早产及围生期儿死亡率增高　前置胎盘出血大多发生于妊娠晚期，容易引起早产。前置胎盘围生期儿的死亡率亦高，可因产妇休克，使胎儿发生宫内窘迫、严重缺氧而死于宫内，或因早产生命力差，出生后死亡。此外，在阴道操作过程或剖宫产娩出胎儿前，胎盘受到损伤，小叶发生撕裂，可使胎儿失血而致新生儿窒息。

（七）处理

抑制宫缩、止血、纠正贫血、预防感染，最终需要剖宫产术。

1. 期待疗法　适应证：出血不严重孕妇生命体征平稳＋胎儿＜36周、体重＜2300g 时应当尽量延长孕周；绝对卧床、抑制宫缩、促肺成熟、纠正贫血（补铁）、预防感染。

2. 剖宫产术　适应证：为适用于所有前置胎盘孕妇的分娩方式；完全性 36 周（2016）、部分性和边缘性 37 周；大出血时不论孕周马上行剖宫产术。

3. 其他　术后止血。

七、胎盘早剥（2014、2015）

（一）概念

胎盘早剥：妊娠 20 周后，正常附着部位的胎盘，在胎儿娩出前，部分或全部从附着部位的子宫壁剥离。

（二）病因

1. 血管病变　妊娠高血压疾病、慢性肾小球肾炎、高血压导致血管痉挛和硬化等。

2. 机械因素　腹部外伤、子宫突然收缩等。

（三）病理

1. 底蜕膜出血　血肿形成导致剥离。

2. 显性剥离　胎盘后血肿较大，冲开胎盘边缘，血液从阴道流出。

3. 隐性剥离　血液积聚在胎盘和子宫壁之间，无阴道出血。

4. 混合性剥离　隐性剥离血肿压力足够大时，血液冲开胎盘边缘流出。

5. 子宫胎盘卒中　血肿压力大，导致血液浸入子宫肌层，肌纤维断裂、变性，子宫表面可见蓝紫色瘀斑，卒中后导致宫缩乏力，出血增多。

（四）临床表现（2017）与诊断（2009）

1. 轻型

（1）显性出血为主，剥离面积通常不超过 1/3。

（2）出血量较多、暗红。

（3）腹痛轻微或无。

（4）子宫不大、软，宫缩间歇可以放松、无或轻微压痛。

（5）胎位清楚，胎心正常或轻度窘迫（出血多时）。

2．重型

（1）内出血或混合出血＋剥离面积＞1/3。

（2）阴道出血少或无，可能合并休克征象。

（3）持续性腹痛与胎盘后血肿的大小相关。

（4）子宫＞孕周，紧张或板状硬，宫缩间期子宫不松弛，压痛明显（前壁胎盘）或不明显（后壁胎盘）（2003、2005）。

（5）胎位、胎心不清，胎儿死亡（剥离＞1/2）。

（五）鉴别诊断

重型胎盘早剥、先兆子宫破裂共有的表现是剧烈持续腹痛（2003）。注意前置胎盘、先兆子宫破裂的鉴别。

（六）并发症

失血性休克、DIC、羊水栓塞、急性肾衰竭（2000）。

（七）对母儿的影响

胎盘早剥对母婴预后影响极大。贫血、剖宫产术率、产后出血率、DIC 发生率均升高。胎盘早剥出血可引起胎儿急性缺氧，新生儿窒息率、早产率明显升高，围生儿死亡率约 11.9%，是无胎盘早剥者的 25 倍。近年来发现胎盘早剥新生儿可有严重后遗症，表现为显著神经系统发育缺陷、脑性麻痹等。

（八）处理

1．纠正休克　积极补充血容量是抢救成功的关键。

2．纠正孕妇低氧血症，改善胎儿宫内窘迫。

3．纠正凝血功能　肝素、抗纤溶治疗。

4．防止肾衰竭　少尿和无尿时可用呋塞米（速尿）、甘露醇，无效可透析。

5．终止妊娠　一旦确诊立即终止妊娠。

6．阴道分娩　轻型患者。

7．剖宫产术　重型患者不能马上分娩的、孕妇病危的、胎儿窘迫的、产程进展慢、有产科指征的。

八、死胎

（一）概念

妊娠 20 周后胎儿在子宫内死亡，称死胎。

（二）病因

妊娠 20 周以后，胎儿在子宫内死亡，称为死胎。

1．胎盘及脐带因素　如前置胎盘、胎盘早剥、脐带帆状附着、血管前置、急性绒毛膜羊膜炎、脐带过短、脐带根部过细、脐带打结、脐带扭转、脐带脱垂、脐带绕颈缠体等，胎盘大量出血或脐带异常，导致胎儿宫内缺氧。

2．胎儿因素　如胎儿严重畸形、胎儿生长受限、胎儿宫内感染、严重遗传性疾病、母儿血型不合等。

3．孕妇因素　严重的妊娠并发症，如妊娠高血压、抗磷脂抗体、过期妊娠、糖尿病、慢性肾炎、心血管疾病、全身和腹腔感染、各种原因引起的休克等。子宫局部因素有：子宫张力过大或收缩力过强、子宫肌瘤、子宫畸形、子宫破裂等致局部缺血而影响胎盘、胎儿。

（三）诊断

B 型超声检查提示胎动、胎心消失，有时胎头已变形则可确诊。

（四）处理

死胎多数能自行排出，若死后 3 周未排出，退变的胎盘和羊水释放凝血活酶进入母体血循环，引起弥散性血管内凝血（DIC）。

死胎一经诊断，尽快终止妊娠。可采用羊膜腔内注入利凡诺尔或前列腺素制剂引产，宫颈条件成熟亦可采用缩宫素静脉滴注引产。

若胎死在宫内时间较长，如 4 周尚未排出，注意监测凝血功能状态，于引产时准备新鲜血。死胎产后仔细检查胎盘、脐带和胎儿，寻找死胎原因。

九、胎儿窘迫

（一）病因

1. 急性　产科病（胎盘剥离过多、脐带异常、子宫收缩过强）。

2. 慢性　内科病（母体血液氧合不足，胎盘血供不足——妊高征、高血压；胎儿利用氧障碍——溶血性贫血）。

（二）临床表现及诊断

1. 急性胎儿窘迫

（1）胎心率异常：缺氧早期＞160 次/分，晚期＜120 次/分，晚期减速、变异减速，＜100 次/分表示胎儿随时可能死亡（2014）。

（2）胎动异常：初期胎动频繁，继而减少，最后消失。

（3）羊水粪染：Ⅰ度，浅绿色；Ⅱ度，黄绿色、浑浊；Ⅲ度，棕黄色、黏稠。

（4）胎位异常（2000、2002）。

2. 慢性胎儿窘迫　有时间进行多种监测。

（1）胎心异常：无应激试验（NST），无反应型（持续 20min 胎动时胎心加速＜15 次/分、持续＜15s、变异＜5 次/分），缩宫素激惹试验（OCT）频繁变异减速、晚减速。

（2）胎动异常：＜10/12h。

（3）羊水粪染。

（4）宫高、腹围小于同期妊娠 10 百分位。

（5）胎盘功能低下：24 小时尿 E_3＜10mg，随意尿雌激素/肌酐＜10，胎盘催乳素降低。

（6）生物物理评分：0～3 分缺氧，4～7 分可疑缺氧。

（三）处理

1. 急性胎儿窘迫

（1）寻找并祛除病因，吸氧。

（2）尽快终止妊娠：阴道分娩［宫口开全、胎头双顶径（BPD）超过坐骨棘水平］、剖宫产术（宫口未开全，同时 120 次/分＜胎心率＜180 次/分，伴Ⅱ度粪染、Ⅲ度粪染，频繁晚减速、变异减速、pH＜7.2）（2002、2005）。

2. 慢性胎儿窘迫

（1）妊娠近足月的剖宫产。

（2）期待疗法：小胎儿随时可能死亡、新生儿预后差，延长孕周＋促肺成熟。

十、胎膜早破

（一）概念

胎膜破裂发生于临产之前；37 周后为足月胎膜早破，37 周前为足月前胎膜早破。

（二）病因（2017）

1. 羊膜张力降低　生殖道病原菌上行性感染、维生素 C 和铜缺乏。

2. 羊膜腔内压力高　双胎妊娠、羊水过多、胎先露高浮（前羊水囊压力不均）。

3. 宫颈内口松弛　容易感染＋前羊水囊压力不均。

（三）诊断

（1）<u>阴道流液</u>（有时含有胎脂或粪染），上推胎先露部分后有液体流出；<u>流液后大多临产——</u>宫缩、宫口扩张。

（2）继发羊膜腔感染：发热、心率快、胎心快、子宫压痛、阴道流液有臭味、血白细胞高、C反应蛋白（＋）；<u>宫颈流液，可含有胎脂样物质</u>。

（3）<u>阴道 pH＞6.5</u>。

（4）<u>羊水有羊齿样结晶、胎儿上皮细胞、黄色脂肪小粒</u>。

（5）<u>看不见前羊膜囊</u>。

（四）对母儿的影响

1. 母体　导致产前、产时、产褥感染增加，胎盘早剥（可能与羊水减少有关）。

2. 胎儿　早产、围生期死亡率增加、感染、脐带脱垂和受压、胎肺发育不良、胎儿受压。

（五）处理

1. 足月胎膜早破

（1）自然临产：80%。

（2）自然分娩，<u>若胎儿窘迫或产程不顺利则剖宫产</u>。

（3）未临产：最多等 24 小时。

（4）若有感染则抗生素＋终止妊娠。

2. 足月前胎膜早破

（1）期待疗法：无感染、胎肺不成熟。

（2）抗生素：病原体不明确者可用 β 内酰胺类。

（3）促肺成熟：地塞米松。

（4）抑制宫缩：防止早产。

（5）补充羊水：促进肺发育，防止脐带受压。

经典试题

1. 稽留流产是指
A. 胚胎或胎儿已死亡，滞留宫腔内尚未自然排出
B. 胎儿停止发育，2 周以上
C. 胎儿停止发育，4 周以上
D. 胎儿停止发育，6 周以上
E. 胎儿停止发育，8 周以上

2. 前置胎盘阴道出血的特点是
A. 多数发生在孕 28 周
B. 出血发生在宫缩开始以后
C. 出血量与前置胎盘的种类无关
D. 胎膜破裂后，出血能停止或减少
E. 出血时胎盘附着的子宫下段有压痛

3. 用硫酸镁治疗妊娠期高血压疾病最早出现的中毒反应是
A. 呼吸减慢
B. 尿量减少
C. 膝反射迟钝或消失
D. 膝反射亢进
E. 心动过速

4. 关于胎儿心率电子监测，提示胎儿缺氧的是
A. 加速
B. 早期减速
C. 变异减速
D. 晚期减速
E. 基线摆动

5. 妊娠期高血压疾病性心脏病、心力衰竭Ⅱ度，不宜使用下列何种利尿药
A. 氨苯蝶啶
B. 氢氯噻嗪
C. 甘露醇
D. 呋塞米
E. 利尿酸钠

6. 妊娠 12 周，阴道出血 7 天，体温 38℃，白细胞 $12×10^9$/L，首选处理方法是
A. 立即行刮宫术后再给予抗生素

B. 立即给予抗生素后再刮宫

C. 观察阴道出血时再刮宫

D. 立即给予麦角新碱注射

E. 保胎治疗

7. 停经 40 天，下腹痛及阴道出血 1 天，量多，有血块，查：子宫稍大，宫口有胚胎组织填塞。最有效的治疗措施是

A. 压迫腹部，排出胚胎组织

B. 刮宫术

C. 输血

D. 注射维生素 K

E. 纱布填塞阴道，压迫止血

8. 30 岁妇女，孕 1 产 0，停经 45 天后阴道出血 3 天，右下腹剧烈疼痛半天，伴肛门坠胀痛。体温 37.3℃，脉搏 90 次/分。宫体略大，宫颈举痛，后穹窿饱满感，右侧附件可触及鸭卵大肿块，压痛明显，左侧附件阴性。首先考虑

A. 先兆流产

B. 右侧卵巢肿瘤扭转

C. 右侧附件炎性肿块

D. 右侧输卵管妊娠

E. 子宫内膜异位症

9. 月经后 12 天进行输卵管结扎，术后 3 周阴道少量出血，2 天后排出粉色膜状物，下腹突然剧痛，向肛门放射，腹部有明显压痛反跳痛，移动性浊音，后穹窿饱满，宫颈举痛，可能诊断

A. 不全流产

B. 盆腔感染

C. 黄体破裂

D. 膜样痛经

E. 输卵管妊娠破裂

10. 初产妇，32 岁，G1P0。妊娠 35 周，因阴道无痛性中等量出血 2 天入院。查体：心率 72 次/分，血压 120/80mmHg。产科检查：子宫长度 33cm。无宫缩，头先露高浮，胎心率 150 次/分。该患者最可能的诊断是

A. 早产

B. 临产

C. 胎盘早剥

D. 宫颈炎

E. 前置胎盘

11. 妊娠 30 周均正常，自妊娠 31 周起出现水肿，35 周出现头痛。检查发现血压 160/100mmHg，水肿（+++），尿蛋白（++++），未见红、白细胞及管型，眼底小动脉与静脉管径比例为 1：2，视网膜水肿，应考虑诊断为

A. 重度妊娠期高血压疾病

B. 妊娠合并慢性肾炎

C. 原发性高血压合并妊娠

D. 先兆子痫

E. 不能确定诊断

12. 孕 1 产 0，孕 35 周，血压 190/100mmHg，24 小时尿蛋白为 5g，水肿（+++）。今晨起头痛，视物模糊，恶心呕吐，肺部可闻及湿性啰音。头先露，胎心好，无宫缩，宫颈未消失。首选哪项处理

A. 剖宫产术

B. 呋塞米 20mg 静脉滴注

C. 药物引产

D. 降压药静脉滴注

E. 冬眠合剂半量肌内注射

13. 26 岁初产妇，妊娠 39 周，血压 160/110mmHg，尿蛋白（+++），有阴道少量出血，检查：子宫板状硬，胎心 164 次/分，临床诊断为妊高征合并

A. 部分性前置胎盘

B. 边缘性前置胎盘

C. 妊高征患者应有的表现

D. 胎盘早期剥离

E. 宫缩乏力

14. 30 岁妇女，第一胎，妊娠 34 周，原发性高血压合并妊高征，3 小时前突然腹痛，阴道出血，色鲜红，如月经量。体检：血压 70/40mmHg，宫底在剑下 2 指，子宫硬，肌壁松弛不完全，胎位不清，胎心音消失。颈管未消，宫颈口未开，最恰当的处理是

A. 立即扩张宫口，破膜，缩宫素静脉滴注引产

B. 立即人工破膜，等待自然分娩

C. 以抗休克为主，因死胎，不急于引产

D. 抗休克，尽快剖宫产术

E. 立即做 B 超检查

15. 足月妊娠阴道出血的孕妇，为明确前置胎盘诊断，入院后应即行

A. 肛门检查

B. 放射性核素扫描

C. X 线软组织摄影

D. 超声波定位

E. 输液备血阴道检查

16. 孕 1 产 0，妊娠 35 周，因外伤后腹痛，伴少许阴道出血，胎心变快，诊断为胎盘早剥，正确处理是

A. 进行肛检了解宫口开大情况

B. 给镇痛镇静药以减轻症状

C. 立即剖宫产术

D. 立即内诊，根据宫口开大情况，进一步决定分娩方式

E. 因孕月小，有胎心，尽量等待，保守观察

17. 子宫小于孕 3 个月的稽留流产，其处理原则应是

A. 先给予抗生素行钳刮术

B. 立即行宫颈扩张及钳刮术

C. 先给予缩宫素，后行钳刮术

D. 先给予雌激素，后行钳刮术

E. 药物引产

（18～20 题共用题干）

26 岁，停经 40 天阴道点滴状出血 5 天，右下腹阵发性痛 5 小时，伴恶心、头昏、排便感，血压 90/60mmHg，脉搏 110 次/分，下腹部有明显压痛反跳痛、移动性浊音（＋），宫颈举痛明显，子宫稍软。

18. 可能是

A. 卵巢黄体囊肿破裂

B. 急性盆腔炎

C. 输卵管妊娠破裂

D. 急性阑尾炎

E. 卵巢囊肿蒂扭转

19. 下列哪项辅助诊断最重要

A. 病史

B. 后穹窿穿刺

C. 腹部检查及阴道检查

D. hCG 测定

E. 诊刮

20. 下列哪项是紧急处理原则

A. 10%葡萄糖 500ml+酚磺乙胺（止血敏）静脉滴注

B. 立即剖宫产术

C. 纠正休克后再手术

D. 纠正休克与手术同时进行

E. 立即输血

参考答案： 1. A。2. D。3. C。4. D。5. C。6. B。7. B。8. D。9. E。10. E。11. A。12. B。13. D。14. D。15. D。16. C。17. D。18. C。19. B。20. D。

第 9 单元　妊娠合并症

重点提示

本单元考点主要集中在各种妊娠合并症的诊断与处理方面，应重点掌握。

1. **妊娠期早期心力衰竭的诊断：** ①轻微活动后即出现胸闷、心悸、气短；②休息时心率每分钟超过 110 次，呼吸每分钟超过 20 次；③夜间常因胸闷而需坐起呼吸，或需到窗口呼吸新鲜空气；④肺底部出现少量持续湿啰音。

2. **心脏病产褥期的处理原则：** 产后 3 天内，尤其是 24 小时内仍是发生心力衰竭的危险期，产妇充分休息加监护；应用抗生素；心功能Ⅲ～Ⅳ级者，不宜哺乳。

考点串讲

一、妊娠合并症——妊娠合并心脏病

（一）临床表现

1. **妊娠对心血管系统的影响**　妊娠合并心脏病是产科严重的并发症。目前仍是孕产妇死亡的主要原因，居第 2 位，仅次于产后出血，同时是非直接产科死亡原因的第 1 位，故应予以充分重视。妊娠合并心脏病由于其特有的血流动力学特点，在围生期有 3 个最危险的时期，分别为妊娠第 32～34 周（20）、分娩期和产后 3 天内（产褥早期）。特别是分娩期是心脏负担最重的时期，此时心脏病孕妇极易发生心力衰竭。心力衰竭是心脏病孕产妇的主要死亡原因（2003）。

2. **心脏病种类对妊娠的影响**

（1）心脏病的种类：先天性心脏病、风湿性心脏病、妊娠高血压疾病性心脏病、围生期心肌病、

心肌炎。

（2）对妊娠的影响：心脏病患者孕前咨询十分重要，要根据心脏病种类、病变程度、是否需手术矫治、心功能级别及医疗条件等，综合判断耐受妊娠的能力。

①可以妊娠：心脏病变较轻，心功能Ⅰ～Ⅱ级，既往无心力衰竭史，也无其他并发症者可以妊娠。

②不可以妊娠：心脏病变较重，心功能Ⅲ～Ⅳ级，既往有心力衰竭史、有肺动脉高压、右向左分流型先天性心脏病、严重心律失常、风湿热活动期、心脏病并发细菌性心内膜炎、急性心肌炎等，孕期极易发生心力衰竭，不宜妊娠。特别是年龄在35岁以上，心脏病病史较长者，发生心力衰竭的可能性很大，不宜妊娠。

3. 对胎儿的影响　心脏病对胎儿的影响，与病情严重程度及心脏功能代偿状态等有关。病情较轻、代偿功能良好者，对胎儿影响不大；如发生心力衰竭，可因子宫淤血及缺氧而引起流产、早产或死产。

（二）常见并发症

产前妊娠会加重病情、诱发心力衰竭；产后易出现大出血、感染及心力衰竭等并发症。妊娠晚期发生心力衰竭，原则是在心力衰竭控制后再做产科处理，应放宽剖宫产术指征。若为严重心力衰竭，内科治疗疗效不佳，也可边控制心力衰竭边紧急剖宫产术，取出胎儿，减轻心脏负担，以挽救孕妇生命。

（三）诊断

妊娠期早期心力衰竭的诊断：

（1）轻微活动后出现胸闷、心悸、气短。

（2）休息时心率＞110次/分、呼吸＞20次/分。

（3）夜间常因胸闷而坐起呼吸。

（4）肺底部出现少量持续性湿啰音，咳嗽后不消失。

（四）处理

主要死因是心力衰竭和感染。

1. 妊娠期　不宜妊娠者应在妊娠12周前终止，超过12周者应积极治疗心力衰竭，度过妊娠和分娩期（2017）。

心力衰竭治疗同一般患者，对洋地黄类耐受性差者，尽量使用作用时间短而排泄快的药物，心力衰竭控制后再行剖宫产术。

2. 分娩期

（1）胎儿偏大、产道条件不佳、心功能Ⅲ～Ⅳ级者，应行剖宫产术。

（2）第二产程应尽量缩短，如进行会阴侧切、胎头吸引、产钳助产，避免屏气增加腹压。

（3）胎儿娩出后腹部放沙袋，防止腹压骤降诱发心力衰竭，防止产后出血禁用麦角新碱（2005）。

3. 心脏手术的指征　一般不主张在孕期手术，必须手术时应在12周以前进行。

二、妊娠合并糖尿病

（一）临床表现

糖尿病患者妊娠或在妊娠期首次出现的妊娠期糖尿病（GDM）。

1. 显性糖尿病　孕妇有"三多一少"表现，空腹血糖升高，尿糖（＋），糖耐量减低。其中，部分孕妇在妊娠前已患有糖尿病，经治疗后受孕。部分孕妇则在妊娠后才发现患有糖尿病，分娩后继续存在。

2. 潜在糖尿病　此类孕妇妊娠前、后均无临床表现，但糖耐量异常，经过一定时间后，可能发展成显性（临床）。

3. 妊娠期糖尿病　妊娠前无临床表现，糖代谢功能正常。妊娠后出现症状和体征，部分孕妇出现并发症（妊娠高血压综合征、巨大胎、死胎及死产等），但在分娩后临床表现均逐渐消失，在以后的妊娠中又出现，分娩后又恢复。这部分患者在数年后可发展为显性（临床）。

4. 糖尿病前期　这类孕妇有家族史，但孕妇无明显糖代谢紊乱，可在妊娠后出现类似孕妇的并发症（巨大胎、畸形儿及羊水过多等）。若干年后多数将出现显性（临床）。

（二）诊断

1. 2 次空腹血糖≥5.8mmol/L。

2. 随意血糖≥11.1mmol/L，复查空腹血糖≥5.8mmol/L。

3. 24～28 周进行 50g 糖筛查≥7.8mmol/L（1 小时），进行口服糖耐量试验（OGTT），空腹、1 小时、2 小时、3 小时分别为 5.8mmol/L 、10.5mmol/L、9.2mmol/L、8.0mmol/L，2 点异常为 DM、1 点异常为糖耐量降低（IGT）。

（三）糖尿病的处理

1. 饮食　控制血糖达正常水平且无饥饿感最理想，否则需加药物治疗。

2. 药物治疗

（1）禁止服用口服降糖药，三餐前皮下注射胰岛素。

（2）控制血糖 6.1～7.8mmol/L。

（3）孕期用量比非孕期提高 50%～100%，胎盘排出后迅速减量至产前用量的 1/3～1/2，用量多在 1～2 周恢复到孕前水平。

3. 产科处理

（1）尽可能延长孕周，不能继续妊娠时促肺成熟。

（2）不是剖宫产术的指征。

（3）新生儿血糖<2.2mmol/L 为低血糖（脐血测血糖），喂糖水、早开奶、按照早产儿对待。

=== 经典试题 ===

1. 心脏病孕妇易发生心力衰竭常出现在下述哪一时期

A. 妊娠 24～26 周
B. 妊娠 26～28 周
C. 妊娠 32～34 周
D. 妊娠 34～36 周
E. 妊娠 36～38 周

2. 诊断妊娠合并心脏病，有确诊意义的体征是

A. 心悸、气短
B. 心动过速，期前收缩
C. 心尖冲动向左移位、心浊音界轻微扩大
D. 心尖区有Ⅱ级收缩期杂音
E. 心尖区有舒张期杂音

3. 足月初孕合并心脏病临产入院，检查脉搏 100 次/分，心功能Ⅰ～Ⅱ级，骨盆、胎位、宫缩正常，宫口开大 5cm，先露 S-0，选哪种分娩方式最适宜

A. 自然分娩
B. 阴道助产
C. 子宫下段剖宫产
D. 缩宫素引产
E. 腹膜外剖宫产

参考答案：1. C。2. E。3. B。

第 10 单元　异常分娩

=== 重点提示 ===

本单元考查重点在于宫缩乏力和产道异常的诊断和处理，尤其以协调性宫缩乏力的处理更为重要，考生一定要重点掌握。其次是产力和胎位异常的分类和对母儿的影响，在历年偶尔出现，考生基本掌握即可。

1. 宫缩乏力导致产程曲线异常包括：潜伏期延长、活跃期延长、活跃期停滞、第二产程延长、第二产程停滞、胎头下降延缓、胎头下降停滞。

2. 协调性宫缩乏力的处理。

3. 持续性枕后（横）位指临产后，在下降过程中，胎头枕骨持续不能转向前方，直至分娩后期仍位于母体骨盆后（侧）方，致使分娩发生困难者，称持续性枕后（横）位。

考点串讲

一、产力异常

（一）分类

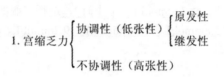

（二）宫缩乏力

1. **原因**　子宫肌源性因素、子宫缺乏刺激、内分泌异常、医源性因素、精神因素等。

2. **临床特点**

（1）协调性宫缩乏力（低张性）：具有正常的节律性、对称性、极性，只是力量弱，导致产程延长、停滞（2001）。

①原发性：从潜伏期就开始乏力，注意排除假临产。

②继发性：从活跃期才开始乏力，多有胎位或骨盆异常。

（2）不协调性宫缩乏力（高张性）：宫缩失去对称性、节律性，尤其是极性；胎先露不下降、宫口不扩张，属于无效宫缩，宫缩间期子宫壁不能完全松弛，可出现持续性腹痛（2002）。

3. **诊断**　共同特点是产程进展缓慢或停滞，以下 7 种表现可单独或合并存在（2009）。

（1）潜伏期延长：>16 小时宫口没有开 3cm。

（2）活跃期延长：宫口从扩张 3cm 到开全>8 小时。

（3）活跃期停滞：活跃期宫口停止扩张达到 2 小时。

（4）第二产程延长：初产妇>2 小时（硬膜外麻醉无痛分娩时以超过 3 小时为标准），经产妇>1 小时。

（5）胎头下降延缓：宫颈 9~10cm，第二产程中胎头降低<1cm/h（经产妇<2cm/h）。

（6）胎头下降停滞：宫颈 9~10cm，第二产程中胎头下降停止>1 小时。

（7）滞产：总产程>24 小时。

（三）宫缩乏力对母儿的影响

1. **对产程的影响**　可导致产程进展缓慢或停滞。

2. **对产妇的影响**　精神疲惫、全身乏力、排尿困难、尿潴留、尿瘘、粪瘘、胎盘滞留、产后出血（2007）。

3. **对胎儿的影响**　宫内窘迫，胎头和脐带受压机会增加，易发生新生儿产伤。

（四）宫缩乏力的预防与处理

1. **协调性宫缩乏力的处理**

（1）第一产程

①一般处理：消除紧张，鼓励多进食，注意营养及水分的补充，排空膀胱，预防感染，纠正电解质紊乱。

②物理方法促进宫缩:导尿（有尿潴留者）；肥皂水灌肠（初产妇<2cm、经产妇<4cm、胎膜未破、无头盆不称）；人工破膜（活跃期胎头已经衔接的，潜伏期不破膜者）（2001）。

③药物促进宫缩（2009）：应用缩宫素可以使宫缩间歇2～3分钟，维持>40秒，压力<60mmHg，发现血压升高应减慢滴速，一旦出现激惹性宫缩或宫缩>1分钟或胎心率明显减少应立即停用，明显的产道梗阻和瘢痕子宫不宜使用缩宫素；地西泮（安定）可以选择性降低宫颈肌纤维张力，而不影响子宫体肌肉收缩。

（2）第二产程：若头盆相称可给予缩宫素，争取阴道分娩；如果出现胎儿窘迫应快速结束分娩（BPD超过坐骨棘可以产钳或胎头吸引，否则行剖宫产术）。

（3）第三产程：缩宫素在胎肩娩出后静脉注射，防止出血。

2. 不协调宫缩的处理　对于不协调宫缩可予肌内注射哌替啶/吗啡并休息，以恢复子宫收缩的协调性，恢复之前不用缩宫素（2006），胎儿窘迫或头盆不称应尽快实施剖宫产术。

（五）宫缩过强

1. 分类及诊断

（1）协调性宫缩过强：子宫收缩的节律性、极性、对称性都正常，但力量过强；如果总产程<3小时称为急产；若存在产道梗阻、瘢痕子宫可能出现病理缩复环或子宫破裂。

（2）不协调性宫缩过强

①痉挛性狭窄环：子宫局部平滑肌呈痉挛性收缩，形成环行狭窄不放松，表现为产力好、产道无梗阻、无头盆不称，但是产程缓慢，第三产程导致胎盘嵌顿。

②强直性子宫收缩：多见于缩宫素使用不当，产妇持续腹痛、腹部拒按，不易查清胎位胎心，合并产道梗阻可能导致子宫破裂。

2. 处理　抑制宫缩：静脉注射硫酸镁、肌内注射哌替啶（4小时内未分娩的）；宫缩缓解、胎心正常者等待阴道分娩或助产；宫缩不缓解、胎儿窘迫或病理缩复环出现，行剖宫产术。

二、产道异常

（一）骨产道异常

1. 分类

（1）骨盆入口平面狭窄：对角径≤11.5cm（入口前后径≤10cm）。

（2）中骨盆平面狭窄：坐骨棘间径≤10cm，坐骨棘间径加中骨盆后矢状径≤13.5cm。

（3）骨盆出口平面狭窄：坐骨结节间径≤7.5cm，坐骨结节间径加出矢口后状径≤15.0cm。

（4）骨盆三个平面狭窄：三个平面径线均比正常值小2cm或更多。

（5）畸形骨盆：跛行和脊柱侧凸所致的偏斜骨盆和骨盆骨折所致的畸形骨盆。

2. 诊断

（1）病史。

（2）全身检查：测身高，孕妇身高<145cm应警惕均小骨盆。

（3）腹部检查：①尺测子宫长度和腹围；②B超，检查有无胎位异常，估计头盆关系。若胎头低于耻骨联合前表面，表示抬头可以入盆，头盆相称，称跨耻征阴性；若胎头与耻骨联合前表面在同一平面，表示可疑头盆不称，称跨耻征阳性。

（4）骨盆测量

①骨盆外测量：各径线<正常值2cm或以上均为小骨盆，骶耻外径<18cm为扁骨盆，坐骨结节间径<8cm或耻骨弓角度<90°为漏斗骨盆（2014）。

②骨盆内测量：对角径<11.5cm，骶岬突出，为骨盆入口平面狭窄；坐骨棘间径<10cm，坐骨切迹宽度<2横指，为中骨盆狭窄；坐骨结节间径+后矢状径<15cm，为骨盆出口平面狭窄。

3. 对母儿的影响

（1）对产程影响：入口狭窄导致潜伏期和活跃期都延长；中骨盆狭窄导致活跃期和第二产程延

长、胎头下降延缓或停滞；出口狭窄可导致第二产程延长、胎头下降停滞。

（2）对产妇影响：入口狭窄导致异常胎先露增多；中骨盆狭窄常导致胎方位异常；继发性宫缩乏力、产后出血增加、尿瘘、粪瘘、子宫破裂、增加产褥感染。

（3）对胎儿影响：脐带先露和脱垂较多，产伤增多。

4. 处理

（1）入口平面狭窄

①相对性入口狭窄（入口前径 8.5～9.5cm，对角径 10.0～11.0cm）：产妇一般情况好、产力良好、足月胎儿＜3000g，胎位、胎心正常时可以试产 2～4 小时。宫口开 3cm 以上、2 小时未进展时，可以人工破膜加强宫缩（2014），破膜后还不进展或胎儿窘迫，就必须行剖宫产术。

②绝对性入口狭窄（胎头跨耻征阳性）：施以剖宫产术。

（2）中骨盆平面狭窄：导致胎头俯屈及内旋转受阻，易发生持续性枕横或枕后位，若宫口开全，胎头双顶径达坐骨棘水平或更低，可经阴道徒手旋转胎头为枕前位，待其自然分娩，或行产钳或胎头吸引术助产。

（3）出口平面狭窄：不进行阴道试产，发现坐骨结节间径与出口矢状径之和＜15cm，应行剖宫产。

（4）畸形骨盆：胎儿过大、头盆不称、胎儿窘迫时停止试产，行剖宫产术。

（二）软产道异常分类

1. 外阴异常　如外阴坚韧、水肿、瘢痕。
2. 阴道异常　如阴道横膈、阴道纵隔、阴道狭窄、尖锐湿疣、阴道囊肿和肿瘤。
3. 宫颈异常　如宫颈外口黏合，宫颈水肿、坚韧、瘢痕，宫颈癌，宫颈肌瘤等。

三、胎位异常

（一）临床分类

胎位异常以胎头位置异常为主，包括胎头在骨盆腔内旋转受阻的持续枕横（后）位、因胎头俯屈不良引起的面先露，还有高直位、前不均倾位等。胎产式异常有臀先露、肩先露，此外，还有复合先露。

（二）持续枕横位、枕后位

1. 诊断

（1）临床表现：胎头衔接晚及俯屈不良，容易导致继发性宫缩乏力；枕部压迫直肠，孕妇出现排便感。

（2）腹部检查：在宫底部触及胎臀，胎背偏向母体后方或侧方，在对侧明显触及胎儿肢体。若胎头已衔接，可在胎儿肢体侧耻骨联合上方扪及胎儿额部，胎心在脐下一侧偏外方听诊最响亮。

（3）肛门或阴道检查：矢状缝位于前后径或斜径（前囟在前、后囟在后）；矢状缝与骨盆横径一致。

（4）B 超检查：可确诊。

2. 处理

（1）第一产程：胎背对侧卧位、缩宫素提高收缩力、宫口开 3cm 可人工破膜；如果窘迫应吸氧，必要时行剖宫产术。

（2）第二产程：第二产程延长时，若胎头最低点超过坐骨棘水平，手转胎头、胎头吸器（产钳）助产，使胎头转至枕前位分娩；第二产程延长，胎头最低点没有超过坐骨棘水平或 S＜+3 伴窘迫时只能行剖宫产术（2003）。

（三）臀先露

1. 分类

（1）完全臀先露：胎儿双髋关节和双膝关节屈曲，臀和双足先露（2007）。

（2）单臀先露：胎儿双髋关节屈曲、双膝关节伸直，只有臀部先露。

（3）不完全臀先露：一足或双足、一膝或双膝、一足一膝先露。

2. 诊断

（1）临床表现：孕妇常感肋下有圆而硬的胎头，胎动时孕妇季肋部受顶有胀痛感，继发宫缩乏力、产程延长，足先露时容易发生胎膜早破和脐带脱垂。

（2）腹部检查：子宫呈纵椭圆形，宫底可扪及圆而硬、有浮球感的胎头，胎心在脐左或右上方响亮。

（3）阴道检查：可扪及胎臀的特征，触诊骶骨对确定胎位有重要意义。

（4）B超检查：可准确探清臀先露的类型及胎儿大小、有无畸形等。

3. 处理

（1）妊娠期

①妊娠 30 周前：臀先露可自行转为头先露。

②妊娠 30 周后：胸膝卧位、胎背对侧卧位，可行艾灸。

③妊娠 32～34 周：外转胎位术在可以急诊剖宫产的情况下进行，可能诱发胎膜早破、胎盘早剥、早产。

（2）分娩期

①以下情况可行阴道分娩：第一产程，尽可能防止胎膜早破（破膜后如有脐带脱垂、宫口未开全、胎心好，应立即剖宫产术），为使宫颈充分扩张应充分堵臀。第二产程，常规会阴侧后切，自然分娩者极少见、臀助产术最多（胎臀自然娩出到脐部后由接产者协助肩和头娩出）、臀牵引术（胎儿完全被拉出，损伤大，一般禁用）；脐部娩出后应于 8 分钟内结束分娩，避免脐带受压，牵引胎头不能用力过猛。

②以下情况可试行剖宫产术：骨盆狭窄或软产道异常、>3500g、BPD>9.5cm、胎头仰伸、足先露、高龄初产、既往有难产史和新生儿产伤史、胎儿窘迫、脐带脱垂＋宫口开全＋胎心好。

经典试题

1. 初孕，临产后子宫收缩时间短，间歇时间长，宫缩规律，宫口不能如期扩张，应诊断为

A. 原发性子宫收缩无力

B. 继发性子宫收缩无力

C. 子宫不协调收缩

D. 假临产

E. 子宫收缩过强

2. 初孕，35 岁，临产后即感腹痛，烦躁不安，呼痛不已，查子宫处于高张状态，宫颈口 3 小时无进展，诊断为

A. 原发性子宫收缩无力

B. 假临产

C. 子宫收缩过强

D. 继发宫缩无力

E. 不协调性子宫收缩乏力

3. 初产妇，已确诊为横位，胎头在右侧，宫口开大 8cm，为确定胎位，做阴道检查，发现胎手已脱出至阴道内，证明为右手。本病例应诊断为

A. 肩右前位

B. 肩右后位

C. 肩左前位

D. 肩左后位

E. 不能确定胎位

4. 初孕妇，23 岁，足月，规律宫缩后 4 小时入院检查：宫口开全，先露 S+3 胎心 156 次/分，下列诊断哪项正确

A. 原发性子宫收缩乏力

B. 滞产

C. 胎儿窘迫

D. 正常产程

E. 加速期延缓

5. 初孕 35 岁妊 41 周，足先露，宫缩 50 秒/3～4 小时，胎心 148 次/分，先露浮，宫口开大 3cm 胎儿双顶径 10cm，测对角径 11cm，最恰当的处理是

A. 静脉滴注稀释缩宫素

B. 葡萄糖静脉注射

C. 宫口开全臀助产术

D. 宫口开全臀牵引术

E．剖宫产术

6．足月妊娠临产 30 小时，横位右手脱出，胎心 150 次/分，宫口开大 8cm，破水 24 小时，平脐处有环状凹陷，处理

A．消毒后将胎手还纳

B．深麻下做内倒转术

C．待宫口开全后做内倒转术

D．剖宫产术

E．断头术

7．初产妇临产后，产程进展正常，当胎头拨露时胎心 110 次/分，应采取什么措施

A．静脉滴注稀释缩宫素

B．立即行剖宫产术

C．吸氧等待自然分娩

D．侧切胎头吸引分娩

E．用胎儿监护仪监测是否缺氧

（8～9 题共用题干）

初产妇，妊 39 周，宫缩 60 秒，间歇 1～2 分钟，宫口开大 7cm，先露达 S-1，于宫缩时行人工破膜后，产妇烦躁不安、呼吸困难、惊叫一声，出现咳嗽发绀，继之出现休克。

8．本病例最可能的诊断是

A．急性心力衰竭

B．先兆子痫脑出血

C．重型胎盘早剥隐性出血，失血性休克

D．羊水栓塞

E．子宫破裂、失血性休克

9．下述急救措施哪项不恰当

A．抗凝——肝素

B．纠正呼吸困难——正压给氧

C．抗过敏——地塞米松

D．改善微循环——右旋糖酐

E．抗休克——去甲肾上腺素

（10～11 题共用题干）

足月初产妇，产后 2 小时，子宫底脐上一横指，阴道出血量较多，血色为暗红色。

10．出血原因应为

A．阴道静脉破裂

B．凝血机制障碍

C．胎盘残留

D．宫颈裂伤

E．宫缩乏力

11．下列治疗方法哪项是错误的

A．按摩子宫

B．使用缩宫药

C．压迫腹主动脉

D．首选子宫切除术

E．子宫腔内填塞纱条

参考答案：1．A。2．E。3．B。4．D。5．E。6．D。7．D。8．D。9．E。10．E。11．D。

第 11 单元　分娩期并发症

══ 重点提示 ══

本单元常考，但题量不大，2 题左右。重点掌握子宫破裂、产后出血和羊水栓塞的病因、临床表现和治疗，以临床应用型的题目为主。其他适当了解。

1．子宫破裂的原因：胎先露部下降受阻，子宫瘢痕，手术创伤，子宫收缩药使用不当。

2．产后出血的原因：①子宫收缩乏力；②胎盘因素；③软产道裂伤；④凝血功能障碍。

3．羊水栓塞是由于羊水及其内有形物质进入母体血循环引起的病势凶险的产科并发症。3 个典型临床阶段①：心肺功能衰竭和休克。②出血。③急性肾衰竭。处理原则为：改善低氧血症；纠正肺动脉高压；抗过敏和抗休克；防治 DIC 和肾衰竭；预防感染。

══ 考点串讲 ══

一、子宫破裂

（一）病因

梗阻性难产（引起子宫破裂最主要的原因）（2008）、损伤性子宫破裂、瘢痕子宫、子宫收缩药物使用不当等。

（二）分类

1. 按部位可分为　子宫体破裂和子宫下段破裂。

2. 按程度可分为　完全子宫破裂和不完全子宫破裂。

（三）临床表现

1. 先兆子宫破裂　子宫体部和子宫下段之间形成明显的环状凹陷，称为病理缩复环，此凹陷可以逐渐上升到平脐或脐上（鉴别于痉挛性狭窄环）；不及时处理将出现缩复环处及其下方破裂。

患者下腹剧痛难忍，尤其病理性缩复环形成、下腹部压痛、胎心率变化及血尿是先兆子宫破裂的 4 大临床表现（2002）。另外，还可以出现膀胱受压导致排尿困难等。

2. 子宫破裂

（1）完全子宫破裂：宫腔和腹腔相通，多见于子宫瘢痕破裂，患者突然腹部撕裂样疼痛、宫缩骤然停止、腹痛暂时缓解，当胎儿、血液、羊水进入腹腔后腹痛持续性加重，可伴有休克征象。

查体见全腹压痛、反跳痛，腹壁下清楚地扪及胎体，胎儿侧方可扪及缩小的子宫；阴道检查发现宫口有所缩小、胎先露部有所上升。

（2）不完全性子宫破裂：浆膜层未破、宫腔和腹腔未相通、腹痛等症状和体征不明显，不完全破裂处压痛明显；阴道检查发现宫口有所缩小、胎先露部有所上升。

（四）诊断与鉴别诊断

1. 诊断　症状、体征、B 超（可协助确定破口部位及胎儿与子宫的关系）。

2. 鉴别诊断

（1）胎盘早剥：起病急，剧烈腹痛，胎心变化，内出血休克等表现，可与先兆子宫破裂混淆，但常有妊娠期高血压疾病史，子宫板状硬，胎位不清，无病理性缩复环，B 超检查可见胎盘后血肿。

（2）难产并发腹腔感染：有产程长、多次阴道检查史，腹痛及腹膜炎体征；检查胎先露部无上升，宫颈口无回缩；查体及 B 超检查，胎儿位于宫腔内，子宫无缩小，可鉴别。

（五）处理与预防

1. 处理

（1）先兆子宫破裂：吸入或静脉全身麻醉＋肌内注射哌替啶缓解宫缩，尽快剖宫产术。

（2）子宫破裂：不论胎儿是否存活，都应在积极抗休克的同时尽快手术治疗；破裂口修补术（裂口整齐无感染）、子宫次全切除（破裂口大、不整齐、感染）、子宫全切除（裂口累及宫颈）。

2. 预防

（1）认真做好产前检查，有剖宫产术史、产道异常及胎位异常应提早住院。

（2）正确处理产程，严格掌握缩宫素使用指征，产前凡有头盆不称、胎儿过大、胎位异常或曾行剖宫产术者禁用。

二、产后出血

（一）概念、病因

1. 概念　产后出血是指胎儿娩出后 24h 内失血量超过 500ml（2002、2016），是分娩期严重并发症，居我国产妇死亡原因之首。

2. 病因（2017）

（1）宫缩乏力：①全身因素。体质虚弱、精神紧张、过多使用镇静药、麻醉药、宫缩抑制药。②子宫因素。肌纤维发育不良、肌纤维过度伸展、子宫肌壁受损。③产科因素。产程延长、产科并发症与合并症。

（2）胎盘因素：①胎盘滞留。正常胎盘在胎儿娩出后 15 分钟内排出，如 30 分钟仍不排出则影响剥离面血窦的关闭，导致出血。②胎盘粘连。胎盘部分或全部粘连于宫壁不能自行剥离。③植入性胎盘。胎盘绒毛植入子宫肌层，部分植入时血窦开放。④胎盘胎膜残留。部分胎盘小叶或副胎盘残留于宫腔内。

（3）软产道损伤：较少见，严重时引起产后出血。

（4）凝血功能障碍：产科并发症、妊娠合并血液系统疾病，可见于慢性肝炎、肝功能受损。

（二）诊断

1. **临床表现**　主要表现为阴道出血过多及因失血过多引起休克等相应症状和体征。

2. **失血量的测量及估计**　休克指数＝脉率/收缩压；指数＝0.5，为血容量正常；指数＝1，失血量10%～30%（500～1500ml）；指数＝1.5，失血量30%～50%（1500～2500ml）；指数＝2.0，失血量50%～70%（2500～3500ml）。

3. **产后出血的原因诊断**

（1）子宫收缩乏力：宫底升高，子宫质软，阴道出血多；按摩后子宫变硬，阴道出血减少，可确定为宫缩乏力；胎盘娩出后的出血多为子宫收缩乏力或胎盘胎膜存留。

（2）胎盘因素：胎儿娩出10分钟之后未见胎盘娩出，应考虑胎盘因素，如胎盘部分剥离、粘连、嵌顿等。如胎盘娩出后检查胎盘见有损伤，提示有残留。

（3）软产道损伤：胎儿娩出立即发生阴道出血，应考虑软产道损伤（2008）。

（4）凝血功能障碍：全身多处出血及血小板计数减少，凝血功能检测可做出诊断。

（三）处理与预防

1. **处理**　处理原则：针对出血原因，迅速止血，补充血容量，纠正失血性休克，预防感染。

（1）子宫收缩乏力：加强子宫收缩，方法有：按摩子宫，子宫收缩药物的应用，压迫法（双手压迫法、宫腔纱条填塞法），手术止血（结扎或栓塞子宫动脉或髂内动脉、切除子宫）。

（2）胎盘滞留：怀疑有胎盘滞留可立即做阴道及宫腔检查，若胎盘剥离应立即取出；残留胎盘或胎膜可行钳取或刮宫术。

（3）软产道损伤：应彻底止血，并按解剖层次缝合撕裂伤。

（4）凝血功能障碍：首先排除子宫收缩乏力、胎盘因素、软产道损伤等原因引起的出血，尽快输血，补充血小板、凝血因子。

（5）出血性休克：估计出血量，针对出血原因行止血治疗，抢救休克，建立静脉通道，进行中心静脉压检测，补充血液及晶体平衡液纠正低血压（2012）；纠正酸中毒，预防感染。

2. **预防**

（1）重视产前保健。

（2）正确处理产程：第一产程，注意产妇休息、饮食，防止疲劳和产程延长；第二产程，认真保护会阴，正确指导产妇使用腹压，避免过快娩出；第三产程，等待胎盘娩出，仔细检查胎盘胎膜有无缺损，检查软产道有无损伤及血肿。

（3）加强产后观察：产后2小时为产后出血发生的高峰期，产妇应在产房观察2小时（2008）。

三、羊水栓塞

（一）概念

羊水栓塞是指在分娩过程中羊水进入母体血循环后引起的急性肺栓塞、休克、DIC、肾衰竭或突发死亡等一系列病理改变，核心问题是过敏。

（二）相关因素

子宫收缩过强，宫颈或子宫损伤处有开放的静脉或血窦存在，胎膜破裂后羊水由开放的血管或血窦进入母体血循环。

（三）病因

1. **肺动脉高压**　羊水中的有形成分直接造成肺小血管的机械性阻塞，导致肺动脉高压、右侧心力衰竭、左心前负荷降低、射血不足，导致休克症状。

2. **过敏性休克**　有形成导致Ⅰ型变态反应。

3．DIC　羊水有形物质有类似Ⅲ因子的促凝成分，也有纤溶激活物。

4．急性肾衰竭　休克＋DIC 导致急性肾衰竭。

（四）病理生理

羊水进入母体血循环，可通过阻塞肺小血管，引起机体的变态反应和凝血机制异常而引起一系列的病理生理变化：肺动脉高压、过敏性休克、弥散性血管内凝血（DIC）、急性肾衰竭。

（五）临床表现

1．起病急骤，来势凶险，多在分娩过程中发生

2．心、肺功能衰竭和休克　突然发生寒战、呛咳、气急、烦躁、呼吸困难、发绀、心率快、抽搐、昏迷、血压降低，肺部可闻及湿啰音（2016）。

3．出血　大量阴道出血，血液不凝固，切口和针眼大量渗血，皮肤黏膜出血，有时出现呕血、便血、血尿。

4、肾衰竭　少尿、无尿、尿毒症表现。

（六）诊断（2015）

根据分娩或钳刮时出现上述临床表现，可初步诊断，应立即抢救，抽取下腔静脉血镜检见羊水成分可确诊。

辅助检查：床旁 X 线可见双肺出现弥散性点片状浸润影，轻度肺不张、右心扩大；床旁心电图可见右心房、右心室大。

（七）处理与预防

重点是针对过敏和急性肺动脉高压所致的低氧血症及呼吸衰竭。

内科处理：吸氧、扩容、治疗 DIC。

产科处理：产前发作者应在产妇病情稳定后行剖宫产终止妊娠，第二产程中发病者在条件允许的情况下阴道助产结束分娩；子宫出血不能控制者可切除。

四、脐带先露与脐带脱垂

（一）病因

胎头入盆困难，如骨盆狭窄、头盆不称等；胎位异常，如臀先露、肩先露、枕后位等；脐带较长；羊水过多等。

（二）对母儿的影响

1．对胎儿的影响　胎先露部未衔接、胎膜未破时，引起一过性胎心异常；胎先露已衔接、胎膜已破时，脐带受压于胎先露与骨盆之间，引起胎儿缺氧，甚至胎心完全消失，以头先露最严重；脐带血循环阻断超过 7～8 分钟，则胎死宫内。

2．对产妇的影响　增加剖宫产术率。

（三）诊断

有脐带脱垂危险因素存在时，应警惕发生；若胎膜未破，于胎动、宫缩后心率变慢，改变体位、上推先露部位及抬高臀部后迅速恢复者，应考虑脐带脱垂的可能；胎膜已破者一旦出现胎心异常，应行阴道检查。

B 超检查判定脐带位置。

（四）处理与预防

1．脐带脱垂　一旦发现脐带脱垂、胎心尚好、胎儿存活者，应尽快娩出胎儿。

（1）宫口开全：胎头已入盆者，应立即行产钳术或胎头吸引术；臀先露应行臀牵引术；肩先露时，可行内转胎位术及臀牵引术协助分娩。

（2）宫口未开全：应立即行剖宫产术。

2．脐带先露　经产妇，胎膜未破、宫缩良好者，应行头低臀高位，紧密观察胎心率，等待抬

头衔接，宫口逐渐扩张，胎心仍保持良好者，可经阴道分娩。初产妇，或为不完全臀先露或肩先露者，应行剖宫产术。

经典试题

1. 易引起子宫破裂的疾病是
A. 单纯性臀位
B. 枕横位
C. 枕后位
D. 忽略性横位
E. 复合臀位

2. 产后出血，最常见的病因为
A. 子宫收缩乏力
B. 产妇体力衰弱
C. 急产
D. 胎盘残留
E. 副胎盘

3. 初产妇，妊娠 40 周，产程进展 24 小时，宫口开大 4cm，给予肌内注射缩宫素 2U，宫缩持续不缓解，胎心率为 90~100 次/分，耻骨联合

以上有压痛，应考虑是
A. 胎盘早期剥离
B. 先兆子宫破裂
C. 子宫收缩过强
D. 高张性子宫收缩乏力
E. 痉挛性子宫收缩

4. 初产妇足月妊娠，外测量骨盆正常，临产 6 小时，破膜 2 小时胎手脱出阴道入院，检查胎心音正常，平脐处及子宫病理缩复环，宫口开 6cm，应即施行
A. 产钳助产
B. 内倒转产
C. 碎胎术
D. 剖宫产术
E. 胎头吸引器助产

参考答案：1. D。2. A。3. B。4. D。

第 12 单元　产褥感染

重点提示

本单元不常考，适当了解。
1. 产褥感染的临床表现。
2. 产褥感染的诊断。
3. 产褥感染的处理：①支持疗法，纠正贫血与电解质紊乱，增强免疫力；②清除宫腔残留物，脓肿切开引流；③应用广谱高效抗生素，必要时短期加用肾上腺皮质激素；④对血栓性静脉炎，应用大量抗生素同时，加用肝素 4~7 天。

考点串讲

（一）产褥感染与产褥病率的概念

1. 产褥感染　分娩和产褥期生殖道受病原体侵袭而引起局部或全身的感染。
2. 产褥病率　是分娩 24 小时以后的 10 天内，每日用口表测量体温 4 次，每次间隔 4 小时，2 次≥38℃，多由于产褥感染引起，也可以由泌尿系感染、呼吸道感染、乳腺炎引起。

（二）病因

1. 诱因　产妇体质虚弱、营养不良、孕期贫血、胎膜早破、羊膜腔感染等。
2. 病原体　以厌氧菌为主，多为内源性感染，有明显的脓肿形成的组织破坏；多与需氧菌混合感染、阴道分泌物有恶臭；另外，还有需氧链球菌和支（衣）原体感染，其中需氧链球菌是引起外源性产褥感染的主要病原菌。

（三）病理与临床表现

1. 急性外阴炎、阴道炎、宫颈炎　会阴裂伤和侧切伤口是感染的常见部位，会阴疼痛、伤口

充血、水肿、触痛、波动感、伤口裂开；阴道疼痛、黏膜充血、水肿，严重者发热、畏寒。

2. 急性子宫内膜炎、子宫肌炎　子宫内膜充血坏死，阴道内大量脓性分泌物，有臭味；<u>子宫肌炎表现为子宫复旧不良（2014）</u>、宫底部压痛，发热，血白细胞升高。

3. 急性附件炎　产妇表现为高热、腹胀、下腹痛、宫旁组织增厚，有时可扪及肿块。

4. 急性盆腔和弥漫性腹膜炎　高热、畏寒、腹痛、腹胀、下腹压痛、反跳痛、肌紧张，肠鸣音减弱或消失，全身中毒症状重。

5. 血栓性静脉炎　厌氧菌为常见病原体，单侧居多，产后 1～2 周多见，表现为反复高热、寒战、下肢持续性疼痛。

6. 脓毒症和败血症　表现为持续高热、寒战，全身中毒症状明显，可危及生命。

（四）诊断与鉴别诊断

1. 诊断

（1）详细询问病史及分娩经过，对产后发热者排除引起产褥病率的其他疾病。

（2）全身与局部检查：仔细检查腹部、盆腔及会阴伤口，确定感染的部位及严重程度。

（3）辅助检查：B 超、彩超、CT 等，C 反应蛋白>8mg/L，有助于早期诊断。

（4）确定病原体：病原体培养、分泌物涂片检查、病原体抗原和特异性抗体检查。

2. 鉴别诊断　上呼吸道感染、急性乳腺炎、泌尿系统感染、血栓静脉炎。

（五）处理

半卧位；抗生素治疗（兼顾 G^+ 和 G^-、需氧和厌氧），肾上腺皮质激素；拆线引流；每日坐浴 2 次；可疑盆腔脓肿可经腹或后穹窿切开引流。

第 13 单元　女性生殖系统炎症

━━━━━━━━ **重点提示** ━━━━━━━━

本单元出题频率呈增加趋势，应引起考生注意，题量 1～2 题。

本单元的重点在于外阴阴道假丝酵母菌病和滴虫阴道炎的临床表现，特别是白带的典型特征；病因、传播途径及处理一般了解即可。盆腔炎和细菌性阴道病只需熟读考点，适当做一些练习巩固一下就可以了。

1. 滴虫阴道炎的典型症状：阴道分泌物增多，外阴瘙痒，间或有灼热、疼痛、性交痛等，分泌物典型特点为稀薄脓性、黄绿色、泡沫状、有臭味。治疗用甲硝唑。

2. 念珠菌阴道炎的临床特征：外阴瘙痒、灼痛、性交痛及尿痛，分泌物特征为白色稠厚呈凝乳或豆腐渣样。

━━━━━━━━ **考点串讲** ━━━━━━━━

一、细菌性阴道病

混合感染，<u>病原体多为加德纳菌等厌氧菌</u>。

（一）诊断与鉴别诊断

1. 诊断　下列 4 项中有 3 项阳性即可临床诊断为细菌性阴道病。

（1）<u>白带多，有鱼腥臭味，灰白色、稀薄、均匀</u>。

（2）<u>阴道 pH>4.5</u>。

（3）<u>胺试验（＋）：取阴道分泌物与盐水混合后，加入 10%KOH 溶液 1～2 滴，产生鱼腥臭味</u>。

（4）<u>线索细胞>20%（＋）；生理盐水悬滴法，脱落的阴道上皮细胞表面附着厌氧菌（几乎无白细胞）</u>（2014）。

荧光染色可快速检查细菌性阴道病。

2．鉴别诊断

（1）滴虫阴道炎：分泌物呈稀薄脓性（含有白细胞）、泡沫状、有臭味；生理盐水悬滴法可见滴虫。

（2）外阴阴道假丝酵母菌病：分泌物呈白色稠厚凝乳状或豆腐渣样；重度外阴瘙痒、灼痛；阴道黏膜上附有白色块状物，擦除后露出红肿黏膜面。

（二）处理

0.5%醋酸或1%乳酸冲洗阴道，甲硝唑栓针对厌氧菌（常规使用），甲硝唑口服（抑制厌氧菌，对乳酸杆菌无抑制作用），有症状的孕妇和无症状的高危孕妇需要治疗，妊娠期间可能导致上生殖道感染，故需要口服治疗。

二、外阴阴道假丝酵母菌病（VVC）

（一）病因

酸性环境适合假丝酵母菌生长，阴道 pH<4.5；假丝酵母菌为条件致病菌，免疫能力低下转变为菌丝象时才发病，妊娠、糖尿病、免疫抑制药、广谱抗生素为诱因。

（二）传播途径

主要是内源性感染；口腔、肠道、阴道3个部位的假丝酵母菌可以互相传染。

（三）临床表现与分类

1．临床表现　阴道分泌物增多，特征为白色稠厚呈凝乳状或豆腐渣样（2001、2002、2016）；重度外阴瘙痒、灼痛。外阴可见地图样红斑，阴道黏膜水肿、红斑，阴道黏膜上附有白色块状物，擦除后露出红肿黏膜面（2001、2002）。

2．分类

（1）单纯性VVC：由白假丝酵母菌引起，病情轻，宿主为正常人，治疗效果好。

（2）复杂性VVC：也可由其他病原菌引起，宿主有诱因或为复发患者，治疗效果差。

（四）诊断

10%KOH悬液中可见芽胞和假菌丝（KOH可以溶解其他细胞成分）；pH<4.5可能是单纯假丝酵母菌感染；pH>4.5＋镜检见多量白细胞，可能存在混合感染。

（五）处理（2017）

1．消除诱因　若有糖尿病应给予积极治疗，及时停用广谱抗生素、雌激素及皮质类固醇激素，注意卫生。

2．首选局部用药　4%碳酸氢钠溶液冲洗阴道，克霉唑栓剂、硝酸咪康唑栓剂。妊娠期间不能口服，只能用栓剂。

3．口服　局部治疗未愈、不能耐受局部治疗、未婚女性，可口服克霉唑、氟康唑。

4．反复发生者的治疗　治疗措施为口服＋局部。1年内发作4次或4次以上称为复发性外阴阴道假丝酵母菌病，全身用药10~14天后预防量维持6个月。

5．其他　性伴侣需要同时治疗。

三、滴虫阴道炎

（一）病因

月经后雌激素水平降低，阴道 pH 升高接近中性，滴虫繁殖引发炎症；消耗细胞内的糖原、阻碍乳酸生成，使阴道 pH 升高（>6）。

（二）传播途径

经过性交直接传播或公共卫生用具传播。

（三）临床表现（2014）

（1）白带增多：稀薄脓性（含有白细胞）、泡沫状、有臭味（无氧酵解糖类产生腐臭气体）（2017）。

（2）轻度瘙痒：外阴和阴道口明显。

（3）尿道口感染可有尿频、尿痛。

（4）阴道毛滴虫可吞噬精子导致不孕。

（5）检查可见阴道黏膜充血、散在出血斑点、后穹窿多量白带。

（四）诊断

生理盐水悬滴法可见滴虫（体积为 2 倍白细胞大小、顶端有鞭毛、能游动）和较多白细胞。取分泌物前 24～48 小时禁止性交、阴道灌洗、局部用药，不用润滑剂。

（五）处理

主要药物为甲硝唑。全身治疗优于局部治疗（同时合并泌尿系感染）：甲硝唑 0.2g，tid，7 天；用药期间和停药 24 小时内禁酒、不能哺乳，妊娠期间可以口服；0.5%醋酸或 1%乳酸冲洗阴道＋甲硝唑泡腾片；性伴侣需要同时治疗。

随诊：常于月经后复发（月经后雌激素水平低，不利于乳酸生成，阴道 pH 较高利于滴虫生长），月经后复查 3 次阴性才是治愈。

四、子宫颈炎

1．病因　主要见于感染性流产、产褥期感染、宫颈损伤和阴道异物并发感染，病原体为葡萄球菌、链球菌、肠球菌等一般化脓性细菌。

2．病理

（1）急性宫颈炎：眼见宫颈红肿，宫颈管黏膜充血、水肿，脓性分泌物从宫颈外口流出；镜下见血管充血，黏膜及黏膜下大量中性粒细胞浸润，腺腔内可见脓性分泌物。

（2）慢性宫颈炎：包括宫颈糜烂（轻度＜1/3，中度 1/3～2/3，重度＞2/3（2004）；单纯型、颗粒型、乳突型）、宫颈息肉、宫颈黏膜炎、宫颈腺囊肿、宫颈肥大（2006）。

3．临床表现

（1）急性宫颈炎

①临床表现：阴道分泌物增多，呈黏液脓性，分泌物刺激可导致外阴瘙痒和灼热感；可伴有腰痛和下腹部坠痛，月经间期出血、性交后出血；宫颈充血、水肿，黏膜外翻呈噘嘴样，脓性分泌物从宫颈管流出，宫颈触痛、质脆、触之易出血。

②辅助检查：宫颈管分泌物镜检每个油镜视野平均＞10 个多形核白细胞，排除淋病和滴虫就可以诊断。

（2）慢性宫颈炎

①临床表现：阴道分泌物增多，呈乳白色黏液样，息肉形成后可有血性白带、性交后出血；可能伴有腰骶部疼痛、下腹坠胀、尿路刺激征、不孕；妇科检查可见宫颈有不同程度的糜烂、肥大、充血、水肿，有时质较硬，有时可见息肉及宫颈腺囊肿。

②辅助检查：病原体难以确定，与宫颈上皮内瘤变和早期宫颈癌外观上难以鉴别，需常规做宫颈刮片、宫颈管吸片检查，必要时做阴道镜检及活组织检查以明确诊断（2006）。

4．诊断　结合临床表现及辅助检查做出诊断。

5．处理

（1）急性宫颈炎：淋菌性宫颈炎给予抗淋菌＋抗衣原体（第三代头孢/喹诺酮/大观霉素＋红霉素/四环素）；衣原体宫颈炎予抗衣原体即可（2009）。

（2）慢性宫颈炎

①宫颈糜烂：物理治疗，应用激光、冷冻；破坏柱状上皮，使鳞状上皮修复；月经干净 3～7 天。药物治疗：适于糜烂面积小、炎症浸润浅者，中药治疗有一定疗效；手术治疗：Leep 刀

手术。

②宫颈息肉：息肉摘除送做病理检查。

③宫颈腺囊肿：微波治疗、激光照射。

④宫颈管黏膜炎：局部用药效果差，全身抗生素治疗。

五、盆腔炎

最常见的是输卵管炎。

（一）病理

1. 急性盆腔炎

（1）急性子宫内膜炎或急性子宫肌炎：见于产褥感染。

（2）急性输卵管炎：炎症经黏膜上行导致输卵管黏膜炎、管腔和伞端闭锁，脓液积聚形成输卵管积脓，纤毛脱落导致运输功能丧失；炎症通过淋巴组织和宫旁组织扩散者先发生输卵管浆膜炎，管腔可以保持通畅。

（3）输卵管卵巢炎：通常称为附件炎，卵巢和发炎的输卵管伞端粘连而发炎，炎症通过卵巢排卵的孔侵入实质成为卵巢脓肿，脓肿壁和输卵管积脓连接、相通形成输卵管卵巢脓肿（TOA）。

（4）急性盆腔腹膜炎：可导致盆腔脏器粘连，脓液积聚于直肠子宫凹陷形成盆腔脓肿。

（5）急性盆腔结缔组织炎（宫旁组织）：经淋巴途径累及宫旁组织的最多见。

（6）Fitz-Hugh-Curtis 综合征：肝包膜炎症而无肝实质损害的肝周围炎，由淋病奈瑟菌和衣原体导致，吸气时右上腹疼痛。

（7）败血症及脓毒血症。

2. 慢性盆腔炎

（1）慢性子宫内膜炎：发生于产后、流产后或雌激素低下的绝经妇女，宫颈管粘连可导致宫腔积脓。

（2）慢性输卵管炎：多为双侧，伞部粘连、闭锁可导致输卵管积水。

（3）慢性盆腔结缔组织炎（2008）：多由于慢性宫颈炎通过淋巴途径累及宫旁组织。

（4）输卵管卵巢囊肿。

（二）诊断（2017）与鉴别诊断

1. 急性盆腔炎（2014）

（1）基本标准：宫颈触痛、宫体压痛、附件区压痛。

（2）附加标准：体温＞38.3℃、ESR 快、CRP 高、黏液脓性分泌物，白带涂片见 WBC、淋病奈瑟菌或衣原体阳性。

（3）特异标准：子宫内膜活检证实内膜炎，腹腔镜发现输卵管炎、充满液体的增粗输卵管。

（4）病原体的确定：宫颈管分泌物、后穹窿穿刺液、腹腔镜下直接取分泌物，涂片、培养、免疫荧光检测（衣原体），发现淋病奈瑟菌的能直接确诊。

鉴别诊断：急性盆腔炎应与急性阑尾炎、输卵管妊娠或破裂、卵巢囊肿蒂扭转或破裂等急腹症鉴别。

2. 慢性盆腔炎　鉴别诊断：①子宫内膜异位症。继发性痛经，进行性加重，触诊见触痛结节有助诊断。②输卵管积水或输卵管卵巢囊肿需与卵巢囊肿鉴别。输卵管卵巢囊肿肿块呈腊肠样，周围有粘连，而卵巢囊肿一般以圆形或椭圆形较多，周围无粘连，活动自如。

（三）处理

1. 急性盆腔炎　半卧位；抗生素、手术治疗（抗生素治疗 72 小时无效；或抗生素有效，但包块持续存在 2～3 周已经局限化，或双侧包块＞8cm 或脓肿破裂者）。

2. 慢性盆腔炎　无特殊治疗。

═══ 经典试题 ═══

1. 滴虫阴道炎其分泌物的特征是
A. 白色豆渣样
B. 黄色水样
C. 灰黄色泡沫状
D. 少量血性
E. 白色浆液性

2. 流产后 1 周，阴道血性分泌物淋漓不尽，发热 2 天，下腹痛伴血性白带，查:子宫颈已闭，子宫稍大，压痛，双侧附件可触及拇指大小的肿块，压痛明显，体温 38.5℃，血红蛋白 110g/L，WBC15×10^9/L，中性 0.84，最可能的诊断是
A. 卵巢囊肿蒂扭转
B. 急性盆腔炎
C. 输卵管妊娠
D. 输卵管积水
E. 子宫内膜炎

参考答案：1. C。2. B。

第 14 单元　女性生殖系统肿瘤

═══ 重点提示 ═══

本单元和病理妊娠部分每年的考题都占妇产科学的 50%以上，题量很大，考生复习时要注意知识点之间的相关性和区别，如宫颈癌和子宫内膜癌的分期就有很多相似之处，阴道流水样白带高度怀疑子宫内膜癌，接触性出血是宫颈癌早期的典型表现。

1. 卵巢癌的并发症：蒂扭转、破裂、感染、恶变。
2. 宫颈癌的临床特点：①阴道出血，早期多为接触性出血；晚期为不规则阴道出血。②阴道排液。③晚期症状，尿频、尿急、便秘、下肢肿痛等；癌肿压迫或累及输尿管时，可引起输尿管梗阻、肾盂积水及尿毒症；可有贫血、恶病质等全身衰竭症状。

═══ 考点串讲 ═══

一、宫颈癌

（一）病因

（1）性生活及分娩次数。
（2）病毒：人乳头状瘤病毒（HPV）（2016）。
（3）其他：吸烟等。

（二）组织发生及病理

1. 组织发生和发展　宫颈上皮内癌变形成后继续发展，突破上皮下基膜浸润间质，形成宫颈浸润癌；宫颈转化区上皮化生过度活跃，并在致癌因素作用下也可形成宫颈浸润癌。

2. 病理

（1）鳞状细胞癌：占宫颈浸润癌的 90%～95%，具有角化、细胞间桥，无腺体分化、黏液分泌。

①巨检：微小浸润癌眼观察无明显异常，或类似宫颈柱状上皮异位。可发展成 4 种类型。

外生型：最常见，病灶向外生长呈息肉样、乳头样、菜花样，组织脆、易出血，多累及阴道。

内生型：宫颈肥大变硬呈桶状，常累及宫旁组织。

溃疡型：上述 2 型合并感染，组织坏死脱落后形成，似火山口状，多为晚期。

颈管型：病灶发生于宫颈管内。

②显微镜检

微小浸润癌：癌灶突破基膜，浸润间质，深度≤5mm、宽度≤7mm。

浸润癌：超过上述浸润范围，分为高、中、低分化鳞状细胞癌。

（2）腺癌：占宫颈浸润癌的 5%～10%。

①巨检：大体形态与鳞状细胞癌相同，常可侵犯宫旁组织，病灶向宫颈管内生长时，宫颈外观可正常，因宫颈管膨大，形如桶状。

②显微镜检

黏液腺癌：最常见，来源于宫颈管状黏液细胞，镜下腺上皮细胞增生呈多层，异型性明显，可见核分裂，分为高、中、低分化腺癌（2005）。

恶性腺癌：又称偏腺癌，为高分化宫颈管黏膜腺癌，腺上皮细胞无异型性，常有淋巴结转移。

3. 腺鳞癌　较少见，癌组织中含有腺癌和鳞状细胞癌两种成分。

（三）转移途径

1. **直接蔓延**　最常见，向下累及阴道壁，向上累及宫颈管和宫腔，两侧可累及宫旁组织直到盆壁，晚期可累及直肠、膀胱、输尿管。

2. **淋巴转移**　1 级包括宫颈旁、闭孔、髂内、髂外、髂总、骶前淋巴结；2 级包括腹主动脉旁淋巴结。

3. **血行转移**　极少见，晚期可转移至肺、肝或骨骼等。

（四）临床分期

采用国际妇产科联盟（FIGO）的临床分期标准，依据术中探查结果而制定（2007），见表 10-3。

表 10-3　宫颈癌临床分期

0 期	原位癌（浸润前癌），病变局限于上皮（2007）
Ⅰ 期	病变局限在子宫（扩展至宫体将被忽略）
Ⅰ$_A$	镜下浸润癌（所有肉眼可见的病灶，包括浅表浸润，均为 Ⅰ$_B$） 间质浸润深度＜5mm，宽度≤7mm
Ⅰ$_{A1}$	间质浸润深度≤3mm，宽度≤7mm
Ⅰ$_{A2}$	间质浸润深度 3～5mm，宽度≤7mm
Ⅰ$_B$	临床癌灶局限于子宫颈，或镜下病灶＞Ⅰ$_A$
Ⅰ$_{B1}$	临床癌灶≤4cm
Ⅰ$_{B2}$	临床癌灶＞4cm
Ⅱ 期	超出宫颈但未累及盆壁或未累及下阴道 1/3
Ⅱ$_A$	肿瘤侵犯阴道上 2/3，没有累及宫旁
Ⅱ$_B$	累及宫旁，但未达盆壁
Ⅲ 期	病变累及盆壁，与盆壁之间无间隙，浸润阴道达到下 1/3，肾盂积水
Ⅲ$_A$	只累及阴道下 1/3，没有累及盆壁
Ⅲ$_B$	累及盆壁或引起肾盂积水、肾无功能
Ⅳ 期	累及膀胱、直肠黏膜，病变超越真骨盆
Ⅳ$_A$	肿瘤侵犯邻近的盆腔器官
Ⅳ$_B$	远处转移

（五）临床表现

1. **症状**　早期宫颈癌常无症状，中、晚期症状明显。

（1）**阴道出血**：早期为接触性出血；晚期为不规则的阴道出血，表现为多量出血。

（2）阴道排液：白色或血性，<u>晚期继发感染时呈米汤样、恶臭白带（2000）。</u>

（3）晚期症状：压迫输尿管或直肠，尿频、尿急、便秘、下肢肿痛等；输尿管梗阻、肾盂积水、尿毒症；消瘦、发热、全身衰竭。

2. 体征　宫颈上皮内瘤样病变，微小浸润癌，局部无明显病灶，可有轻度糜烂或宫颈炎表现。随着宫颈浸润癌的生长发展，根据不同的类型（外生型、内生型），局部体征亦不同。两侧宫旁组织增厚，晚期癌组织坏死脱落，形成溃疡或空洞伴恶臭；浸润达盆壁时，形成冰冻骨盆。

（六）诊断与鉴别诊断

1. 诊断　根据病史、临床表现、全身检查、三合诊检查等，可做出初步诊断；可用以下各项辅助检查。

（1）<u>宫颈刮片细胞学检查：筛检宫颈癌的主要方法</u>。结果分为 5 级：Ⅰ级，正常；Ⅱ级，炎症引起；Ⅲ级，可疑；Ⅳ级，可疑阳性；Ⅴ级，阳性。<u>Ⅲ、Ⅳ、Ⅴ级涂片必须做进一步检查明确诊断（2000）</u>。

（2）HPV 检测：目前国内外已将高危 HPV 检测作为宫颈癌的一种筛查手段，也用于意义未明的不典型磷状细胞的分流。

（3）阴道镜检查：在阴道镜下，观察宫颈表面有无异型上皮或早期癌变，并选择病变部位进行活检，以便提高诊断的准确率。

（4）<u>宫颈活组织检查（2013、2017）：是确诊 CIN 和宫颈癌的方法（2016）。</u>

（5）宫颈锥形切除术：宫颈刮片多次检查为阳性，而宫颈活检为阴性；或活检为原位癌，但不能排除浸润癌时，均应做宫颈锥形切除术。

2. 鉴别诊断　主要依据宫颈活组织病理检查，需与宫颈良性病变、良性肿瘤、恶性肿瘤等区别。

（七）治疗与预防

1. 手术　主要适合于 I_A～II_A 期患者；II_B 以上或不能耐受手术患者，应行放射治疗或化疗。

（1）I_{A1}：单纯子宫切除术，要求保留生育者可宫颈锥切。

（2）I_{A2}：广泛性子宫切除及盆腔淋巴结切除术。

（3）I_{B1}～II_{A1}：广泛性子宫切除术＋盆腔淋巴结切除术（2016）。

（4）I_{B2} 和 II_{A2}：广泛性子宫切除＋盆腔淋巴结切除＋腹主动脉旁淋巴结取样；或辅助化疗后行子宫切除。

（5）保留生育：对要求保留生育者，I_{A1} 期行子宫颈锥切术，I_{A2} 期和肿瘤＜2cm 的 I_{B1} 期可行广泛性宫颈切除术＋盆腔淋巴结切除术。

2. 放疗　<u>适合于 II_B～Ⅳ期病人；全身情况不适宜手术的早期患者；宫颈大块病灶的术前放疗；手术治疗后病理检查发现有高危因素的辅助治疗</u>。早期患者局部腔内照射为主，体外照射为辅；晚期体外照射为主，腔内为辅。

3. 化疗　用于晚期局部大病灶，或复发患者手术、放疗前的治疗；鳞状细胞癌使用 BVP（博来霉素、长春新碱、顺铂）等。

4. 预防　为了早期发现宫颈癌，对一切有性生活的妇女进行脱落细胞涂片检查的频率是每 1～2 年 1 次；<u>对高危型 HPV-DNA 阳性者，每年至少随访 1 次（2007、2008）</u>。随防内容包括盆腔检查、阴道细胞学检查、高危 HPV 检测、胸部 X 线片、血常规等。

（八）预后及随访

预后与临床期别、病理类型等密切相关。5 年生存率Ⅰ期＞85%、Ⅱ期 50%、Ⅲ期 25%、Ⅳ期 5%；<u>宫颈癌治疗后复发 50%在 1 年以内，75%～80%在 2 年以内。治后 2 年应每 3 个月复查 1 次；3～5 年每 6 个月复查 1 次；第 6 年开始每年复查 1 次。随访内容包括盆腔镜检查、阴道刮片细胞学检查、胸部 X 线及血常规等。</u>

二、子宫内膜癌

（一）病因

1. 雌激素长期持续增高。

2. 常伴有子宫内膜增生过长。

3. 体质因素。肥胖、高血压、糖尿病、未婚、少产是内膜癌的高危因素，为宫体癌综合征，内膜癌患者绝经年龄平均晚 6 年。

4. 遗传因素。家族内膜癌、乳腺癌、结肠癌史。

（二）病理

1. 巨检　局灶型（多见于宫底和宫角，浸润肌层）、弥散型（面积广泛，少有肌层浸润）。

2. 镜检及病理类型　内膜样腺癌（最多见）、鳞腺癌、浆液性腺癌（预后极差）、透明细胞癌。

（三）转移途径

主要为直接蔓延、淋巴转移，晚期有血行转移。

（四）临床分期

子宫内膜癌分期（FIGO 分期）见表 10-4。

表 10-4　子宫内膜癌分期

Ⅰ 期	局限在子宫体
Ⅰ$_A$	侵犯肌层＜1/2
Ⅰ$_B$	侵犯肌层≥1/2
Ⅱ 期	累及宫颈，但未超越子宫
Ⅲ 期	累及附件、阴道及局部淋巴结
Ⅲ$_A$	累及浆膜、附件（2012）
Ⅲ$_B$	累及阴道和（或）宫旁
Ⅲ$_C$	累及盆腔淋巴结和腹主动脉淋巴结 盆腔淋巴结阳性为Ⅲ$_{C1}$；两个都转移或后一个转移为Ⅲ$_{C2}$
Ⅳ 期	累及膀胱、直肠或远处转移
Ⅳ$_A$	累及直肠和膀胱
Ⅳ$_B$	远处转移

（五）临床表现（2016）

1. 症状　早期不明显，以后逐渐出现以下症状。

（1）阴道出血：绝经后阴道出血（主要表现）、围绝经期月经紊乱、青年女性月经过多或紊乱（2006）。

（2）阴道流液：血性或浆液性，有恶臭，由于肿瘤渗出或坏死感染。

（3）下腹疼痛：肿瘤累及子宫峡部、宫颈内口，宫腔积液或积脓时发生。

2. 体征　早期妇科检查可无明显异常，晚期可有子宫明显增大、变软，可合并宫腔积液或积脓。晚期子宫固定或盆腔扪及不规则肿块。

（六）诊断与鉴别诊断

1. 诊断

（1）病史及临床表现：可疑为子宫内膜癌，需进行进一步检查。

（2）B 超检查。

（3）分段刮宫：<u>确诊内膜癌最常用最可靠的方法（2002、2006、2016）。</u>

（4）宫腔镜检查：可直视宫腔，若有癌灶生长，能直接观察病灶大小、生长部位、形态，并可取活组织送病理检查。

（5）其他

①子宫内膜活检。

②<u>细胞学检查：准确率达 90%，此法作为筛查，最后确诊仍须根据病理检查结果。</u>

③癌抗原 125（CA125）、MRI、CT、淋巴造影等检查。

2. 鉴别诊断　应与引起阴道出血的疾病鉴别。

（七）治疗

1. <u>手术治疗（2017）</u>　为首选的治疗方法，尤其对早期病例。<u>Ⅰ期患者应行扩大（筋膜外）全子宫切除术（2012）及双侧附件切除术</u>；Ⅱ期应行广泛子宫切除术及双侧盆腔及腹主动脉旁淋巴结清扫术。

2. <u>手术加放射治疗。</u>

3. <u>放射治疗。</u>

4. <u>孕激素治疗</u>　用药剂量要大，对分化好、生长缓慢且雌、孕激素受体含量高的内膜癌，孕酮治疗效果较好。

5. <u>化疗。</u>

三、卵巢肿瘤

（一）组织学分类

上皮性肿瘤（50%～70%），生殖细胞肿瘤（20%～40%），性索间质肿瘤（5%），转移性肿瘤（5%～10%）。

（二）恶性肿瘤转移途径

1. 沿卵巢血管走行，从卵巢淋巴管向上达腹主动脉旁淋巴结。

2. 从卵巢门淋巴管达髂内外淋巴结，经髂总淋巴结至腹主动脉旁淋巴结。

3. 沿圆韧带入髂外及腹股沟淋巴结；横膈为淋巴转移的好发部位。

（三）临床表现

1. 良性肿瘤　腹胀、腹部扪及边界清晰的肿块、压迫症状（尿频、便秘、气短）；妇科查体扪及子宫一侧或两侧球形、囊性、光滑、活动、无粘连的肿物。

2. 恶性肿瘤　腹胀、腹部肿块、腹水；浸润症状（腹痛、腰痛、下肢痛）；压迫症状（下肢水肿）；恶病质；妇科检查在后穹窿扪及硬结节，多为双侧、实性或半实性、凹凸不平、不活动，腹水（＋）。

（四）诊断与鉴别诊断

1. 诊断（2017）　B 超＋肿瘤标志物＋腹腔镜。

2. 鉴别诊断

（1）卵巢良性肿瘤的鉴别诊断：卵巢瘤样病变、输卵管卵巢囊肿、子宫肌瘤、妊娠子宫、腹水。

（2）卵巢恶性肿瘤的鉴别诊断：子宫内膜异位症、盆腔结缔组织炎、结核性腹膜炎、生殖道以外的肿瘤、转移性卵巢肿瘤。

（五）良、恶性卵巢肿瘤鉴别

良、恶性卵巢肿瘤鉴别见表 10-5。

表 10-5　良、恶性卵巢肿瘤鉴别

鉴别内容	良性肿瘤	恶性肿瘤（2016）
年龄	20~50 岁	<20 岁或>50 岁
病程	长	短
包块特点	单侧多、囊性、光滑、活动	双侧多、实性或囊实性、不规则、固定、后穹窿实性结节
腹水	无	血性腹水
一般状况	好	恶病质
B 超检查	边界清晰、液性暗区、有隔	界线不清、暗区内杂乱光团
CA125	<35U/ml	>35 U/ml

（六）并发症

蒂扭转（2012）、破裂、感染、恶变。

（七）治疗

1. 良性肿瘤　手术治疗。

2. 交界性肿瘤

（1）早期（Ⅰ期和Ⅱ期）：全子宫双附件切除术。年轻、希望保留生育功能的Ⅰ期患者可行患侧附件切除术或卵巢肿瘤剥出术，术后不必加用放疗或化疗。

（2）晚期（Ⅲ期和Ⅳ期）：治疗方法同晚期卵巢癌。

3. 恶性肿瘤　治疗原则是手术为主，加用化疗、放疗的综合治疗。

（1）手术。手术范围：I_A、I_B 期应做全子宫及双侧附件切除术；I_C 期及其以上同时行大网膜切除术。肿瘤细胞减灭术是指对晚期（Ⅱ期及其以上）患者应尽量切除原发病灶及转移灶，使肿瘤残余灶直径≤1cm，必要时切除部分肠曲，行结肠造口、切除胆囊或脾等，现多主张同时常规行后腹膜淋巴结清扫术（包括腹主动脉旁及各组盆腔淋巴结）。符合下列条件的年轻患者可考虑保留对侧卵巢：①临床 I_A 期，肿瘤分化好；②术中剖视对侧卵巢未发现肿瘤；③术后有条件严密随访。

（2）化学药物治疗（2017）。为主要的辅助治疗，无性细胞瘤（2013）对放疗最敏感，顺铂最常用。

（3）放射治疗。为手术和化疗的辅助治疗。无性细胞瘤对放疗最敏感，颗粒细胞瘤中度敏感，上皮性癌也有一定敏感性。无性细胞瘤即使是晚期病例，仍能取得较好疗效。

（八）随访与监测

卵巢癌易复发，应长期随访和监测。

1. 随访时间　术后 1 年内，每月 1 次；术后 2 年，每 3 个月 1 次；术后 3 年，每 6 个月 1 次；3 年以上，每年 1 次。

2. 监测内容　临床症状、体征、全身及盆腔检查；B 超检查、肿瘤标志物测定等。

四、子宫肌瘤

子宫肌瘤为女性生殖道最常见的良性肿瘤，绝经后一般停止生长。

（一）分类

1. 按肌瘤所在部位分　可分为宫体（90%）和宫颈肌瘤（10%）。

2. 按其与子宫肌壁的关系分为 3 类

（1）肌壁间肌瘤：位于子宫肌层内，占总数的 60%~70%。

（2）浆膜下肌瘤：约占总数的 20%。

（3）黏膜下肌瘤：占总数的 10%～15%。

子宫肌瘤常为多个，各种类型的肌瘤可发生在同一子宫，称为多发性子宫肌瘤。

（二）病理

实质性球形包块，假包膜形成，易剥出。

（三）变性

1. 玻璃样变　又称透明样变，最常见（2009、2014）。

2. 囊性变。

3. 红色样变　多见于妊娠期或产褥期。

4. 肉瘤变　多见于年龄较大妇女，在短期内迅速增大或伴不规则阴道出血者应考虑有肉瘤变可能。

5. 钙化　多见于蒂部细小、血供不足的浆膜下肌瘤及绝经后妇女的肌瘤。

（四）临床表现（2013）

1. 症状　不明显，仅于盆腔检查时偶被发现。症状出现与肌瘤部位、生长速度及肌瘤变性关系密切（2003），与肌瘤大小、数目多少关系不大。主要有：经量增多及经期延长（2009）、下腹包块、白带增多、压迫症状等。

2. 体征　肌瘤较大，在腹部扪及质硬、不规则、结节状块物。妇科检查时，肌壁间肌瘤子宫常增大，表面不规则、单个或多个结节状突起；浆膜下肌瘤可扪及质硬、球状块物，与子宫有细蒂相连，活动；黏膜下肌瘤子宫多为均匀增大，有时宫口扩张，肌瘤位于宫口内或脱出于阴道内，呈红色、实质、表面光滑，伴感染则表面有渗出液覆盖或溃疡形成，排液有臭味（2015）。

（五）诊断与鉴别诊断

依据病史、临床表现、B 超检查。

（六）治疗

治疗必须根据患者年龄、生育要求、症状、肌瘤大小等情况全面考虑。

1. 随访观察　若肌瘤小且无症状，通常不需治疗，尤其近绝经年龄患者，雌激素水平低落，肌瘤可自然萎缩或消失，每 3～6 个月随访 1 次。

2. 药物治疗　适用于增大子宫在 2 个月妊娠子宫大小以内，症状不明显或较轻，近绝经年龄及全身情况不能手术者。

（1）促性腺激素释放激素类似物：适用于采用大剂量连续或长期非脉冲式给药。应用指征：缩小肌瘤以利于妊娠；术前治疗控制症状、纠正贫血；术前应用以降低手术难度；近绝经期患者，提前过渡到自然绝经，避免手术。

（2）其他药物：米非司酮，作为术前用药或提前绝经治疗，不宜长期使用；丙酸睾酮治疗子宫肌瘤的每月总量不应超过 300mg。

（3）手术治疗：适应证有子宫≥2.5 个月妊娠子宫大小或症状明显致继发贫血者；严重腹痛、性交痛；有膀胱、直肠压迫症状；能确定肌瘤是不孕或反复流产的唯一原因者；生长快，有恶变者（2000、2017）。术式有以下两种。

①肌瘤切除术：适用于 35 岁以下未婚或已婚未生育、希望保留生育功能的患者。

②子宫切除术：肌瘤较大，症状明显，经药物治疗无效，不需保留生育功能，或疑有恶变者，可行子宫次全切除术或子宫全切除术。50 岁以下、卵巢外观正常者可保留卵巢。

（七）子宫肌瘤合并妊娠

黏膜下肌瘤可影响受精卵着床，导致早期流产，肌壁间肌瘤过大，因机械压迫、宫腔变形或内膜供血不足，也可导致流产；妊娠后期胎位异常、胎盘低置或前置、产道梗阻时须行剖宫产术；若肌瘤阻碍胎儿下降可做剖宫产术，预防产后出血；妊娠及产褥期间易发生红色变性，采用非手术治疗，对症处理后多能自行缓解。

经典试题

1. 宫颈癌的好发部位是

A. 子宫颈管内

B. 宫颈阴道部

C. 子宫颈阴道上部

D. 子宫颈鳞-柱上皮交界区

E. 柱状上皮处

2. 子宫肌瘤的症状与下述何项关系密切

A. 肌瘤大小

B. 肌瘤生长的部位（宫体、宫颈）

C. 发生年龄

D. 肌瘤与肌层的关系（黏膜下，浆膜下，壁间）

E. 肌瘤的数目

3. 早期确诊子宫内膜癌的主要方法是

A. 诊断性刮宫

B. 分段诊断性刮宫

C. 阴道脱落细胞检查

D. 宫腔冲洗液诊断

E. 宫腔镜

4. 卵巢恶性肿瘤的特点是

A. 肿瘤生长迅速

B. 常为单侧性

C. 红细胞沉降率一般正常

D. 病程较长

E. 肿瘤表面光滑

5. 有关卵巢肿瘤，以下哪项是正确的

A. 浆液性囊腺瘤伴有腹腔积液为麦格征

B. 实性畸胎瘤恶性可能性大

C. 卵泡膜细胞瘤无性腺分泌作用

D. 内胚窦瘤是卵巢癌中最恶性肿瘤

E. 无性细胞瘤属良性肿瘤

6. 下述哪种肿瘤对射线最敏感

A. 无性细胞瘤

B. 颗粒细胞瘤

C. 宫颈癌

D. 绒毛膜癌

E. 胚胎性癌

7. 由宫口脱出坏死赘生物，下述哪项最常见

A. 宫颈结核

B. 宫颈癌

C. 子宫黏膜下肌瘤

D. 慢性子宫内翻

E. 宫颈肌瘤

8. 宫颈原位癌的确诊依据是

A. 阴道双合诊检查

B. 宫颈刮片细胞学检查

C. 碘试验

D. 阴道镜检查

E. 宫颈和颈管组织学检查

9. 患者，女性，50 岁。绝经 2 年后出现不规则阴道出血达半年。妇科检查：宫颈大，可见凿陷样溃疡，边缘硬。三合诊触及左侧宫颈旁组织中部均有明显浸润，阴道壁未受侵犯，宫颈刮片查到癌细胞，宫颈活检为鳞状上皮癌。本例按国际临床分期应诊断为

A. 宫颈癌 II_A 期

B. 宫颈癌 II_B 期

C. 宫颈癌 III_A 期

D. 宫颈癌 III_B 期

E. 宫颈癌 IV_A 期

10. 患者，女性，56 岁。绝经 4 年阴道不规则出血 2 个月，子宫超鸭卵大，饱满，子宫活动佳，左侧附件增厚，呈结节状。病理查到腺癌细胞，该患者治疗应采取

A. 放射治疗+扩大全子宫双附件切除术

B. 抗癌药物治疗

C. 大剂量孕酮治疗

D. 子宫全切术+双附件切除术

E. 子宫根治术+盆腔淋巴结清除术

11. 患者，女性，62 岁。绝经 9 年，近半年有不规则少量阴道出血，且伴有排液，最初水样，以后血样，偶见脓性白带。妇检：子宫稍大，稍软，有轻压痛。本病例最可能诊断是

A. 宫颈癌

B. 子宫内膜炎

C. 子宫黏膜下肌瘤

D. 子宫内膜癌

E. 子宫内膜异位症

12. 患者，女性，14 岁。右下腹包块 3 个月，肛诊子宫右侧触及约 12cm×10cm×8cm 囊性肿物，光滑、活动佳，腹部 X 线片右下腹有 3 个大小不等钙化影，诊断是

A. 无性细胞瘤

B. 良性囊性畸胎瘤

C. 内胚窦瘤

D. 胀大的膀胱

E. 颗粒细胞瘤

（13～15 题共用题干）

　　患者，女性，53 岁，绝经 4 年后出现不规则阴道出血，妇查：宫颈肥大，可见凿陷样溃疡，边缘硬，左侧宫旁有明显浸润，阴道正常。

13. 该患者最可能的诊断为

A. 子宫内膜癌

B. 宫颈癌

C. 宫颈息肉

D. 子宫肌瘤

E. 老年性阴道炎

14. 按国际临床分期应归为

A. Ⅱ_A 期

B. Ⅱ_B 期

C. Ⅲ_A 期

D. Ⅲ_B 期

E. Ⅳ期

15. 下一步的治疗应为

A. 放疗

B. 化疗

C. 广泛性子宫切除

D. 广泛性子宫切除+盆腔淋巴结清扫术

E. 化疗+子宫切除

（16～17 题共用备选答案）

A. 皮样囊肿

B. 黏液性囊腺瘤

C. 浆液性囊腺瘤

D. 卵巢纤维瘤

E. 库肯勃瘤

16. 产生麦格征

17. 最易发生蒂扭转

（18～19 题共用备选答案）

A. 玻璃样变

B. 脂肪样变

C. 囊性变

D. 红色变性

E. 肉瘤变

18. 子宫肌瘤于妊娠期间容易发生

19. 容易误诊为妊娠子宫的子宫肌瘤应考虑为

参考答案： 1. D。2. D。3. B。4. A。5. D。6. A。7. C。8. E。9. E。10. D。11. D。12. B。13. B。14. B。15. A。16. D。17. A。18. D。19. C。

第 15 单元　妊娠滋养细胞疾病

＝＝＝＝＝ 重点提示 ＝＝＝＝＝

　　本单元出题重点集中在葡萄胎和妊娠滋养细胞肿瘤的临床表现、诊断、治疗及葡萄胎的随访，考生一定要重点掌握。病理、鉴别诊断适当了解即可。

　　考生应该记住、抓住基本概念，通过真题来进行知识点的掌握，面对考试应该不成问题。

　　1. 葡萄胎的临床表现：①停经后阴道出血为最常见的症状；②子宫异常增大、变软；③腹痛；④妊娠呕吐；⑤妊娠高血压综合征；⑥卵巢黄素化囊肿；⑦甲状腺功能亢进征象。

　　2. 葡萄胎的随访：①HCG 定量测定，葡萄胎清宫后每周 1 次，直至连续 3 次正常，然后每个月 1 次持续至少半年。②注意月经是否规则，有无异常阴道出血，有无咳嗽、咯血及其转移灶症状，并做妇科检查，必要时做 B 型超声、胸部 X 线摄片或 CT 检查。随访期间应避孕 1 年。

　　3. 侵蚀性葡萄胎与绒毛膜癌的鉴别诊断。

＝＝＝＝＝ 考点串讲 ＝＝＝＝＝

　　妊娠滋养细胞疾病包括葡萄胎、侵蚀性葡萄胎、绒毛膜癌、胎盘部位滋养细胞肿瘤和上皮样滋养细胞肿瘤。

一、葡萄胎（2013）

（一）病理

1. 完全性葡萄胎　水泡状物质充满宫腔，无胎儿、胎儿附属物；恶变率 14.5%。

2. 部分性葡萄胎　部分绒毛变为水泡状，多有胚胎或胎儿组织，但胎儿多死亡。

（二）临床表现

1．症状

（1）停经后阴道出血：多发生于停经 8～12 周，有时有水泡样物质排出，可继发贫血、感染。

（2）腹痛：葡萄胎快速增长引起。

（3）妊娠呕吐：比正常妊娠早、重、久。

（4）妊高征：易发生先兆子痫。

（5）甲亢征象：hCG 有促进甲状腺分泌的作用。

（6）卵巢黄素囊肿：过多 hCG 导致卵泡内膜细胞黄素化，多为双侧，多通过 B 超发现，清宫后 2～4 个月可自行消除。

2．体征　子宫大于停经月份，质地较软。

（三）诊断与鉴别诊断

1．临床症状＋体征。

2．hCG 测定（2016）。在 100kU/L 以上，高于正常孕周对应值，12 周后不下降。

3．B 超。子宫大于停经月份，无妊娠囊和胎心、宫腔内落雪状或蜂窝状（2016），还可以发现卵巢黄素囊肿。

4．多普勒测定（2007）。

5．鉴别诊断　①流产；②双胎妊娠；③羊水过多。

（四）治疗及随访

1．治疗

（1）清宫术：子宫＜12 周者一次清宫，＞12 周者可以于 1 周后再次清宫（2007）。

（2）子宫切除：只能预防侵入子宫肌层，不能预防远处转移，年龄＞40 岁、有高危因素的、无生育要求可以切除子宫。

（3）预防性化疗：有高危因素、随访有困难的完全性葡萄胎患者才进行化疗（MTX、氟尿嘧啶、放射菌素 D，单一药物 1 个疗程）。

2．随访

（1）清宫后每周 1 次，直到 hCG 正常，如果 3 个月后 hCG 未恢复，则为持续性葡萄胎。

（2）共随诊 2 年，3 个月内每周 1 次；3 个月后 2 周 1 次；6 个月后每月 1 次；1 年后每 6 个月 1 次。

（3）术后 1 年内严格避孕（2007），推荐避孕套（2006、2007）和阴道隔膜，不用 IUD（混淆出血原因）。

二、妊娠滋养细胞肿瘤

（一）病理

绒毛膜癌侵袭破坏血管能力很强，除在局部破坏蔓延外，极易经血道转移，以肺最常见（2006），其次为阴道、脑、肝、脾、肾和肠等。

（二）临床表现

葡萄胎流产和妊娠数月甚至数年后，阴道出现持续不规则出血，子宫增大，血或尿中 hCG 显著升高。血道转移是绒毛膜癌的显著特点（2003、2015、2017），可有肺转移（咯血）、脑转移、肾转移、阴道转移（转移灶常位于阴道前壁，呈紫蓝色结节）（2008）。

（三）诊断与鉴别诊断

1．诊断（2015）

（1）临床诊断（2005）：根据葡萄胎排空后或流产、足月分娩、异位妊娠后出现阴道出血和（或）转移灶及其相应症状和体征，应考虑滋养细胞肿瘤可能，结合 hCG 测定等检查，滋养细胞肿瘤的诊断可以确立。胎盘部位滋养细胞肿瘤免疫组化染色增强的标志物是人胎盘催乳素（HPL）。

（2）妊娠前 3 个月 hCG 特别重要，此期间 hCG 升高提示绒毛膜癌、葡萄胎、多胎妊娠。

（3）B 型超声为非侵入性检查，可以早期发现葡萄胎组织侵入子宫肌层程度（2005），协助诊断子宫内滋养细胞肿瘤病灶。

（4）X 线胸片：是诊断肺转移的重要检查方法。

（5）CT 和磁共振成像检查：CT 对发现肺部较小病灶和脑、肝等部位的转移灶有较高的诊断价值。磁共振成像主要用于脑和盆腔病灶诊断。

2. 鉴别诊断

（1）继发于葡萄胎排空后 6 个月内的妊娠滋养细胞肿瘤的组织学多诊断为侵蚀性葡萄胎；继发于流产、足月妊娠、异位妊娠者组织学诊断应为绒毛膜癌；继发于葡萄胎排空后 6 个月到 1 年为妊娠滋养细胞肿瘤，侵蚀性葡萄胎和绒毛膜癌各占 1/2。

（2）组织学诊断（2000、2003、2014）。在子宫肌层内或子宫外转移灶组织中若见到绒毛或退化的绒毛阴影，则诊断为侵蚀性葡萄胎；若仅见成片滋养细胞浸润及坏死出血，未见绒毛结构者，则诊断为绒毛膜癌。若原发灶和转移灶诊断不一致，只要在任一组织切片中见有绒毛结构，均诊断为侵蚀性葡萄胎。

（四）治疗及随访

联合化疗（首选）（2005、2015）、严密随访。

经典试题

1. 关于葡萄胎下述哪项是错误的
A. 葡萄胎患者较早出现妊高征征象
B. 葡萄胎及侵袭性葡萄胎多合并黄素囊肿
C. 子宫小于妊娠月份可排除葡萄胎
D. 子宫体积异常增大与妊娠月份不符
E. 阴道出血多发生在停经 2～4 个月

2. 关于滋养细胞肿瘤下述哪项是正确的
A. 侵袭性葡萄胎发生于流产、足月产后
B. 绒毛膜癌可发生于流产、足月产
C. 异位妊娠后不可能发生滋养细胞肿瘤
D. 合体细胞性子宫内膜炎是恶性改变
E. 绒毛膜癌尿妊娠试验均阳性

3. 确诊侵袭性葡萄胎和绒毛膜癌主要决定于
A. 距良性葡萄胎后发生时间的长短
B. hCG 水平的高低
C. 子宫大小程度不同
D. 有无黄素囊肿
E. 有无绒毛结构

4. 女性，40 岁。人工流产后 3 个月，阴道中等量出血 2 周，尿妊娠试验阳性，子宫常大稍软，胸部 X 线片见双肺散在粟粒状阴影，诊断为
A. 葡萄胎
B. 侵袭性葡萄胎
C. 绒毛膜上皮癌

D. 吸宫不全
E. 合体细胞性子宫内膜炎

（5～7 题共用题干）

患者，24 岁。药物流产后 2 个月，阴道持续少量出血，查体：肺 X 线片正常，腹软。内诊：阴道之异常所见，子宫前位、常大、软，于子宫左侧可及一包块约 5cm×4cm×6cm。活动不良，与子宫分不开。

5. 为进一步诊断应做
A. 盆腔 CT
B. 胃肠钡透
C. 血 hCG+B 超
D. A 超
E. 诊刮

6. 该患者诊断为绒癌，分期为
A. Ⅰ 期
B. Ⅱ$_A$ 期
C. Ⅰ$_B$ 期
D. Ⅳ$_A$ 期
E. Ⅱ$_B$ 期

7. 上述患者的下一步治疗应为
A. 剖腹探查术行子宫切除
B. 化疗
C. 腹腔镜
D. 二次刮宫

E. 宫腔镜

（8～9题共用题干）

　　患者女性，29岁。产后3个月，阴道持续少量出血近月，伴咳嗽，咳血丝痰。检查：子宫正常大小，软，附件正常，血hCG值明显增高。

8. 首先考虑的诊断是

A. 合体细胞性子宫内膜炎

B. 盆腔结核

C. 绒癌

D. 产后子宫复旧不良

E. 子宫肌瘤

9. 该患者下一步的治疗措施为

A. 诊刮

B. 化疗

C. 剖宫产子宫切除术

D. 放疗

E. 抗结核治疗

参考答案：1. C。2. B。3. E。4. C。5. C。6. B。7. B。8. C。9. B。

第16单元　生殖内分泌疾病

━━ 重 点 提 示 ━━

　　本单元历年的考点很明确，始终集中在功能失调性子宫出血，考生须全面掌握功能失调性子宫出血的病理、治疗、诊断及鉴别诊断。病因及病理生理适当了解。闭经的病因、诊断也是重点。绝经综合征适当了解即可。

　　1. 无排卵性功血治疗：青春期及育龄期以止血、调整周期和促排卵为主，绝经过渡期以止血、调整周期和减少经量为主。激素止血，雌孕激素序贯法、联合法和后半周期疗法调整月经周期，必要时刮宫、子宫内膜切除和子宫切除。

　　2. 闭经的诊断步骤。

━━ 考 点 串 讲 ━━

一、功能失调性子宫出血

　　功能失调性子宫出血（功血）可分为排卵性和无排卵性两类，约85%病例属无排卵性功血。无排卵性功血主要发生于<u>青春期（2005）</u>和围绝经期妇女；<u>有排卵性功血多发生于生育年龄妇女（2002）</u>。

（一）无排卵性功血

　　1. 病因　①促性腺激素或卵巢激素在释出或调节方面的暂时性变化；②机体内部和外界许多因素，诸如精神过度紧张、恐惧、忧伤、环境和气候骤变；③全身性疾病。

　　2. 病理生理

　　（1）青春期：下丘脑和垂体的调节功能未全成熟，它们与卵巢间尚未建立稳定的周期性调节，尤其对雌激素的正反馈作用存在缺陷。此时期垂体分泌FSH呈持续低水平，且无高峰形成。因此，虽有成批的卵泡生长，却无排卵，卵泡发育到一定程度即发生退行性变，形成闭锁卵泡。

　　（2）围绝经期妇女：由于卵巢功能衰退，卵泡几乎已耗尽，尤其剩余卵泡对垂体促性腺激素的反应性低下，雌激素分泌量锐减，对垂体的负反馈变弱，于是促性腺激素水平升高，但不能形成排卵前高峰，终至发生无排卵性功血。

　　3. 病理

　　（1）子宫内膜增长过长：①简单型增生过长（2000）：即腺囊型增生过长。镜下特点是腺体数目增多，腺腔囊性扩大。②复杂型增生过长：即腺瘤型增生过长。腺体数目明显增多，出现背靠背，致使间质明显减少。③<u>不典型增生过长（2000、2009）</u>：即癌前期病变，10%～15%可转化为子宫内膜癌。

　　（2）增生期子宫内膜：在月经周期后半期甚至月经期，仍表现为增生期形态。

（3）萎缩型子宫内膜：子宫内膜萎缩菲薄，腺体少而小，胶原纤维相对增多。

4. **临床表现** 最常见的症状是子宫不规则出血，特点是月经周期紊乱，经期长短不一，出血量时多时少，甚至大量出血。妇科检查子宫大小在正常范围，出血时子宫较软。

5. 诊断及鉴别诊断

（1）病史：注意年龄、月经史、婚育史、避孕措施，有无慢性病史、有无精神紧张、情绪打击等影响正常月经的因素。

（2）体格检查：包括全身检查、妇科检查等，以除外全身性疾病及生殖道器质性病变。

（3）辅助诊断

①诊断性刮宫：排除子宫内膜病变和达到止血目的。

②子宫镜检查：子宫镜下可见子宫内膜增厚，也可不增厚，表面平滑无组织突起，但有充血。

③基础体温测定（2005、2016）：测定排卵。

④宫颈黏液结晶检查。

⑤阴道脱落细胞涂片检查。

⑥激素测定：确定有无排卵。

（4）鉴别诊断：排除生殖道局部病变或全身性疾病所导致的生殖道出血，尤其青春期女孩的阴道或宫颈恶性肿瘤，育龄妇女黏膜下肌瘤和滋养细胞肿瘤，以及围绝经期、老年期妇女子宫内膜癌易误诊为功血。

6. 治疗

（1）一般治疗。

（2）刮宫产术治疗（2003）：迅速止血，可明确诊断。

（3）激素治疗

①对年轻无排卵功血患者，其治疗主要是止血，恢复排卵功能。即雌激素治疗，用药后血量明显减少可逐渐递减（2017），最后 3～5 天加用黄体酮。

②无排卵功血有生育要求者，用氯米芬诱发排卵。

③更年期无排卵功血，以调整周期、减少出血、诱导闭经为目的。可用炔诺酮（妇康片）周期治疗。

（4）中医中药治疗对无排卵功血可达到止血目的，青春期患者可调整周期促进排卵。

（5）手术治疗：经非手术治疗无效，出血多导致严重贫血。

（二）排卵性功血

1. **黄体功能不足** 月经周期中有卵泡发育及排卵，但黄体期孕激素分泌不足或黄体过早衰退，可导致子宫内膜分泌反应不良。

（1）病因：①神经内分泌调节功能紊乱，可导致卵泡期 FSH 缺乏，使卵泡发育缓慢，雌激素分泌减少；②LH 脉冲频率虽增加，但峰值不高，LH 不足使排卵后黄体发育不全，孕激素分泌减少；③生理性因素，如初潮、分娩后及绝经前，导致黄体功能不足的发生。

（2）病理：子宫内膜的形态往往表现为腺体分泌不足，间质水肿不明显，也可观察到腺体与间质发育的不同步现象，或在内膜各个部位显示分泌反应不均。

（3）临床表现：①月经周期缩短（2014）；②不孕或早期流产（2009）。

（4）诊断：①基础体温双相型，但高相期<11 天；②子宫内膜显示分泌反应不良。

（5）治疗：①促进卵泡发育。②黄体功能刺激疗法：基础体温上升后开始，隔日肌内注射 hCG。③黄体功能替代疗法：自排卵后开始每日肌内注射黄体酮（2002），共 10～14 天。

2. **子宫内膜不规则脱落** 在月经周期中，患者有排卵，黄体发育良好，但萎缩过程延长，导致子宫内膜不规则脱落。

（1）病因：下丘脑-垂体-卵巢轴调节功能紊乱引起黄体萎缩不全，内膜持续受孕激素影响，以致不能如期完整脱落。

（2）病理：正常月经期第3～4天时，分泌期内膜已全部脱落，代之以再生的增生期内膜。但在子宫内膜不规则脱落时，于月经期第5～6天仍能见到呈分泌反应的内膜。子宫内膜表现为混合型，即残留的分泌期内膜与出血坏死组织及新增生的内膜混杂共存。

（3）临床表现（2000）：月经间隔时间正常，但经期延长，长达9～10天，且出血量多。

（4）诊断：基础体温双相型，但下降缓慢。诊断性刮宫术在月经期第5～6天进行（2002），内膜切片检查仍能见到呈分泌反应的内膜，且与出血期及增生期内膜并存。

（5）治疗：①孕激素；②绒毛膜促性腺激素。

二、闭经

（一）病因与分类

1. 分类　通常将闭经分为原发性和继发性两种。

2. 病因　原发性闭经主要由于性染色体异常、性腺发育不全性分化异常、副中肾管发育障碍和下丘脑-垂体-卵巢-子宫轴不成熟所致。继发性闭经主要是因为下丘脑-垂体-卵巢-子宫轴、肾上腺轴及甲状腺轴功能失调所致。

（二）诊断及诊断步骤

1. 诊断步骤

（1）第一步：估计内源性雌激素水平，以了解卵巢功能。

（2）第二步：雌激素撤血试验（2000）。

（3）第三步：寻找缺乏雌激素的原因。

（4）第四步：当FSH与LH均低落时，可进行垂体兴奋试验以了解病变在垂体，还是在下丘脑。

2. 诊断依据

（1）下丘脑性闭经：①可因中枢神经器质性病变、精神因素、全身性疾病、药物和其他内分泌功能紊乱而引起。②妇科检查无明显器质性病变。③基础体温呈单相型。④血雌激素、孕激素、FSH、LH水平均低下。⑤孕激素试验阳性。⑥垂体兴奋试验有反应。

（2）垂体性闭经：①存在垂体病变，如席汉综合征、垂体肿瘤、高催乳素血症、原发性促性腺激素水平低下、空蝶鞍综合征等。②妇科检查正常或有内、外生殖器萎缩。③基础体温呈单相型。④血雌激素、孕激素、FSH、LH水平低下，催乳素可升高。⑤蝶鞍X线或CT检查找寻垂体病变。⑥孕激素试验阴性，雌-孕激素试验阳性。⑦垂体兴奋试验无反应。

（3）卵巢性闭经：①有先天性无卵巢、性腺发育障碍症（特纳综合征）、单纯性性腺发育障碍症、混合性性腺发育障碍症、卵巢肿瘤、卵巢对促性腺激素无反应、卵巢早衰、卵巢接受过放射治疗或已切除等。②妇科检查，性器官发育不良或萎缩。③全身检查，女性第二性征发育差。④基础体温呈单相型。⑤血雌激素水平低，FSH、LH水平升高。⑥孕激素试验阴性，雌-孕激素试验阳性。⑦外周血染色体检查：性腺发育障碍症。

（4）子宫性闭经：①多见于子宫发育不良、子宫内膜损伤，如内膜结核、严重的化脓性感染、放射治疗。②子宫正常或发育不良。子宫探针及子宫镜检查以发现宫腔病变。③基础体温呈双相型。④雌激素及孕激素水平正常。⑤孕激素试验及雌-孕激素试验均阴性（2000、2008）。

（三）治疗

1. 对引起闭经的器质性病变进行治疗。

2. 雌、孕激素替代疗法。

3. 诱发排卵：对要求生育、卵巢功能未丧失的患者，可采用激素或类似物诱发排卵。

（1）对垂体功能不全者，可采用促卵泡激素（hMG）以促进卵泡发育，分泌雌激素，并与绒毛膜促性腺激素（hCG）联合治疗。

（2）对垂体和卵巢功能正常、下丘脑功能不足或不协调者，可用氯米芬以纠正下丘脑垂体-卵巢轴的功能而诱发排卵。

（3）由于内源性黄体生成激素释放激素（LHRH）不足而引起的闭经，采用脉冲式微量 LHRH 注射法诱发排卵。

（4）对高催乳素血症的患者，采用溴隐亭可抑制催乳素的作用，恢复促性腺激素的分泌，从而诱发排卵。

三、绝经综合征

（一）概念

绝经综合征是妇女绝经前后出现性激素波动或减少所致的一系列躯体及精神心理症状。

（二）内分泌变化

绝经期的最早变化是卵巢功能衰退，然后才表现为下丘脑和垂体功能退化。

（1）卵巢体积缩小，卵巢皮质变薄，原始卵泡几乎已耗尽，不再排卵。

（2）性激素：雌激素分泌逐渐减少，孕激素分泌停止。

（3）促性腺激素：促卵泡生成素较促黄体生成素升高更为显著，是将要绝经的重要信号。

（4）催乳素浓度降低。

（5）促性腺激素释放激素：分泌增加。

（6）抑制素：水平下降，且较雌激素下降早而明显。

（三）临床表现

1. 月经紊乱 多为月经周期不规则、持续时间长及月经量增加。

2. 全身症状

（1）潮热：为围绝经期最常见症状。

（2）自主神经失调症状：心悸、眩晕、头痛、失眠、耳鸣。

（3）精神神经症状：注意力不易集中、情绪波动大、记忆力减退。

3. 泌尿生殖道症状 阴道干燥、反复阴道感染、排尿困难、尿失禁，易反复发作膀胱炎。

4. 心血管疾病 易发生动脉粥样硬化、心肌缺血、心肌梗死、高血压和脑卒中，脂蛋白增加，而高密度脂蛋白 / 低密度脂蛋白比率降低。

5. 骨质疏松 绝经后妇女骨质吸收速度快于骨质生成，促使骨质丢失变为疏松。

6. 皮肤和毛发的变化 雌激素不足使皮肤胶原纤维丧失，皮肤皱纹增多加深；皮肤变薄、色素沉着、皮肤营养障碍、毛发分布改变、轻度胡须。

（四）诊断

根据年龄、临床表现不难诊断。需注意除外相关症状的器质性病变，以免误诊，耽误其他病情。抽血检查 FSH 及 E_2 值有助于诊断，另外氯米芬兴奋试验也可以帮助诊断。

（五）治疗

一般治疗（心理治疗、镇静）、激素替代治疗、其他药物治疗（钙剂、维生素 D、降钙素、双磷酸盐类）。

================ 经典试题 ================

1. 无排卵型功血的特点是

A. 宫颈黏液结晶前呈椭圆体形

B. 月经第 5 天内膜有分泌反应

C. 基础体温双相

D. 经前内膜有分泌反应

E. 宫颈黏液结晶经前呈羊齿状

2. 青春期无排卵型功血子宫内膜萎缩型合并贫

血，为止血用

A. 黄体酮 20mg×5 肌内注射

B. 口服大剂量雌激素

C. 口服小剂量雌激素

D. 氨甲苯酸（止血芳酸）静脉注射

E. 肌内注射缩宫素（催产素）

3. 下列哪项为子宫性闭经

A. 给予孕酮——有子宫出血

B. 给予孕酮——无子宫出血

C. 雌孕激素序贯用药——有子宫出血

D. 雌孕激素序贯用药——无子宫出血

E. 给予促性腺激素——有子宫出血

4. 人工流产术后 1 年未见月经来潮，子宫、附件均正常，孕激素试验（-）。基础体温双相，用人工周期治疗 3 个月仍不见月经，其闭经原因可能是

A. 子宫内膜损伤

B. 卵巢病变

C. 垂体病变

D. 下丘脑病变

E. 高催乳素血症

5. 患者，35 岁。继发性闭经 6 个月，雌激素试验阳性，FSH 及 LH 值均 < 5U/L，多次重复垂体兴奋试验无反应。闭经的原因在

A. 丘脑下部

B. 卵巢

C. 腺垂体

D. 子宫

E. 神经垂体

6. 患者，45 岁。停经 42 天开始阴道出血，持续 2 周，基础体温单相，首选的措施是

A. 酚磺乙胺（止血敏）

B. 大量孕激素止血

C. 大量雌激素止血

D. 促排卵

E. 诊刮+病理

参考答案：1. E。2. B。3. D。4. A。5. C。6. E。

第 17 单元　子宫内膜异位症和子宫腺肌病

══ 重点提示 ══

本单元考生须全面掌握子宫内膜异位症的临床表现、诊断与鉴别诊断及处置。子宫内膜异位症的概念、病因及病理适当了解。

1. 子宫内膜异位症的症状：①典型症状是继发性痛经、进行性加重；②不孕；③月经异常，经量增多、经期延长或月经淋漓不尽；④性交不适，月经来潮前性交痛最明显；⑤其他特殊症状。

2. 子宫内膜异位症的处理：症状轻或无症状的轻微病变选用期待治疗。有生育要求的轻度患者先行药物治疗，重者行保留生育功能手术；年轻无生育要求的重度患者可行保留卵巢功能手术，并辅以性激素治疗；症状及病变均严重的无生育要求者考虑行根治性手术。

══ 考点串讲 ══

一、子宫内膜异位症

（一）概念

正常情况下，子宫内膜覆盖于子宫体腔面，如因某种因素，使子宫内膜在身体其他部位生长，即可成为子宫内膜异位症。

（二）病因

（1）内在性子宫内膜异位症：内膜由基底部向肌层生长，局限于子宫，故又名子宫腺肌病。

（2）间质性子宫内膜异位症。

（3）外在性子宫内膜异位症：内膜侵犯子宫以外的组织或器官，常累及多个器官或组织。

（三）病理

1. 卵巢（2015）子宫内膜异位症 80% 的患者病变累及一侧卵巢，双侧卵巢同时波及者占 50%，形成单个或多个囊肿，囊内含暗褐色黏糊状陈旧血，像巧克力液体，故称卵巢巧克力囊肿，易发生蒂扭转。

2. 宫骶韧带、直肠子宫陷窝、子宫后壁下段（2015）可有散在紫褐色出血点或颗粒状散在结

节，病变发展使子宫后壁与直肠前壁粘连。

3. 腹膜早期病变，通过腹腔镜可见到无色素的早期子宫内膜异位腹膜病灶，如白色浑浊腹膜灶、火焰状红色病灶、腺样息肉灶和卵巢粘连等。

4. 宫颈很少累及，但输卵管是在管壁浆膜层见到紫褐色斑点或小结节，常与周围组织粘连。

（四）临床表现

子宫内膜异位症的症状与体征随异位内膜的部位而不同，并与月经周期有密切关系。

1. 症状　①痛经：为一常见而突出的症状，多为继发性而进行性加重（2003、2009）；②月经过多；③不孕；④性交疼痛；⑤大便坠胀；⑥膀胱症状。

2. 体征　子宫胀大，多为一致性胀大。

3. 并发症　月经量过多、不孕、痛经、性交疼痛等。

（五）诊断与鉴别诊断

1. 诊断（2002、2016）

（1）进行性继发性痛经，常有月经过多、不孕、性交痛及大便坠胀等。累及膀胱时可有周期性尿频、尿痛及血尿。腹壁子宫内膜异位症多发生于子宫切开术及剖宫产术后，于腹壁切口处形成硬结，经期胀大并疼痛，经后缓解。

（2）子宫大小正常或稍大、后倾，有粘连。子宫骶骨韧带、子宫直肠窝或宫颈后壁可扪及小硬结，可有明显触痛。阴道后穹可能出现紫蓝色小结节，卵巢可形成张力大的囊肿，盆腔可有广泛粘连及压痛。

（3）应用合成孕激素或睾丸素后，痛经减轻。

（4）腹腔镜检查：是目前诊断子宫内膜异位症的最佳方法（2002）。

（5）病理检查确诊（2005）。

2. 鉴别诊断　①子宫肌瘤；②附件炎；③卵巢恶性肿瘤；④直肠癌。

（六）处理

1. 期待疗法　适用于病变轻微、无症状或症状轻微患者。

2. 药物治疗　抑制内膜增生，导致异位内膜萎缩退化。

（1）短效避孕药。

（2）高效孕激素。

（3）达那唑：适用于轻度或中度子宫内膜异位症但痛经明显或要求生育的患者。

（4）孕三烯酮。

（5）促性腺激素释放激素激动药。

3. 手术治疗　除通过诊断性腹腔镜检查术确诊内膜异位症和进行手术分期外，内膜异位症的手术治疗适用于：①药物治疗后症状不缓解，局部病变加剧或生育功能仍未恢复者；②卵巢内膜异位囊肿直径＞5～6cm，特别是迫切希望生育者。根据手术范围的不同，可分为保留生育功能（2002）、保留卵巢功能和根治性手术 3 类。

4. 药物与手术联合治疗。

5. 其他特殊治疗。

二、子宫腺肌病

1. 概念　当子宫内膜腺体及间质侵入子宫肌层时，称为子宫腺肌病。

2. 病因　多次妊娠和分娩时子宫壁的创伤和慢性子宫内膜炎是导致此病的主要原因。

3. 病理　子宫呈均匀增大，子宫内病灶有弥漫型和局限型两种，一般为弥漫性生长，且多累及后壁，故后壁常较前壁厚。镜检见肌层内有呈岛状分布的子宫内膜腺体与间质，异位腺体常处于增生期。

4. 临床表现（2013）　约 30%患者无任何临床症状。凡 30 岁以上的经产妇，出现经量增多、经期延长以及逐年加剧的进行性痛经，检查时子宫呈均匀性增大或有局限性结节隆起，质硬而有压痛，经期压痛尤为显著时，应首先考虑为子宫腺肌病。B超检查可在肌层中见到种植内膜所引起的不规则回声增强。

5. 诊断　可依据典型的进行性痛经和月经过多史、妇科检查子宫均匀增大或局限性隆起、质硬且有压痛而做出初步临床诊断。影像学检查有一定帮助，可酌情选择。确诊取决于组织病理学检查。

6. 治疗　若吲哚美辛、萘普生或布洛芬对症治疗后症状可缓解，或患者已近绝经期时，可采用非手术治疗。若患者长期有剧烈痛经则应行全子宫切除术，卵巢是否保留取决于患者年龄和卵巢有无病变。高效孕激素和假孕疗法对此病无效。

经典试题

1. 子宫内膜异位症最主要的临床特点是
A. 腹痛于经期第1～2天开始，经血畅后缓解
B. 下腹两侧疼痛
C. 经期腹痛伴发热
D. 经期腹痛伴肛门坠胀感
E. 痛经是典型症状，逐年加剧

2. 女，婚后7年不孕，近3年痛经逐年加剧，后穹窿触及多个小结节，触痛，附件有粘连性肿块，首先考虑
A. 慢性盆腔炎
B. 结核性盆腔炎
C. 卵巢癌

D. 子宫内膜异位症
E. 多发性浆膜下肌瘤

3. 女，42岁。10年前人工流产后未孕，近4年来月经期延长，血量多，经期腰腹痛逐渐加重，需服镇痛药，子宫超鹅卵大，球形，硬，附件及宫颈正常，最大可能的诊断是
A. 子宫肌瘤
B. 子宫腺肌病
C. Asherman综合征
D. 子宫内膜癌
E. 盆腔炎性肿物与子宫粘连

参考答案：1. E。2. D。3. B。

第18单元　子宫脱垂

重点提示

本单元不常考。适当了解。重点掌握子宫脱垂的分度。

子宫脱垂的分度：①Ⅰ度轻型：宫颈外口距处女膜缘＜4cm，尚未达到处女膜缘；重型：宫颈外口已达处女膜缘，在阴道口能见到宫颈；②Ⅱ度轻型：宫颈已脱出阴道口外，宫体仍在阴道内；重型：宫颈及部分宫体已脱出至阴道口外；③Ⅲ度宫颈及宫体全部脱出至阴道口外。

考点串讲

（一）概念

子宫从正常位置沿阴道下降，宫颈外口达坐骨棘水平以下，甚至子宫全部脱出于阴道口以外，称子宫脱垂。

（二）病因

1. 分娩损伤为子宫脱垂最主要的病因（2008、2015、2017），多次分娩也是子宫脱垂的病因。

2. 长时间腹压增加：长期慢性咳嗽、直肠狭窄所致排便困难、经常超重负荷、盆腔内巨大肿瘤或大量腹水等。

3. 盆底组织发育不良或退行性变。

（三）临床分度

1. Ⅰ度　轻型为宫颈外口距处女膜缘<4cm，未达处女膜缘；重型为宫颈外口已达处女膜缘，未超出该缘，检查时在阴道口可见到宫颈。

2. Ⅱ度　轻型为宫颈已脱出阴道口，宫体仍在阴道内；重型为宫颈及部分宫体已脱出于阴道口。

3. Ⅲ度　宫颈及宫体全部脱出至阴道口外。

（四）临床表现（2014）

1. Ⅰ度患者多无自觉症状。

2. Ⅱ度患者在行走、劳动、下蹲或排便等导致腹压增加时，有块状物自阴道口脱出，开始块状物经平卧休息可变小或消失。

3. Ⅲ度脱垂者，即使休息后，块状物也不能自行回缩，通常需用手推送才能将其还纳至阴道内。若同时有Ⅲ度阴道前壁脱垂，还可发生张力性尿失禁。

（五）诊断

根据病史和检查所见。

（六）治疗及预防

1. 处理　①支持疗法；②非手术疗法，子宫托等；③手术治疗。
2. 预防。

第 19 单元　不　孕　症

重点提示

本单元出题重点集中在不孕症的检查及诊断，需重点掌握。考生须了解不孕症的病因与分类、临床表现及治疗。

女性不孕的特殊检查：①卵巢功能检查：常用方法有 B 型超声监测卵泡发育及排卵；基础体温测定、宫颈黏液检查、黄体期子宫内膜活组织检查，女性激素如 FSH、LH、E_2、PRL、睾酮、黄体酮测定等。②输卵管通畅试验：常用方法有输卵管通液术、子宫输卵管造影及子宫输卵管超声造影。③宫腔镜检查。④腹腔镜检查。⑤其他，包括性交后试验、磁共振成像等。

考点串讲

（一）概念与分类

1. 概念　凡男女双方在生育年龄，婚后未分居，亦未采用避孕措施，超过 2 年未受孕者，称为不孕症。

2. 分类　原发不孕、继发不孕；绝对不孕、相对不孕。

（二）病因

造成女性不孕的原因有 6 点：

1. 因卵巢病变，下丘脑-垂体-卵巢轴功能紊乱，全身性疾病（如重度营养不良）所致的不排卵。

2. 输卵管炎症致输卵管阻塞。

3. 子宫内膜结核等子宫因素。

4. 阴道炎、瘢痕狭窄、横膈等阴道因素。

5. 宫颈口狭窄等宫颈因素。

6. 免疫因素。

（三）辅助检查

1. 男方检查。

2. 女方检查

（1）询问病史。

（2）体格检查。

（3）女性不孕特殊检查

①卵巢功能检查：<u>B 型超声监测卵泡发育、测定基础体温（2006）、阴道脱落细胞涂片检查、宫颈黏液结晶检查、月经来潮前子宫内膜活组织检查、女性激素测定等（2007）</u>。

②输卵管通畅试验。

③性交后精子穿透力试验。

④宫颈黏液、精液相合试验。

⑤子宫镜检查。

⑥腹腔镜检查。

（四）诊断

通过男女双方全面检查明确不孕原因做出诊断。

（五）治疗

1. 治疗生殖器器质性疾病。

2. 诱发排卵用于无排卵　①氯米芬：为首选促排卵药；②绒毛膜促性腺激素；③促性腺激素；④黄体生成激素释放激素脉冲疗法：适用于下丘脑性无排卵；⑤溴隐亭：适用于无排卵伴有高催乳素血症者。

3. 补充黄体分泌功能　适用于黄体功能不全，月经周期第 20 天开始，每日<u>肌内注射黄体酮（2000）</u>，连用 5 天。

4. 改善宫颈黏液性状　于月经周期第 5 天起，服己烯雌酚有利于精子穿过。

5. 输卵管慢性炎症及阻塞的治疗　①一般疗法；②输卵管内注药；③输卵管成形术。

6. 人工授精　指用器械将精液注入宫颈管内或宫腔内，取代性交使女性妊娠的方法。

7. 体外受精与胚胎移植。

8. 配子输卵管内移植　适用于输卵管正常的女性。

9. 宫腔内配子移植　适用于输卵管异常的女性。

================ 经典试题 ================

1. 女性不孕最常见的因素是

A. 卵巢功能紊乱

B. 子宫内膜炎

C. 输卵管因素

D. 宫颈因素

E. 免疫因素

2. 试管婴儿是指

A. 人工授精

B. 配子输卵管内移植

C. 宫腔配子移植

D. 体外受精与胚泡移植

E. 胚泡移植

参考答案：1. C。2. D。

第 20 单元　计划生育

================ 重点提示 ================

本单元复习重点在甾体激素药物避孕和人工流产适应证、禁忌证及出现不良反应如何处置，以机械记忆的题目为主，应对比记忆，否则易混淆。

人工流产的并发症：①子宫出血；②宫穿孔；③人工流产综合反应；④漏吸或空吸；⑤吸宫不全；⑥感染；⑦羊水栓塞；⑧宫颈粘连；⑨慢性盆腔炎。

===== 考点串讲 =====

一、宫内节育器避孕

（一）种类

1. T 铜宫内节育器 TCu220C。

2. 活性γ型环。

3. 花式宫内节育器 HCu280 环。

4. 母体乐 MLCu375 宫内节育器。

5. 宫铜宫内节育器。

（二）避孕机制

受精卵着床受阻。

（三）放置与取出

1. 放置

（1）放置宫内节育器（IUD）禁忌证（2000、2006）：①月经过多过频；②生殖道急性炎症；③生殖器官肿瘤；④宫颈过松、重度陈旧性宫颈裂伤或子宫脱垂；⑤严重全身性疾病；⑥子宫畸形。

（2）放置时间：常规为月经干净后 3～7 天放置，人工流产可立即放置，但术后宫腔深度应＜10cm 为宜。产后一般在满 3 个月、剖宫产术后 6 个月放置（2012）。

（3）节育器大小选择：宫腔深度＞7cm 者用 28 号，≤7cm 者用 26 号。

（4）放置方法。

（5）术后注意事项：术后休息 3 天，2 周内忌性交及盆浴，3 个月内每次经期或大便时注意有无 IUD 脱落，定期进行随访。

2. 取出

（1）取器适应证（2008）：①因不良反应治疗无效或出现并发症者；②改用其他避孕措施或绝育者；③带器妊娠者；④计划再生育者；⑤放置期限已满需更换者；⑥绝经 1 年者。

（2）取器时间：一般以月经后 3～7 天为宜。

（3）取器方法：有尾丝者，用血管钳夹住后轻轻牵引取出；无尾丝者，先用子宫探针查清 IUD 位置，以长直血管钳放入宫颈管内夹住 IUD 纵杆牵引取出。

（四）不良反应

1. 出血 常发生于放置 IUD 后 1 年内，尤其是最初 3 个月内。

2. 腰酸腹坠 IUD 若与宫腔大小或形态不符。

（五）并发症

子宫穿孔、节育器异位、感染、节育器嵌顿。

二、甾体激素药物避孕

（一）避孕机制（2013）

1. 短效口服避孕药 由雌激素与孕激素配伍而成（2003）。

（1）抑制排卵（2000）：药物抑制下丘脑释放 LHRH，使垂体分泌 FSH 和 LH 减少，同时直接影响垂体对 LHRH 的反应，不出现排卵前 LH 峰，故不发生排卵。

（2）改变宫颈黏液性状（2000）：宫颈黏液受孕激素影响，量变少而黏稠度增加，拉丝度减小，不利于精子穿透。

（3）改变子宫内膜形态与功能（2000）：避孕药中孕激素成分干扰了雌激素效应，子宫内膜增殖变化受抑制；又因孕激素作用使腺体及间质提早发生类分泌期变化，形成子宫内膜分泌不良，不适于受精卵着床。

2. 长效口服避孕药　利用长效雌激素炔雌醇环戊醚（简称炔雌醚），从胃肠道吸收后，储存于脂肪组织内缓慢释放，起长效避孕作用。孕激素促使子宫内膜转化为分泌反应，作用消退时引起撤退出血。外源性甾体激素通过反馈抑制下丘脑-垂体-卵巢轴功能发挥抗排卵作用。

3. 速效避孕药物（探亲避孕药物）　主要改变子宫内膜形态与功能，不利于受精卵着床。宫颈黏液变黏稠，不利于精子穿透。月经周期前半期服药还有抗排卵作用。

（二）适应证与禁忌证

1. 短效口服避孕药

（1）适应证：生育年龄的健康妇女均可服用（2016）。

（2）禁忌证（2005、2007）：①严重心血管疾病不宜服用。②急、慢性肝炎或肾炎。③血液病或血栓性疾病。④内分泌疾病，如糖尿病需用胰岛素控制者、甲状腺功能亢进者。⑤恶性肿瘤、癌前病变、子宫或乳房肿块患者。⑥哺乳期不宜服用。⑦产后未满6个月或月经未来潮者。⑧月经稀少或年龄＞45岁者。⑨年龄＞35岁的吸烟妇女不宜长期服用。⑩精神病生活不能自理者。

2. 长效避孕针　适应证和禁忌证与短效口服避孕药相仿，月经频发或经量过多者不宜使用。

（三）常用类型及用法

1. 短效口服避孕药　复方左炔诺孕酮片、口服避孕片、三相避孕片。

2. 长效口服避孕药　制剂有数种，避孕效果与给药方法有关。最好采用在月经来潮第5天服第1片，第10天服第2片。以后按第1次服药日期每月服1片。

3. 长效避孕针　第1个月于月经周期第5天和第12天各肌内注射1支，以后在每次月经周期第10~12天肌内注射1支。一般于注射后12~16天月经来潮。

4. 速效避孕药物（探亲避孕药物）

（1）炔诺酮：每片5mg，若探亲时间在14天以内，于性交当晚及以后每晚口服1片；若已服14天而探亲期未满，可改用口服避孕药1号或2号至探亲结束。

（2）甲地孕酮：性交前8小时服1片，当晚再服1片，以后每晚服1片，直到探亲结束次晨加服1片。

（3）炔诺孕酮：性交前1~2天开始服用，服法同炔诺酮。

（4）事后探亲片：即53号避孕药。近年米非司酮作为紧急避孕药展示极好前景，成为安全、高效、不受性交时间及次数制约的新型紧急避孕方法。

（5）甲醚抗孕丸。

（6）YUZPE片（每片含炔雌醇0.05mg、炔诺孕酮0.5mg）。

（四）药物不良反应及处理

1. 短效口服避孕药

（1）类早孕反应：雌激素刺激胃黏膜引起食欲缺乏、恶心、呕吐、乏力、头晕。

（2）月经影响：服药时抑制内源性激素分泌，甾体避孕药替代性对子宫内膜发生作用。一般服药后月经变规则，经期缩短，经量减少，痛经减轻或消失。若用药后出现闭经，反映避孕药对下丘脑-垂体轴抑制过度，应停避孕药改用雌激素替代治疗或加用促排卵药物，仍无效者应进一步查找闭经原因。服药期间发生不规则少量出血，称突破出血，多发生在漏服药后（2000），少数人虽未漏服也能发生。若在服药前半周期出血，为雌激素不足以维持内膜的完整性所致，每晚增服炔雌醇（2003）。

（3）体重增加。

（4）色素沉着。

（5）其他影响。

2. **长效口服避孕药**　不良反应及其临床表现类似短效口服避孕药，处理方法也相同。

3. **长效避孕针**　用药头 3 个月可能发生月经周期不规则或经量多，对症用止血药，或用雌激素或短效口服避孕药调整。

三、屏障避孕

1. 男用避孕套。

2. 女用避孕套。

四、其他避孕方法

（一）紧急避孕

紧急避孕是指那些在无防护性性生活后或者避孕失败后几小时或几日内，妇女为防止非意愿性妊娠的发生而采用的避孕方法。

1. **机制**　阻止或延迟排卵，干扰受精或阻止着床。

2. **适应证**　①未使用任何避孕方法；②避孕失败；③遭到性暴力。

3. **禁忌证**　已确定怀孕的妇女。

4. **方法**　放置宫内节育器或口服紧急避孕药。

5. **不良反应**　可能出现恶心、呕吐、不规则阴道出血。

（二）自然避孕

排卵前后 4～5 天为易孕期，其余的时间不易受孕，被视为安全期。

（三）其他避孕

（1）黄体生成激素释放激素类似物避孕。

（2）免疫避孕法导向药物避孕是目前导向药物抗生育研究的热点。

（3）抗生育疫苗。

五、输卵管绝育术

非孕妇女绝育时间最好选择在月经干净后 3～4 天（2002）。人工流产或分娩后宜在 48 小时内施术。哺乳期或闭经妇女则应排除早孕后再行绝育术。

（一）适应证

（1）自愿要求绝育手术的已婚夫妇，且无禁忌者。

（2）因某些疾病不宜妊娠者。

（3）患有某些遗传病，不宜生育，自愿要求绝育者。

（二）禁忌证

（1）各种疾病急性期。

（2）全身情况不良不能胜任手术者，如心力衰竭、血液病等。

（3）腹部皮肤有感染灶或患急、慢性盆腔炎者。

（4）患严重的神经官能症者。

（5）24 小时内 2 次体温在 37.5℃或以上者。

（三）并发症

（1）出血、血肿（2005）。

（2）感染（2005）。

（3）脏器损伤（2005）。

（4）绝育失败（2005）。

六、人工流产

（一）概念

人工流产是妊娠早期采用人工的方法终止妊娠。

（二）药物流产

最常用的药物是米非司酮，药物流产采用米非司酮配伍米索前列醇为最佳方案。

1. 适应证　①健康妇女自愿要求且停经不超过 49 天；②具有人工流产高危因素者，宫颈坚硬及发育不全，生殖道畸形及严重骨盆畸形；③人工流产史，对手术有恐慌心理者；④剖宫产术后 6 个月内，哺乳期。

2. 禁忌证　①米非司酮药物禁忌；②前列腺素药物禁忌；③带器妊娠者；④妊娠剧吐；⑤长期服用下列药物：抗结核、抗癫痫、抗抑郁、阿司匹林、巴比妥类药物等；⑥宫外孕或可疑宫外孕者；⑦贫血；⑧吸烟或嗜酒者。

3. 不良反应　①消化道症状；②子宫收缩痛；③出血；④感染。

（三）手术流产

1. 适应证　①妊娠 6～10 周（2007）要求终止妊娠而无禁忌证者。②患有心脏病、心力衰竭史、慢性肾炎等不宜继续妊娠者。

2. 禁忌证　①生殖道炎症、各种病急性期；②心力衰竭、高血压有自觉症状；③高热；④严重贫血；⑤手术当日 2 次体温在 37.5℃以上者（2014、2015）。

3. 并发症（2007）及处理

（1）子宫穿孔：应停止手术，给予缩宫素和抗生素，严密观察患者的生命体征，探宫腔深度。

（2）人工流产综合反应：在人工流产术中或手术结束时出现心动过缓、心律失常、血压下降、面色苍白、出汗、头晕、胸闷，甚至发生晕厥和抽搐。其发生主要由于宫颈和子宫遭受机械性刺激引起走神经兴奋所致（2002）。处理：术前精神安慰，操作轻柔，不施暴力，适当吸宫负压，出现心率减慢时静脉注射阿托品 0.5mg（2003）有一定效果。

（3）吸宫不全（2003、2005、2006）：常见并发症，术后出血超过 10 天，血量过多，或出血停止后又有多量出血。处理：B 型超声无明显感染征象，应行刮宫，术后用抗生素预防感染。

（4）漏吸：排除宫外孕，再进行负压吸引术。

（5）术中出血：可在扩张宫颈后注射缩宫素。

（6）术后感染：表现为体温升高、下腹疼痛、白带浑浊或不规则出血。处理：卧床休息、支持疗法、应用抗生素。

（7）栓塞。

七、计划生育方法的知情选择

1. 新婚期　可以选择工具避孕，一般不选用宫内节育器，不宜服用口服避孕药。

2. 哺乳期　可选用宫内节育器、避孕套。不宜选用甾体激素避孕药。

3. 生育后期　首选宫内节育器，可用长效避孕药或皮下埋置法。

4. 绝经过渡期　可选用宫内节育器、避孕套或外用避孕药。45 岁以后禁用避孕药。

经典试题

1. 人工流产最常见的并发症是
A. 吸宫不全
B. 子宫穿孔
C. 漏吸
D. 术后感染
E. 羊水栓塞

2. 人工流产术中突然头晕、胸闷、血压下降、脉搏变慢首先考虑
A. 子宫穿孔
B. 人工流产综合征
C. 术中出血
D. 羊水栓塞

E. 空气栓塞

3. 人工流产术后, 不规则出血 15 天, 药物治疗无效。子宫稍大、软、宫口开大, 应考虑

A. 子宫内膜炎

B. 吸宫不全

C. 功血

D. 宫颈粘连

E. 子宫复旧不全

4. 人工流产术后 3 天微热, 下腹坠痛并有血性分泌物。子宫: 稍大、触痛明显, 附件正常, 应考虑

A. 吸宫不全

B. 子宫肌炎

C. 子宫颈粘连

D. 子宫复旧不全

E. 宫腔积血

5. 我国现在最常用的避孕措施为

A. 避孕套

B. 阴道隔膜

C. 宫内节育器

D. 口服避孕药

E. 安全期避孕

6. 避孕方法中, 失败率较高的是

A. 宫内节育器

B. 口服避孕药

C. 安全期避孕

D. 阴道隔膜

E. 避孕套

（7～9 题共用题干）

患者, 34 岁。重复剖宫产术中, 既往有风湿性心脏病病史, 心功能无改变。

7. 下一步应选的避孕措施是

A. 上环

B. 输卵管结扎术

C. 口服避孕药

D. 工具避孕

E. 安全期避孕

8. 关于结扎时间的选择哪项正确

A. 2 次剖宫产时

B. 剖宫产术后 1 个月

C. 人流术后 1 周内

D. 月经前 3～7 天

E. 滞产产后

9. 结扎术中的注意事项哪个不正确

A. 抽心包埋法成功率高

B. 提出输卵管, 追溯到伞端后再结扎

C. 有生殖器感染者, 不宜手术

D. 经阴道手术操作简单, 不易感染

E. 术前排空膀胱

（10～12 题共用备选答案）

A. 易引起 DIC

B. 易引起失血性休克

C. 易引起宫腔粘连

D. 易引起人流综合征

E. 易引起子宫穿孔

10. 人工流产术中重复吸刮宫腔

11. 哺乳期妊娠子宫人工流产时

12. 人工流产术中过度刺激宫颈

参考答案: 1. A。2. B。3. B。4. B。5. C。6. C。7. B。8. A。9. D。10. C。11. E。12. D。

第 21 单元　妇女保健

===== **重 点 提 示** =====

本单元内容较少, 考题不常出现, 适当了解。

===== **考 点 串 讲** =====

各期保健内容

1. 青春期保健。

2. 围婚保健。

3. 生育期保健。

4. 围生期保健。

5．围绝经期保健。

6．老年期保健。

内容有：①合理安排生活，重视蛋白质、维生素及微量元素的摄入；②保持外阴部清洁；③防治绝经前期月经失调，重视绝经后出血；④进行肛提肌锻炼，加强盆底组织的支持力；⑤定期体检，接受妇科病及肿瘤普查；⑥采用激素替代、补充钙剂等综合措施防止围绝经期综合征、骨质疏松、心血管疾病等的发生；⑦应避孕至月经停止 12 个月以上。

───────── 经典试题 ─────────

孕妇分娩出院后，社区医院进行产后访视的次数至少应为

A．1 次

B．2 次

C．3 次

D．4 次

E．5 次

参考答案：C。

第11章 儿科疾病

=== 本章重点 ===

需重点掌握的内容有：①小儿各个器官的生长发育规律及特点，牢记推算公式；②维生素D缺乏性佝偻病和手足搐搦症的发病机制和临床表现；③新生儿黄疸和新生儿寒冷损伤综合征的临床表现；④腹泻类型，脱水程度及性质，补液；⑤常见先天性心脏病的临床表现及诊断，特别是心脏杂音特点及X线检查；⑥肾病综合征临床表现、分型、实验室检查及诊断标准；⑦风湿热的诊断标准与治疗；⑧缺铁性贫血的临床表现与治疗；⑨化脓性脑膜炎的临床表现、硬脑膜下积液相关问题等。

第1单元 绪 论

=== 重点提示 ===

考生需背熟记小儿年龄的分期，了解各期的特点。

年龄分期为：胎儿期、新生儿、婴儿期、幼儿期、学龄前期、学龄期与青春期。

=== 考点串讲 ===

年龄分期和各期特点

（一）胎儿期

1. 定义 从受孕到分娩，约40周（280天）。

2. 特点 胎儿完全依靠母体而生存，易受来自母体各种不利因素的影响而出现各种严重后果。

（二）新生儿期

1. 定义 自出生后脐带结扎起至刚满28天为止。出生后不满7天的阶段称为新生儿早期（2008）。

2. 特点 由于其生理调节和适应能力不成熟，因此发病率高，病死率也高。

（三）婴儿期

1. 定义 从出生到满1周岁以前。

2. 特点

（1）生长发育最迅速的时期（第一生长发育高峰）。

（2）对营养和能量的需要量相对较大。

（3）母乳喂养十分重要，计划免疫。

（四）幼儿期

1. 定义 1周岁后至满3周岁（2003）。

2. 特点 智力发育较快，语言、思维和交往能力增强，但识别能力不足，注意防止各种意外创伤和中毒（2009）。

（五）学龄前期

1. 定义 3周岁至6~7岁。

2. 特点 智力发育更趋完善，可塑性强。

（六）学龄期

1. 定义　从入学前（6～7岁）至青春期（12～14岁）。

2. 特点（2009）　除生殖系统外其他器官发育接近成人水平。注意预防近视和龋齿，端正坐、立、行姿势；安排有规律的生活、学习和锻炼，保证足够的营养和睡眠；防治精神、情绪和行为方面的问题。

（七）青春期

1. 定义　女孩从11～12岁开始到17～18岁；男孩从13～14岁开始到18～20岁。

2. 特点

（1）生长发育速度明显加快（第二生长发育高峰）。

（2）生殖系统迅速发育并逐渐成熟。

（3）心理、行为、精神方面不稳定。

=== 经 典 试 题 ===

我国采用围生期定义是

A. 胎龄满20周至出生后足1周

B. 胎龄满24周至出生后足1周

C. 胎龄满24周至出生后足4周

D. 胎龄满28周至出生后足1周

E. 胎龄满28周至出生后足4周

参考答案：D。

第2单元　生长发育

=== 重 点 提 示 ===

1. 生长发育一般规律：由上到下，由近到远，由粗到细，由简单到复杂，由低级到高级。

2. 生长发育2个高峰：婴儿期与青春期。体格生长常用指标：体重、身高、头围、胸围（熟记各个指标的计算公式）。

3. 骨骼发育：头颅骨、脊柱、长骨骨化中心节。

4. 运动：二抬三翻六会坐，七滚八爬周会走。语言发育3阶段，即发音、理解与表达。

=== 考 点 串 讲 ===

一、小儿生长发育的规律

1. 生长发育的连续性、阶段性　生长发育是一个连续的过程，但并非等速进行，具有阶段性，婴儿期生长最快（为第一个生长高峰）（2002），尤其前3个月更快；青春期又迅速加快（为第二个生长高峰）。

2. 各系统器官发育的不平衡性（2017）　神经系统最早（先快后慢）（2008）、生殖系统最晚（先慢后快）、淋巴系统在儿童期迅速生长，青春期达高峰，以后逐渐下降。其他系统（如心、肝、肾、肌肉）的发育基本与体格生长平衡。

3. 生长发育的顺序性的一般规律　由上到下（先抬头、抬胸、坐、立）（2012），由近到远（2008）（运动从臂到手、从腿到足），由粗到细（抓握到拾取），由简单到复杂（从画直线到画圆圈），由低级到高级（从视听感觉到思维记忆）（2000、2003、2007）。

4. 生长发育的个体差异性　受到遗传、性别、环境、营养、内分泌、疾病、生活环境等的影响。

二、体格生长常用指标

（一）体重

1. 意义　了解营养情况（2016），也为儿科临床给药、输液的重要依据。出生后1周内因水分丢失等因素可出现暂时体重下降，称生理性体重下降。如体重下降幅度超过 10%或至第 10 天还未恢复到出生体重（简称"双 10"），则为病理状态。

2. 计算公式（单位：kg）

<6 个月＝月龄×0.7＋出生体重（出生体重一般默认为 3kg）

7～12 个月＝月龄×0.25＋6

2～12 岁＝年龄×2＋8

（二）身高

1. 意义　代表骨骼发育水平。

2. 计算公式　出生时平均为 50cm，1 周岁时约为 75cm（2009），2 周岁时约为 85cm，2～12 岁身高估算公式为：身高（cm）＝年龄×7＋75。

（三）头围

1. 意义　较小头围见于脑发育不良，头围过大提示脑积水。

2. 测量方法　经眉弓上方、枕后结节绕头一周的长度。

3. 增长规律　出生时为 33～34cm，出生后第 1 年前 3 个月＝后 9 个月＝6cm，1 岁时为 46cm，2 岁为 48cm，2～15 岁头围一共仅增加 6～7cm（2014）。

（四）胸围

胸围出生时为 32cm，<1 岁时，胸围<头围；1 岁为 46cm，胸围＝头围（2017）；2～12 岁胸围（cm）＝头围+年龄－1（胸围>头围）。

三、骨骼发育和牙发育

（一）骨骼发育

1. 头颅骨发育　可根据头围大小、骨缝闭合及前后囟关闭迟早来衡量颅骨发育。

（1）前囟：出生时为 1.5～2.0cm（两对边中点连线），于 12～18 个月闭合。

临床意义：早闭，见于头小畸形；晚闭，见于佝偻病、脑积水；饱满，见于颅内压增高；凹陷，见于脱水、重度营养不良。

（2）后囟：出生时后囟很小或已闭合，最迟 6～8 周龄闭合。晚闭一般见于克汀病。

（3）头颅骨缝：出生后 3～4 个月闭合。

2. 脊柱发育　新生儿时仅有轻微后突，3 个月能抬头时出现颈椎轻微前突（第一生理弯曲），6 个月出现胸椎后突（第二生理弯曲），1 岁能行走时出现腰椎前突（第三生理弯曲），6～7 岁时弯曲有韧带固定。

3. 长骨发育　腕骨骨化中心共 10 个，10 岁出齐。1～9 岁的数目＝岁数＋1，如骨化数目≤年龄－3，可以诊断骨龄落后。

（二）牙齿发育

乳牙出生后 4～10 个月开始萌出，如 12 个月后尚未出牙者可视为异常（2015），乳牙于 3 岁出齐，共 20 个（2016）。2 岁内乳牙数可按"月龄－（4～6）"推出。6 岁出第一颗恒牙，6～12 岁按乳牙出牙先后顺序逐个以恒牙换代，12 岁左右出第二磨牙，18 岁以后出第三磨牙，20～30 岁出齐。出牙时个别小孩出现低热、唾液增多等表现，属于正常生理现象。佝偻病、营养不良、先天甲状腺功能低下及先天愚型等患儿出牙延迟、牙釉质欠佳。

四、运动和语言发育

（一）运动发育

可分为大运动和细运动两大类。运动功能发育一般规律是：由上到下，由近及远，由不协调到协调，由粗到精细、准确、灵巧（表 11-1）。

（二）语言发育

必须具备正常的发音器官、听觉和大脑语言中枢。<u>语言的发育要经过发音、理解、表达三个阶段</u>（表 11-1）。（2014）

表 11-1　小儿运动和语言发育进程

年龄	运动发育		语言发育
	大运动	细运动	
新生儿	无规律、不协调动作	紧握拳	能哭叫
2 个月	直立及仰卧位能抬头	同上	发出和谐的喉音
3 个月	仰卧位变为侧卧位	用手摸东西	咿呀发音
4 个月	扶着髋部能坐	手能握持玩具	笑出声
5 个月	扶腋下能站直	双手各握一玩具	能喃喃发出单音节
6 个月（2016）	能独坐一会儿	用手摇玩具	同上
7 个月	会翻身，独坐很久	将玩具从一手换入另一手	能无意识发出重复音，如"爸爸""妈妈"
8 个月	会爬，能扶栏杆站起	会拍手	重复大人所发简单音节
9 个月	试独站	会从抽屉取出玩具	能懂得几个复杂词语，如"再见"等
10～11 个月	能独站片刻，能推车走几步	拇、示指对指拿东西	开始用单词，一个单词表示很多意义
1 岁	逐渐会行走	弯腰取东西，会将圆圈套在木棍上	能说出物品及自己的名字
1.5 岁	会蹲着玩、爬台阶	有目标地扔皮球	认识并指出身体各部位
2 岁	双脚跳	用勺子吃饭	用简单语言表达自己的需要，对人、事有喜乐之分
3 岁	会跑	会骑三轮车、洗手等	词汇增多，说话逐渐流利

总的来说，运动发育中的粗动作发育可以总结为：<u>二抬（头）三翻（身）六会坐，七滚八爬周（周岁）会走。</u>

语言发育可以总结为：<u>0～4（个月）叫，4～5（个月）笑，5～6（个月）出音节，7～9（个月）重复音，10～12（个月）用单词，1～1.5（岁）说名字，1.5～3（岁）能表达。</u>

经典试题

1. 小儿前囟闭合时间应为
A. 6 个月至 1 岁
B. 1 岁至 1.5 岁
C. 1.5 岁至 2 岁
D. 2 岁至 2.5 岁
E. 2.5 岁至 3 岁

（2～6 题共用备选答案）
　　头围　　胸围
A. 34cm　32cm
B. 46cm　46cm
C. 48cm　49cm
D. 50cm　54cm
E. 54cm　68cm
2. 1 岁
3. 2 岁
4. 5 岁
5. 15 岁
6. 新生儿

参考答案：1. B。2. B。3. C。4. D。5. E。6. A。

第 3 单元　儿童保健

重点提示

计划免疫接种：卡介苗（刚出生）、乙肝疫苗（刚出生、1 个月、6 个月）、脊髓灰质炎（2个月）、百白破混合制剂（3 个月、4 个月、5 个月）、麻疹疫苗（8 个月）。

考点串讲

计划免疫和预防接种

（一）小儿计划免疫种类

根据国家卫生计生委规定，婴儿须在 1 岁内完成卡介苗，脊髓灰质炎三价混合疫苗，百日咳、白喉、破伤风类毒素混合制剂（简称百白破混合制剂），麻疹减毒疫苗和乙肝病毒疫苗 5 种疫苗接种的基础免疫（简称五苗防七病）。

（二）预防接种实施程序

国家卫生和计划生育委员会规定的儿童计划免疫的接种程序，见表 11-2。

表 11-2　儿童计划免疫接种的程序（2007、2014、2015）

接种疫苗	年　龄
卡介苗	刚出生（2016）
脊髓灰质炎三价混合疫苗	2 个月，3 个月，4 个月；4 岁复种
百白破混合制剂	3 个月，4 个月，5 个月；1.5～2 岁复种第 1 次，6 岁复种第 2 次（2007、2014）
麻疹减毒疫苗	8 个月（2016）；6 岁复种
乙肝疫苗	刚出生（2016），1 个月，6 个月（2007）

经典试题

1. 下列哪项为卡介苗的初种年龄
A. 2 天至 2 个月
B. 3 天至 3 个月
C. 4 天至 4 个月
D. 5 天至 5 个月
E. 6 天至 6 个月

2. 接种麻疹减毒活疫苗的时间是
A. 出生后 2 个月以上
B. 出生后 4 个月以上
C. 出生后 8 个月以上
D. 4 岁时加强 1 次
E. 8 岁时加强 1 次

参考答案：1. A。2. C。

第 4 单元　营养和营养障碍疾病

重点提示

1. 婴儿每日能量需要 100kcal/kg，每日需 8% 糖牛奶为 100ml/kg。婴儿需水量为 150ml/（kg·d），以后每 3 岁减少约 25ml/（kg·d）。

2. 蛋白质-热能营养不良的皮下脂肪消减顺序：腹部—躯干—臀部—四肢—面颊。并发症有贫血、维生素 A 等的缺乏、感染和自发性低血糖。

3. 维生素 D 缺乏性佝偻病临床表现：初期（易激惹，烦躁，睡眠不安，夜惊。枕秃。无明显骨骼改变，X 线大致正常）、激期（颅骨软化、方颅、肋骨串珠、肋膈沟、鸡胸或漏斗胸、腕踝畸形和 O 形腿或 X 形腿）、恢复期和后遗症期。

4. 维生素 D 缺乏性手足搐搦症典型发作为①惊厥；②手足抽搐；③喉痉挛；隐匿型为面神经征、腓反射、陶瑟征。

━━━━━━━━ **考点串讲** ━━━━━━━━

一、儿童营养基础

（一）能量代谢

人体能量代谢的最佳状态是达到能量消耗与能量摄入的平衡，能量缺乏和过剩都对身体不利。1 岁以内婴儿平均需要能量为 95~100 kcal/（kg·d）（1 kcal＝4.184kJ），以后可按每 3 岁减少 10 kcal 推算，到 15 岁时达成人需要量，50~60 kcal/（kg·d）（2000）。小儿能量消耗量包括基础代谢、食物的热力作用、生长、活动和排泄 5 个方面。

1. **基础代谢**　婴儿时期基础代谢的能量需要一般占总能量的 50%~60%，约 55kcal（230.12kJ）/（kg·d），7 岁时为 44kcal（184.10kJ）/（kg·d），12 岁时为 30kcal（125.52 kJ）/（kg·d），成人时为 25~30kcal（104.6~125.52kJ）/（kg·d）。

2. **食物热力作用**　蛋白质食物热力作用为本身产生能量的 30%，糖类为 6%，脂肪为 4%。婴儿食物含蛋白质多，食物热力作用占总能量的 7%~8%，年长儿为混合食物，其食物热力作用为 5%。

3. **生长代谢**　属于小儿特有。与儿童生长速度成正比。

4. **活动消耗**　与身体大小、活动时间、类型等因素有关。个体波动较大，并随年龄增长而增加。当能量摄入不足时，儿童首先表现活动减少。儿童生长代谢和活动所需能量占总能量的 32%~35%。

5. **排泄消耗**　正常情况下占总能量的 10%，腹泻时增加。

（二）营养素的需要（宏量与微量营养素）

1. **宏量营养素**

（1）糖类：经消化吸收后最终分解为葡萄糖，是机体供能最主要来源。每克供能约 4kcal（2003）。糖类产生的能量应占总能量的 55%~65%，过低或过多都不利于健康。

（2）脂类：为脂肪、胆固醇、磷脂的总称，是人体重要的营养素之一。脂类是机体的第二供能营养素。

（3）蛋白质：乳类和蛋类蛋白质具有最适合构成人体蛋白质的氨基酸配比，其生理价值最高。婴幼儿生长旺盛，保证优质蛋白质供给非常重要，优质蛋白应占 50%以上。

2. **微量营养素**　微量营养素包括各种矿物质与维生素。虽两者不能提供能量，但参与酶系统活动或作为其辅酶，对调节体内各种代谢过程和生理活动、维持正常生长发育极其重要。矿物质包括常量元素（人体含量大于其体重的 0.01%）与微量元素（人体含量小于其体重的 0.01%）两类。维生素包括脂溶性（维生素 A、维生素 D、维生素 E、维生素 K）与水溶性（B 族维生素和维生素 C）两类。对于儿童来说维生素 A、维生素 D、维生素 C、维生素 B_1 是容易缺乏的维生素。

3. **膳食纤维素**　膳食纤维素具有吸收大肠水分、软化大便、促进肠蠕动等功能。婴幼儿可从谷类、水果、蔬菜中获得。

（三）水的需要

人体内的水大部分来自饮用水及食物中含的水分。体内组织代谢及食物氧化过程也可产生水，称内生水，每 100kcal 热量的混合膳食可产生的内生水约 12ml（2003）。儿童水的需要量与能量摄入、食物种类、肾功能成熟度、年龄等因素有关。婴儿体内水分占体重的 70%~75%。年龄越小相对需水量就越大，婴儿为 150ml/（kg·d），以后每 3 岁减少约 25ml/（kg·d）（2000、2007）。

二、婴儿喂养

(一) 母乳喂养

人乳的特点如下(2005)。

(1) 营养丰富,比例适当,易于吸收。①酪蛋白与乳清蛋白比例为 1:4 (2014),易于消化吸收。②乙型乳糖含量多,利于脑发育,利于双歧杆菌、乳酸杆菌的生长,并可产生 B 族维生素及利于钙吸收。③不饱和脂肪酸含量多,利于脑发育。脂肪酶可使脂肪颗粒易于消化吸收。④铁吸收率高,钙磷比例适宜 (2:1) (2008)。⑤维生素 D、维生素 K 含量缺乏。

(2) 生物作用:①母乳缓冲力小,对胃酸中和作用弱,有利于消化。②含有不可代替的免疫成分,如 SIgA (初乳含量最高)、乳蛋白等,起到增强婴儿免疫力的作用 (2009)。③含有生长调节因子,对细胞增殖发育有重要作用。

(3) 其他:①母乳乳量、温度及泌乳速度也较适宜,几乎为无菌食品,简便又经济;②母亲自己喂哺,有利于促进母子感情,密切观察小儿变化,随时照顾护理;③产后哺乳还可加快母亲产后子宫复原,减少再次受孕。

(二) 人工喂养

牛奶是最常用的代乳品,但成分并不适合婴儿。

1. **牛奶成分** 酪蛋白与乳清蛋白比例为 4:1,不易消化。饱和脂肪酸多,脂肪颗粒大,缺乏脂肪酶。乳糖少,主要为甲型乳糖,有利于大肠埃希菌生长,一般需加 5%~8%的糖。矿物质成分较高,不利于新生儿、早产儿及肾功能差的婴儿。牛奶含锌、铜较少,铁吸收率仅为人乳的 1/5。另外,还缺乏各种免疫因子,这是牛奶与人乳的最大区别。

2. **牛奶制品** ①全脂奶粉:重量 1:8 或体积 1:4 配制。②蒸发乳。③酸奶。④婴儿配方奶粉:以牛奶为基础的改造奶,使宏量营养成分尽量接近母乳。为 6 个月以下婴儿人工喂养的首选。一般市售配方奶粉配有统一规格的专用小勺,重量比均为 1:7,如盛 4.4g 奶粉的专用小勺,一勺宜加入 30ml 温开水。⑤甜炼乳、麦乳精等不宜作为婴儿主食。

3. **牛乳量计算法** 一般按每日能量需要计算:婴儿每日能量需要 100kcal/kg。①配方奶粉:一般婴儿配方奶粉 1g 供能约 5kcal,故婴儿配方奶粉每日摄入量约为 20g/kg。一般约为每隔 3 小时喂养一次。②全牛奶:一般 100ml 含 8%糖的全牛奶供能约 100kcal,故婴儿每日需 8%糖牛奶为 100ml/kg (2002、2003)。全日奶量可分为 5 次喂哺,全牛奶与水可同时或间隔喂给。

(三) 辅助食品添加

1. **添加原则** 从少到多;由稀到稠;从细到粗;习惯一种食物后再加另一种;应在婴儿健康、消化功能正常时添加。

2. **添加顺序**

(1) 1~3 个月:汁状食物,如水果汁、青菜汤、鱼肝油和钙剂 (2009)。

(2) 4~6 个月:泥状食物,如米糊、米汤、稀粥、蛋黄、鱼泥、菜泥、豆腐 (2009)。

(3) 7~9 个月:末状食物,如烂面、粥、肉末、菜末、肝泥、蛋、鱼、饼干等 (2009)。

(4) 10~12 个月:碎状食物,如软饭 (面)、粥、碎肉、碎菜、豆制品等。

为方便记忆,以上可归纳为 4 个字"支 (汁) 离 (泥) 破 (末) 碎"。

三、蛋白质-热量营养不良

(一) 病因

营养或饮食不当;疾病诱发:消化系统疾病 (如迁延性腹泻等) 或先天畸形 (如唇腭裂等)最为常见 (2012)。

(二) 临床表现

消瘦型多见于 1 岁以内婴儿,表现为体重不增 (2008、2017),随营养失调加重,出现体重逐渐下降，脂肪[最早是腹部（2002），然后是躯干、臀部、四肢，最后是面颊部（2007、2016）]和肌肉减少消失，皮肤苍白多褶皱、弹性消失，对外界刺激反应淡漠、心率缓慢、心音低钝、呼吸浅表、肌张力低下；水肿型常见于1～3岁者，水肿常伴有肝大、毛发稀疏、容易脱落。营养不良时总液体量增多，细胞外液呈低渗性，故还常有低渗性脱水。临床分度标准见表11-3。

表 11-3　蛋白质-热能营养不良临床分度标准

	Ⅰ度	Ⅱ度	Ⅲ度
体重低于正常值	15%～25%	25%～40%	＞40%
腹部皮下脂肪层	0.8～0.4cm	≤0.4cm（2008）	完全消失
肌张力	基本正常	减低、肌肉松弛	低下、肌肉萎缩
精神状态	基本正常	不稳定，易疲乏、烦躁	精神萎靡、反应低下与烦躁交替

（三）并发症

1. 营养性贫血　最多见为营养性缺铁性贫血。

2. 各种维生素缺乏　常见者为维生素A缺乏。

3. 自发性低血糖　最严重并发症，表现为面色灰白，神志不清，脉搏减慢，呼吸暂停，体温不升，但一般无抽搐，可因呼吸麻痹而死亡（2015）。

4. 其他　感染。

（四）诊断

根据小儿年龄及喂养史，有体重下降、皮下脂肪减少、全身各系统功能紊乱及其他营养素缺乏的临床症状和体征，典型病例的诊断并不困难。5岁以下营养不良的体格测量指标的分型和分度如下：

1. 体重低下　体重低于同年龄、同性别参照人群值的均值减2SD以下。

2. 生长迟缓　其身长低于同年龄、同性别参照人群值的均值减2SD。

3. 消瘦　体重低于同性别、同身高参照人群值的均值减2SD。

符合一项即可进行营养不良的诊断。

（五）治疗

1. 祛除病因。

2. 调整饮食及补充营养物质

（1）轻度营养不良：热量自80～100kcal/（kg·d）开始，蛋白质自3g/（kg·d）开始。

（2）中度营养不良：热量自60～80kcal/（kg·d）（2003）开始，蛋白质自2g/（kg·d），脂肪自1g/（kg·d）开始，逐渐增加。

（3）重度营养不良：热量自40～60kcal/（kg·d）开始，蛋白质自1.3g/（kg·d），脂肪自0.4g/（kg·d）开始，首先满足患儿基础代谢需要，以后逐渐增加。

3. 促进消化　给予各种消化酶及补充缺乏的维生素和微量元素，肌内注射苯丙酸诺龙促进蛋白质合成，食欲极差者可试用胰岛素葡萄糖疗法。

4. 其他　输血，加强护理，治疗并发症等。

四、维生素D缺乏病性佝偻病

维生素D缺乏病性佝偻病主要见于2岁以下婴幼儿。

（一）病因

1. 日照不足。

2. 摄入不足。

3. 生长发育过快。

4. 疾病因素。

5. 药物影响。

（二）临床表现（2017）

1. 初期（2015、2016）　多见于 6 个月以内，特别 <3 个月的婴儿，主要表现为神经兴奋性增高（2000、2002）；易激惹、烦躁、睡眠不安、夜惊、多汗、枕秃，X 线片检查多正常，或仅见临时钙化带稍模糊。血钙浓度正常或稍低，血磷浓度降低，钙磷乘积稍低（30～40），碱性磷酸酶增高或正常。

2. 激期　除初期症状外，主要表现为骨骼改变（2000）和运动功能发育迟缓。

（1）骨骼改变

①头部：颅骨软化，多见于 3～6 个月婴儿（2008、2013、2014）。方颅，多见于 8～9 个月以上小儿（2003、2008）。前囟增大及闭合延迟。出牙延迟。

②胸廓：胸廓畸形多发于 1 岁左右小儿。肋骨串珠；肋膈沟（赫氏沟）；鸡胸或漏斗胸。

③四肢：腕踝畸形，多见于 6 个月以上小儿，状似手镯或脚镯；下肢畸形，多见于 1 岁左右站立行走后小儿，"O"形腿或"X"形腿。

④其他：脊柱后突或侧弯，骨盆畸形。全身肌肉松弛，出现蛙状腹（腹肌张力低下）等。

（2）血液生化及骨骼 X 线改变：血清钙稍降低，血磷明显降低，钙磷乘积常低于 30，碱性磷酸酶明显增高。X 线检查干骺端见临时钙化带模糊或消失，呈毛刷样，并有杯口状改变；骺软骨明显增宽，骨骺与干骺端距离加大；骨质普遍稀疏，密度减低，可有骨干弯曲或骨折（2004）。

3. 恢复期　患儿临床症状减轻至消失。血清钙磷数天内恢复，碱性磷酸酶 4～6 周恢复，X 线表现 2～3 周后恢复。

4. 后遗症期　血液生化及 X 线检查均正常，仅遗留不同程度的骨骼畸形（2008）。

（三）诊断与鉴别诊断

1. 诊断　根据维生素 D 缺乏病史、佝偻病症状和体征，结合血液生化改变和骨骼 X 线改变可做出正确诊断。血清 25-（OH）D_3（正常 10～50μg/L）和 1, 25-（OH）$_2D_3$（正常 0.03～0.06μg/L）水平在初期就明显降低，为早期可靠的诊断指标（2007）。

2. 鉴别诊断

（1）低血磷性抗维生素 D 佝偻病：多有遗传病史，由于肾重吸收磷有障碍，导致血磷显著降低，高尿磷，血钙多正常。常规剂量维生素 D 治疗无效，治疗需同时补充磷。

（2）远端肾小管酸中毒：远端肾小管泌氢障碍，可出现高氯性代谢性酸中毒、高尿磷钙、低磷钙血症、低钾血症、碱性尿等表现。

（3）维生素 D 依赖性佝偻病：为常染色体隐性遗传，可分为两型。两型除均出现严重佝偻病症状外，Ⅰ 型还有高氨基酸尿症，Ⅱ 型有脱发。

（4）肾性佝偻病，肝性佝偻病：有肾病或肝病病史，血钙降低，肾性佝偻病还有血磷高的表现。

（四）治疗与预防

1. 预防　充足的日光浴及维生素 D 的补充是预防的关键。早产儿、低出生体重儿、双胎儿在出生后 1 周开始补充维生素 D 800U/d，3 个月后改预防量 400U/d；足月儿自出生 2 周后开始补充维生素 D 400U/d（2002、2005）。均补充至 2 岁。

2. 治疗

（1）一般治疗：及时添加辅食，多晒太阳，激期勿让患儿多坐、多站，防止骨骼畸形。

（2）维生素 D 制剂：①口服法。每日给维生素 D 0.2 万～0.4 万 U（2017），或 1, 25-（OH）$_2D_3$（罗钙全）0.5～2μg，4 周后改为预防量。②突击疗法。肌内注射维生素 D_3 20 万～30 万 U，1 个月后随访，若明显好转，则改预防量口服。

（3）补充钙剂：一般无需补充，但 3 个月内小婴儿或有手足搐搦症病史，肌内注射前先服钙剂

2～3 天，肌内注射后再继续服至 2 周。

五、维生素 D 缺乏性手足搐搦症

维生素 D 缺乏性手足搐搦症多见于 6 个月以内的小婴儿。

（一）病因

维生素 D 缺乏性手足搐搦症多因甲状旁腺功能不足导致。

（二）临床表现

1. 典型发作　惊厥、手足搐搦、喉痉挛，无热惊厥最常见。

2. 隐匿型

（1）Chvostek 征：手指尖或叩诊锤骤击患儿颧弓与口角间的面颊部，引起眼睑和口角抽动为面神经征阳性，新生儿期可呈假阳性。

（2）腓反射：叩诊锤叩击膝下外侧腓骨小头上腓神经处，引起足向外侧收缩者即为腓反射阳性。

（3）Trousseau 征：血压计袖带包裹上臂，使血压维持在收缩压与舒张压之间，5 分钟之内该手出现痉挛症状属阳性。

（三）诊断与鉴别诊断

1. 诊断　血清钙低于 1.75～1.88mmol/L（7～7.5mg/dl），或离子钙低于 1.0mmol/L（4mg/dl）（2012），血磷可正常或升高。

2. 鉴别诊断

（1）低血糖：血糖低于 2.2mmol/L。

（2）低镁血症：血镁低于 0.58mmol/L（1.4mg/dl）。

（3）婴儿痉挛症：突然发作，头及躯干前屈，手握拳，下肢弯曲至腹部，伴点头抽搐和意识障碍，发作持续数秒至数十秒，脑电图有高幅异常节律，多伴有智力障碍。

（4）甲状旁腺功能减退症：血磷高，＞3.23 mmol/L（10mg/dl）；血钙低，＜1.75mmol/L（7mg/dl）；颅骨 X 线检查可见基底节钙化灶。

（四）治疗

1. 急救处理　止惊厥（地西泮、水合氯醛、苯巴比妥钠等），保持气道通畅，吸氧。

2. 钙剂　10%葡萄糖酸钙 5～10ml（不能＞10ml）加等量葡萄糖稀释后静脉缓慢推注（＞10 分钟）（2000）；平稳后口服钙剂。钙剂不能与乳类同服，以防形成凝块影响吸收。

3. 维生素 D　应用钙剂 2～3 天，可开始口服或突击。

──────── 经 典 试 题 ────────

1. 营养不良皮下脂肪层消耗的顺序是

A. 躯干—臀部—四肢—腹部—面颊
B. 面颊—腹部—躯干—臀部—四肢
C. 腹部—躯干—臀部—四肢—面颊
D. 四肢—躯干—腹部—面颊
E. 躯干—臀部—腹部—面颊

2. 营养不良的早期表现是

A. 体重不增
B. 身高增长速度减慢
C. 脂肪厚度变薄
D. 肌肉松弛
E. 肌张力低下

3. 5 个月婴儿，体重 6kg，每日需喂 8%糖牛奶

量及额外喂水量各是

A. 牛奶量为 440ml，水量为 160ml
B. 牛奶量为 600ml，水量为 300ml
C. 牛奶量为 660ml，水量为 330ml
D. 牛奶量为 700ml，水量为 350ml
E. 牛奶量为 780ml，水量为 360ml

4. 口服维生素 D 治疗佝偻病给药时间

A. 半个月后改为预防量
B. 1 个月后改为预防量
C. 2 个月后改为预防量
D. 3 个月后改为预防量
E. 4 个月后改为预防量

5. 患儿以疲乏无力、消瘦、食欲缺乏来诊。

查体：体重在同年龄/同性别参照人群值的中位数-2SD～3SD，皮肤干燥，肌张力减低应诊断为

A. 蛋白质-能量营养不良轻度

B. 蛋白质-能量营养不良中度

C. 蛋白质-能量营养不良重度

D. 属正常儿童范畴

E. 糖尿病

6. 患儿，8 个月。3 天前无明显诱因突然抽搐，抽搐时神志不清，双目凝视，持续 2 分钟自行缓解，醒后活泼如常。血钙为 1.73mmol/L，血磷为 1.0mmol/L，血镁为 1.0mmol/L，血糖为 4.6mmol/L，诊断为

A. 低血糖

B. 化脓性脑膜炎

C. 婴儿痉挛症

D. 维生素 D 缺乏性手足搐搦症

E. 低镁血症

7. 患儿，10 个月。方颅，多汗，胸部肋膈沟，血钙稍低，血磷低，X 线可见骨骺软骨盘增宽，干骺端临时钙化带消失，呈毛刷样改变，诊断为

A. 佝偻病初期

B. 佝偻病激期

C. 佝偻病恢复期

D. 佝偻病后遗症期

E. 软骨发育不全

参考答案：1．C。2．A。3．B。4．B。5．B。6．D。7．B。

第 5 单元　新生儿及新生儿疾病

═══ 重 点 提 示 ═══

1. 新生儿消化系统的特点：食管下部括约肌松弛、胃底发育差，呈水平位、幽门括约肌发达，易溢奶、呕吐。新生儿肝葡糖醛酸转移酶活力低，故容易生理性黄疸。

2. 新生儿 Apgar 评分指标：皮肤颜色、心率、对刺激反应、肌张力、呼吸。

3. 新生儿黄疸：生理性黄疸（出生后 2～5 天出现，足月儿 14 天消退，早产儿最迟 4 周消退等）和病理性黄疸（出生后 24 小时内出现，持续时间长，足月儿>2 周，早产儿>4 周；黄疸退而复现等）和母乳性黄疸（出生后 4～7 天出现，停喂母乳后 3～5 天黄疸减退）。

4. 新生儿败血症：不吃、不哭、不动、体重不增、体温不升或低热及反应低下，病理性黄疸，休克等表现。葡萄球菌感染者宜选用耐酶青霉素、万古霉素等。

5. 新生儿寒冷损伤综合征：发生顺序为小腿→股→整个下肢→臀区→面颊→上肢→全身。复温是关键（复温的治疗要牢记）。

═══ 考 点 串 讲 ═══

一、概述

新生儿分类方法

1. 足月儿　指胎龄≥37 周至<42 周（259～293 天）的新生儿。

2. 早产儿　指胎龄<37 周的新生儿（2003、2009）。

3. 过期产儿　指胎龄≥42 周的新生儿（2003、2016）。

二、新生儿的特点及护理

新生儿指从胎儿娩出脐带结扎到出生后 28 天的婴儿。新生儿学又属于围生医学的一部分。围生期指自妊娠 28 周至出生后 7 天。

（一）足月儿和早产儿的特点

1. 外观特点　见表 11-4。

表 11-4　足月儿和早产儿的外观特点

比较项目	足月儿	早产儿
皮肤	红润，胎毛少，皮下脂肪丰富	红嫩，胎毛多，水肿
耳郭	发育良好	发育不良
乳腺	乳晕清晰、乳头突起、乳结可扪及	乳晕不清、乳头平、乳结不能扪及
四肢	肌肉有张力，四肢屈曲	肌张力低下
足底纹（2003）	整个足底都有，深	较少
指甲（2003）	达到或超过指端	未达到指端
外生殖器（2003）	睾丸降入阴囊、阴囊多皱褶大阴唇遮盖小阴唇	睾丸未入阴囊、阴囊皱褶少大阴唇不能遮盖小阴唇

2. 生理特点

（1）呼吸系统：胎儿肺内充满液体，出生时约 1/3 肺液由口鼻排出，其余在建立呼吸后由肺间质毛细血管和淋巴管吸收，如吸收延迟，则出现湿肺。肺泡表面活性物质由 II 型肺泡上皮产生，妊娠 28 周出现于羊水内，35 周迅速增加。足月儿出生后第 1 小时内呼吸 60～80 次/分（2003、2006），1 小时后降至 40～50 次/分。

早产儿因呼吸中枢相对不成熟，可有呼吸暂停［呼吸停止在 20 秒以上，伴心率减慢（＜100 次/分），并出现发绀］；因肺泡表面活性物质少，易发生肺透明膜病（2013）。

（2）循环系统：足月新生儿心率波动范围为 90～160 次/分；足月儿血压平均为 70/50mmHg。

（3）消化系统：小儿食管下部括约肌松弛，胃呈水平位，幽门括约肌较发达，故易溢乳甚至呕吐。早产儿在缺氧缺血、喂养不当情况下，易发生坏死性小肠结肠炎。新生儿出生后 24 小时内排出胎粪，3～4 天排完。新生儿肝葡糖醛酸转移酶活力低，是新生儿生理性黄疸的主要原因。

（4）泌尿系统：出生后 24 小时内排尿。早产儿肾小管排酸能力有一定限制，用普通牛奶喂养时，可发生晚期代谢性酸中毒，改用人乳或婴儿配方乳，可使症状改善。

（5）血液系统：新生儿脐血平均血红蛋白值为 170g/L。足月新生儿白细胞计数为（15～20）× 10^9/L，3～10 天后降至（10～12）× 10^9/L，早产儿较低，为（6～8）× 10^9/L；分类计数以中性粒细胞为主，4～6 天后以淋巴细胞为主。

（6）神经系统：新生儿脊髓末端约在第 3、4 腰椎下缘，故腰椎穿刺应在第 4、5 腰椎间隙进针（2000）。足月儿出生时已具备一些原始反射，如觅食反射、吸吮反射、握持反射、拥抱反射。正常情况下，出生后数月这些反射自然消失（2009）。早产儿胎龄越小，以上反射越难引出或反射不完整。在新生儿期，凯尔尼格征、巴宾斯基征均可呈阳性反应，而腹壁反射、提睾反射则不稳定，偶可出现踝阵挛。

（7）体温调节：新生儿体温调节功能差，皮下脂肪薄，体表面积相对较大，容易散热，早产儿尤甚；产热依靠棕色脂肪，早产儿棕色脂肪少，常出现低体温。

（8）能量和体液代谢：新生儿基础热能消耗为 50kcal/kg，每日共需热量为 100～120kcal/kg。足月儿每日钠需要量为 1～2mmol/kg，＜ 32 周早产儿需 3～4mmol/kg。新生儿出生后 10 天内不需要补充钾，以后每日需钾量 1～2mmol/kg。早产儿常有低钙血症。

（9）免疫系统：新生儿的特异性和非特异性免疫功能均不够成熟，IgG 能通过胎盘，但早产儿体内含量低，IgA、IgM 不能通过胎盘，特别是分泌性 IgA 缺乏，使新生儿易患感染性疾病。

（10）常见的几种特殊的生理状态：①生理性黄疸；②乳腺肿大和假月经：出生后母体雌激素影响中断所致；③"马牙"和"螳螂嘴"；④生理性体重下降（2017）。

（二）新生儿护理

保暖、喂养、呼吸管理、皮肤黏膜护理、新生儿筛查。

三、新生儿窒息

出生后 1 分钟内无自主呼吸或在数分钟后仍有呼吸抑制,一直未建立规律呼吸,伴有低氧血症、高碳酸血症和酸中毒。新生儿窒息的发病率为 5%,本质是缺氧。

(一)临床表现及诊断

1. 宫内窒息　胎儿缺氧早期为胎动增加,胎心率加快,>160 次/分;晚期为胎动减少或消失,胎心减慢或停搏,羊水被胎粪污染呈黄绿或墨绿色。

2. 新生儿窒息　临床上根据出生后 1 分钟的 Apgar 评分(表 11-5),对皮肤颜色、心率、对刺激反应、肌张力及呼吸五项指标进行评分(2009、2014),0~3 分为重度窒息,4~7 分为轻度窒息,8~10 分为无窒息。如出生后 5 分钟评分仍低于 6 分者,神经系统受损较大。

表 11-5　新生儿 Apgar 评分标准(2017)

体征	0	1	2
皮肤颜色	青紫或苍白	身体红,肢端青紫	全身红
心率	无	<100 次/分	>100 次/分
反应(弹足底)	无反应	皱眉	哭、喷嚏
肌张力	松弛	四肢略屈曲	四肢活动
呼吸	无	慢而不规则	正常、哭声响亮

大多数窒息儿经及时抢救能够恢复,少数继续发展并累及心、脑、肾器官与消化和代谢系统而呈休克状。

(二)治疗

1. ABCDE 复苏方案　A(airway):清理呼吸道;B(breathing):建立呼吸;C(circulation):维持正常循环;D(drug):药物治疗;E(evaluation):评价。A、B、C 最为重要,其中 A 是根本,B 是关键(2006)。

2. 复苏程序

(1)初步复苏步骤:包括保暖、摆好体位、吸净口鼻咽黏液及触觉刺激。

(2)通气复苏步骤:①触觉刺激;②复苏器加压给氧;③胸外心脏按压;④静脉或气管给药(1:10 000 肾上腺素);⑤扩容、纠酸;⑥母亲有麻醉药史的给纳洛酮。

(3)复苏技术:有效的复苏加压按压、胸外心脏按压及喉镜下经口气管插管。

(4)复苏后观察监护:体温、呼吸、心率、血压、大小便性状、肤色及神经系统症状。注意酸碱平衡等。

四、新生儿缺氧缺血性脑病

新生儿缺氧缺血性脑病是由于各种围生因素引起的缺氧和脑血流量减少或暂停而导致的胎儿和新生儿的脑损害,脑组织以水肿、软化、坏死和出血为主要病变,围生期窒息是本症的主要病因(2000、2002、2016)。多发生在足产儿,重者常有后遗症,如脑性瘫痪、智力低下、癫痫、耳聋、视力障碍等。新生儿缺氧缺血性脑病所致的颅内出血多见于早产儿。

(一)临床表现(2014)

根据意识状态、肌张力、原始反射(如拥抱反射、吸吮反射)、有无惊厥、病程及预后等,临床上分为轻、中、重三度(表 11-6)。

表 11-6　新生儿缺氧缺血性脑病的临床表现

项目	轻度	中度	重度
意识	过度兴奋	嗜睡、迟钝	昏迷
肌张力	正常	减低	松软
拥抱反射	稍活跃	减弱	消失
吸吮反射	正常	减弱	消失
惊厥	可有肌阵挛	常有	多见，频繁发作
中枢性呼吸衰竭	无	有	严重
囟门	正常	正常或稍饱满	饱满、紧张
瞳孔	正常或扩大	常缩小，对光反射迟钝	不对称，固定无反应
病程及预后	24 小时症状最明显，3～5 天恢复，预后良好	24～72 小时症状最明显，1～2 周后恢复，1 周后不恢复者预后差	72 小时症状最明显，死亡率高，多数在 2 周内死亡，存活者多有后遗症

（二）诊断

由中华医学会儿科学会新生儿学组制定的足月儿 HIE 诊断标准如下：①有明确的可导致胎儿宫内窘迫的异常产科病史，以及严重的胎儿宫内窘迫表现［胎心率＜100 次/分，持续 5 分钟以上和（或）羊水Ⅲ度污染］，或在分娩过程中有明显窒息史。②出生时有重度窒息，指 Apgar 评分 1 分钟≤3 分，并延续至 5 分钟时仍≤5 分；或出生时脐动脉血气 pH＜7。③出生后不久出现神经系统症状，并持续 24 小时以上。④排除电解质紊乱、颅内出血和产伤等原因引起的抽搐及宫内感染、遗传代谢性疾病和其他先天性疾病所引起的脑损伤。同时具备以上 4 条者可确诊，第 4 条暂时不能确定者可作为拟诊病例。

（三）治疗

1. **支持疗法**　供氧；纠正酸中毒；纠正低血糖；纠正低血压；控制补液。
2. **控制惊厥**　首选苯巴比妥（2007），负荷量 20mg/kg，15～30 分钟静脉滴入。肝功能不良者改用苯妥英钠；顽固抽搐者加地西泮（安定）或水合氯醛灌肠。
3. **治疗脑水肿**　每日液体量不超过 60～80mg/kg。颅内高压时，首选呋塞米（速尿），严重时加用甘露醇，一般不主张使用激素。

五、新生儿黄疸

新生儿黄疸是由于新生儿时期胆红素代谢特点或代谢异常引起血中胆红素水平升高而出现皮肤、巩膜及黏膜黄染的临床现象。新生儿黄疸可以是正常发育中出现的症状，也可以是某些疾病的表现，严重者可致脑损伤（核黄疸）。

（一）新生儿胆红素代谢特点

1. **胆红素生成较多**　新生儿每日生成胆红素约为成人的 2 倍多；宫内低氧刺激红细胞生成增多，但红细胞寿命比成人短 20～40 天，且破坏快。
2. **转运胆红素的能力不足**　胆红素进入血液循环后与清蛋白结合，运送至肝脏代谢。胎龄越小血液中的清蛋白越少，游离的胆红素越多。
3. **肝细胞处理胆红素能力差**
（1）摄取：肝细胞内摄取胆红素必需的 Y、Z 蛋白极微。
（2）结合：葡糖醛酸转移酶和葡糖醛酸脱氢酶含量和活性极低，不能有效转化未结合胆红素。
（3）排泄：结合胆红素排泄到肠道的能力差。

4. **肝肠循环增加** β-葡萄糖醛酸苷酶活性较高，使结合胆红素分解为未结合胆红素，且肠道内正常菌群尚来建立，未结合胆红素重吸收增加。

饥饿、便秘、缺氧、酸中毒、颅内出血等因素均可导致新生儿发生黄疸或黄疸加重。

（二）新生儿生理性黄疸与病理性黄疸的鉴别

1. **生理性黄疸** ①一般情况良好。②足月儿出生后 2～3 天出现黄疸，4～5 天达高峰，5～7 天消退，最迟不超过 2 周；早产儿多于 3～5 天出现，5～7 天达高峰，7～9 天消退，最迟延迟到 4 周。③每日血清胆红素升高＜85μmol /L（5mg/dl）。④血清胆红素足月儿＜221μmol /L（12.9mg/dl），早产儿＜257μmol /L（15mg/dl）（2003、2014）。

2. **病理性黄疸**（2017） 早、快、重、长、复（2008）。

（1）黄疸出现过早：出生后 24 小时内出现。

（2）黄疸进展快：血清胆红素浓度每日上升＞85μmol /L（5mg/dl）。

（3）黄疸程度重：足月儿血清胆红素＞221μmol /L（12.9mg/dl），早产儿＞257μmol /L（15mg/dl）；结合胆红素＞34μmol /L（2mg/dl）。

（4）黄疸持续时间长：足月儿在第 2 周末，早产儿在第 4 周末仍有黄疸。

（5）黄疸退而复现。

具备其中任何一项者即可诊断为病理性黄疸。

（三）病理性黄疸的病因分类与疾病

1. **病因**

（1）胆红素来源过多：如溶血性贫血（2016）、母乳性黄疸等。

（2）肝脏代谢异常：由缺氧、药物等引起。

（3）胆汁排泄障碍：新生儿肝炎、先天性胆道梗阻。

2. **疾病举例** 见表 11-7。

表 11-7 病理性黄疸疾病举例

病 名	黄疸开始时间	黄疸持续时间	血清胆红素	黄疸类型	临床特征
新生儿溶血症（2007）	出生后24小时内或第2天	1个月或更长	未结合胆红素升高为主	溶血性	贫血，肝脾大，母婴血型不合，严重者并发胆红素脑病
母乳性黄疸	出生后4～7天	2个月左右	未结合胆红素升高为主		无临床症状，停喂母乳后3～5天黄疸减退，胆红素下降50%以上，若再开始母乳喂养，黄疸可稍加重
新生儿败血症	出生后3～4天或更晚	1～2周或更长	早期未结合胆红素增高为主，晚期结合胆红素升高为主	溶血性，晚期并肝细胞性	感染中毒症状
G-6-PD缺乏	出生后2～4天	1～2周或更长	未结合胆红素升高为主	溶血性	贫血，常有发病诱因
新生儿肝炎	出生后数日至数周	4周或更长	结合及未结合均升高	阻塞性及肝细胞性	黄疸和大便颜色有动态变化，GPT升高，激素可退黄
先天性胆管梗阻	出生后1～3周	持续升高不退	结合胆红素升高	阻塞性及肝细胞性	早期一般情况良好，晚期发生胆汁性肝硬化，陶土色大便

六、新生儿败血症

新生儿败血症是指病原体侵入婴儿血液并生长、繁殖、产生毒素而造成的全身性反应。

（一）临床表现（2017）

早期症状、体征不典型，一般表现"五不一低下"，即不吃、不哭、不动、体重不增、体温不升或低热及反应低下等表现。

出现以下症状要高度怀疑败血症：病理性黄疸（迅速加重或退而复现）、肝脾大、休克（皮肤呈大理石样花纹，血压下降，少尿或无尿，出现硬肿病等）、出血倾向（皮肤黏膜瘀点、瘀斑、针眼处渗血，消化道出血等）。

（二）治疗

葡萄球菌宜选用耐酶青霉素、第1代头孢菌素或万古霉素（2003）；革兰阴性菌选用氨苄西林或第3代头孢菌素（2003）；厌氧菌感染首选甲硝唑。早期宜静脉给药，疗程要足（血培养阴性，经抗生素治疗病情好转时继续治疗5～7天；血培养阳性，疗程至少10～14天，有并发症的用药3周以上）。

纠正酸中毒和电解质紊乱，休克时用血浆或清蛋白、静脉注射多巴胺，中性粒细胞减少者可输白细胞，重症者及早产儿可静脉注射免疫球蛋白。

七、新生儿寒冷损伤综合征

新生儿寒冷损伤综合征又称新生儿硬肿病，指新生儿期内多种原因引起的皮肤和皮下脂肪变硬及水肿，主要因受寒引起，表现为低体温和多器官功能损伤。

（一）临床表现

发生于寒冷季节或重症感染时，多发生于出生后1周，早产儿多见，低体温和皮肤硬肿是主要表现。

1. **一般表现** 反应低下、拒乳、哭声低弱或不哭、活动减少。

2. **低体温** 肛温<35℃为低体温，常伴心率减慢。

3. **皮肤硬肿** 皮肤紧贴皮下组织不能移动，按之类似橡皮样感觉，常呈对称性，发生顺序为小腿→股→整个下肢→臀区→面颊→上肢→全身；硬肿面积计算：头颈部20%，双上肢18%，前胸及腹部14%，背部及腰骶区14%，臀区8%及双下肢26%（2003）。

4. **分度**

轻度：体温≥35℃、皮肤硬肿<20%。

中度：体温<35℃、皮肤硬肿20%～50%。

重度：体温<30℃、皮肤硬肿>50%，常伴器官功能障碍（2003）。

（二）治疗

1. **复温** 治疗新生儿低体温的关键（2017）。肛温>30℃者置于30～34℃暖箱，6～12小时恢复体温；肛温<30℃者置于高于肛温1～2℃暖箱中，每小时提高箱测温1℃（不超过34℃），12～24小时恢复正常，并保持暖箱在适中温度。

2. **热量及液体补给** 是复温及维持正常体温的关键。每日209kj/kg渐增至418～502kj/kg；液体供给60～80ml/kg，速度不宜过快。

3. **纠正器官功能紊乱** 有微循环障碍、休克者应进行纠酸、扩容。肺出血者应及早气管插管，进行正压通气治疗。及时处理DIC及肾功能障碍。

4. **适当应用抗生素** 防止感染；对症处理。

━━━━━━━ 经典试题 ━━━━━━━

1. 新生儿生理性黄疸，下列哪项是错误的
A. 出生后2～5天出现黄疸

B. 一般情况良好

C. 足月儿14天内消退

D．早产儿 4 周内消退

E．血清胆红素＜257μmol/L

2．新生儿出生后

A．6 小时内排出胎粪

B．12 小时内排出胎粪

C．18 小时内排出胎粪

D．24 小时内排出胎粪

E．36 小时内排出胎粪

3．新生儿出生后 1 分钟检查，四肢发绀，心率 110 次/分，弹足底有皱眉动作，四肢略屈曲，呼吸不规则，其 Apgar 评分应为

A．2 分

B．3 分

C．4 分

D．5 分

E．6 分

4．足月儿出生后 2 天出现黄疸，母血 AB 型，血清胆红素 18.81μmol/L。本例诊断最大可能是

A．ABO 溶血病

B．Rh 溶血病

C．生理性黄疸

D．败血症

E．胆管闭锁

5．女婴，出生后 10 天发热，38.8℃，神萎，吮奶少，哭声低。前囟平，颈、胸皮肤有多个红肿疖肿，中央处有脓性分泌物；心肺（－），脐部干洁。疑为新生儿败血症，最可能的病原为

A．奈瑟菌

B．葡萄球菌

C．大肠埃希菌

D．肺炎球菌

E．念珠菌

（6～7 题共用备选答案）

A．出生时全身水肿，严重者为死胎

B．低体温、硬肿、多器官损害

C．黄疸、肝脾大、出血倾向

D．苦笑面容、角弓反张、刺激婴儿引起痉挛发作

E．腹胀、呕吐、粪便带血丝，鲜血，果酱样

6．新生儿败血症可有

7．新生儿硬肿病可有

参考答案：1．E。2．D。3．E。4．C。5．B。6．C。7．B。

第 6 单元　遗传性疾病

重点提示

1．21-三体综合征：属常染色体畸变。表现为智力低下，特殊愚钝面容，发育迟缓，通贯手等。确诊靠染色体核型分析。

2．苯丙酮尿症：属常染色体隐性遗传。因肝脏缺乏苯丙氨酸-4-羟化酶所致。特点：智能发育落后，毛发、皮肤等色浅，尿和汗液有鼠尿臭味，治疗以低苯丙氨酸饮食。

考点串讲

一、21-三体综合征

21-三体综合征（先天愚型或 Down 综合征）属于常染色体畸变，是染色体病中最常见的一种。

（一）临床表现

特殊愚钝面容、智能低下、体格发育迟缓、皮纹异常等。

（二）细胞遗传学检查

1．标准型　最多见，多一条 21 号染色体，核型为 47，XX（或 XY），＋21（2001、2015、2016）。

2．易位型

（1）14 号与 21 号染色体之间的易位：核型为 46，XX（或 XY），－14，＋t（14q21q）。

（2）两条 21 号染色体发生着丝粒融合：多数核型为 46，XX（或 XY），-21，＋t（21q21q）。

（3）21 号与 21 号染色体之间的易位：核型为 46，XX（或 XY），－22，＋t（21q22q）。

3．嵌合体型　正常细胞、21-三体细胞形成嵌合体，核型为 46，XX（或 XY）或 47，XX（或

XY）+21。

（三）诊断与鉴别诊断

1. 典型病例根据特殊面容、智能与生长发育落后、皮纹特点等不难做出临床诊断，但应做染色体核型分析以确诊。新生儿或症状不典型者更需核型分析确诊。

2. 本病应与先天性甲状腺功能减低症鉴别，后者有颜面黏液性水肿、头发干燥、皮肤粗糙、喂养困难、便秘、腹胀等症状，可测血清 TSH、T_4 和染色体核型分析进行鉴别。

二、苯丙酮尿症

苯丙酮尿症属常染色体隐性遗传（2017）。

（一）发病机制

1. **典型苯丙酮尿症**　肝细胞缺乏苯丙氨酸-4-羟化酶，不能将苯丙氨酸转化为酪氨酸所致（2009、2013）。

2. **非典型苯丙酮尿症（2013）（又称四氢生物蝶呤缺乏症）**　由于鸟苷三磷酸环化水合酶、6-丙酮酰四氢蝶呤合成酶或二氢生物蝶呤还原酶缺乏，导致合成四氢生物蝶呤少，苯丙氨酸不能氧化为酪氨酸，而且多巴胺、5-羟色胺也缺乏，加重神经系统损害。

（二）临床表现

患儿通常出生时正常（母体代替代谢），在 3～6 个月时出现症状，1 岁时症状明显，表现为：①神经系统。以智能发育落后（不可逆）为主，惊厥。②外观。毛发、皮肤、虹膜色浅。③其他。湿疹，尿和汗液有鼠尿臭味。

（三）诊断与鉴别诊断（2016）

根据患儿的临床体征及症状，结合以下检查，即可确诊。

1. **新生儿期筛查**　采用干血滴纸片，送筛检中心检测苯丙酸浓度（2014）。
2. **尿三氯化铁试验（2008）和 2, 4-二硝基苯肼试验**　用于较大儿童初筛（2015）。
3. **血浆游离氨基酸分析和尿液有机酸分析**　提供诊断依据。
4. **尿蝶呤分析**　用于苯丙酮尿症鉴别诊断。
5. **DNA 分析**　可进行产前诊断。

本病需与暂时性高苯丙氨酸血症、6-丙酮酰四氢蝶呤合成酶缺乏型相鉴别。

（四）治疗

1. 低苯丙氨酸（每日 30～50mg/kg）饮食（2003，2012）。尽早治疗，饮食控制（低苯丙氨酸奶粉，低蛋白饮食）至少到青春期以后。

2. 对非典型苯丙酮尿症，除控制饮食外，还需给予四氢蝶呤、5-羟色胺和左旋多巴治疗。

===== 经典试题 =====

1. 苯丙酮尿症的临床表现中最突出的特点是
A. 智力低下
B. 抽搐发作
C. 腱反射亢进
D. 脑性瘫痪
E. 毛发黄褐色

2. 先天愚型平衡易位携带者的染色体核型为
A. 47，XX（或 XY）+21
B. 46，XX（或 XX），-14+t（14q，21q）

C. 46，XX（或 XY）-22，+t（21q，22q）
D. 46/47，XX（或 XY-），+21
E. 45，XY（或 XX）-14，-21+t（14q，21q）

3. 苯丙酮尿症适用于新生儿筛查的方法是
A. 尿三氯化铁试验
B. 干血滴纸片法
C. 血清苯丙氨酸测定
D. 氨基酸分析
E. 苯丙氨酸耐量试验

参考答案：1. A。2. E。3. B。

第 7 单元　风湿性疾病

== **重点提示** ==

1. 风湿热：A 组乙型溶血性链球菌感染，主要表现（心脏炎、多发性关节炎、舞蹈症、环形红斑、皮下结节）和次要表现（发热、关节痛、红细胞沉降率加快、CRP 阳性、P-R 间期延长）。

2. 风湿热治疗：休息、青霉素消除链球菌感染、阿司匹林和激素（合并心脏炎者）等。

3. 川崎病表现：发热、球结合膜充血、草莓舌、手足硬性水肿和掌跖红斑、多形性皮斑和猩红热样皮疹、颈淋巴结肿大，心脏损害等。冠状动脉瘤破裂可致猝死。

== **考点串讲** ==

一、风湿热

好发年龄为 6～15 岁。

（一）病因

风湿热为 A 组乙型溶血性链球菌感染后的免疫反应（2013）。

（二）临床表现（2008、2015）

1. 一般症状　病前 1～4 周有前驱感染史，病初多有发热，热型不规则，面色苍白，食欲缺乏，体重减轻，多汗，疲倦，腹痛。

2. 关节炎　多发性、游走性，以大关节为主，红、肿、热、痛、功能障碍（2009）。

3. 心脏炎　40%～50% 累及心脏，是唯一的持续性器官损害，可致永久性心脏瓣膜疾病（2014）。

（1）心肌炎：心率增快，与体温不成比例，奔马律，心尖收缩期吹风样杂音，心电图最常见为一度房室传导阻滞。

（2）心内膜炎：主要侵犯左心二尖瓣（2000），主动脉瓣次之。

（3）心包炎：心包积液，发生心包炎者一般都有全心炎。

4. 舞蹈症。

5. 皮肤症状

（1）皮下结节：主要是位于肘、腕、膝、距小腿关节伸侧的骨质隆起或肌腱附着处，呈圆形、质硬，可活动，无压痛，对称分布，分批出现，2～4 周消失。

（2）环形、结节形、多形性红斑。

（三）辅助检查

1. 抗链球菌抗体测定　①抗链球菌溶血素 O（ASO）升高；②抗链激酶（ASK）滴度>1：400；③抗透明质酸酶（AH）滴度>1：2048；④抗 DNA 酶 B。

2. 风湿热活动性指标　①红细胞沉降率（ESR）增快；②C 反应蛋白（CRP）升高；③MPT（黏蛋白）升高；④白细胞计数增多，核左移；⑤贫血。

（四）诊断与鉴别诊断

1. 是否是风湿热（2016）　如有支持新近 A 组链球菌感染证据之一，符合 Jones 诊断标准（表11-8）2 条主要表现，或 1 条主要表现加 2 条次要表现，提示急性风湿热（2009）。

表 11-8　Jones 诊断标准

主要表现（2000、2002、2005）	次要表现	链球菌感染依据
多发性关节炎	关节痛	猩红热病史，咽拭子细菌培养阳性，抗"O"或其他链球菌抗体效价升高

主要表现（2000、2002、2005）	次要表现	链球菌感染依据
心脏炎	发热	
舞蹈症	红细胞沉降率增快	
环形红斑	CRP 阳性	
皮下结节	心电图 P-R 间期延长	

若主要表现已经含有关节炎，则关节痛不作为次要指标；若主要表现为心肌炎，P-R 间期延长不作为次要表现。

2. 是否伴有心脏疾病　对预后估计和治疗选择有重大意义。

3. 风湿活动性判断　发热、乏力、苍白、脉搏增快；ESR 增快；CRP（＋）；黏蛋白（＋）；进行性贫血；P-R 间期延长。

4. 鉴别诊断

（1）与风湿性关节炎的鉴别

①幼年类风湿关节炎：多于 3 岁以下起病，常侵犯指（趾）小关节，关节炎无游走性特点。反复发作后遗留关节畸形，X 线骨关节摄片可见关节面破坏、关节间隙变窄和邻近骨骼骨质疏松。

②急性化脓性关节炎：为全身脓毒血症的局部表现，中毒症状重，好累及大关节，血培养阳性，常为金黄色葡萄球菌。

③急性白血病：除发热、骨关节疼痛外，有贫血、出血倾向、肝、脾及淋巴结肿大。周围血片可见幼稚白细胞，骨髓检查可予鉴别。

④非特异性肢痛：又名"生长痛"，多发生于下肢，夜间或入睡尤甚，喜按摩，局部无红肿。

（2）与风湿性心脏炎的鉴别诊断

①感染性心内膜炎：贫血、脾大、皮肤瘀斑或其他栓塞症状有助诊断，血培养可获阳性结果，超声心动图可看到心瓣膜或心内膜有赘生物。

②病毒性心肌炎：一般而言，病毒性心肌炎杂音不明显，较多出现过早搏动等心律失常，实验室检查可发现病毒感染证据。

（五）治疗与预防

1. 休息　无心脏炎者卧床休息 2 周，心脏炎者卧床休息 4 周，心力衰竭者卧床休息 8 周（2009、2016）。

2. 消除链球菌感染　青霉素 80 万 U 肌内注射，2 周（2009）。

3. 抗风湿热治疗

（1）阿司匹林：无心脏炎者每日 80～100mg/kg，4～8 周（2017）。

（2）糖皮质激素：心脏炎者用泼尼松每日 2mg/kg，8～12 周（2007、2009）。

4. 充血性心力衰竭的治疗　大剂量甲泼尼龙（2016）每日 10～30mg/kg，共 1～3 天。如使用强心药，宜用快速制剂，剂量偏小。慎用或禁用洋地黄制剂。

5. 舞蹈症的治疗　可用苯巴比妥、地西泮等镇静药。

6. 预防

（1）长效青霉素 120 万 U 每月肌内注射 1 次，至少用 5 年，最后持续至 25 岁；有风湿性心脏病者宜终身药物预防。

（2）风湿热或风湿性心脏病患儿如拔牙或行其他手术时，术前、术后应给予抗生素以预防感染性心内膜炎。

二、川崎病

（一）临床表现

1. 主要表现

（1）发热：39～40℃，持续 7～14 天或更长，呈稽留或弛张热型，抗生素治疗无效。

（2）球结合膜充血：于起病 3～4 天出现，无脓性分泌物，热退后消散。

（3）唇及口腔表现：唇充血皲裂，口腔黏膜弥漫充血，舌乳头突起、充血呈草莓舌。

（4）手足症状：急性期手足硬性水肿和掌跖红斑，恢复期指、趾端甲下和皮肤交界处出现膜状脱皮，指、趾甲有横沟，重者指、趾甲亦可脱落。

（5）皮肤表现：多形性皮斑和猩红热样皮疹，常在第一周出现。肛周皮肤发红、脱皮。

（6）颈淋巴结肿大：单侧或双侧，坚硬有触痛，但表面不红，无化脓。病初出现，热退时消散。

2. 心脏表现　于疾病 1～6 周可出现心包炎、心肌炎、心内膜炎、心律失常。发生冠状动脉瘤或狭窄者，少数可有心肌梗死的症状。冠状动脉损害多发生于病程 2～4 周。心肌梗死和冠状动脉瘤破裂可致心源性休克甚至猝死。

3. 其他　可有间质性肺炎、无菌性脑膜炎、消化系统症状、关节痛和关节炎。

（二）辅助检查

1. 血液检查　周围血白细胞增高，以中性粒细胞为主，伴核左移。轻度贫血，血小板早期正常，第 2～3 周增多。红细胞沉降率增快，C 反应蛋白等急性时相蛋白、血浆纤维蛋白原和血浆黏度增高；血清转氨酶升高。

2. 免疫学检查　血清 IgG、IgM、IgA、IgE 和血循环免疫复合物升高；TH_2 类细胞因子如 IL-6 明显增高，总补体和 C_3 正常或增高。

3. 心电图　早期示非特异性 ST-T 变化；心包炎时可有广泛 ST 段抬高和低电压；心肌梗死时 ST 段明显抬高、T 波倒置及异常 Q 波。

4. 胸部 X 线片　可示肺部纹理增多、模糊或有片状阴影，心影可扩大。

5. 超声心动图　急性期可见心包积液，左心室内径增大，二尖瓣、主动脉瓣或三尖瓣反流；可有冠状动脉异常，如冠状动脉扩张（直径>3mm，≤4mm 为轻度；4～7mm 为中度）、冠状动脉瘤（≥8mm）、冠状动脉狭窄。

6. 冠状动脉造影　超声波检查有多发性冠状动脉瘤或心电图有心肌缺血表现者，应进行冠状动脉造影。

（三）诊断与鉴别诊断

1. 诊断　诊断标准：发热 5 天以上，伴下列 5 项临床表现中 4 项者，排除其他疾病后，即可诊断为川崎病。①四肢变化：急性期掌跖红斑，手足硬性水肿；恢复期指（趾）端膜状脱皮。②多形性红斑。③眼结合膜充血，非化脓性。④唇充血皲裂，口腔黏膜弥漫充血，舌乳头呈草莓舌。⑤颈部淋巴结肿大。

注：如 5 项临床表现中不足 4 项，但超声心动图有冠状动脉损害，亦可确诊为川崎病。

2. 鉴别诊断　本病需与渗出性多形红斑、幼年类风湿关节炎全身型、败血症和猩红热相鉴别。

（四）治疗

1. 阿司匹林　热退后 3 天逐渐减量，维持 6～8 周。如有冠状动脉病变时，应延长用药时间。

2. 静脉注射丙种球蛋白（IVIG）　左、右静脉缓慢输入，宜于发病早期应用。应同时合并应用阿司匹林。应用过 IVIG 的患儿在 9 个月内不宜进行麻疹、风疹、腮腺炎等疫苗预防接种。

3. 糖皮质激素　不宜单独应用。IVIG 治疗无效的患儿可考虑使用糖皮质激素，亦可与阿司匹林和双嘧达莫（潘生丁）合并应用。

4. 其他治疗

（1）抗血小板聚集药：除阿司匹林外可加用双嘧达莫（潘生丁）。

（2）对症治疗：根据病情给予对症及支持疗法，如补充液体、护肝、控制心力衰竭、纠正心律失常等，有心肌梗死时应及时进行溶栓治疗。

（3）心脏手术：严重的冠状动脉病变需要进行冠状动脉旁路移植术（冠状动脉搭桥术）。

（五）预后与随访

1. 预后　川崎病为自限性疾病，多数预后良好。无冠状动脉病变患儿于出院后 1 个月、3 个月、6 个月及 1~2 年进行一次全面检查（包括体检、心电图和超声心动图等）。冠状动脉瘤多于病后 2 年内自行消失，但常遗留管壁增厚和弹性减弱等功能异常。大的动脉瘤常不易完全消失，常致血栓形成或管腔狭窄。

2. 随访　未经有效治疗的患儿，应长期密切随访，每 6~12 个月 1 次。

=== 经典试题 ===

1. 导致风湿热的病原菌是

A. 金黄色葡萄球菌

B. 肺炎链球菌

C. A 组乙型溶血性链球菌

D. 流感杆菌

E. 大肠埃希菌

2. 确诊风湿热的主要表现哪项是错误的

A. 心脏炎

B. 游走性多发性关节炎

C. 舞蹈症

D. 发热

E. 环形红斑

3. 患儿男，6 岁。发热 2 周，关节游走痛，体检：心率 300 次/分，心尖区二级收缩期杂音，C 反应蛋白阳性，红细胞沉降率增快，疑似风湿热，首选下列哪种药物

A. 泼尼松

B. 阿司匹林

C. 环磷酰胺

D. 吲哚美辛（消炎痛）

E. 雷公藤

参考答案：1. C。2. D。3. B。

第 8 单元　感染性疾病

=== 重点提示 ===

1. 麻疹表现：特点有发热、呼吸道炎症、麻疹黏膜斑（Koplik 斑）及全身斑丘疹。皮疹开始于耳后，顺序为头面部、颈、躯干和四肢。出疹期体温更高。

2. 幼儿急疹表现：高热 3~5 天，热退疹出，红色斑丘疹，颈及躯干部多见，1 天出齐。

3. 水痘表现：水痘-带状疱疹病毒引起，皮疹呈"四世同堂"，并发症皮肤感染最常见。

4. 中毒型菌痢：多见于 2~7 岁健壮儿。起病急骤，高热可＞40℃，反复惊厥，迅速发生呼吸衰竭、休克或昏迷。治疗有降温止惊、防止循环衰竭、抗菌治疗、防止脑水肿和呼吸衰竭。

=== 考点串讲 ===

一、常见发疹性疾病

（一）麻疹

1. 病因　由麻疹病毒引起。患者是唯一传染源，飞沫传播为主。接触麻疹后 7 天至出疹后 5 天均有传染性，如并发肺炎等时，传染性可延至出疹后 10 天。痊愈后大多获终身免疫。

2. 皮疹特点和出疹规律（2015）

（1）全身症状及其他特征：呼吸道卡他性炎症，结膜炎，发热第 2~3 天出现麻疹黏膜斑（又称 Koplik 斑，患儿下磨牙相对的颊黏膜上，出现直径 0.5~1mm 灰白色小点，外有红色晕圈，是早期诊断的重要依据）。

（2）皮疹特点：红色斑丘疹，自头面部→颈→躯干→四肢，退疹后有色素沉着及细小脱屑。

（3）发热与皮疹的关系：发热 3～4 天，出疹期热更高。

3. 并发症

（1）呼吸道：肺炎最常见（2017）。

（2）心肌炎。

（3）神经系统：麻疹脑炎（2013）、亚急性硬化性全脑炎。

（4）结核病恶化，营养不良与维生素 A 缺乏症。

4. 治疗 加强护理，对症治疗，预防感染。

5. 预防 关键是接种麻疹疫苗。

（1）控制传染源：隔离至出疹后 5 天，合并肺炎者至出疹后 10 天（2014）。接触麻疹病人的易感者检疫 3 周。

（2）切断传播途径：通风消毒，避免与病人接触。

（3）被动免疫：接触麻疹病人 5 天内给予免疫球蛋白。

（4）主动免疫：麻疹减毒活疫苗接种，初种年龄为 8 个月（2009）。

（二）风疹

1. 病因 由风疹病毒引起。通过飞沫传播。

2. 皮疹特点和出疹规律（2016）

（1）全身症状及其他特征：全身症状轻，耳后、枕部淋巴结肿大并触痛。

（2）皮疹特点：面部→躯干→四肢，斑丘疹，疹间有正常皮肤，退疹后无色素沉着及脱屑。

（3）发热与皮疹的关系：发热后半天至 1 天出疹。

3. 常见并发症 少见。

4. 治疗 对症及支持治疗。

5. 预防 隔离期至出疹后 5 天。

（三）幼儿急疹

1. 病因 由人类疱疹病毒 6 型引起。

2. 皮疹特点和出疹规律

（1）全身症状及其他特征：一般情况好，高热时可有惊厥，后枕部淋巴结亦可肿大。

（2）皮疹特点：红色斑丘疹，颈及躯干部多见，1 天出齐，次日消退。

（3）发热与皮疹的关系：高热 3～5 天，热退疹出（特点）（2017）。

3. 常见并发症 少见。

4. 治疗 无特殊治疗。

5. 预防 预后良好，注意隔离患儿。

（四）水痘

1. 病因 由水痘-带状疱疹病毒引起，通过直接接触、飞沫、空气传播。

2. 典型水痘皮疹特点

（1）丘疹、新水疱、旧水疱和结痂同时存在（"四世同堂"）。

（2）皮疹分布呈向心性，开始为头皮、面部、躯干和腰部，四肢远端少，瘙痒。

（3）黏膜皮疹可出现在口腔、结膜、生殖器等处，易破溃形成溃疡。

3. 并发症 皮肤感染最常见，其次为血小板减少、水痘肺炎、心肌炎及脑炎。

4. 治疗 保持皮肤清洁，水痘肺炎或免疫力低下者用阿昔洛韦。

5. 预防 隔离病儿至皮疹结痂变干。

（五）手足口病

1. 病因 肠道病毒。

2．皮疹特点和出疹规律

（1）引起手、足、口腔等部位的疱疹，不像蚊虫咬、不像药物疹、不像口唇牙龈疱疹、不像水痘，不痛、不痒、不结痂、不结疤。

（2）手、足、口、臀4个部位。

3．常见并发症　脑膜炎、脑脊髓炎、脑炎、脑干脑炎、神经源性肺水肿、肺出血、循环障碍。

4．治疗与预防

（1）治疗原则主要为支持对症治疗。

①在患病期间，注意隔离治疗，避免交叉感染。

②适当休息，清淡饮食，做好口腔及皮肤护理。

③对症治疗：针对发热、呕吐、腹泻等进行相应处理。

④可服用抗病毒药物，清热解毒中草药及维生素 B、维生素 C 等。更昔洛韦治疗肠道病毒（EV71）无效。

⑤有严重并发症者可静脉注射丙种球蛋白、酌情使用糖皮质激素，并采用其他相应抢救措施进行治疗。

（2）预防：至今尚无特异性预防方法。

①加强监测，做好疫情报告。

②托幼单位应做好晨间检查，及时发现病人，采集标本，明确病原学诊断。

③做好粪便及其用具的消毒处理，预防疾病的蔓延扩散。

④流行期间家长尽量少让孩子到拥挤的公共场所。

⑤医院应加强预防，设立专门的诊室，严防交叉感染。

⑥在伴有严重并发症的手足口病流行地区，密切接触患者的体弱婴幼儿可注射丙种球蛋白。

（六）猩红热

1．病因　A 组乙型溶血性链球菌是对人类的主要致病菌株。传染源为病人和带菌者，飞沫传播。

2．皮疹特点和出疹规律

（1）全身症状及其他特征：高热，中毒症状重，咽峡炎，杨梅舌，环口苍白圈，扁桃体炎，帕氏（Pastia）线。

（2）皮疹特点：皮肤弥漫充血，上有密集针尖大小丘疹，持续 3～5 天退疹，1 周后全身大片脱皮。

（3）发热与皮疹的关系：发热 1～2 天出疹，出疹时高热。

3．并发症　风湿热或急性肾小球肾炎等。

4．治疗

（1）一般疗法：休息，对症处理。

（2）抗菌疗法：青霉素 7～10 天，过敏者用红霉素。

5．预防　隔离至痊愈及咽拭子培养阴性。

二、中毒型细菌性痢疾

中毒型细菌性痢疾又称中毒型菌痢，是急性细菌性痢疾的危重型。多见于 2～7 岁健壮儿，死亡率高。

（一）病因

病原菌是痢疾杆菌，我国以福氏志贺菌多见。

（二）临床表现与分型

1．潜伏期　多数为 1～2 天，短者数小时。

2．临床表现　起病急骤，高热可＞40℃，反复惊厥，迅速发生呼吸衰竭、休克或昏迷，肠道症状多不明显，甚至无腹痛与腹泻；也有在发热、脓血便 2～3 天后发展为中毒型。出现昏迷、抽搐及呼吸衰竭是该病引起死亡的主要原因。

3. 分型　①休克型；②脑型（呼吸衰竭型）；③肺型（肺微循环障碍型）；④混合型。

（三）诊断与鉴别诊断

1. 诊断　2～7 岁健壮儿童，夏、秋季节突起高热，伴反复惊厥、脑病和（或）休克表现，均考虑本病，可用肛拭子或灌肠取粪便镜检，有大量脓细胞或红细胞可初步确诊，有时需多次复查粪常规才能确定。

2. 鉴别诊断

（1）热性惊厥：6 个月至 4 岁，体温突然升高时出现惊厥，抽搐时间短，多数仅惊厥 1 次，一般情况好，无感染中毒症状。

（2）流行性乙型脑炎：7～9 月份发生，脑膜刺激征阳性，脑脊液改变，粪便检查正常。

（3）肠炎、结肠炎：粪便致病菌培养结果可以鉴别。

（四）治疗

1. 降温止惊。

2. 防止循环衰竭

（1）扩充血容量，纠正酸中毒，维持水与电解质平衡。

（2）在充分扩容的基础上应用东莨菪碱、多巴胺等血管活性药物以改善微循环。

（3）糖皮质激素。

（4）纳洛酮能有效提高血压和心肌收缩力。

3. 抗菌治疗　第 3 代头孢菌素。

4. 防止脑水肿和呼吸衰竭　颅压高者用 20% 甘露醇，严重病例短期用地塞米松，呼吸衰竭者用呼吸机治疗。

第 9 单元　结　核　病

重点提示

1. 结核菌素试验临床意义：阳性反应表示曾接种过卡介苗，曾感染过结核感染等。阴性反应表示未感染过结核，结核变态反应前期（初次感染后 4～8 周），假阴性反应（机体免疫功能低下或受抑制）等。

2. 原发性肺结核：是小儿肺结核的主要类型。表现为低热、盗汗，干咳及轻度呼吸困难，眼疱疹性结膜炎，皮肤结节性红斑，压迫症状（出现痉挛性咳嗽、声嘶、静脉怒张）等。

3. 结核性脑膜炎：可分为早期（前驱期）、中期（脑膜刺激期）和晚期（昏迷期）。脑脊液特点为压力增高、磨玻璃样、细胞分类以淋巴细胞为主，糖氯化物降低，蛋白增高。

考点串讲

一、概述

结核菌素试验的临床意义。

1. 阳性反应　①接种卡介苗后可出现；②年长儿无明显临床症状，仅呈一般阳性反应，表示曾感染过结核分枝杆菌；③婴幼儿尤其是未接种卡介苗者，阳性反应多表示体内有新的结核病灶；④强阳性反应者，示体内有活动性结核病；⑤由阴性反应转为阳性反应或反应强度由原来<10mm 增至＞10mm，且增幅超过 6mm 时，示新近有感染（2015）。

2. 阴性反应　①未感染过结核；②结核迟发性变态反应前期（初次感染后 4～8 周）（2006）；③假阴性反应，由于机体免疫功能低下或受抑制所致，如结核病、重度营养不良、应用糖皮质激素或其他免疫抑制药治疗等；④技术误差或结核菌素失效。

二、原发性肺结核

原发性肺结核是原发性结核病中最常见者，是小儿肺结核的主要类型。

（一）临床表现（2013）

1. 症状　低热、食欲缺乏、疲乏、盗汗等。干咳及轻度呼吸困难最为常见。眼疱疹性结膜炎，皮肤结节性红斑，压迫症状（出现痉挛性咳嗽、声嘶、静脉怒张等表现）。

2. 体征　周围淋巴结有不同程度的肿大。肺部体征可不明显，与肺内病变不一致。婴儿可伴肝脾大。

（二）诊断与鉴别诊断

1. 临床表现　除上述症状及体征外，详细询问卡介苗接种史及结核接触史；观察有无卡介苗瘢痕。

2. 结核菌素试验。

3. X线检查　是诊断小儿肺结核的重要方法之一。

4. 纤维支气管镜检查。

（三）治疗

1. 无明显症状的原发型肺结核　①杀死病灶中结核分枝杆菌；②防止血行播散。异烟肼配合利福平或乙胺丁醇，疗程9~12个月。

2. 活动性原发型肺结核　异烟肼、利福平、吡嗪酰胺或链霉素应用2~3个月后，以异烟肼、利福平或乙胺丁醇维持。异烟肼疗程12~18个月，利福平或乙胺丁醇疗程6~12个月。

三、结核性脑膜炎

结核性脑膜炎是小儿结核病中最严重的类型。多见于3岁以内婴幼儿。

（一）临床表现

1. 典型结核性脑膜炎。

（1）早期（前驱期）：性情改变、结核中毒症状。

（2）中期（脑膜刺激期）：高颅压、脑膜刺激征、脑神经障碍、视神经炎、视盘水肿或脉络膜粟粒状结核结节。

（3）晚期（昏迷期）：昏迷，惊厥，水盐代谢紊乱（抗利尿激素分泌不当综合征）；最终因颅内压急剧增高导致脑疝死亡。

2. 不典型结核性脑膜炎的首发症状是惊厥。

3. 常见合并第Ⅱ、Ⅲ、Ⅳ、Ⅵ、Ⅶ对脑神经障碍。

（二）诊断（2008）

1. 结合病史、接触史及上述临床表现。

2. 脑脊液检查。压力增高，外观呈磨玻璃样，可找到结核分枝杆菌。白细胞$(50\sim500)\times10^6$/L，分类淋巴细胞为主，糖氯化物降低，蛋白增高。

3. X线检查。约85%的患儿X线胸片有结核病改变，90%为活动性病变，48%呈粟粒型肺结核。

4. 脑脊液结核分枝杆菌培养。找抗酸杆菌，诊断结核性脑膜炎可靠依据。

5. 结核菌素试验。阳性对诊断有帮助，但50%患儿呈阴性反应。

（三）鉴别诊断

主要是与各类脑膜炎（如化脓性脑膜炎、隐球菌脑膜炎等）进行鉴别；重要鉴别点是脑脊液检查，结合病史、临床表现及其他检查综合分析。

（四）治疗

1．一般疗法　休息、护理、合理营养。

2．控制炎症

（1）强化治疗阶段：异烟肼、利福平、吡嗪酰胺及链霉素应用 3～4 个月。

（2）巩固治疗阶段：异烟肼、利福平或乙胺丁醇。总疗程＞12 个月或脑脊液正常后 6 个月。利福平或乙胺丁醇应用 9～12 个月。

3．降低颅内高压

（1）脱水药：20%甘露醇。

（2）利尿药：乙酰唑胺。

（3）侧脑室穿刺引流、腰椎穿刺减压和鞘内注药、脑外科治疗等。

4．对症治疗　控制惊厥，维持电解质平衡。

5．糖皮质激素　常用泼尼松，疗程 8～12 周。

6．治愈标准　临床症状消失、脑脊液正常、疗程结束后 2 年无复发者。

=== 经典试题 ===

1．结核性脑膜炎早期的主要症状是

A．发热

B．头痛

C．性格改变

D．呕吐

E．便秘

2．确诊结核性脑膜炎最可靠的依据为

A．OT 试验阳性

B．脑膜刺激征阳性

C．胸部 X 线片有原发结核病灶

D．脑脊液结核菌培养阳性

E．脑脊液中有蜘蛛网状薄膜形成

3．患儿，2 岁。百日咳后持续发热半月余，体温在 38℃左右，易倦，食欲缺乏，消瘦，近 1 周头痛，烦躁，时有呕吐，体检：心肺听诊无异常，肝肋下 1.0cm，颈强（±），脑脊液：外观清，蛋白（＋），细胞数：$80 \times 10^6/L$，糖：2.5mmol/L，氯化物 105mmol/L，诊断为

A．百日咳合并脑炎

B．中毒性脑病

C．结核性脑膜炎

D．病毒性脑膜炎

E．化脓性脑膜炎

4．患儿，4 岁。近 2 个月低热，乏力、易怒且消瘦。体检：颈部淋巴结肿大，肺无啰音，肝肋下 1.5cm，结核菌素试验（＋＋），X 线胸片：右肺可见哑铃状阴影，诊断为

A．支气管肺炎

B．支气管淋巴结结核

C．原发综合征

D．浸润性肺结核

E．颈部淋巴结核+支气管淋巴结结核

参考答案：1．C。2．D。3．C。4．C。

第 10 单元　消化系统疾病

=== 重点提示 ===

1．小儿腹泻：多病原、多因素引起的以大便次数增多和性状改变为特点的儿科常见病，6 个月至 2 岁婴幼儿好发。

2．轻、重型腹泻的区别在于有无较明显的脱水、电解质紊乱和全身感染中毒症状。

3．临床表现：轮状病毒肠炎又称秋季腹泻。产毒性大肠埃希菌肠炎多见于夏季，镜检偶有少量白细胞，粪便有霉臭味，易发生脱水及酸碱紊乱。

4．小儿腹泻治疗：口服补液盐（2/3 张）可用于预防脱水及纠正轻、中度脱水，静脉补液适用于中度以上脱水、吐泻严重或腹胀的患儿。要熟练掌握补液的定时、定量、定速度的原则。

考点串讲

一、解剖生理特点

1. 口　足月新生儿出生时已具有较好的吸吮和吞咽功能。3 个月以下小儿唾液中淀粉酶含量低。

2. 食管、胃　食管呈漏斗状，常发生胃食管反流。胃呈水平位，易发生溢奶和呕吐。

3. 肠　相对较长，分泌部及吸收面较大，利于消化吸收；肠系膜相对较长且柔软，黏膜下组织松弛，升结肠与后壁固定差，肠活动度大，易发生肠套叠和肠扭转。早产儿肠蠕动协调能力差，易发生粪便潴留、胎粪延迟排出，甚至发生功能性肠梗阻；肠乳糖酶活性低，易发生乳糖吸收不良。婴幼儿尤其早产儿肠壁薄、通透性高，肠壁屏障作用差，肠内毒素、过敏原等可经肠黏膜吸收进入人体，引起全身性感染或变态反应性疾病。

4. 肝　年龄越小，肝相对越大，小儿肝血管丰富，肝细胞再生能力强，但肝细胞发育尚不完善，肝功能也不成熟。

5. 胰腺　婴儿出生时胰腺分泌量少，3～4 个月时增多，6 个月以内小儿的胰淀粉酶活性较低，1 岁以后始接近成年人。

6. 肠道细菌　胎儿消化道内无细菌，出生后数小时细菌即侵入肠道，一般情况下胃内几乎无细菌，十二指肠和上部小肠也较少，以结肠和直肠细菌最多。

7. 健康小儿粪便　胎粪为深墨绿色；人乳喂养儿粪便呈金黄色；牛、羊乳喂养儿粪便呈淡黄色；混合喂养儿粪便颜色较黄。

二、小儿腹泻

小儿腹泻是由多病原、多因素引起的以大便次数增多和性状改变为特点的儿科常见病，也是引起小儿营养不良、生长发育障碍、死亡的主要原因之一。6 个月至 2 岁婴幼儿好发。

（一）病因

1. 感染性　病毒，细菌，真菌，寄生虫。

2. 非感染性　食饵性（饮食性）腹泻，症状性腹泻，过敏性腹泻，其他腹泻。

（二）临床表现

1. 临床分期　急性：<2 周；迁延性：2 周至 2 个月；慢性：>2 个月。

2. 急性腹泻的共同临床表现（2013）

（1）轻型：无脱水及全身中毒症状；食欲减低、呕吐；便次增多、性状改变；常由饮食因素、肠外感染引起。

（2）重型：发热等全身中毒症状；水、电解质紊乱，酸碱失衡；食欲减低、呕吐、腹泻频繁、大便水样、黏液、带血；多为肠道感染。

3. 几种常见类型肠炎的临床特点

（1）轮状病毒肠炎（秋季腹泻）（2002、2014）：秋冬季发病，多见于 6 个月至 2 岁儿童，发病初就有呕吐，蛋花汤样、水样便，易发生脱水及酸碱紊乱，并自限性病程 3～8 天，粪便镜检偶有少量白细胞。

（2）大肠埃希菌肠炎

①产毒性（2005）：多见于夏季，类同轮状病毒肠炎，自限性病程 3～7 天，镜检偶有少量白细胞，粪便有霉臭味，易发生脱水及酸碱紊乱。

②出血性：血便，镜检大量 RBC、常无 WBC。

③侵袭性：类似痢疾，发病急、高热，黏冻样含脓血便、腥臭味，伴有恶心、呕吐、腹痛、里急后重，可出现严重中毒症状，甚至休克，镜检大量 WBC 和数量不等的 RBC。

（3）鼠伤寒沙门菌肠炎：易在新生儿室暴发流行，大便性状多样（稀糊、黏液、脓血）。镜检结果也多样。

（4）抗生素诱发肠炎：长期使用抗生素导致肠道菌群失调所致。

①金黄色葡萄球菌肠炎（2007）：暗绿色黏液稀便、腥臭，便镜检大量脓球、成簇革兰阳性球菌，培养葡萄球菌阳性、凝固酶阳性。

②真菌性肠炎（2017）：由白念珠菌导致，大便中可见豆腐渣样细块，镜检可见孢子和菌丝。

（三）诊断与鉴别诊断

1．诊断 结合喂养史、发病季节、年龄、临床表现、流行病学资料、病原学检查即可诊断。

2．鉴别诊断

（1）生理性腹泻（2003、2005、2016）：多见于<6 个月小儿，外观虚胖，出生后不久就出现大便次数多而稀，食欲好，无呕吐，体重增加正常，添加辅食后自愈。

（2）细菌性痢疾：有接触史、脓血便、里急后重，便镜检见脓细胞、红细胞、吞噬细胞，粪培养确诊。

（3）坏死性肠炎：中毒症状重，红豆汤样血便，休克，肠壁积气。

（四）治疗

原则：调整饮食；预防和纠正脱水；加强护理；合理用药（2015）。

调整饮食：

（1）母乳喂养者继续母乳喂养。

（2）人工喂养者可喂米汤或稀释奶。

（3）疑双糖酶缺乏者给予免乳糖奶。

（4）严重呕吐者暂禁食 4～6h。

（5）腹泻停止后继续给予营养丰富的食物，并每日加餐 1 次，共 2 周。

（五）液体疗法（2014）

1．口服补液 口服补盐液（2/3 张）（2000）用于预防脱水及轻、中度脱水，不可用于新生儿及明显呕吐、腹胀或有其他严重并发症者。轻度脱水口服液量 50～80ml/kg，中度脱水 80～100ml/kg，8～12 小时补足累计损失量。脱水纠正后，需将余量加等量水稀释使用。

2．静脉补液

（1）适应对象：中度以上脱水、吐泻重或腹胀。

（2）补液原则：先快后慢、先浓后淡、先盐后糖（糖的张力由于氧化而维持不住）、见尿补钾、见痉补钙。

（3）补液分步：累计损失、继续丢失、生理维持。

（4）补液三定：定量（脱水程度）、定性（脱水性质）、定时（补液速度）。

（5）补多少、补多久、补什么，见表 11-9、表 11-10。

表 11-9 静脉补液（补多少和补多久）

	轻度脱水	中度脱水	重度脱水
第 1 天补液总量	90～120ml/kg	120～150 ml/kg	150～180 ml/kg
累计损失	50 ml/kg	50～100 ml/kg	100～120 ml/kg
累计损失时间		8～12 小时 8～10ml/（kg·h）	
继续丢失		10～40 ml/kg	
生理维持		60～80 ml/kg	
时间		12～16 小时 5ml/（kg·h）	

表 11-10　静脉补液（补什么）

	低渗性脱水	等渗性脱水	高渗性脱水
累计损失	2/3（2003）	1/2（2007）	1/3～1/5
继续丢失		1/2～1/3	
生理维持		1/3～1/5	

若临床判断脱水性质困难时，先按等渗脱水补液。重度脱水有明显循环障碍者应立刻快速扩容，20ml/kg 等渗含钠液（2：1 液）（2000），30～60 分钟快速输入。

（6）纠酸：轻度的代谢性酸中毒在补液后可以自己代偿，pH<7.3 给予补液，5%碳酸氢钠 ml 数＝（－BE）×0.5×体重，因机体可代偿，首次补半量；重度酸中毒用 1.4%碳酸氢钠扩容，兼有扩充血容量及纠正酸中毒（2003）的作用。

（7）钾：见尿补钾（6 小时内有尿都可以），静脉补钾浓度<0.3%，氯化钾 200～300mg/（kg·d），补钾时间每日不少于 8 小时，应持续给钾 4～6 天。切忌静脉注射。

（8）补钙补镁：出现低钙症状（手足搐搦、惊厥），10%葡萄糖酸钙 5～10ml 等量稀释后静脉注射。补钙后症状无改善，考虑低镁，25%硫酸镁 0.1ml/kg 肌内注射。

（9）第 2 天的补液

第 1 天已经纠正者：补继续丢失和生理需要，补钾，供热量。

第 1 天未纠正水、电解质紊乱者：重新判断脱水程度和性质，制订补液计划。

（10）各种常用溶液配制。

2：1 液（2 份 NS，1 份 1.4%NaHCO₃）为等张（等渗）含钠液。

1：1 液（1 份 GS，1 份 NS）为 1/2 张。

4：3：2 液（4 份 NS，3 份 GS，2 份 1.4%NaHCO₃）为 2/3 张。

3. 抗生素治疗　水样便者多为病毒或非侵袭性细菌感染，一般不用抗生素，重症选用抗生素。黏液、脓血便多为侵袭性细菌感染，针对病原合理选用抗生素。注意药物不良反应。

抗生素诱发的肠炎停用原来使用的抗生素：金黄色葡萄球菌肠炎停用万古霉素、苯唑西林等；难辨梭状芽胞杆菌肠炎停用万古霉素、甲硝唑（灭滴灵）等；真菌性肠炎停用制霉菌素、氟康唑。

4. 其他药物治疗　微生态疗法，如双歧杆菌、嗜酸乳杆菌、粪链球菌制剂；消化道黏膜保护药用蒙脱石粉，补锌治疗（>6 个月，20mg/d；<6 个月，10mg/d）等。

5. 迁延性腹泻和慢性腹泻

（1）仔细寻找病程迁延原因。

（2）严格选用抗生素，避免滥用。

（3）调整饮食，增加热量、维生素及微量元素的补充。

（4）必要时胃肠外营养。

=== 经典试题 ===

1. 婴幼儿秋冬季腹泻的最常见病原是
A. 腺病毒
B. 诺沃克病毒
C. 轮状病毒
D. 艾柯病毒
E. 柯萨奇病毒

2. 中度脱水的临床表现哪项是不正确的
A. 失水量为体重的 5%～10%
B. 皮肤弹性较差

C. 眼窝、前囟明显凹陷
D. 四肢厥冷
E. 尿量明显减少

3. 下面哪一项提示低血钾
A. 神经肌肉兴奋性增加
B. 肠鸣音消失，四肢肌张力低下
C. 心率减慢
D. 呼吸深大
E. 肠鸣音亢进

4. 小儿腹泻代谢性酸中毒的治疗，下列哪项是错误的

A. 轻症不需要另给碱性溶液

B. 可给碳酸氢钠或乳酸钠

C. 碱性溶液需要量可按公式计算

D. 先给总需要量的 1/2

E. 纠酸后无需补钾

（5~7 题共用题干）

患儿，6 个月。腹泻水样便 3 天，每天 10 余次，为稀水样便。今日病儿昏睡，呼吸深快，尿量极少，查体：四肢厥冷，二氧化碳结合力 18mmol/L，血钾 4. 0mmol/L，血钠 140mmol/L。

5. 最可能的诊断是

A. 重度脱水酸中毒

B. 中度脱水酸中毒

C. 重度脱水，低钾血症

D. 中度脱水，低钾血症

E. 重度脱水酸中毒，低钾血症

6. 该患儿第 1 天补液首选下列哪种液体

A. 2∶1 含钠液

B. 4∶3∶2 含钠液 860ml

C. 2∶3∶1 含钠液 860ml

D. 2∶6∶1 含钠液 860ml

E. 5%碳酸氢钠 360ml

7. 该患儿第 1 天补液的总量是

A. 720ml

B. 800ml

C. 880ml

D. 980ml

E. 1200ml

参考答案：1. C。2. D。3. B。4. E。5. A。6. A。7. E。

第 11 单元　呼吸系统疾病

═══ 重点提示 ═══

1. 两种特殊类型上感：疱疹性咽峡炎和咽结合膜热，要区别记忆。

2. 儿童支气管哮喘、咳嗽变异性哮喘的诊断标准要熟记。哮喘持续状态的处理：吸氧、补液纠酸、糖皮质激素静脉滴注、沙丁胺醇等雾化吸入、必要时机械呼吸等。

3. 支气管肺炎临床表现：发热，咳嗽气促，鼻翼扇动，三凹征，肺部固定湿啰音。并发症有心力衰竭、中毒性脑病、脓胸（金黄色葡萄球菌感染者）等。对于肺炎及其并发症的治疗要求掌握。

4. 喘憋性肺炎：呼吸道合胞病毒多见，以喘憋、三凹征和喘鸣为主要临床特点。

5. 肺炎支原体肺炎：刺激性干咳为主。体征轻而 X 线改变明显是本病的一个特点。

═══ 考点串讲 ═══

一、解剖生理特点

小儿呼吸系统：以环状软骨为界。上呼吸道：鼻、鼻窦、咽、咽鼓管、会厌、喉；下呼吸道：气管、支气管、毛细支气管、肺泡。

（一）解剖特点

1. 上呼吸道

（1）鼻道窄、短，血管丰富，黏膜嫩，易感染、肿胀、堵塞。鼻窦口大，上颌窦与筛窦易感染。

（2）咽鼓管较宽、直、短，水平位。鼻咽炎时易致中耳炎。

（3）咽扁桃体，又称腺样体，6 个月已经发育，位于鼻咽顶部与后壁交界处，严重腺样体肥大是小儿阻塞性睡眠呼吸暂停综合征的重要原因。腭扁桃体在 1 岁末逐渐增大，4~10 岁达发育高峰，14~15 岁逐渐退化，故扁桃体炎在婴儿少见。

（4）喉部呈漏斗状，喉腔较窄，软骨柔软，声门裂相对狭窄，轻微炎症可引起呼吸困难。

2. 下呼吸道

（1）气管、支气管较狭小，软骨柔软，缺乏弹力组织，如感染易导致呼吸道阻塞。左支气管细

长，弯斜；右支气管粗短，为气管直接延伸，异物易坠入右支气管。

（2）肺间质发育旺盛，肺泡数量较少，造成肺含血多而含气量相对少，易患肺炎。

3. 胸廓　胸廓短，桶状胸，肋骨水平位，膈肌位置较高，心脏横位，胸腔较小而肺相对较大；呼吸肌不发达，肺不能充分扩张，易缺氧和二氧化碳潴留，出现发绀；纵隔相对较大，周围组织松软，胸腔积液或气胸时易致纵隔移位。

（二）生理特点

年龄越小，呼吸越快。新生儿 40～44 次/分，1 岁以下 30 次/分，1～3 岁 24 次/分，3～7 岁 22 次/分，7～14 岁 20 次/分，18 岁 16～18 次/分。婴幼儿呈腹膈式呼吸，随年龄增长，逐渐转化为胸腹式呼吸。

（三）小儿呼吸免疫特点

1. 非特异性　咳嗽反射及气道平滑肌收缩功能差，纤毛运动功能亦差，难以有效清除吸入的尘埃及异物。

2. 特异性　SIgA、IgA、IgG 和 IgG 亚类含量均低，易患呼吸道感染。

二、急性上呼吸道感染

急性上呼吸道感染是由各种病原引起的上呼吸道的急性感染，俗称"感冒"。根据感染部位不同可诊断为"急性鼻炎""急性扁桃体炎"等。

（一）病因

90%为病毒感染，呼吸道合胞病毒感染最常见（2000），如继发细菌感染，溶血性链球菌感染最常见。

（二）临床表现

1. 一般类型　急性起病，鼻塞、流涕、咳嗽、咽痛，发热、烦躁、全身不适、食欲缺乏。可导致高热惊厥，部分患儿有腹痛，咽部充血，扁桃体肿大、颌下淋巴结肿大。病程 3～5 天。

2. 两种特殊类型　见表 11-11。

表 11-11　两种特殊类型急性呼吸道感染

	疱疹性咽峡炎	咽-结合膜热（2017）
病原体	柯萨奇 A 组病毒（2005、2007、2008、2015、2016）	腺病毒 3、7 型
好发季节	夏、秋季	春、夏季
临床表现	表现为急起高热、咽痛、流涎、厌食、呕吐等；咽部充血；咽腭弓、悬雍垂、软腭处 2～4cm 大小疱疹，周围有红晕，疱疹破溃后形成小溃疡	以发热、咽炎、结合膜炎为特征；多呈高热、咽痛、腹部刺痛，咽部充血，一侧或两侧滤泡性眼结合膜炎；颈部、耳后淋巴结肿大；有时伴胃肠道症状
病程	1 周	1～2 周

（三）诊断与鉴别诊断

根据临床症状不难诊断，但需与以下疾病鉴别。

1. 流行性感冒　有明显流行病史，全身症状重，病程长。

2. 急性传染病（麻疹、流脑等）早期　结合流行病史、临床表现及实验室资料综合分析并观察病情演变加以鉴别。

3. 变应性鼻炎　病程持续超过 2 周，反复发作，而全身症状轻。

（四）治疗（2017）

1. 休息，多喝水。

2. 降温　冰袋、乙醇擦浴、对乙酰氨基酚、布洛芬、阿司匹林。

3. 抗病毒　利巴韦林、中成药。

4. 抗生素　继发细菌感染或并发症者选用青霉素、头孢菌素、大环内酯类。

三、支气管哮喘

（一）诊断

1. 儿童哮喘诊断标准

（1）反复发作的喘息（2005）、气促、胸闷或咳嗽，多与接触过敏原、各种刺激、病毒感染、运动等有关。

（2）发作时双肺闻及以呼气相为主的哮鸣音，呼气相延长。

（3）上述症状和体征经抗哮喘治疗有效或自行缓解。

（4）除外其他疾病引起的喘息、气促、胸闷和咳嗽。

（5）临床表现不典型（如无明显喘息或哮鸣音），应至少具备以下 1 项：①支气管激发试验或运动激发试验阳性。②证实存在可逆性气流受限：支气管舒张试验阳性，吸入速效 β_2 受体激动剂后 15 分钟 FEV_1 增加≥12%；抗哮喘治疗有效，使用支气管舒张剂和口服（或吸入）糖皮质激素治疗 1～2 周后 FEV_1 增加≥12%。③PEF 每日变异率（连续监测 1～2 周）≥20%。

符合 1～4 条或第 4～5 条者可以诊断为哮喘。

2. 咳嗽变异性哮喘诊断标准（2002、2008、2009、2013）

（1）咳嗽持续或反复发作>1 个月（2005），常在夜间和（或）清晨发作或加剧（2013），以干咳为主。

（2）临床无感染征象，或经长期抗生素治疗无效。

（3）抗哮喘药物诊断治疗有效（2005，2006，2007A）。

（4）除外其他疾病导致的咳嗽。

（5）支气管激发试验阳性和（或）PEF 每日变异率（连续监测 1～2 周）≥20%。

（6）个人或一级、二级亲属有特应性疾病史，或变应原测试阳性。

以上1～4条为诊断的基本条件（2005、2006、2007）。

3. 哮喘危重状态（哮喘持续状态）　哮喘急性发作，出现咳嗽、喘息、呼吸困难、大汗淋漓、端坐呼吸、严重发绀、意识障碍及心肺功能不全的征象。

（二）鉴别诊断

1. 以喘息为主要症状的儿童哮喘应注意与毛细支气管炎、肺结核、气道异物、先天性气管支气管畸形和先天性心血管疾病相鉴别。

2. 咳嗽变异型哮喘（CVA）应注意与支气管炎、鼻窦炎、胃食管反流和嗜酸性粒细胞支气管炎等疾病相鉴别。

（三）治疗

1. 去除病因。

2. 控制发作

（1）哮喘急性发作期治疗。①β_2 受体激动药：临床运用最广。吸入型短效 β_2 受体激动药如沙丁胺醇、特布他林等是缓解哮喘急性症状的首选药物（2004）。②全身性糖皮质激素（甲泼尼龙）、吸入型糖皮质激素（布地奈德）、抗胆碱能药物（异丙托溴铵）及短效茶碱（氨茶碱）的应用。

（2）哮喘慢性持续期治疗。①吸入型糖皮质激素（倍氯米松，布地奈德等）：哮喘长期控制首选药物（2000、2009、2011），也是最有效抗炎药物。②白三烯调节药、缓解茶碱、长效 β_2 受体激动药等药物的应用。

（3）抗生素：伴有呼吸道细菌感染者加用。

3. 哮喘持续状态的处理

（1）吸氧：氧浓度 40%，维持 $PaO_2$70～90mmHg。

（2）补液及纠正酸中毒（2013）：补 1/5 张含钠液，用碳酸氢钠纠正酸中毒。

（3）糖皮质激素类药物静脉滴注：儿童危重哮喘治疗一线药，应尽早使用（2003）。

（4）支气管扩张药：①沙丁胺醇雾化剂吸入每 1～2 小时 1 次；②氨茶碱静脉滴注；③上述治疗效果不佳，可用沙丁胺醇静脉注射。

（5）异丙肾上腺素：上述治疗无效者试用，每分钟 0.1μg/kg 静脉滴注。

（6）镇静药：水合氯醛灌肠。

（7）机械呼吸：①严重的持续性呼吸困难；②呼吸音减弱（2004），随之哮鸣音消失；③呼吸肌过度疲劳而使胸廓活动受限；④意识障碍，甚至昏迷；⑤吸入 40%的氧而发绀仍无改善，$PaCO_2 \geq$ 65mmHg。

四、支气管肺炎

1. **临床表现**　发达国家以病毒感染为主，发展中国家以肺炎链球菌感染多见。多见于 2 岁以下婴幼儿，出现发热、咳嗽、气促（呼吸 40～80 次/分）、鼻翼扇动、三凹征、肺部闻及固定湿啰音等表现；如果合并其他系统表现就是重症肺炎，表现如下。

（1）循环系统：常见心肌炎（面色苍白、心动过速、心音低钝）、心力衰竭（呼吸加快、心率加快、烦躁、发绀、肝大、水肿等表现）（2002）。

（2）神经系统：常见脑脓肿、中毒性脑病（烦躁、嗜睡、瞳孔的改变、脑膜刺激征脑脊液压力增大等表现）。

（3）消化系统：食欲缺乏、呕吐、腹泻、腹胀、中枢性肠麻痹、消化道出血等。

（4）抗利尿激素异常分泌综合征。

（5）DIC。

2. **并发症**　多由金黄色葡萄球菌引起，革兰阴性菌次之。

（1）脓胸。

（2）脓气胸：患儿病情突然加重，咳嗽剧烈，呼吸困难；叩诊积液上方为鼓音，下方为浊音。

（3）肺大疱。

3. **治疗**　积极控制炎症，改善通气功能，对症治疗，防止和治疗并发症。

（1）一般治疗：室温 18～20℃，相对湿度 60%；保证营养供给；常变换体位；避免交叉感染。

（2）抗感染治疗。

①抗生素治疗

使用原则：选用敏感药；早期治疗；联合治疗；渗入下呼吸道浓度高的药；足量、足疗程。

抗生素选用：WHO 推荐 4 种一线药物（复方新诺明、青霉素、氨苄西林和阿莫西林），青霉素为首选，复方新诺明不用于新生儿，我国卫生部对轻症肺炎推荐用头孢氨苄。临床常用二、三代头孢菌素。大环内酯类（如红霉素）对支原体、衣原体肺炎有效（2002）。

疗程：用药时间应持续至体温正常后 5～7 天或临床症状基本消失后 3 天。支原体肺炎至少用药 2～3 周。葡萄球菌肺炎一般于体温正常后继续用药 2 周，总疗程 6 周。

②抗病毒治疗：利巴韦林、干扰素。

（3）糖皮质激素治疗。适应证（2013）：①中毒症状明显；②严重喘憋；③伴有脑水肿、中毒性脑病、感染性休克、呼吸衰竭等；④胸膜有渗出的病例（2009）。常用地塞米松，疗程 3～5 天。

（4）对症治疗

①氧疗：鼻前庭给氧，湿化氧气流量为 0.5～1L/分；浓度不超过 40%；婴幼儿面罩给氧，2～4 L/分，浓度 50%～60%。

②保持呼吸道通畅。

③抗心力衰竭治疗：镇静、利尿、强心、血管活性药物等（2002）。

④腹胀治疗。

⑤感染性休克、脑水肿、呼吸衰竭的治疗。

⑥纠正水、电解质和酸碱平衡紊乱：重症肺炎时以混合性酸中毒常见（2005）。

（5）并发症的治疗。

4．几种不同病原体所致肺炎特点

（1）毛细支气管炎（又称喘憋性肺炎）（2007）

①病原：呼吸道合胞病毒多见。

②流行特点：多见于 2 岁以下的婴幼儿，尤其是 1～6 个月小婴儿。

③临床表现：以喘憋、三凹征和喘鸣为主要临床特点。

④X 线检查：不同程度的梗阻性肺气肿、支气管周围炎或有肺纹理粗厚，也可有小的点片状阴影。

（2）腺病毒肺炎（2000）

①临床特点：6 个月至 2 岁的婴幼儿多见。高热，精神萎靡，面色苍白，咳嗽剧烈，可出现喘憋、呼吸困难。肺部体征出现晚，发热 4～5 天出现湿啰音，以后病变融合呈现肺实变体征。

②X 线检查：出现早，在肺体征不明显时即可出现：大小不等片状影或融合成大片。

（3）金黄色葡萄球菌肺炎（2014）

①临床特点：新生儿及婴幼儿多见。高热、咳嗽、呼吸困难。中毒症状重。肺部体征出现早，双肺中、细湿啰音。皮肤常见猩红热样或荨麻疹样皮疹。易并发脓胸、脓气胸（2005）。

②X 线表现：开始小片状，病情发展迅速，很快出现小脓肿、肺大疱等。易变形是该病的 X 线特征之一。

（4）肺炎支原体肺炎

①临床特点（2013）：年长儿多见，小婴儿也有发病。发热，刺激性干咳。肺部体征常不明显。部分患儿有多系统受累。

②X 线表现：点片状、云雾状阴影（2016）；可见节段性或大叶性实变等表现。体征轻而 X 线改变明显是本病的又一特点（2009）。

③实验室检查：冷凝集试验（＋），支原体抗体（＋）。

（5）沙眼衣原体肺炎

①临床特点：＜6 个月婴儿多见。起病慢，一般不发热，开始有鼻塞、流涕，结膜炎后出现气促、频繁咳嗽，肺部可闻及干、湿啰音。

②X 线胸片：双侧间质性或小片状浸润。

━━━━━━ 经典试题 ━━━━━━

1．引起病毒性肺炎占首位的病毒是

A．腺病毒

B．流感病毒

C．呼吸道合胞病毒

D．副流感病毒

E．肠道病毒

2．急性支气管炎的主要症状是

A．发热

B．咳嗽

C．气促

D．发绀

E．腹泻

3．支气管肺炎重症往往出现

A．代谢性酸中毒

B．代谢性碱中毒

C．混合性酸中毒

D．呼吸性碱中毒

E．呼吸性酸中毒

4．患儿男，5 个月。发热、咳嗽、喘憋 3 天。查体：体温 37.5℃，呼吸 68 次/分，呈呼气性呼吸困难，呼气时有呻吟，伴明显鼻扇及三凹征，满肺喘鸣音，底部有细湿啰音。白细胞 7.0 × 10^9/L，淋巴占 78%。本病例诊断最大的可能是

A．呼吸道合胞病毒肺炎

B．腺病毒肺炎

C．葡萄球菌肺炎

D．革兰阴性杆菌肺炎

E．肺炎支原体肺炎

（5~7题共用题干）

患儿女，7个月。以发热、咳嗽、喘息6天为主诉入院。入院后第2天，患儿突然面色灰白，极度烦躁不安，呼吸明显增快60次/分。听心音低钝、节律整，心率180次/分，呈奔马律，双肺闻及广泛的水泡音。肝肋下3cm，下肢有水肿，血常规：白细胞$5×10^9$/L。X线胸片双肺见小片状影，肺纹理增强，肺气肿。

5. 该患儿最可能的诊断

A. 支气管肺炎，合并心力衰竭

B. 支气管肺炎，合并中毒性脑病

C. 支气管肺炎，合并中毒性休克

D. 支气管肺炎，合并中毒性肝炎

E. 支气管肺炎，合并中毒性心肌炎

6. 产生本病并发症的病因是

A. 循环充血和高血压

B. 肺动脉高压和中毒性心肌炎

C. 心率过快

D. 弥散性血管内凝血

E. 末梢循环衰竭

7. 该并发症的急救措施，首选是

A. 2：1等张高钠液扩容

B. 能量合剂，丹参等营养心肌

C. 静脉给予毛花苷C制剂

D. 护肝、保肝

E. 降低脑水肿，营养脑细胞

参考答案：1. C。2. B。3. C。4. A。5. A。6. B。7. C。

第12单元　心血管系统疾病

══════ 重点提示 ══════

1. **房间隔缺损临床特点**：胸骨左缘第2肋间闻及2~3级喷射性收缩期杂音。P_2亢进并分裂固定，X线检查示右心房、右心室增大。

2. **室间隔缺损临床特点**：胸骨左缘第3~4肋间可闻及Ⅲ、Ⅳ级级粗糙的全收缩期杂音，可触及震颤。P_2亢进。X线检查示左、右心室大，左心房也常增大。

3. **动脉导管未闭临床特点**：胸骨左缘第2肋间闻及粗糙响亮的连续性机器样杂音，可有周围血管征、差异性发绀。X线检查示左心房、左心室增大。

4. **法洛四联症的临床特点**：发绀（最早、最主要表现）、蹲踞、槌状指，胸骨左缘2~4肋间可闻及2~3级喷射性收缩期杂音。X线检查示右心室增大，心尖上翘，呈"靴形"。

══════ 考点串讲 ══════

一、心血管系统生理特点

（一）胎儿-新生儿循环的转换

1. **胎儿正常血液循环特点**　胎儿通过胎盘以弥散方式进行物质交换，除脐动脉是氧合血外，其他都是混合血，其肝血含氧量最高，心、脑、上肢次之，而下半身含氧量最低；只有体循环，肺循环虽存在，但无气体交换；肺动脉压高于主动脉压。

2. **出生后血循环的改变**　卵圆孔出生后5~7个月解剖上关闭。出生后肺循环压力降低，体循环压力升高，流经动脉导管的血液逐渐减少，最后停止，形成功能上关闭。动脉导管解剖上关闭时间80%在出生后3个月内，95%在出生后1年内，若1岁后仍未闭，即认为畸形存在。

（二）小儿心率、血压的特点

1. **心率**　新生儿120~140次/分，1岁以内110~130次/分，2~3岁100~120次/分，4~7岁80~100次/分，8~14岁70~90次/分。

2. **血压**

（1）**动脉血压**：推算公式：收缩压＝（年龄×2）＋80mmHg，舒张压＝收缩压的2/3。目前多用百分位数值评价血压正常范围，凡收缩压和（或）舒张压在95百分位以上者为高血压。

（2）**静脉血压**：学龄前儿童静脉压为40mmH$_2$O左右，学龄儿童约为60mmH$_2$O。

二、先天性心脏病概述

1. 分类

（1）左向右分流型（潜伏青紫型）：正常情况下由于体循环压力高于肺循环，故平时血液从左向右分流而不出现青紫。当剧哭、屏气或任何病理情况下致使肺动脉或右心室压力增高并超过左心压力时，则可使血液自右向左分流而出现暂时性青紫，如室间隔缺损、动脉导管未闭和房间隔缺损等。

（2）右向左分流型（青紫型）：某些原因（如右心室流出道狭窄）致使右心压力增高并超过左心，使血流经常从右向左分流时，或因大动脉起源异常，使大量静脉血流入体循环，均可出现持续性青紫，如法洛四联症（2013）和大动脉转位等。

（3）无分流型（无青紫型）：即心脏左、右两侧或动、静脉之间无异常通路或分流，如肺动脉狭窄和主动脉缩窄等（2015）。

2. 临床表现　几种常见先天性心脏病的临床表现、诊断与鉴别诊断，详见后面。

3. 特殊检查　包括 X 线检查、心电图、超声心动图（2012）、M 型超声心动图、心导管检查、心血管造影、放射性核素心血管造影、磁共振成像、计算机断层扫描等检查。

三、房间隔缺损

（一）临床表现

发育落后、乏力，活动后心悸气短，咳嗽，出现肺动脉高压时有青紫。体格检查：胸骨左缘第 2 肋间闻及 2～3 级喷射性收缩期杂音(2013)。不受呼吸影响的 P_2 亢进并分裂固定（2008）。

（二）诊断

1. 根据病史及体检。

2. X 线检查示右心房、右心室增大（2006、2012），肺动脉凸出，肺野充血，可见肺门"舞蹈"（2014）。

3. 心电图、超声心电图及心导管检查等。

（三）并发症

常见肺炎，至青中年期可合并心律失常（期前收缩，心房扑动、心房颤动等），心力衰竭和肺动脉高压等。

四、室间隔缺损

（一）临床表现

小型缺损可无明显症状，生长发育不受影响，仅体检时发现胸骨左缘第 3、4 肋间闻及响亮粗糙的全收缩期杂音，肺动脉第二心音稍增强。大型缺损出现体循环供血不足的表现，如生长发育落后、呼吸急促，多汗，吃奶费劲常要间歇等，反复肺炎甚至心力衰竭。体检：心前区隆起，心界增大，心尖冲动弥散，胸骨左缘第 3、4 肋间可闻及Ⅲ、Ⅳ级粗糙的全收缩期杂音（2012），传导广泛，可触及震颤。肺动脉第二心音亢进。当肺血管病变发展至不可逆的阻力性肺动脉高压，左向右分流逆转为双向分流或右向左分流，患儿呈持续发绀，即艾森门格（Eisenmenger）综合征。

（二）诊断

1. 根据病史及体检。

2. X 线检查。小型缺损可无表现。大型缺损出现左、右心室大，往往左心房也增大（2009），肺动脉凸出，肺野充血，可见肺门"舞蹈"。

3. 心电图、超声心电图及心导管检查等。

（三）并发症

支气管炎、充血性心力衰竭、（2009）肺水肿及感染性心内膜炎。

五、动脉导管未闭

（一）临床表现

消瘦、气急、心悸，偶有声嘶（扩大肺动脉压迫喉返神经）。查体：<u>胸骨左缘第 2 肋间闻及粗糙响亮的连续性机器样杂音，向颈部传导，可触及震颤，肺动脉第二心音亢进（2005）</u>。由于主动脉血分流到肺动脉使动脉舒张压降低，可出现<u>周围血管征（2008、2016）</u>，如毛细血管搏动，水冲脉及股动脉枪击音等；有显著肺动脉高压者，出现<u>差异性青紫（2016）</u>。

（二）诊断

1．根据病史及体检。

2．<u>X 线检查　左心房、左心室增大，肺动脉凸出，肺野充血（2014）</u>，可见肺门"舞蹈"。主动脉弓增大，这一特征与房间隔缺损、室间隔缺损不同，有鉴别意义。

3．心电图、超声心电图及心导管检查等。

（三）并发症

<u>支气管炎、充血性心力衰竭、感染性心内膜炎。</u>

六、法洛四联症

（一）临床表现

<u>青紫（最早且最主要的表现）</u>、蹲踞症状、槌状指（趾）及阵发性的呼吸困难或晕厥，查体：<u>胸骨左缘第 2～4 肋间可闻及喷射性Ⅱ、Ⅲ级喷射性收缩期杂音，传导范围广，肺动脉第二心音减弱或消失。</u>

（二）诊断（2016）

1．根据病史及体检。

2．<u>X 线检查示右心室增大，心尖上翘，呈"靴形"，肺动脉凹陷（2016），肺野清晰（2014）</u>，无肺门"舞蹈"（2002）。

3．心电图、超声心电图及心导管造影。

（三）并发症

<u>脑血栓</u>（系红细胞增多，血黏稠度增高，血流滞缓所致）、<u>脑脓肿</u>（细菌性血栓）及感染性心内膜炎。

—————— 经典试题 ——————

1．女孩，2 岁，经常患感冒和肺炎。体检：心前区隆起，无震颤，胸骨左缘第 2 肋间可闻及Ⅱ级喷射性杂音，$P_2 > A_2$ 伴有固定分裂，心电显示电轴右偏，V 呈 rsR' 波型，RV 114mm，PV 12mm，P-R 间期 0.16s，该患儿考虑何种先天性心脏病

A．房间隔缺损

B．室间隔缺损

C．动脉导管未闭

D．肺动脉狭窄

E．法洛四联症

2．患儿，6 岁，出生后反复呼吸道感染，平时较少活动。体检：无发绀，心前区隆起，于胸骨左缘第 3、4 肋间闻及Ⅲ级粗糙全收缩期杂音，有震颤，肺动脉第二心音亢进，最可能

的诊断是

A．房间隔缺损

B．室间隔缺损

C．法洛四联症

D．动脉导管未闭

E．艾森门格综合征

3．患儿女，8 岁，于 4 个月前开始不规则发热，体温 38～39℃，2 个月前出现气促、咳嗽、下肢水肿，抗结核治疗后无效，1 岁时诊断为"先天性心脏病"。体检：体温 38.5℃，脉搏 114 次/分，呼吸 48 次/分，颈静脉怒张，心前区隆起，于胸骨左缘第 2、3 肋间可闻及连续性杂音，伴震颤，肝肋下 4.0cm，尿常规：蛋白（+），本例应诊断为

A．先天性心脏病（动脉导管未闭）合并心力

衰竭

B．先天性心脏病（动脉导管未闭）合并肺炎

C．先天性心脏病（动脉导管未闭）合并肺结核

D．先天性心脏病（动脉导管未闭）合并亚急性细菌性心内膜炎

E．先天性心脏病（动脉导管未闭）合并心力衰竭、亚急性细菌性心内膜炎

4．患儿4岁，自1岁出现口唇青紫，活动后加剧，喜坐少动，胸骨左缘第2、3肋间可闻及收缩期杂音，有震颤，动脉血氧饱和度75%，此例可能的诊断是

A．原发性肺动脉高压症

B．肺动脉狭窄

C．艾森门格综合征

D．较大型室间隔缺损

E．法洛四联症

参考答案：1．A。2．B。3．E。4．E。

第13单元　泌尿系统疾病

══ 重点提示 ══

1．急性肾小球肾炎诊断：多为A组β溶血性链球菌感染，急性起病，具备血尿、蛋白尿和管型尿、水肿及高血压等特点，急性期ASO升高，C_3降低等。

2．急性肾小球肾炎治疗：青霉素及对症治疗。循环充血者可利尿，高血压脑病者首选硝普钠降压。

3．肾病综合征特征："三高一低"即大量蛋白尿、低白蛋白血症、高胆固醇血症、水肿。

4．肾病综合征：并发症有感染（最常见）、血栓形成（肾静脉血栓多见）等。治疗以糖皮质激素为主，还有免疫抑制药（激素依赖或不耐受时用）、抗凝及纤溶药物疗法等。

══ 考点串讲 ══

一、泌尿系统解剖、生理特点

（一）解剖特点

1．肾　婴儿肾脏位置较低，2岁后达髂嵴以上。

2．输尿管　容易受压及扭曲而导致梗阻及感染。

3．膀胱　位置较高。

4．尿道　易受感染。

（二）生理特点

1．肾小球滤过率　新生儿较低，2岁达成年人水平。

2．肾小管吸收和排泄功能　吸收及排泄功能均有限。

3．浓缩和稀释功能　新生儿浓缩功能低，但稀释功能接近成年人。

4．酸碱平衡功能　较差，易发生酸中毒。

5．肾脏内分泌功能　新生儿肾脏已有内分泌功能。

（三）小儿排尿及尿液特点

1．每日尿量　尿量<200ml/（$m^2 \cdot d$）为少尿，全天尿量<50ml/m^2为无尿（28kg体重=1m^2）。

2．尿色　正常小儿呈淡黄色透明。正常婴幼儿尿液在寒冷季节放置后可因盐类析出而变浑浊。

3．酸碱度　多呈酸性。

4．尿比重和渗透压。

5．尿蛋白　>150mg/d为异常。

6．尿细胞和尿管型　尿沉渣：RBC<3/HP，WBC<5/HP，偶见透明管型；12小时尿细胞计数：RBC<50万，WBC<100万，管型<5000个；以上均属正常。

二、急性肾小球肾炎

急性肾小球肾炎，简称急性肾炎，指一组不同病原感染后引起的免疫反应性急性弥漫性肾小球炎性病变，占小儿泌尿系疾病的首位。学龄儿童（5～14 岁）多见，男多于女。

（一）病因

多由 A 组 β 溶血性链球菌（2002、2017）（致肾炎菌株）感染后所致。绿色链球菌、EB 病毒、弓形虫等亦可导致急性肾炎。

（二）临床表现与分型

1. 前驱感染　发病前 1～4 周常有呼吸道（上呼吸道感染、扁桃体炎等，前驱期 6～12 天）或皮肤感染（脓疱疮、猩红热等，前驱期 14～28 天）等链球菌前驱感染史。

2. 典型表现　一般以血尿和水肿为首发症状。

（1）血尿：100% 患儿有血尿、镜下血尿。

（2）水肿：多累及颜面、眼睑，为不可凹陷性。

（3）蛋白尿。

（4）高血压：30%～80% 有高血压。

（5）少尿。

3. 严重表现　常在 2 周内出现。

（1）严重循环充血：水钠潴留所致。出现心力衰竭的表现（端坐呼吸、颈静脉怒张、咳粉红色泡沫痰等），但不是心力衰竭。

（2）高血压脑病：脑血管痉挛所致。血压突然升高（150～160mmHg/100～110mmHg 以上），剧烈头痛，一过性失明，甚至惊厥，昏迷（2000、2014）。

（3）急性肾功能不全：暂时性氮质血症、电解质紊乱及酸中毒。一般持续 3～5 日，不超过 10 日。

4. 非典型表现

（1）无症状性急性肾炎：仅有轻微血尿及蛋白尿，无临床症状。

（2）肾外症状性：有水肿和（或）高血压，尿改变轻微。

（3）肾病综合征表现型：急性期有大量蛋白尿或好转后再度表现为肾病者。

（三）辅助检查

ASO 升高，C_3 降低（2015），尿蛋白（＋～＋＋＋），尿蛋白电泳（＋），ESR 升高（反应炎症的活动性），肾活检可确诊。

（四）诊断及鉴别诊断

有链球菌感染史，急性起病，具备血尿、蛋白尿和管型尿、水肿及高血压等特点，急性期 ASO 升高，C_3 降低，均可临床诊断急性肾炎。如临床诊断有困难时可行肾活检（2017）。注意与以下疾病鉴别。

1. 水肿较重，尿蛋白持续较多时应考虑肾病。

2. 感染前驱期短，有眼观血尿时应考虑 IgA 肾病（2013）。

3. 除有血尿外，尿中尚有较多 WBC 时应考虑泌尿系感染。

4. 持续低补体，病情较重时应考虑膜性增生性肾小球肾炎。

5. 持续少尿、大量血尿和蛋白尿，BUN 不断增高时应考虑急进性肾小球肾炎。

6. B 超检查有时见两肾体积偏小，有尿检异常的既往史时应考虑慢性肾炎急性发作。

（五）治疗

1. 清除残余病灶　青霉素肌内注射 10～14 天。

2. 对症治疗　主要针对水钠潴留。

（1）卧床休息 2～3 周。待 ESR 正常，尿常规明显好转可上学，但须尿红细胞正常后才可以恢复体力活动（2000、2016）。

（2）限制钠盐的摄入（根据水肿及高血压情况定）。

（3）利尿（氢氯噻嗪、呋塞米）、降压（硝苯地平口服或舌下含服）。

3．严重病例治疗

（1）循环充血：严格限制水钠，利尿降压，呋塞米纠正水钠潴留。

（2）高血压脑病：首选硝普钠迅速降压，可用地西泮止惊。

（3）急性肾功能不全：透析。

三、肾病综合征

肾病综合征是由于多种原因引起的以肾小球基底膜对血浆蛋白质通透性增高为基本病理生理改变，以"三高一低"（大量蛋白尿、低白蛋白血症、高胆固醇血症、不同程度的水肿）（2015）为基本临床特征。

（一）分类方法

1．按病因分类 可分为原发性、继发性和先天性 3 种类型。

2．按病理类型分类 可分为微小病变（最常见）（2017）、局灶性节段性肾小球硬化、系膜增生性肾小球肾炎、膜性肾病和膜性增生性肾小球肾炎 5 种。

3．按临床分类 可分为单纯性肾病和肾炎性肾病。

（二）临床表现

3～5 岁为发病高峰，男比女多。

1．高度水肿（可凹性）是最早出现的症状（2005），先出现于眼睑，以后遍及全身，晚期可有胸腔积液和腹水。

2．少尿、尿色变深与血容量降低有关。

3．大便次数多由肠黏膜水肿所致。

4．蛋白质营养不良表现为面色苍白、皮肤干燥、毛发干枯、指甲横纹等。

（三）辅助检查

1．血常规。

2．尿液检查。

3．血生化。

4．肾功能肌酐、尿素氮升高。

5．血清补体。

6．乙肝五项、ANA 排除继发性的肾病综合征。

（四）诊断标准与鉴别诊断

1．尿蛋白定性（＋＋＋ ～＋＋＋＋ ），1 周 3 次，定量≥50mg/（kg・d），持续 2 周以上。

2．血浆白蛋白＜30g/L。

3．血浆总胆固醇＞5.7mmol/L。

4．水肿。

其中高蛋白尿、低清蛋白为必备诊断条件。

原发性肾病综合征还需与继发于全身性疾病的肾病综合征鉴别。部分非典型链球菌感染后肾炎、系统性红斑狼疮性肾炎、过敏性紫癜性肾炎、乙型肝炎病毒相关性肾炎及药源性肾炎等均可有肾病综合征样表现。临床上须排除继发性肾病综合征后方可诊断原发性肾病综合征。

（五）并发症

1．感染 最常见并发症。

2．电解质紊乱 低钠血症、低钾血症及低钙血症（三低）。

3．血栓形成　肾静脉血栓多见。

4．急性肾衰竭。

5．肾上腺危象　体内皮质醇不足所致，出现呕吐、休克甚至死亡。

（六）治疗（2017）

采用以糖皮质激素为主的综合治疗。

1．一般治疗。一般不需卧床休息，注意饮食调节。

2．利尿治疗。

3．防治感染。

4．糖皮质激素疗法　泼尼松是诱导肾病缓解的首选治疗（2003、2014）。原则是初量足、减量慢、维持久、个体化。

（1）短程疗法。

（2）中、长程疗法：国内提倡本方案。

（3）疗效判断：足量激素治疗8周后进行判断。

①完全生效：泼尼松≤8周，尿蛋白（－）。

②无效：满8周，尿蛋白仍阳性。

③依赖：减量或停药4周内复发，用药又缓解，重复2次以上。

④复发：尿蛋白由阴转阳，并持续＞2周。

⑤频复发：半年内复发≥2次或1年内≥3次。

5．应用免疫抑制药　激素依赖或不耐受时用，常与小剂量激素并用。

6．抗凝溶栓治疗。

7．应用免疫调节药。

8．其他药物治疗。

经典试题

1．急性肾小球肾炎的主要表现是

A．高血压、蛋白尿

B．高血压、水肿

C．高血压、血尿

D．高血压、少尿

E．水肿、血尿、高血压

2．肾病综合征的临床特征中以哪项为主

A．低蛋白血症

B．大量蛋白尿

C．高胆固醇血症

D．高度水肿

E．高血压

3．急性肾小球肾炎高血压脑病时，首选降压药物是

A．利舍平（利血平）

B．硝苯地平（心痛定）

C．肼屈嗪

D．二氮嗪

E．硝普钠

4．急性肾小球肾炎产生水肿的主要原因是

A．肾小球滤过率降低

B．水钠潴留

C．尿中丢失大量蛋白、低蛋白血症

D．继发醛固酮增多

E．肾小管重吸收水、钠多

5．患儿，7岁，发热，眼睑水肿3天，伴尿少，尿色深，查尿：蛋白（＋），红细胞（＋），白细胞少许，24小时前主诉头痛，呕吐2次，视物不清，血压160／110mmHg，四肢小抽动，神志不清，病理反射阴性，可能的诊断是

A．中毒性脑病

B．病毒性脑炎

C．尿毒症

D．急性肾小球肾炎高血压脑病

E．低钠性脑水肿

6．患儿，8岁，水肿4天，尿少如浓茶色，伴头痛、视物模糊、呕吐、一过性失明，血压170/120mmHg，尿蛋白（＋），红细胞20/HP，颗粒管型0～1／HP，可能的诊断是

A．急进性肾小球肾炎

B. 急性肾小球肾炎高血压脑病
C. 慢性肾小球肾炎肾功能不全
D. 急性肾小球肾炎循环充血
E. 肾炎性肾病

7. 患儿，8 岁，男性，4 周前有脓疱病，3 日来，水肿，少尿，眼观血尿，血压 150 / 110mmHg，尿蛋白（+++），有大量红细胞及管

型，抗 "O" 500U，补体 C_3 减少，最可能的诊断是

A. 单纯性肾病
B. 急性肾小球肾炎
C. 慢性肾小球肾炎
D. 肾小球肾炎性肾病
E. 尿路感染

参考答案：1. E。2. B。3. E。4. A。5. D。6. B。7. B。

第14单元　血液系统疾病

═══ 重点提示 ═══

1. 造血特点：出生后主要是骨髓造血，髓外造血主要是肝脾、淋巴结恢复造血。中性粒细胞和淋巴细胞比例在 4～6 天和 4～6 岁出现交叉。

2. 缺铁性贫血：表现为皮肤黏膜苍白、乏力、头晕、异食癖、记忆力减退，智力低下等。治疗原则为去除病因，补充铁剂。

3. 营养性巨幼细胞贫血：维生素 B_{12} 缺乏（反应迟钝、表情呆滞、嗜睡、儿童发育倒退、共济失调、巴宾斯基征阳性）；叶酸缺乏（无神经系统症状，但精神异常）。治疗为口服叶酸和肌内注射维生素 B_{12}。

═══ 考点串讲 ═══

一、小儿造血及血象特点

（一）小儿造血特点

1. 胚胎造血　中胚叶造血期（胚胎 3 周开始卵黄囊造血）→肝脾造血期（6～8 周）→骨髓造血期（至胎儿 4 个月）（2002、2005）。

2. 出生后造血

（1）骨髓造血：出生后正常造血的唯一场所。

（2）骨髓外造血：如遇到感染或其他引起婴儿期造血需要增加时，肝、脾及淋巴结可恢复，胎儿期的造血状态。

（二）血象特点

1. 红细胞数和血红蛋白量　新生儿由于缺氧刺激 EPO 产生，骨髓造血旺盛，红细胞、血红蛋白、网织红细胞较高；2～3 个月后由于自主呼吸建立不再缺氧，EPO 减少，生长发育迅速导致 RBC 合成相对不足，出现生理性贫血。以后逐渐升高，12 岁达到成人水平。

2. 白细胞计数及分类

（1）白细胞总数：出生高达（15～20）$\times 10^9$/L，8 岁以后接近成人水平。

（2）中性粒细胞和淋巴细胞比例在 4～6 天和 4～6 个月出现交叉。

（3）血小板与成人相似，（150～250）$\times 10^9$/L。

二、小儿贫血概论

（一）贫血概念

贫血是指外周血中单位容积内的红细胞数、血红蛋白量或血细胞比容低于正常。根据 WHO 资料，Hb 值低限值 6 个月至 6 岁为 110g / L，6～14 岁为 120g / L（2002）。我国小儿血液学组（1989 年）暂定：血红蛋白在新生儿期<145g / L，1～4 个月时<90g / L，4～6 个月时<100g / L 者为

贫血。

（二）贫血分类

1. 分度　①血红蛋白（Hb）从正常下限~90g/L者为轻度；②90~60g/L者为中度；③60~30g/L者为重度；④<30g/L者为极重度。新生儿 Hb 为 144~120g/L 者为轻度，120~90g/L 者为中度，90~60g/L 者为重度，<60g/L 者为极重度。

2. 病因分类

（1）红细胞生成不足

①造血原料缺乏：包括巨幼红细胞性贫血、缺铁性贫血等。

②骨髓造血功能障碍：再生障碍性贫血等。

③慢性病性贫血：包括感染性、免疫性、肾性及癌性。

（2）红细胞破坏过多（溶血性贫血）

①红细胞内在异常：包括红细胞膜缺陷（遗传性球形红细胞增多症）、酶缺陷（G-6-PD 缺乏症）、血红蛋白合成缺陷（珠蛋白生成障碍性贫血）。

②红细胞外在因素：包括免疫性疾病（自身免疫性溶血性贫血）、非免疫性因素（药物、化学物质、感染等）、脾功能亢进等。

（3）失血性贫血

①急性：创伤出血。

②慢性：溃疡、钩虫病。

3. 细胞形态分类　见表 11-12。

表 11-12　细胞形态分类

类型	红细胞平均容积 MCV（fl）	红细胞平均血红蛋白量 MCH（pg）	红细胞平均血红蛋白浓度 MCHC（%）	常见疾病
大细胞性	>94	>32	32~38	巨幼细胞贫血
正细胞性	80~94	28~32	32~38	再生障碍性贫血、急性失血性贫血
单纯小细胞性	<80	<28	32~38	慢性贫血
小细胞低色素	<80	<28	<32	缺铁性贫血、珠蛋白生成障碍性贫血、铁粒幼细胞性贫血

（三）治疗原则

1. 祛除病因　治疗贫血的关键。

2. 一般治疗　加强护理，预防感染，改善饮食质量和搭配等。

3. 药物治疗　铁剂治疗缺铁性贫血，维生素 B_{12} 和叶酸治疗巨幼红细胞性贫血，"强化"免疫抑制［抗胸腺球蛋白、环孢素（环孢菌素 A）等］治疗再生障碍性贫血等。

4. 输红细胞　当贫血引起心功能不全时，输红细胞是抢救措施。

5. 造血干细胞移植　是目前根治严重遗传性溶血性贫血和再生障碍性贫血的有效方法。

6. 并发症治疗　婴幼儿贫血易合并急、慢性感染，营养不良，消化功能紊乱等，应给予积极治疗。

三、缺铁性贫血

缺铁性贫血是由于体内铁缺乏导致血红蛋白合成减少，临床上以小细胞低色素性贫血、血清铁蛋白减少和铁剂治疗有效为特点。

（一）病因

1. 摄入不足 导致缺铁性贫血的主要原因。

2. 储备不足（2009） 胎儿从母体获得铁最后 3 个月最多，早产、双胎容易发生缺铁。

3. 吸收障碍。

4. 丢失过多。

5. 生长因素 婴儿生长很快，铁容易不足。

（二）临床表现（2013、2014）

1. 一般表现 皮肤黏膜苍白、乏力、头晕。

2. 消化系统 食欲缺乏、异食癖（2009）。

3. 神经系统 萎靡不振、烦躁不安、精神不集中、记忆力减退、智力低下。

4. 心血管系统 心率快、心脏扩大、心力衰竭。

（三）辅助检查

1. 外周血象 MCV（<80），MCH（<26），MCHC（<0.31），网织红细胞正常或轻度减少。

2. 骨髓象 增生活跃，中晚幼红为主。各期细胞小，胞质少，胞质成熟落后于胞核。

3. 血清铁蛋白 减少。是体内铁的主要储存形式，反映缺铁的敏感指标（早期缺铁即能反映出来）（2015）。

4. 血清铁、铁蛋白降低，总铁结合力升高。

5. 骨髓可染铁 减少。反映体内储存铁的敏感而可靠的指标。

（四）诊断标准与鉴别诊断

1. 诊断 根据病史（特别是喂养史）、临床表现和血象特点，一般可做初步诊断。进一步做有关铁代谢的生化检查有确诊意义。必要时做骨髓检查。铁剂治疗有效可以证实诊断（2017）。

2. 鉴别诊断 珠蛋白生成障碍性贫血、异常血红蛋白病、维生素 B_6 缺乏性贫血、铁粒幼红细胞性贫血等。

（五）治疗及预防

原则：祛除病因及补充铁剂。

1. 一般治疗 避免感染，合理饮食。祛除病因。

2. 铁剂治疗 铁剂是治疗缺铁性贫血的特效药。以口服二价铁盐制剂为主。每日铁元素需要量为 4～6mg/kg。如同时服用维生素 C，可增加铁的吸收（2012）。不能口服者就选择注射（注射不良反应较大）。

铁剂有效表现：补铁剂 12～24 小时后，精神症状减轻，食欲增加。网织红细胞 2～3 日后上升（2013），5～7 日达高峰，2～3 周后下降至正常。1～2 周后血红蛋白逐渐上升，3～4 周后正常。接着应再继续服用铁剂 6～8 周以增加铁储存（2007）。

3. 输血 贫血严重、合并感染或急性手术者适用。贫血越严重，每次输注量应越少。

4. 预防 做好喂养指导；对早产儿、低出生体重儿，宜在 2 个月左右给予铁剂预防。

四、营养性巨幼细胞贫血

（一）病因

主要是由于维生素 B_{12} 和（或）叶酸缺乏（2000），羊奶喂养、慢性腹泻、肝疾病、长期服用抗癫痫药等原因均可导致。

（二）临床表现

1. 一般表现 虚胖、毛发稀疏发黄、皮肤散在出血点、面色发黄、苍白，食欲缺乏、腹泻、呕吐、舌炎、肝脾大。

2. 神经系统 烦躁易怒；维生素 B_{12} 缺乏（反应迟钝、表情呆滞、嗜睡、儿童发育倒退，共济失调、巴宾斯基征阳性）；叶酸缺乏（无神经系统症状，但精神异常）。

（三）辅助检查

1. 外周血象　呈大细胞贫血。

2. 骨髓象　粒红系统出现巨幼变。

3. 其他　血叶酸和维生素 B_{12} 水平降低。

（四）诊断与鉴别诊断

1. 诊断　根据临床表现、血象和骨髓象可诊断为巨幼红细胞性贫血。在此基础上，如精神神经症状明显，则考虑为维生素 B_{12} 缺乏所致。有条件时测定血清维生素 B_{12} 或叶酸水平可进一步协助确诊。

2. 鉴别诊断

（1）全血细胞减少：再生障碍性贫血、骨髓增生异常综合征、阵发性睡眠性血红蛋白尿、脾功能亢进等。

（2）病态造血：骨髓增生异常综合征、红白血病（M6）等。

（3）神经系统疾病：婴儿期应与脑发育不全及其他有神经系统表现的遗传代谢病鉴别。较大儿童应与神经脱髓鞘疾病相鉴别。

（五）治疗和预防

1. 一般治疗　注意营养，预防感染，及时添加辅食，去除病因。

2. 肌内注射维生素 B_{12}　维生素 B_{12} 缺乏引起贫血时给予维生素 B_{12} 500～1000μg，一次肌内注射；或每次肌内注射 100μg，每周 2 次或 3 次（2007），连用数周，直至临床症状好转，血常规恢复正常为止。用维生素 B_{12} 治疗后 6～7 小时骨髓内巨幼红细胞可转为正常幼红细胞；一般精神症状 2～4 天后好转；网织红细胞 2～4 天开始增加，6～7 天达高峰，2 周后降至正常；精神神经症状恢复较慢。单纯维生素 B_{12} 缺乏时，不宜单用叶酸治疗，以免加剧精神神经症状。

3. 叶酸治疗　叶酸缺乏引起贫血时叶酸口服剂量为 5mg，每日 3 次，连续数周至临床症状好转、血象恢复正常为止。同时口服维生素 C 有助叶酸的吸收（2002）。服叶酸 1～2 天后食欲好转，骨髓中巨幼红细胞转为正常；2～4 天网织红细胞增加，4～7 天达高峰；2～6 周红细胞和血红蛋白恢复正常。

4. 对症治疗　镇静治疗、输血治疗等。

5. 其他　预防。

经典试题

1. 缺铁性贫血实验室检查最灵敏指标是

A. 血清铁蛋白降低

B. 血清铁降低

C. 红细胞原卟啉含量增高

D. 总铁结合力增高

E. 红细胞中央淡染区扩大

2. 缺乏维生素 B_{12} 与缺乏叶酸引起的巨幼红胞性贫血的临床表现主要区别是

A. 面色苍黄

B. 毛发稀疏

C. 肝脾轻度增大

D. 腹泻，呕吐

E. 精神，神经症状

3. 患儿，18 个月，因长期腹泻入院。查体：

患儿面色苍黄，表情呆滞，皮肤散在出血点，经检验血象发现：RBC $2.0×10^{12}$/L，Hb 90g/L，WBC $3.5×10^{9}$/L，PLT $90×10^{9}$/L，血清铁 80μg/dl，此患儿应诊断为

A. 营养性缺铁性贫血

B. 营养性巨幼红细胞性贫血

C. 再生障碍性贫血

D. 营养性混合性贫血

E. 珠蛋白生成障碍性贫血

4. 1 岁男婴，因反复患感染性疾病就诊，检验发现，RBC $2.6×10^{12}$/L，Hb 70g/L，RBC 大小不等明显，大红细胞中心淡染区扩大，应选用下列哪组药物治疗

A. 铁剂+维生素 C+稀盐酸

B. 叶酸+维生素 B_{12}+维生素 C

C. 维生素 B_{12}+维生素 C+稀盐酸

D. 叶酸+维生素 C+铁剂

E. 叶酸+维生素 C+稀盐酸

5. 9 个月男婴，这 2 个月表情呆滞，活动减少，便稀、呈蛋花汤样，舌常抖动。查体：面色黄，发黄稀疏，腱反射亢进，检验：RBC $1.5×10^{12}$/L，Hb 80g/L，WBC $4×10^9$/L，最可能的诊断为

A. 营养性缺铁性贫血

B. 感染性贫血

C. 再生障碍性贫血

D. 营养性巨幼红细胞性贫血

E. 溶血性贫血

6. 14 个月男婴，牛奶和稀粥喂养，近 2 个月腹泻不愈，食欲欠佳，但时而自食墙皮或泥块，皮肤黏膜渐苍白，肝脾轻度增大，Hb 60g/L，RBC $3.5×10^{12}$/L，最可能是

A. 生理性贫血

B. 再生障碍性贫血

C. 营养性缺铁性贫血

D. 珠蛋白生成障碍性贫血

E. 营养性巨幼红细胞性贫血

（7～8 题共用备选答案）

A. MCV 80～94fl，MCH 28～32pg，MCHC32%～38%

B. MCV<80fl，MCH<28pg，MCHC<32%

C. MCV>94fl，MCH>32pg，MCHC>38%

D. MCV<80fl，MCH<28pg，MCHC 32%～38%

E. MCV>94fl，MCH>32pg，MCHC 32%～38%

7. 大细胞贫血的特点是

8. 小细胞低色素性贫血特点是

参考答案：1. A。2. E。3. B。4. D。5. D。6. C。7. E。8. B。

第 15 单元　神经系统疾病

重点提示

1. 热性惊厥：6 个月至 5 岁多见，惊厥发作前后小儿情况良好，止惊首选地西泮或苯巴比妥。

2. 化脓性脑膜炎（化脑）病因：大肠埃希菌、肺炎链球菌、流感嗜血杆菌等。

3. 化脑的特点：表现为发热、头痛、呕吐、嗜睡或惊厥，脑膜刺激征及脑脊液改变（米汤样、细胞分类以白细胞为主、糖明显降低、蛋白质增高>1000mg/L）。

4. 化脓性脑膜炎的治疗：多用第 3 代头孢菌素、硬脑膜下积液可穿刺抽液，脑室管膜炎行侧脑室引流。

考点串讲

一、小儿神经系统发育特点

（一）脑的发育

小儿生长发育过程中，神经系统发育最早，速度亦最快。出生时神经细胞数目已经接近成人。由于出生时神经髓鞘形成和发育不完善，故婴幼儿对刺激反应慢且易于泛化，不易形成兴奋灶，故易疲劳而进入睡眠状态。

（二）脊椎发育

出生时已具备功能。其增长和运动功能发育平行，随年龄增长而加长加重。

（三）神经反射

正常小儿生理反射有两种，一是终身存在的反射（浅反射及腱反射）；二是婴儿特有的反射，如觅食、吸吮、持握、拥抱等。小儿 3～4 个月前 Kernig 征可为（＋），2 岁以下 Babinski 征也可为（＋）。

二、热性惊厥

小儿惊厥常见原因，6个月至5岁多见，6岁以上少见，有显著遗传倾向，惊厥发作前后小儿情况良好，惊厥多发生在病初体温骤升时。

1. 临床表现

（1）简单型高热惊厥：惊厥发作为全身性，持续不超过10分钟，发作时体温在38.5℃以上，一次发热病程仅发作1次，发作前后神经系统无异常。

（2）复杂型高热惊厥：发作形式可为部分性，发作持续15分钟以上，一次发热病程惊厥发作2次或更多，发作前有神经系统异常。

2. 诊断与鉴别诊断

（1）诊断：诊断热性惊厥要慎重，并非所有伴有发热的惊厥都是热性惊厥。根据患儿发病年龄、疾病史，临床表现特点及必要的辅助检查可进行诊断。

（2）鉴别诊断

①感染性疾病伴发热时

颅内感染：细菌、病毒、真菌、寄生虫等直接引起的脑膜炎、脑炎、脑膜脑炎、脑脓肿等。

颅外感染：主要是感染中毒性脑病。多见于败血症、重症肺炎、细菌性痢疾、伤寒、百日咳等严重细菌感染的极期，与感染和细菌毒素导致急性脑水肿有关。

②非感染性疾病伴发热时

颅内疾病：癫痫、颅内占位性病变、颅脑损伤和出血、先天性脑发育畸形等。

颅外疾病：蒙被综合征、低钙血症、低镁血症等。

3. 高热惊厥的处理

（1）保持安静和呼吸道通畅，严重者给氧。

（2）止惊：首选地西泮或苯巴比妥（2002）。

（3）降温：物理降温、解热药，尽快找出病因，采用相应治疗。

三、化脓性脑膜炎（2013）

由各种化脓性细菌引起的脑膜炎症，通称为化脓性脑膜炎，简称化脑；冬、春季好发，临床以发热、头痛、呕吐、嗜睡或惊厥，脑膜刺激征及脑脊液改变为其特点，其中脑膜炎奈瑟菌所致的脑膜炎称为流行性脑脊髓膜炎。

（一）病因

1. 新生儿期　因为经过产道，以革兰阴性菌（大肠埃希菌、铜绿假单胞菌）为主（2007）。

2. 婴幼儿　以肺炎链球菌、流感嗜血杆菌（2007）为主。

3. 儿童时期　以脑膜炎奈瑟菌、流感嗜血杆菌为主。

（二）临床表现

5岁以下多发，尤其是1岁以下。典型临床表现如下。

1. 感染中毒及急性脑功能障碍症状　发热，进行性加重的意识障碍。脑膜炎双球菌感染常有瘀点、瘀斑和休克（2017）。

2. 颅内压增高。

3. 脑膜刺激征　颈项强直最常见（2003）。婴儿常不明显。

（三）辅助检查

1. 脑脊液检查　是确诊本病的重要证据。表现为脑脊液压力升高，外观浑浊甚至呈脓样（似米汤）；白细胞≥$1000×10^6$/L 或≤$250×10^6$/L，以中性粒细胞为主，糖含量明显降低<1.1mmol/L，蛋白质增高>1000mg/L（2007、2017）。

2. 血培养　寻找致病菌。

3. 皮肤瘀点、瘀斑涂片　是发现脑膜炎奈瑟菌重要而简单的方法。

4. 其他　外周血象。

（四）诊断及鉴别诊断

凡急性发热起病，伴有反复惊厥、意识障碍或颅内压增高表现者，均应注意本病，进一步依靠脑脊液检查确诊。对明显高颅压者，应先降颅压再进行腰穿，防止脑疝。腰椎穿刺禁忌证：颅内压明显增加者；严重心肺功能不全或休克者及腰椎穿刺局部皮肤感染者。注意与以下疾病鉴别。

1. 病毒性脑炎　全身中毒症状轻。脑脊液外观清亮，细胞 0 至数百个，以淋巴细胞为主，糖含量正常，蛋白轻度升高或正常。细菌学（－）。

2. 结核性脑膜炎　有 TB 接触史、PPD（＋）等表现。脑脊液呈磨玻璃状，白细胞多（50～500）×10^6/L，以单核细胞为主，糖和氯化物含量低，蛋白升高。薄膜涂片抗酸染色和结核分枝杆菌培养可以确诊。

3. 隐球菌性脑膜炎　临床和脑脊液表现与结核性脑膜炎相似。诊断有赖于脑脊液涂片墨汁染色和培养找到致病菌。

（五）治疗

1. 抗生素治疗　疑有化脑者进行腰椎穿刺后立即给予抗生素。力求用药 24 小时内杀灭致病菌，选用对病原菌敏感，且较高浓度通过血-脑屏障的药物。急性期静脉给药，做到用药早、足量、足疗程。目前多采用第 3 代头孢菌素（2016）。

（1）抗生素疗程：肺炎链球菌和流感嗜血杆菌，疗程 10～14 天，脑膜炎奈瑟菌 7 天，金黄色葡萄球菌和革兰阴性菌应 21 天以上。有并发症者还应延长疗程。

（2）停药指征：临床症状消失；热退 1 周以上；脑脊液正常。

2. 肾上腺皮质激素。

3. 对症处理　硬脑膜下积液者给予穿刺；脑室管膜炎者给予侧脑室引流。

4. 支持治疗。

经典试题

1. 化脓性脑膜炎与病毒性脑膜炎在 CSF 检查中有根本区别的项目是
A. 脑脊液透明
B. 脑脊液压力
C. 脑脊液细胞总数
D. 蛋白增高程度
E. 糖和氯化物减少

（2～4 题共用题干）

男婴，出生后 24 天，近 4 天哭闹剧烈，拒乳，呕吐，一天抽搐 3 次入院，患儿出生后无窒息史。查体：体温不升，反应差，消瘦，脐部见少量的脓性分泌物，前囟膨满，双眼凝视，心肺正常，脑膜刺激征（－）。

2. 该患儿最可能的诊断是
A. 颅内出血
B. 新生儿缺氧缺血性脑病
C. 化脓性脑膜炎
D. 脑发育不全
E. 低钙惊厥

3. 该患儿最易出现的并发症是
A. 低血钙抽搐
B. 智力落后
C. 硬膜下积液
D. 脑积水
E. 脑萎缩

4. 为了明确是否发生了并发症，应首选
A. 腰穿查脑脊液
B. 查瞳孔大小，做对光反射检查
C. 头颅骨是否有"破壶"音
D. 做颅骨透照试验
E. 血生化检查

参考答案：1. E。2. C。3. C。4. D。

第 16 单元　内分泌系统疾病

=== **重点提示** ===

1. 先天性甲状腺功能减退症典型表现：毛发稀少、面部黏液水肿，眼距宽，鼻梁低，舌大而宽厚，常伸出口外，皮肤粗糙；智力低下；腹部膨隆，常有脐疝；躯干长而四肢短小。

2. 实验室检查：新生儿筛查（检测 TSH 浓度）、血清 T_4、T_3 和 TSH 测定（T_4 降低，TSH 升高则确诊）。

3. 治疗：首选甲状腺素。

=== **考点串讲** ===

先天性甲状腺功能减退症

（一）病因

1. **散发性先天性甲低**　多由于自身甲状腺原因造成。

（1）甲状腺不发育、发育不全或异位：是先天甲低最主要的原因。

（2）甲状腺激素合成障碍。

（3）TSH、TRH 缺乏。

（4）甲状腺或靶器官反应性低下。

2. **地方性先天性甲低**　多因孕妇饮食缺碘。

（二）临床表现（2013、2014、2016）

主要临床特征包括智能落后、生长发育迟缓、生理功能低下等。

1. **新生儿期表现**　常为过期儿，出生后出现腹胀、便秘、哭声低下、前囟大、后囟未闭、心音低钝、生理性黄疸时间延长（最早出现）、加深等表现（2000）。

2. **典型表现**　出生后半年出现。

（1）特殊面容和体态：毛发稀少，颈短，头大，面部黏液水肿，眼距宽，鼻梁低，唇厚，舌大而宽厚，常伸出口外，皮肤粗糙，躯干长而四肢短小。

（2）神经系统症状：智力低下（最大的危害），表情呆板，运动发育迟缓。

（3）生理功能低下：精神食欲差，腹部膨隆，常有脐疝，全身肌张力低，心音低钝等。

（三）辅助检查

1. **新生儿筛查**　出生后 2～3 天的新生儿干血滴纸法检测 TSH 浓度（2015），结果 ≥20mU/L，再检测血清 T_4 和 TSH 以确诊。

2. **血清 T_3、T_4、TSH 测定（2009）**　T_4 降低，TSH 升高则确诊（2007、2012）；T_3 在甲状腺功能减退时可能降低或正常。

3. **骨龄检测**　患儿骨龄明显落后。

（四）诊断与鉴别诊断

根据临床症状和甲状腺功能检测，诊断并不困难，应与以下疾病鉴别。

1. **先天性巨结肠**　有腹胀、脐疝等表现，但面容、反应及哭声正常。钡剂检查可以确诊。

2. **21-三体综合征**　有特殊面容，但皮肤毛发正常。染色体核型分析可确诊。

3. **佝偻病**　生长发育落后，但智力正常。血生化及 X 线可以区分。

（五）治疗

1. 不论病因，一旦确诊立即开始治疗，首选甲状腺素（2000、2005、2007）；对先天性甲状腺发育不良或代谢异常者需终身治疗，对下丘脑垂体导致者需从小量开始补充并加皮质激素，以防肾上腺功能衰竭，怀疑暂时性甲状腺功能减退者先治疗 2 年再停药 1.5 个月，如复查甲状腺功能正常可停药。

2. 治疗应以 TSH、T₄ 水平做检测。

经典试题

1. 新生儿甲状腺功能减退症常见于
A. 早产儿
B. 足月儿
C. 小于胎龄儿
D. 过期产儿
E. 低出生体重儿

2. 患儿，1岁，不会走，不会叫爸爸、妈妈。查体：眼距宽，鼻梁宽平，唇厚，舌大。反应差，皮肤粗糙，脐疝，下部量短，为确诊，应做以下哪项检查
A. X 线腕骨片
B. 染色体检查
C. 三氯化铁试验
D. GH 测定
E. T_3，T_4，TSH 测定

（3~5 题共用题干）

男婴，40 天，过期产儿。出生后第 3 天出现黄疸，至今尚未完全消退。生后少哭，少动，吃奶尚可，大便 2 天 1 次，色黄。查体：腹胀，有脐疝，肝肋下 2cm。血清总胆红素 18.5pmol/L，

结合胆红素 2.1μmol/L，血红蛋白 110g/L，RBC $3.8×10^9$/L

3. 该患儿最可能的诊断是
A. 新生儿肝炎
B. 先天性胆管闭锁
C. 先天性甲状腺功能减退症
D. 败血症
E. 先天性巨结肠

4. 为确诊应选择哪项检查
A. 血清病毒特异抗体检测
B. 肝胆 B 超
C. 血 T_3、T_4、TSH 检查
D. 培养
E. 钡剂灌肠

5. 应及时给予何种治疗
A. 护肝利胆类药物
B. 外科手术
C. 干甲状腺片口服
D. 应用有效抗生素
E. 应用抗病毒药

参考答案：1. D。2. E。3. C。4. C。5. C。

第12章　传染病、性传播疾病

本章重点

传染病学的重点在于研究各种传染病的临床表现、诊断依据、鉴别诊断、治疗方法和防治措施，以求达到防、治相结合的目的。很多传染病仍广泛存在，又有多种新发传染病，对传染病的防治研究仍需加强。在执业医师考试中，传染病的出题量不多，但仍是必考章节。

其中重点掌握的内容包括：①感染过程的5种表现，传染病的流行过程的基本条件和基本特征；②病毒性肝炎的病原学、临床表现、诊断、治疗和预防；③流行性出血热的临床表现和治疗；④流行性乙型脑炎与流行性脑脊髓膜炎的临床表现、鉴别诊断及治疗；⑤细菌性痢疾的诊断，中毒型菌痢的抢救治疗；⑥典型间日疟的的临床表现、治疗及防止复发和预防的药物；⑦艾滋病的临床分期和各期主要表现及抗病毒治疗的主要药物种类，需要在理解的基础上熟练掌握，复习过程中建立与具体病例相结合的思维模式。

第1单元　传染病总论

重点提示

本单元出题重点集中在传染过程的表现，特别是显性感染、隐性感染，考生一定要重点掌握。考生须全面掌握传染病的传染过程的表现、传染病流行过程中的基本环节、传染病的基本特征、感染过程的免疫应答。传染病的诊断及治疗适当了解。

1. 感染过程的5种表现：病原体被清除，隐性感染，显性感染，病原携带状态和潜伏感染。
2. 传染病的流行过程的3个基本条件：传染源、传播途径和人群易感性。

考点串讲

1. 感染过程
(1) 病原体被消灭或排出体外：不出现病理损害和疾病的临床表现。
(2) 病原携带状态：包括带菌、带病毒及带虫状态。携带者向外排出病原体，是具有传染性的重要传染源。分为无症状携带、恢复期携带。
(3) 隐性感染（亚临床感染）：最常见的、只能通过免疫检测方能发现的一种感染过程（2014）。
(4) 潜在性感染：人体与病原体处于相持状态，不出现临床症状，不排出病原体（2016）。
(5) 显性感染：即传染病发作，比例最低但是最易识别。
2. 流行过程基本环节　传染源、传播途径、易感人群3个环节缺一不可。
(1) 传染源：病人（是重要传染源）、病原携带者、受染动物。
(2) 传播途径
①水与食物传播：菌痢、伤寒、霍乱、甲型病毒性肝炎。
②空气飞沫传播：流脑、猩红热、百日咳、流感、麻疹。
③吸血节肢动物：疟疾、斑疹伤寒。
④手、用具、玩具：即日常接触传播（2005）。
⑤血液、体液、血制品：乙型病毒性肝炎、丙型病毒性肝炎、艾滋病（2005）。
⑥土壤：破伤风、炭疽、钩虫、蛔虫。
(3) 易感人群。

3. 基本特征　病原体；传染性；流行病学特征；感染后免疫。

（1）流行：传染病发病水平显著高于一般水平时为流行。

（2）大流行：传染病的流行范围超过国界甚至洲界。

（3）暴发流行：传染病病例发病时间的分布高度集中于一个短时间之内者。

4. 流行病学资料　传染病在发病年龄、职业、季节、地区方面有高选择性。

5. 治疗原则　宜采取综合治疗即治疗、护理与消毒、隔离并重，一般治疗、对症治疗与特效治疗并重的原则。

6. 主要预防方法

（1）管理传染源：甲类传染病为强制管理（2014）的传染病，发现后要求城市须在 6 小时之内上报卫生防疫机构，农村不得超过 12 小时；乙类传染病要求城市须在 12 小时内；农村不得超过 24 小时。

甲类传染病：鼠疫、霍乱（2013、2014）。

乙类传染病：传染性非典型肺炎（严重急性呼吸综合征）、艾滋病、病毒性肝炎、脊髓灰质炎、人感染高致病性禽流感、人感染 H7N9 禽流感、麻疹、流行性出血热、狂犬病、流行性乙型脑炎、登革热、炭疽、细菌性和阿米巴性痢疾、肺结核、伤寒和副伤寒、流行性脑脊髓膜炎、百日咳、白喉、新生儿破伤风、猩红热、布鲁菌病、淋病、梅毒、钩端螺旋体病、血吸虫病、疟疾（2012、2013）。

丙类传染病：流行性感冒（甲型 H1N1 流感）、流行性腮腺炎、风疹、急性出血性结膜炎、麻风病、流行性和地方性斑疹伤寒、黑热病、包虫病、丝虫病，除霍乱、细菌性和阿米巴性痢疾、伤寒和副伤寒以外的感染性腹泻病、手足口病（2009）。

（2）切断传播途径。

（3）保护易感人群：有重点有计划地预防接种，提高人群特异性免疫力。

===== 经典试题 =====

1. 结核病的传染源主要是
A. 排菌的病人
B. 所有活动性肺结核病人
C. 肺内有空洞性病变的患者
D. 血行播散型肺结核患者
E. 对抗结核化疗效果不明显的患者

2. 下列哪种疾病不能引起嗜酸粒细胞增多
A. 慢性粒细胞白血病
B. 支气管哮喘
C. 寄生虫病
D. 伤寒
E. 荨麻疹

参考答案：1. A。2. D。

第 2 单元　常见疾病

===== 重点提示 =====

本单元考生应重点掌握病毒性肝炎的病原学及临床分型、流行性出血热（肾综合征出血热）的临床分期表现及确诊依据、细菌性痢疾、流行性脑脊髓膜炎、疟疾、血吸虫的临床表现及艾滋病的传播途径、临床表现，尤其是病毒性肝炎、艾滋病是历年考试的重点，考生一定要重点掌握。

1. 粪-口途径传播见于甲型和戊型肝炎，血液传播是 HBV、HDV、HCV 的主要传播途径。

2. 流行性出血热典型病例有五期经过，包括发热期，低血压休克期，少尿期，多尿期和恢复期。预防措施是防鼠灭鼠。

3. HIV 主要感染 $CD4^+$ T 淋巴细胞。传播途径主要是性接触传播。下列 6 项临床表现应考虑艾滋病的可能：体重下降 10% 以上；慢性咳嗽或腹泻 1 个月以上；发热 1 个月以上；全身淋巴结肿大；反复出现带状疱疹或慢性播散性疱疹；口腔念珠菌感染。

4. 猪是乙型脑炎病毒的主要传染源，三带喙库蚊是主要传播媒介。

5. 细菌性痢疾临床表现腹痛、腹泻、里急后重和黏液脓血便，可有发热及全身毒血症状。

━━━━━━━ **考点串讲** ━━━━━━━

一、病毒性肝炎

（一）病原分型

1. **甲型肝炎病毒**　是一种 RNA 病毒，抗 HAV IgM 抗体是 HAV 近期感染的血清学证据；抗 HAV IgG 抗体在恢复期达高峰，可持久存在，具有保护性。

2. **乙型肝炎病毒（HBV）**　是一种 DNA 病毒。

（1）乙型肝炎表面抗原（HBsAg）（2012）和表面抗体（抗-HBs）：HBsAg 无感染性而有抗原性，能刺激机体产生抗-HBs。抗-HBs 对同型感染具有保护作用（2009）。

（2）乙型肝炎核心抗原（HBcAg）和核心抗体（抗-HBc）：血液中一般不能查到游离的 HBcAg。抗 HBc-IgM 是近期感染的重要标志，对 HBV 感染无保护作用，血清中抗 HBc-IgM 阳性表明体内有 HBV 复制，且有肝细胞损害；若抗 HBc-IgG 阳性且滴度高，伴以抗-HBs 阳性，则为乙型肝炎恢复期；若抗 HBc-IgG 呈低滴度，抗 HBc-IgM 阴性，而抗-HBs 阳性，则是既往感染的标志。

（3）乙型肝炎 e 抗原（HBeAg）和 e 抗体（抗-HBe）：HBeAg 阳性是病毒活动性复制的重要指标，传染性高。抗-HBe 在 HBeAg 消失后很短时间内即在血中出现，其出现表示病毒复制已减少，传染降低。

3. **丙型肝炎病毒（HCV）**　是一种具有脂质外壳的 RNA 病毒。

4. **丁型肝炎病毒（HDV）**　HDV 与 HBV 同时或重叠感染。

5. **戊型肝炎病毒（HEV）**　为 RNA 病毒。

6. **庚型肝炎病毒（HGV）**。

7. **输血传播病毒（TTV）**。

（二）临床分型

1. **急性肝炎**

（1）黄疸型：乏力、食欲缺乏、厌油腻、恶心、呕吐、右季肋部疼痛、尿色深，巩膜、皮肤黄染。

（2）无黄疸型：与黄疸型症状相似，无黄疸，症状较轻，肝功能呈轻、中度异常

2. **慢性肝炎**　乏力、食欲缺乏、腹胀、尿黄、便溏、肝病面容、肝掌、蜘蛛病、脾大，肝功能损害。

3. **重型肝炎**

（1）急性重型肝炎：暴发型肝炎。起病急，2 周内出现Ⅱ度及以上肝性脑病，并有极度乏力，明显厌食、腹胀、恶心、呕吐；短期内黄疸进行性加深；出血倾向，血浆凝血酶原活动度低于 40%；肝脏进行性缩小。

（2）亚急性重型肝炎：2～26 周出现：极度乏力，明显的消化道症状；黄疸迅速加深，血清总胆红素大于正常值上限 10 倍或每日上升≥17.1μmol/L；伴或不伴肝性脑病；出血倾向，PTA 低于 40%。

（3）慢性重型肝炎（2016）：极度乏力，明显的消化道症状；黄疸迅速加深，血清总胆红素大于正常值上限 10 倍或每日上升≥17.1μmol/L；出血倾向，PTA 低于 40%；腹水；伴或不伴肝性脑病。

（4）慢性肝衰竭：血清总胆红素明显升高；白蛋白明显降低；出血倾向，PTA 低于 40%；腹水或门静脉高压表现；肝性脑病。

4. **淤胆型肝炎**　消化道症状轻，ALT 上升幅度低，凝血酶原时间延长或凝血酶原活动度下降不明显与黄疸重呈分离现象，皮肤瘙痒、大便颜色浅或灰白，肝大及梗阻性黄疸的化验结果。

5. **肝炎肝硬化**

（1）代偿性肝硬化：一般 Child-PughA 级。可有轻度乏力、食欲减退、腹胀等；ALT、AST 可异常，但尚无明显肝功能失代偿表现。可有门静脉高压症。

（2）失代偿性肝硬化：一般 Child-PughB、C 级。有严重并发症、明显肝功能失代偿。

（三）甲型肝炎、乙型肝炎的血清学诊断

1. **甲型肝炎**　急性肝炎患者血清抗 HAV IgM 阳性，为 HAV 近期感染。类风湿因子可以引起的假阳性。

2. **乙型肝炎**　有以下任何一项阳性，可诊断为现症 HBV 感染。①血清 HBsAg 阳性；②血清 HBV-DNA 阳性或 HBV-DNA 聚合酶阳性（HBV-DNA 阳性表示 HBV 有活动性复制，传染性较大；③血清抗 HBcAg-IgM 阳性；④肝内 HBcAg 和（或）HBsAg 阳性，或 HBV-DNA 阳性。

急性乙型与慢性乙型肝炎急性发作鉴别：①HBsAg 滴度由高到低，消失后抗 HBs 阳转；②急性期抗 HBc-IgM 滴度高，抗 HBc-IgG 阴性或低水平。

慢性乙型肝炎诊断：临床符合慢性肝炎，并有一种以上现症，HBV 感染标志阳性（2009），6 个月以上者。

（四）预防

1. **控制传染源**　急性患者应隔离治疗至病毒消失。慢性患者和携带者可根据病毒复制指标评估传染性大小。符合抗病毒治疗条件的尽可能给予抗病毒治疗。现症感染者不能从事食品加工，饮食服务，托幼保育等工作。对献血人员进行严格筛选。

2. **切断传播途径**　甲型和戊型肝炎搞好环境卫生和个人卫生，加强粪便、水源管理，做好食品卫生、食具消毒等工作。乙、丙、丁型肝炎加强托幼保育单位及其他服务行业的监督管理；理发、美容、洗浴等用具应按规定进行消毒处理；养成良好的个人卫生习惯；提倡使用一次性注射用具，各种医疗器械及用具实行一用一消毒措施。对带血及体液污染物应严格消毒处理；加强血制品管理；采取主动和被动免疫阻断母婴传播。

3. **保护易感人群**

（1）甲型肝炎国内使用的甲肝疫苗有甲肝纯化灭活疫苗和减毒活疫苗两种类型。接种对象为抗 HAV IgG 阴性者。对近期有与甲型肝炎患者密切接触的易感者，可用人丙种球蛋白进行被动免疫预防注射。

（2）乙型肝炎

①乙型肝炎疫苗：是我国预防和控制乙型肝炎流行的最关键措施。易感者均可接种。采用 0、1 个月、6 个月的接种程序，每次注射 10～20μg（基因工程疫苗）。HBV 慢性感染母亲的新生儿出生后立即注射 HBIG100～200IU，3 天后接种乙肝疫苗 10μg，出生后 1 个月重复注射一次，6 个月时再注射乙肝疫苗。

②HBIG：属于被动免疫，主要用于 HBV 感染母亲的新生儿及暴露于 HBV 的易感者。

（3）丙、丁、戊型肝炎尚缺乏特异性免疫预防措施。

二、肾综合征出血热

（一）病原

我国所流行的主要是 I 型汉坦病毒和 II 型汉城病毒。

（二）临床分期（2015）及表现（2013、2014、2016、2017）

潜伏期 4～46 天，以 2 周多见。典型病人病程中有发热期、低血压休克期、少尿期、多尿期和恢复期的 5 期经过。

1. 发热期

（1）起病急骤、以稽留热和弛张热多见，热程多数为 3～7 天。

（2）三痛：全身酸痛、头痛、腰痛。

（3）毛细血管损害：充血、出血和渗出水肿征。

2. 低血压休克期　发生于 4～6 天，发热末期或热退出现，持续 1～3 天。

3. 少尿期　发生于 5～8 天，表现为尿毒症、酸中毒和水、电解质紊乱、高血容量综合征和肺水肿、出血现象加重。

4. 多尿期　多出现在病程 9～10 天，分 3 期：①移行期；②多尿早期；③多尿后期。

5. 恢复期　一般需 1～3 个月，体力才能完全恢复。

根据发热高低、中毒症状轻重和出血、肾功能损害的严重程度，本病可分为 5 型。①轻型；②中型；③重型；④危重型；⑤非典型。

（三）确诊依据

血清、血细胞和尿沉渣细胞中检出 EHF 病毒抗原和血清中检出特异性抗体 IgM 抗体或 4 倍上升的 IgG 抗体。

（四）预防措施

疫情监测、防鼠灭鼠，做好食品卫生和个人卫生、疫苗注射。

三、细菌性痢疾

（一）病原

痢疾杆菌为本病病原体，我国是 B 群福氏志贺菌为主要菌群，痢疾杆菌产生内毒素，是主要的致病因素。

（二）急性细菌性痢疾临床表现（2014、2017）

潜伏期 1～2 天，痢疾志贺菌临床表现较重、宋内志贺菌临床表现较轻、福氏志贺菌易转为慢性。

1. 普通型　起病急、发热、腹痛、腹泻、里急后重、脓血便（2009）。

2. 轻型　婴儿多见，多无全身中毒症状，不发热或低热，腹痛、腹泻较轻。

3. 重型　多见于年老、体弱、营养不良患者，急起发热，腹泻每天 30 次以上，为稀水脓血便，偶尔排出片状假膜，甚至粪失禁，腹痛、里急后重明显。

4. 中毒型　儿童多见，起病急、发展快，伴全身毒血症状。

（1）休克型（周围循环衰竭型）：较常见，为感染性休克。

（2）脑型（呼吸衰竭型）：严重时发生脑疝、呼吸衰竭。

（3）混合型：最凶险、病死率高。

（三）确诊依据

病原学检查：确诊有赖于粪便培养出痢疾杆菌。

（四）病原治疗

1. 喹诺酮类药物（2016）　较理想的药物。

2. 复方磺胺甲基异噁唑（复方新诺明）　有较好的疗效。

四、流行性脑脊髓膜炎

（一）病原

病原体为脑膜炎奈瑟菌，仅存在于人体，在带菌者的鼻咽部和病人的血液、脑脊液及瘀点中发现，本菌裂解释放内毒素，为致病的重要因素。

（二）临床表现

潜伏期 2～3 天。可分为普通型、暴发型、轻型和慢性 4 种。

1. 普通型　最常见，分为 4 期。

（1）前驱期：低热、咽痛、咳嗽、鼻炎，持续 1～2 天。

（2）败血症期：起病急、高热战栗、头痛、全身不适及精神萎靡等毒血症症状，皮肤黏膜瘀点或瘀斑，1～2 天。

（3）脑膜脑炎期：剧烈头痛、频繁呕吐、烦躁不安、脑膜刺激征、可有谵妄、神志障碍、抽搐，2～5 天。

（4）恢复期：可出现口唇疱疹。1～3 周可痊愈。

2. 暴发型

（1）暴发型休克型：高热战栗或体温不升、严重中毒症状、精神萎靡、烦躁不安、意识障碍、皮肤大片瘀斑伴中央坏死，可有循环衰竭及休克。

（2）暴发型脑膜脑炎型：为脑实质损害、高热、昏迷抽搐，有脑水肿，可发生脑疝死亡。

（3）混合型：病情极严重，病死率高。

3. 轻型　多见于流脑流行后期，病变轻微，临床表现为低热、轻微头痛及咽痛等上呼吸道症状，可见少数出血点。脑脊液多无明显变化，咽拭子培养可有脑膜炎奈瑟菌生长。

4. 慢性型　不多见，成年人患者较多，病程可迁延数周甚至数月。常表现为间歇性寒战、发热，每次发热历时 12 小时后缓解，相隔 1～4 天再次发作。

（三）确诊依据（2017）

确诊依据：细菌学检查阳性。

（四）病原治疗

尽早足量应用细菌敏感并能透过血-脑脊液屏障的抗菌药物。

1. 青霉素　目前仍为脑膜炎奈瑟菌高度敏感的杀菌药物。

2. 其他　可应用磺胺、氯霉素或第三代头孢菌素等治疗。

五、疟疾

（一）疟原虫的种类

间日疟原虫、卵形疟原虫、三日疟原虫和恶性疟原虫。

（二）间日疟典型临床表现（2014）

潜伏期为 13～15 天，典型表现是间歇性战栗、高热与大量出汗，汗出热退。反复发作可出现脾大、肝大、贫血。

（三）确诊依据

疟原虫检查：于寒战发作时取血片染色查疟原虫或做厚片染色检查，如临床上高度疑似而多次血片检查阴性时，可做骨髓穿刺涂片染色检查疟原虫。

（四）病原治疗

1. 主要控制发作的药物

（1）奎宁：对红细胞内裂殖体有较强的杀灭作用。

（2）氯喹：对红细胞内裂殖体有迅速的杀灭作用，比奎宁为强；是控制发作的首选药物。

（3）甲氯喹：对血中的裂殖体有持久作用。早期使用对耐氯喹的恶性疟疾疗效很好。

（4）甲氧苄啶：对各种疟原虫红细胞内裂殖体有一定的作用。

2. 防止复发和传播的药物　伯氨喹能杀灭肝细胞内的疟原虫裂殖体和"休眠子"，有病因预防和防止复发的作用，能杀灭各种疟原虫的配子体以防止其传播。

3. 预防的药物　乙胺嘧啶能杀灭各种疟原虫的裂殖体，为较好的预防药。

（五）主要预防措施

1. 控制传染源　根治患者及携带者。

2. 切断传播途径　消灭按蚊，防止被按蚊叮咬（2017）。

3. 保护易感人群　药物预防目前较常用。

六、日本血吸虫病

（一）急性血吸虫临床表现

1. 发热　重型病人可有意识淡漠、重听、腹胀、相对缓脉。

2. 变态反应　有荨麻疹、血管神经性水肿、全身淋巴结轻度肿大。

3. 腹部症状　腹痛、腹泻，伴有不同程度压痛，尤以左叶肝为显著。

（二）确诊依据

寄生虫学诊断：新鲜粪便沉淀后进行虫卵毛蚴孵化法；直肠黏膜或组织检查。

（三）病原治疗

吡喹酮是治疗血吸虫病较理想的药物，对移行期童虫无杀虫作用。

1. 慢性血吸虫病　成年人吡喹酮总剂量 60mg/kg，儿童体重＜30kg，总剂量 70mg/kg。

2. 急性血吸虫病　成年人吡喹酮总剂量 120mg/kg，儿童 140mg/kg。

3. 晚期血吸虫病　适当减少总剂量或延长疗程。

（四）主要预防措施

1. 控制传染源。

2. 切断传播途径，加强粪便及水源管理；灭螺。

3. 个人预防。

七、艾滋病

（一）病原（2009）

人免疫缺陷病毒有两个型：HIV-1 和 HIV-2。HIV 主要感染 $CD4^+T$ 淋巴细胞，也能感染单核巨噬细胞、B 细胞和小神经胶质细胞、骨髓干细胞等。

（二）传播途径

（1）性接触传染：主要传播途径。

（2）经血液和血制品传播。

（3）母婴传播。

（4）其他：包括应用病毒携带者的器官移植、人工授精等。

（三）临床表现

本病潜伏期较长，一般认为 2～10 年可以发展为艾滋病。HIV 侵入人体后可分为 3 期。

1. 急性期　发热、全身不适、头痛、厌食、肌痛、关节痛和淋巴结肿大、血液中可检出 HIV 及 P24 抗原。持续 3～14 天自然消失。

2. 无症状期　没有任何症状，但血清中能检出 HIV 及 HIV 核心和包膜蛋白的抗体，具有传染性。此阶段可持续 2～10 年或更长。

3. 艾滋病期

（1）HIV 相关症状：主要表现为除腹股沟淋巴结以外，全身其他部位两处或两处以上淋巴结肿大。其特点是淋巴结肿大直径在 1cm 以上，质地柔韧，无压痛，无粘连能自由活动。活检为淋巴结反应性增生。一般持续肿大 3 个月以上。

（2）各种机会性感染及肿瘤：①体质性疾病；②神经系统症状，出现头痛、癫痫、进行性痴呆、下肢瘫痪等；③严重的临床免疫缺陷，出现各种机会性病原体感染，绝大多数患者都会经历肺孢子虫感染；④因免疫缺陷而继发肿瘤，如卡氏肉瘤、非霍奇金淋巴瘤等；⑤免疫缺陷并发的其他疾病，如慢性淋巴性间质性肺炎等。

（四）诊断

1. 临床诊断　高危人群存在下列情况两项或两项以上者，应考虑艾滋病可能。①体重下降 10% 以上；②慢性咳嗽或腹泻 1 个月以上；③间歇或持续发热 1 个月以上；④全身淋巴结肿大；⑤反复出现疱疹或慢性播散性单纯疱疹感染；⑥口咽念珠菌感染。对可疑者应进一步做实验室确诊检查。

2. 实验室诊断

（1）T 淋巴细胞亚群检查：T 细胞绝对计数下降，CD4$^+$T 淋巴细胞计数也下降，CD4/CD8＜1.0。

（2）HIV-1 抗体检查。

（3）抗原检查。

（4）病毒检查。

八、流行性乙型脑炎

（一）病原学

乙型脑炎病毒属虫媒病毒 B 组，为单股正链 RNA。乙脑病毒为嗜神经病毒，较少变异。

（二）流行病学

1. 传染源　人和动物均可成为传染源。幼猪是主要传染源；患者和隐性感染者不是主要的传染源。

2. 传播途径　主要通过蚊虫叮咬传播。

3. 易感人群　患者多为 10 岁以下儿童，以 2～6 岁发病率最高。

4. 流行特征　严格的季节性，以 7、8、9 三个月份多见。

（三）临床表现

典型临床经过：

1. 初期　起病急，高热，伴有头痛、精神倦怠、恶心呕吐、嗜睡，易误诊为上呼吸道感染。

2. 极期　主要表现为脑实质受损的症状。

（1）持续高热：高达 39～40℃。

（2）意识障碍：为本病的主要表现。表现为嗜睡、定向力障碍、昏睡或昏迷。嗜睡具有早期诊断的意义。

（3）惊厥：发生率为 40%～60%，是病情严重的表现。

（4）呼吸衰竭：多发生在重症病例，主要表现为中枢性呼吸衰竭。

（5）颅内高压征：表现为剧烈头痛、频繁呕吐等。

（6）其他神经系统症状和体征：浅反射减弱或消失，深反射先亢进后消失。脑膜刺激征。

3. 恢复期　少数患者因严重并发症死亡，多数患者一般 2 周左右可完全恢复。

4. 后遗症期　少数患者半年后仍有精神神经症状，称为后遗症期。

（四）诊断、确诊依据与鉴别诊断

1. 诊断与诊断依据

（1）流行病学：有严格季节性，多见于儿童。

（2）临床特点：起病急，高热、头痛、意识障碍、惊厥、脑膜刺激征阳性。

（3）实验室检查：血常规白细胞计数及中性粒计数增高；脑脊液透明，压力高，白细胞计数增高；血清学特异性抗体 IgM 检查早期出现阳性。

2. 鉴别诊断　见表 12-1。

表 12-1　鉴别诊断

	乙型脑炎	化脓性脑膜炎	结核性脑膜炎	中毒性菌痢
病史症状	严格季节性高热，意识障碍	冬春季，皮肤黏膜瘀点	有结核病史，无季节性意识障碍轻	24 小时内高热惊厥，抽搐

续表

	乙型脑炎	化脓性脑膜炎	结核性脑膜炎	中毒性菌痢
脑膜刺激征	轻微	显著	显著	一般无
脑脊液检查	脑脊液透明，压力高，白细胞计数增高	呈化脓性改变	脑脊液糖及氯化物降低，蛋白明显增高，白细胞增多，以淋巴为主	正常

（五）治疗原则与预防

1．治疗原则　原则是早期治疗及综合治疗，<u>积极防治高热、抽搐、呼吸衰竭及继发感染是降低病死率的关键</u>。

（1）一般治疗

（2）对症治疗：高热、惊厥和呼吸衰竭是危及生命的主要症状，因而控制高热，抽搐和呼吸衰竭是抢救乙脑患者的关键。

①高热：以物理降温为主，药物降温为辅。

②惊厥：去除病因及镇静止痉。

③呼吸衰竭：根据病因进行相应治疗。

2．预防　乙脑的预防应采取以防蚊、灭蚊及预防接种为主的综合措施。

（1）控制传染源：主要是猪，尤其是幼猪的管理，搞好饲养场所的环境卫生，疫区在流行季节前应用疫苗免疫幼猪。

（2）切断传播途径：防蚊和灭蚊是预防乙脑病毒传播的重要措施。消灭蚊虫孳生地，流行季节使用蚊帐及驱蚊剂，防止蚊虫叮咬。

（3）保护易感人群：目前我国使用的是地鼠肾细胞灭活和减毒活疫苗，接种对象为 6 个月至10 岁儿童及来自非流行区的成年人，每年流行前 1～2 个月注射，皮下接种 2 次，间隔 7～10 天，不能与伤寒三联菌苗同时注射。

第 3 单元　性传播疾病

===== **重点提示** =====

本单元需要考生适当地掌握淋病、梅毒及尖锐湿疣的临床表现，本单元考的概率比较小，考生可以根据个人时间情况安排，着重复习重点。

1．淋病是由淋病奈瑟菌引起的以泌尿生殖系统化脓性感染为主要表现的性传播疾病。

2．一期梅毒表现为生殖器的硬下疳，为无痛性溃疡，3～4 周自然消退，不留瘢痕或暗红色浅表性瘢痕、色素沉着；二期梅毒为梅毒疹、骨关节、眼、神经损害及多发性硬化性淋巴结炎；三期梅毒要表现为永久性皮肤黏膜损害，并可侵犯多种组织器官危及生命。基本损害为慢性肉芽肿。

===== **考点串讲** =====

一、淋病

（一）病原与传播途径

<u>淋病是一种常见性病，发病率高，居首位（2016）</u>，由奈瑟淋球菌所致的泌尿生殖系统感染。淋病主要是通过性交或其他性行为感染。淋病患者是感染源，性接触是主要传播方式。

（二）临床表现

潜伏期平均 3～5 天。

1. **男性淋病**　几乎全部由性接触感染，表现为淋菌性尿道炎、附睾炎、淋菌性前列腺炎、男性同性恋淋病、淋菌性咽炎、成年人淋菌性眼炎。

2. **女性淋病（2017）**　特点是急性、慢性不易区分。宫颈内膜、尿道最常受累。常见有淋菌性宫颈炎、急性尿道炎、急性输卵管炎、前庭大腺炎、盆腔炎、肝周围炎。

3. **儿童淋病**　包括新生儿淋病、儿童淋病。

4. **播散性淋球菌感染。**

（三）诊断

1. 有不洁性交史、性伴侣感染史、与淋病患者间接触史。

2. 有各种类型淋病的临床表现。

3. 实验室检查：①直接涂片；②细菌培养。

（四）治疗

使用头孢曲松钠（2015）或大观霉素，妊娠期禁用喹诺酮类或四环素类药物。

二、梅毒

（一）病因

梅毒螺旋体（苍白螺旋体）感染。

（二）分期

根据梅毒感染途径的不同可分为后天性梅毒（获得性梅毒）和先天性梅毒（胎传梅毒）。其中获得性梅毒根据病变发展的不同阶段又能分为早期梅毒(包括一期梅毒和二期梅毒)和晚期梅毒(即三期梅毒)。胎传梅毒分为早期先天性梅毒及晚期先天性梅毒。

（三）临床特征

1. **获得性梅毒**

（1）一期梅毒：早期梅毒，具有很强的传染性。主要症状为硬下疳，好发部位为外生殖器(2009)。

（2）二期梅毒：梅毒螺旋体由淋巴结进入血液，引起皮肤、黏膜、骨骼、内脏、心血管及神经损害。

（3）三期梅毒（晚期梅毒）：特点是传染性很小，但对组织的破坏性很大，严重时可危及生命。

2. **先天性梅毒**　患儿年龄在 2 岁以下，属于早期先天性梅毒，有传染性。超过 2 岁的属于晚期先天性梅毒。

（1）早期先天性梅毒：梅毒性鼻炎为最常见的早期症状，梅毒性先天疱疹具有特征性。

（2）晚期先天性梅毒：基质性角膜炎、Hutchinson 齿、神经性耳聋、马鞍鼻。

（四）实验室诊断依据（2017）

1. 梅毒螺旋体检查适于早期皮肤黏膜损坏。

2. 梅毒血清学检查：必做的检查。

3. 分子生物学技术检测。

4. 脑脊液检查：判断疗效。

（五）治疗

首选青霉素（2009、2014），对青霉素过敏者给予盐酸四环素、多西环素。

三、尖锐湿疣

（一）病因及传播途径

病原体为人乳头瘤病毒，主要感染上皮，人是唯一宿主。

（二）临床表现（2009）

1. 潜伏期　1～8个月，平均3个月。

2. 好发部位　<u>外生殖器及肛门附近的皮肤湿润区（2012）</u>。

3. 形态　易发生糜烂、渗液、易出血。

4. 症状　多无自觉症状。

（三）诊断

1. 有不洁性交史、配偶感染史或间接感染史。

2. 有尖锐湿疣的形态学表现。

3. 大部分无自觉症状，少数有痒感、异物感、压迫感、疼痛感、出血或女性白带增多。

4. 辅助检查：<u>①组织病理学检查见挖空细胞可诊断（2017）</u>；②醋酸白试验阳性；③HPV检测：PCR或DNA探针杂交技术。

（四）治疗

1. 局部疗法　足叶草毒素酊、足叶草酯酊，孕妇禁用。

2. 物理疗法　二氧化碳光治疗。

3. 手术治疗　单发或巨大尖锐湿疣。

4. 全身疗法　抗病毒药物。

经典试题

1. 淋菌性生殖道感染常见的传播途径为

A. 经淋巴系统蔓延

B. 经血循环传播

C. 沿生殖道黏膜上行蔓延

D. 经血管和淋巴系统传播

E. 条件致病菌自发感染

2. 女，23岁，宫颈管分泌物涂片见中性粒细胞内有革兰阴性双球菌。本例首选的有效药物是

A. 青霉素

B. 红霉素

C. 多西环素

D. 阿莫西林

E. 头孢曲松

参考答案： 1. C。2. E。

第13章 风湿免疫性疾病

===== **本章重点** =====

　　风湿免疫性疾病是医学内科学中的一系列疾病。随着医学事业的飞速发展，风湿免疫病学也得到的长足的进步。风湿免疫性疾病主要掌握各病种的主要临床表现，诊断及治疗。执业医师考试中，风湿免疫性疾病部分每年均有出题，属于必考章节。

　　其中重点掌握的内容包括：①风湿性疾病的概念。②系统性红斑狼疮的临床表现、诊断与鉴别诊断及治疗。③类风湿关节炎的临床表现、诊断与鉴别诊断及治疗。

第1单元 总 论

===== **重点提示** =====

　　本单元出题重点在风湿免疫性疾病的分类及结缔组织病的所含疾病。

　　1. 概念：风湿性疾病是泛指影响骨、关节及其周围软组织，如肌肉、滑囊、肌腱、筋膜、神经等的一组疾病。

　　2. 结缔组织病：类风湿关节炎、红斑狼疮、硬皮病、多肌炎、重叠综合征、血管炎病等。

===== **考点串讲** =====

一、概念

风湿性疾病是泛指影响骨、关节及其周围软组织，如肌肉、滑囊等的一组疾病（2007）。

二、结缔组织病的特点

　　1. 有风湿病的慢性病程、肌肉关节病变。

　　2. 属非器官特异性自身免疫病，自身免疫性是CTD的发病基础。引发疾病的可能因素：①病原体，沙门菌、志贺菌、耶尔森菌、EB病毒、腺病毒。②遗传基础，强直性脊柱炎、系统性红斑狼疮、类风湿关节炎。③隐藏的细胞表位被暴露而成为新的自身抗原。④性激素。⑤其他：如超抗原等。

　　3. 以血管和结缔组织慢性炎症的病理改变为基础。

　　4. 病变累及多个系统，包括肌肉、骨骼系统。

　　5. 异质性。

　　6. 对糖皮质激素的治疗有一定反应。

　　7. 疾病多为慢性病程，逐渐累及多个器官和系统，只有早期诊断，合理治疗才能使患者得到良好的预后。

三、分类

　　1. 弥漫性结缔组织病如类风湿关节炎、红斑狼疮、硬皮病等（2000、2004、2013、2016）。

　　2. 脊柱关节病。

　　3. 退行性变。

　　4. 与代谢和内分泌相关的风湿病。

　　5. 与感染相关的风湿病。

　　6. 与肿瘤相关的风湿病。

7. 神经血管疾病。

8. 骨与软骨病变。

9. 非关节性风湿病。

10. 其他。

经典试题

1. 风湿性疾病是指

A. 累及关节及周围软组织的一大类疾病

B. 过敏性疾病

C. 嗜酸粒细胞增多的一类疾病

D. 病毒感染的一类疾病

E. 血尿酸增高的一组疾病

2. 治疗风湿性疾病的药物，下列哪项是错误的

A. 布洛芬

B. 青霉胺

C. 环磷酰胺

D. 泼尼松

E. PGE（前列腺素）

（3～6题共用备选答案）

A. 颊部蝶形皮疹及蛋白尿

B. 腕、掌指、近指关节受累

C. 膝关节受累

D. 第一趾较剧烈疼痛

E. 大量龋提示

3. 干燥综合征（SS）

4. 系统性红斑狼疮（SLE）

5. 类风湿关节炎（RA）

6. 痛风

参考答案：1. A。2. E。3. E。4. A。5. B。6. D。

第 2 单元　系统性红斑狼疮

重点提示

　　本单元本考点几乎每年必考，题量在 1～2 题。出题重点在免疫学检查方面，要牢记各种抗体的意义；治疗方法，同时要掌握诊断要点及临床表现。

　　1. 临床表现：80%患者在病程中出现皮疹，其中以颊部蝶形红斑最具特征性。

　　2. 免疫学检查：自身抗体、补体。

　　3. 诊断标准：目前普遍采用美国风湿病学会 SLE 分类标准的 11 项中，符合 4 项或 4 项以上者，在除外感染、肿瘤和其他结缔组织病后，可诊断 SLE。

　　4. 治疗：治疗原则是控制治疗，病情缓解后接受维持性治疗。

考点串讲

（一）临床表现

　　1. 全身症状　发热、疲倦、乏力、体重下降等。

　　2. 皮肤和黏膜　皮疹，其中颊部蝶形红斑最具特征性。

　　3. 浆膜炎。

　　4. 关节与肌肉　关节痛常见，出现在指、腕、膝关节，部分伴肿胀。10%的患者因关节周围肌腱受损而出现 Jaccoud 关节病，其特点为可复性非侵蚀性关节半脱位（2017）。

　　5. 肾　肾组织出现病理变化。

　　6. 心血管　心包炎、心肌损害、疣状心内膜炎等。

　　7. 肺　胸腔积液，狼疮肺炎。

　　8. 神经系统　轻者偏头痛、性格改变、记忆力减退或认知障碍；重者为脑血管意外、昏迷、癫痫持续状态等。

　　9. 消化系统　食欲减退、腹痛、呕吐、腹水等。

　　10. 血液系统　活动性 SLE 中血红蛋白下降、白细胞和血小板减少。

11．抗磷脂抗体综合征　动脉和静脉血栓形成，习惯性流产，血小板减少等。

12．干燥综合征　涎腺和泪腺功能不全。

13．眼　眼底出血、视盘水肿等。

（二）免疫学检查

1．抗核抗体谱

（1）抗核抗体：特异性低，不能鉴别其他病。

（2）抗双链 DNA 抗体：标记抗体之一，多出现在 SLE 的活动期，抗体含量与疾病的活动性密切相关（2005、2008、2009、2014）。

（3）抗 ENA（可提取核抗原）抗体谱：①抗 Sm 抗体。诊断 SLE 的标记抗体之一，与病情的活动性不相关（2000、2014）。②抗 RNP 抗体。对 SLE 的诊断特异性不高，与 SLE 的雷诺现象和肌炎相关。③抗 SSA 抗体。④抗 SSB 抗体。⑤抗 RRNP 抗体。代表 SLE 的活动。

2．抗磷脂抗体。

3．抗组织细胞抗体。

4．其他。

（三）诊断与鉴别诊断

1．诊断（2000、2001、2002、2004、2007、2008、2016、2017）　1982 年美国风湿病学会（ARA）修订的 SLE 分类诊断标准。

（1）蝶形红斑：颧部遍及扁平或高出皮肤的固定性红斑，常不累及鼻唇沟部位。

（2）盘状红斑：隆起的红斑上覆有角质性鳞屑和毛囊栓塞，旧病灶可有萎缩性瘢痕。

（3）光过敏：日光照射引起皮肤过敏。

（4）口腔或鼻咽部无痛性溃疡。

（5）非侵蚀性关节炎，有 2 个或 2 个以上关节肿痛或积液。

（6）胸膜炎或心包炎。

（7）肾脏病变：蛋白尿＞0.5g/d 或（＋＋＋），细胞管型。

（8）神经系统异常：昏迷，抽搐或其他神经、精神症状，非药物或代谢紊乱等所致。

（9）血液学异常：溶血性贫血、白细胞减少（$<4 \times 10^9$/L）、淋巴细胞减少（$<1.5 \times 10^9$/L）、血小板减少（$<100 \times 10^9$/L）。

（10）免疫学异常：LE 细胞阳性，或抗 dsDNA 抗体阳性，或抗 Sm 抗体阳性，或抗梅毒血清试验假阳性。

（11）抗核抗体阳性。

以上 11 项中有 4 项或 4 项以上符合者可诊断为 SLE。

2．鉴别诊断　应与 RA、各种皮炎、精神病、原发性肾小球肾炎等鉴别。

（四）治疗

1．糖皮质激素　主要应用泼尼松或甲泼尼松龙（2001）。

2．免疫抑制药　环磷酰胺或硫唑嘌呤等。作用是控制 SLE 的活动，减少 SLE 的暴发及减少激素的需要量（2001）。

3．静脉注射大剂量免疫球蛋白。

4．控制并发症及对症治疗。

5．一般治疗。

6．血浆置换。

7．人造血干细胞移植。

8．生物制剂。

经典试题

1. SLE 病人最典型的面部表现
A. 痤疮
B. 湿疹
C. 蝶形红斑
D. 色素沉着
E. 紫癜

2. 关于 SLE 关节病变，哪项是错误的
A. 关节肿痛
B. 呈多关节对称性损害
C. 近端指间关节多受累
D. 关节软骨破坏，关节畸形
E. 大关节很少受累

3. 免疫病理检查几乎所有 SLE 病人均可出现病变的脏器是
A. 心脏
B. 肾
C. 肺
D. 肝
E. 胰腺

4. 下列哪项不符合SLE 的血液系统改变
A. 白细胞减少
B. 血小板减少
C. 自身免疫性溶血性贫血
D. 正色素细胞性贫血
E. 类白血病样改变

5. 关于 SLE 病人妊娠问题，哪项不正确
A. 易发生流产、早产
B. 应病情稳定，心肾功能正常，方可妊娠
C. 可出现新生儿狼疮
D. 妊娠时可使 SLE 病情恶化
E. 妊娠头 3 个月内可应用免疫抑制药

（6～9 题共用备选答案）
A. 抗核抗体
B. 抗 Sm 抗体
C. 抗双链 DNA 抗体
D. 抗磷脂抗体
E. 类风湿因子

6. 特异性高，但与 SLE 活动性无关
7. 特异性高，效价随 SLE 病情缓解而下降
8. 哪种抗体阳性的 SLE 患者易形成动、静脉血栓
9. 是 SLE 的标准筛选试验，但特异性低

参考答案：1. C。2. D。3. B。4. E。5. E。6. B。7. C。8. D。9. A。

第 3 单元　类风湿关节炎

重点提示

　　本单元内容较重要，诊断与鉴别诊断常结合临床表现综合考查，考生应重点掌握。对治疗内容也应熟悉掌握。

　　1. 类风湿关节炎临床表现晨僵、全身发紧现象，活动一段时间后症状可缓解。受累关节多为双侧性、对称性。

　　2. 类风湿关节炎治疗尚无特效疗法。治疗目的在于控制炎症，减轻症状，延缓病情进展，保持关节功能和防止畸形。

考点串讲

（一）临床表现

1. 症状和体征（2009、2013）

（1）关节疼痛、梭形肿胀，肌肉萎缩。

（2）晨僵（2008），即晨起关节僵硬或全身发紧，活动后缓解。

（3）多关节受累，多为双侧性、对称性，掌指关节和近侧指间关节常见（2014、2015）。

（4）关节活动受限或畸形，晚期出现手指的鹅颈畸形、掌指关节尺偏畸形、膝内翻、外翻畸形。

（5）关节外表现：低热、乏力、肌肉酸痛；皮下结节；眼部病变；血管炎；肺部病变。

2. 实验室检查

（1）血红蛋白减少，白细胞正常或降低，淋巴细胞增加，红细胞沉降率加快，C 反应蛋白增高。

（2）类风湿因子阳性。

（3）血清 IgG、IgA、IgM 增高。

（4）关节液浑浊，黏稠度降低等。

3. X 线片表现　早期关节周围软组织肿大，骨质疏松，晚期关节间隙消失，出现骨性强直。

（二）诊断标准（2008、2017）与鉴别诊断

结合症状、体征及实验室检查、X 线片检查，做出明确诊断；并与其他疾病鉴别。

（三）治疗

1. 非药物治疗　营养、休息、康复锻炼。

2. 药物治疗　非甾体消炎药、抗疟药、激素（2016）。

3. 手术　早期可做受累关节滑膜切除术，晚期可行关节成形术或人工关节置换术。

经典试题

1. 类风湿关节炎常见的关节表现是

A. 对称性近端指间、掌指和腕关节持续性肿痛

B. 膝、髋和踝关节非对称，持续肿痛

C. 膝关节单侧或双侧肿痛，休息后好转

D. 单侧第一跖趾关节剧烈肿痛

E. 胸锁关节肿痛

2. 除有关节肿痛外，对类风湿关节炎诊断最有意义的表现

A. 足跟、足掌部位痛

B. 关节隆起部与受压部皮下出现无痛性结节

C. 弥漫性肺间质病变

D. 胸腔积液（糖含量正常）

E. 小腿痛性皮下结节

3. 类风湿关节炎（RA）病人中可以查到类风湿因子（RF），因此 RF

A. 是诊断 RA 的必备条件

B. 一旦出现，将不会发生改变

C. 可随疾病的变化而变化

D. 正常人不会出现

E. 在其他自身免疫病中不会出现

4. 早期类风湿关节炎，除药物治疗外，还应选择

A. 截骨术

B. 关节清理术

C. 关节成形术

D. 滑膜切除术

E. 钻孔减压术

5. 类风湿关节炎的诊断标准共计 10 项，典型病例应具备其中几项

A. 三项

B. 四项

C. 五项

D. 六项

E. 七项

参考答案：1. A。2. B。3. C。4. D。5. E。

第二部分

基础医学综合

第14章 药理学

=== 本章重点 ===

本章需要重点掌握的内容包括：①阿托品的临床应用，肾上腺素及其受体激动类药物的作用、用途及不良反应；②阿司匹林的药理作用；③吗啡药物的临床应用、不良反应，哌替啶的作用、用途及不良反应；④地西泮的作用、用途及不良反应；⑤氯丙嗪的作用、用途及不良反应；⑥抗结核药的特点；⑦每一种抗生素的药理及作用特点，磺胺类药的抗菌作用、作用机制、用途及不良反应等。

第1单元 总　　论

=== 重点提示 ===

1. 不良反应：当药物的某一效应为治疗作用，其他效应就成为不良反应。与药物选择性低有关。

2. 毒性反应：可以预知，一般较严重。主要原因为剂量过大或蓄积过多。

3. 首关消除：口服给药后，经胃肠道吸收的药物，通过肝脏时被灭活代谢，使进入体循环的药量减少。

=== 考点串讲 ===

1. 药物效应动力学

（1）治疗效果：指药物作用的结果有利于改变病人的生理、生化功能或病理过程，使患病的机体恢复正常。

（2）不良反应：由于选择性低，药理效应涉及多个器官，当某一效应用做治疗目的时，其他效应就成为不良反应（2004、2005）。

（3）毒性反应：是指在剂量过大或药物在体内蓄积过多时发生的危害性反应，一般比较严重。毒性反应一般是可以预知的，应该避免发生（2002、2006、2007、2008）。

（4）变态反应：是一类免疫反应。非肽类药物作为半抗原与机体蛋白结合为抗原后，经过接触10天左右的敏感化过程而发生的反应，也称过敏反应。常见于过敏体质病人。反应性质与药物原有效应无关，用药理性拮抗药解救无效。

（5）后遗效应：是指停药后血药浓度已降至阈浓度以下时残存的药理效应。

（6）激动药：为既有亲和力又有内在活性的药物，它们能与受体结合并激动受体而产生效应。分为完全激动药和部分激动药。完全激动药具有较强亲和力和较强内在活性。部分激动药具有较强亲和力，但内在活性不强。

（7）拮抗药：能与受体结合，具有较强亲和力而无内在活性的药物。它们本身不产生作用，但因占据受体而拮抗激动药的效应。分为竞争性拮抗药和非竞争性拮抗药。竞争性拮抗药能与激动药竞争相同受体，其结合是可逆的。通过增加激动药的剂量与拮抗药竞争结合部位，可使量效曲线平行右移，但最大效能不变。非竞争性拮抗药与受体的结合不具有可逆性，与激动药并用时，可使亲和力与活性均降低，即不仅使激动药的量效曲线右移，而且也降低其最大效能。

2. 药动学

（1）首关消除：从胃肠道吸收入门静脉系统的药物在到达全身血循环前必先通过肝脏，如果肝脏对其代谢能力很强或由胆汁排泄的量大,则使进入全身血循环内的有效药物量明显减少,这种作用称为首关消除。

（2）血-脑屏障:脑组织内的毛细血管内皮细胞紧密相连,内皮细胞之间无间隙,且毛细血管外表面几乎均为星形胶质细胞包围,这种特殊结构形成了血浆与脑脊液之间的屏障。

（3）肝肠循环:部分药物经胆汁分泌入小肠,再吸收后形成肝肠循环,而静脉注射的药物直接进入大循环并到达身体的其他部位。

（4）稳态血浆浓度:当给药次数达到或接近无限多次,其体内药物总量随着不断给药而逐步增多,直至从体内消除的药物量和进入体内的药物量相等时,体内药物总量不再增加而达到稳定状态,此时的血浆药物浓度称为稳态浓度。

（5）消除半衰期（$t_{1/2}$）:是血浆药物浓度下降 1/2 所需的时间。其长短可反映体内药物消除速度。$t_{1/2}$ 为一个常数,不受药物初始浓度和给药剂量的影响。

（6）生物利用度:经任何给药途径给予一定剂量的药物后到达全身血循环内药物的百分率称生物利用度。即药物制剂以各种途径给药后,其中所含药物以活性形式进入血循环的速度及量。药物在体内的量以血药浓度随时间变化所绘制曲线（药-时曲线）下的面积（AUC）来表示。即该途径给药后的 AUC 和静脉注射时 AUC 的比值（2003）。影响因素包括肝脏首关代谢、药物溶解度、药物化学稳定性、药物剂型、给药条件（如饭前、饭后）。

====== 经典试题 ======

1. 药物的生物利用度是指
A. 药物经胃肠道进入门脉的量
B. 药物能吸收进入体循环的量
C. 药物吸收后达到作用点的量
D. 药物吸收后进入体内的相对速度
E. 药物吸收进入体循环的相对量和速度
2. 不良反应是哪种剂量下产生的
A. 治疗量
B. 极量
C. 中毒量
D. LD_{50}
E. ED_{50}
3. 发生首关消除的给药途径是
A. 舌下给药
B. 吸入给药
C. 静脉给药
D. 皮下给药
E. 口服给药
4. 药物作用的两重性是指

A. 治疗作用与不良反应
B. 预防作用与不良反应
C. 对症治疗与对因治疗
D. 预防作用与治疗作用
E. 原发作用与继发作用
（5～7 题共用备选答案）
A. 药物引起的反应与个体体质有关,与用药剂量无关
B. 在剂量过大或药物在体内蓄积过多时发生危害性反应
C. 突然停药后原有疾病复发或加重
D. 长期用药,需逐渐增加剂量,才能保持药效不减
E. 长期用药,产生生理上的依赖,停药后出现戒断症状
5. 停药反应是指
6. 毒性反应是指
7. 变态反应是指

参考答案:1. E。2. A。3. E。4. A。5. C。6. B。7. A。

第 2 单元　传出神经系统药

====== 重点提示 ======

1. 毛果芸香碱对眼的作用:缩瞳、降低眼内压、调节痉挛。
2. 阿托品的临床应用:①各种内脏绞痛;②麻醉前给药;③虹膜睫状体炎;④房室传导

阻滞和心律失常；⑤抗休克及有机磷中毒的解救。

3. 肾上腺素临床应用：心搏骤停、过敏性休克、支气管哮喘等。

4. 多巴胺药理作用：小剂量时舒张肾血管；大剂量时收缩血管、兴奋心脏。

=== 考点串讲 ===

一、胆碱受体激动药与胆碱酯酶抑制药

（一）毛果芸香碱药理作用及临床应用

1. 眼　兴奋瞳孔括约肌，表现为缩瞳；通过缩瞳作用使虹膜向中心拉动，虹膜根部变薄，前房角间隙扩大，房水易于进入巩膜静脉窦，降低眼内压；环状肌向瞳孔中心方向收缩，造成悬韧带放松，调节痉挛，晶状体变凸，屈光度增加，适合看近物。临床用于青光眼和虹膜炎。

2. 腺体　汗腺、涎腺分泌增加（2003）。

（二）有机磷酸酯类的毒理及中毒解救

1. 毒理作用机制　有机磷酸酯类可与 AChE 牢固结合，从而抑制了该酶的活性。

2. 急性中毒

（1）M 症状：眼表现为瞳孔缩小，视物模糊；腺体表现为流涎，出汗，口吐白沫，皮肤湿冷；呼吸系统表现为呼吸困难，肺湿啰音；心血管表现为心动过缓，血压下降；胃肠道表现为恶心、呕吐，腹痛、腹泻；泌尿系统表现为尿失禁。

（2）N 症状：肌肉震颤，无力，心动过速，血压上升。

（3）CNS 症状：先兴奋（不安、失眠、惊厥），后抑制（昏迷、呼吸抑制、循环衰竭）。

3. 碘解磷定的药理作用和临床应用　碘解磷定、氯解磷定结合磷酰化的 AChE，使 AChE 游离出来，恢复水解 ACh 的活性。临床主要用于有机磷中毒的解救（2000、2003）。

二、胆碱受体阻断药

阿托品的药理作用、临床应用及不良反应

1. 药理作用　腺体：抑制腺体分泌，对涎腺与汗腺的作用最敏感。眼：使瞳孔括约肌和睫状肌松弛，出现扩瞳、眼内压升高和调节麻痹，适合看远物。平滑肌：松弛内脏平滑肌（2016）。心脏：加快心率，可拮抗迷走神经过度兴奋所致的房室传导阻滞和心律失常。血管与血压：治疗量阿托品单独使用时对血管与血压无显著影响，大剂量的阿托品可引起皮肤血管扩张，出现潮红、温热等症状。中枢神经系统：治疗剂量的阿托品可轻度兴奋延髓及其高级中枢而引起弱的迷走神经兴奋（2000）。

2. 临床应用　用于全身麻醉前给药减少腺体分泌（2000）。用于虹膜睫状体炎、验光配镜及各种内脏绞痛、房室传导阻滞等慢性心律失常。用于抗休克，解救有机磷中毒（2000）。持续大剂量可见中枢由兴奋转为抑制。

3. 不良反应及中毒　口干、视物模糊、心率加快、瞳孔扩大及皮肤潮红等。青光眼及前列腺肥大者禁用（2007）。"阿托品化"指征：瞳孔较前扩大，颜面潮红，皮肤黏膜干燥，轻度躁动不安，心率加快（100～120 次/分）。

三、肾上腺素受体激动药

（一）肾上腺素药理作用、临床应用及不良反应

1. 药理作用　心脏：激动 β_1 受体，兴奋心肌的兴奋性、传导性和收缩性，使心肌传导加速、收缩加强、心排血量增加。血管：主要作用于小动脉和毛细血管前括约肌，产生强大的血管收缩作用。血压：小剂量肾上腺素使心肌收缩力加强，心率加快，心排血量增加使收缩压升高。大剂量肾上腺素兴奋心脏，使皮肤、黏膜、肾和肠黏膜血管强烈收缩。平滑肌：解痉，消除黏膜水肿。代谢：增强代谢（2005），升高血糖。

2．临床应用　心搏骤停；过敏性休克；支气管哮喘；局部麻醉可延缓局部麻醉药吸收，减少局麻药吸收中毒的发生。治疗青光眼。

3．不良反应　主要不良反应为心悸、烦躁、头痛和血压升高等，血压剧升有发生脑出血的危险，故老年人慎用。也能引起心律失常，甚至心室颤动，故应严格掌握剂量。禁用于高血压，器质性心脏病，糖尿病和甲状腺功能亢进症等。

（二）多巴胺药理作用、临床应用及不良反应

1．药理作用　血管和血压：治疗剂量使肾脏、肠系膜和冠状动脉血管舒张。大剂量显著收缩血管和兴奋心脏。心脏：正性肌力作用；肾：低浓度时肾血管扩张，肾血流和肾小球滤过率增加。

2．临床应用　临床主要用于各种休克，也可与利尿药联合应用于急性肾衰竭，尚可用于急性心功能不全（2015）。

3．不良反应　偶见恶心、呕吐。如剂量过大或静脉滴注太快可出现心动过速、心律失常和肾功能下降。

（三）去甲肾上腺素药理作用、临床应用及不良反应

1．药理作用　血管：激动 α 受体，小动脉和小静脉收缩。心脏：激动 β_1 受体，离体情况下，心脏自律性增高，传导加速、心率加快、收缩力增强、心排血量增加、心肌氧耗量增加。整体情况下，心率减慢。

2．临床应用

（1）休克：目前去甲肾上腺素类血管收缩药在休克治疗中已不占主要地位，仅限于某些休克类型如早期经原性休克及药物中毒引起的低血压等，用去甲肾上腺素静脉滴注，使收缩压维持在 12kPa 左右，以保证心、脑等重要器官的血液供应。休克的关键是微循环血液灌注不足和有效血容量下降，故其治疗关键应是改善微循环和补充血容量。

（2）上消化道出血：取本品 1～3mg，适当稀释后口服，在食管或胃内因局部作用收缩黏膜血管，产生止血效果。

3．不良反应及禁忌证　过量引起肾血管剧烈收缩，可致肾损伤，产生少尿、尿闭和急性肾衰竭。药液外渗可使注射部位局部血管剧烈收缩，皮肤苍白、发凉，甚至缺血坏死。高血压、动脉硬化、器质性心脏病及少尿、严重微循环障碍的病人禁用。

（四）异丙肾上腺素的药理作用、临床应用及不良反应（2008）

1．药理作用　心脏：正性肌力；血管：舒张血管；血压：收缩压升高，舒张压下降和脉压明显增大；支气管：舒张支气管平滑肌；代谢：加强代谢。

2．临床应用　心搏骤停，房室传导阻滞，支气管哮喘，感染性休克。

3．不良反应　心悸、心动过速、头晕、头痛、恶心等。

四、肾上腺素受体阻断药

（一）酚妥拉明的药理作用、临床应用及不良反应（2008）

1．药理作用　血管：舒张血管，血压下降（2008）。心脏：心肌收缩力增强，心率加快，心排血量增加。其他：胃肠平滑肌兴奋，胃酸分泌增加，涎腺、汗腺分泌增加。

2．临床应用　治疗外周血管痉挛性疾病，鉴别诊断肾上腺嗜铬细胞瘤，抗休克，急性心肌梗死及顽固性充血性心力衰竭，去甲肾上腺素静脉滴注外漏，药物引起的高血压等。

3．不良反应　低血压、腹痛、腹泻、呕吐和诱发溃疡病。心律失常和心绞痛。

（二）普萘洛尔的药理作用、临床应用及不良反应

1．药理作用　心血管系统：阻断心脏 β_1 受体，可使心率减慢，心肌收缩力减弱，心排血量减少，心肌氧耗量下降。阻断血管 β_2 受体，加上心脏功能受到抑制，反射性地兴奋交感神经引起血管收缩和外周阻力增加。呼吸系统：支气管平滑肌收缩，增加呼吸道阻力。代谢：引起脂肪

分解；和 α 受体阻滞药合用时则可拮抗肾上腺素的升高血糖的作用。肾素：抑制肾素分泌。内在拟交感活性：有些 β 肾上腺素受体阻滞药与 β 受体结合后除能阻断受体外，对 β 受体具有部分激动作用。

2. 临床应用　心绞痛，心律失常，高血压，充血性心力衰竭，青光眼，甲状腺功能亢进症，防治偏头痛，减轻肌肉震颤。

3. 不良反应及禁忌证　抑制心脏功能；诱发或加剧支气管哮喘；反跳现象；加重外周血管痉挛；疲乏、失眠、抑郁症状。禁用于严重左心室心功能不全、窦性心动过缓、重度房室传导阻滞和支气管哮喘的病人。心肌梗死病人及肝功能不良者慎用。

（三）美托洛尔的药理作用、临床应用及不良反应

美托洛尔对 β_1 受体有选择性阻断作用，缺乏内在拟交感活性，对β_2 受体作用较弱，故增加呼吸道阻力作用较轻，对哮喘病人仍需慎用（2015）。

==================== 经 典 试 题 ====================

1. 毛果芸香碱可产生哪种作用
A. 近视、散瞳
B. 近视、缩瞳
C. 远视、散瞳
D. 远视、缩瞳
E. 眼压升高

2. 新斯的明对下列哪种组织作用最强
A. 气管平滑肌
B. 心血管
C. 膀胱平滑肌
D. 骨骼肌
E. 胃肠道

3. 阿托品对以下哪种平滑肌作用最强
A. 胃肠道平滑肌
B. 胆管
C. 输尿管
D. 支气管
E. 幽门括约肌

4. 阿托品不具有下列哪种作用
A. 松弛睫状肌
B. 调节麻痹
C. 松弛瞳孔括约肌
D. 降低眼内压
E. 瞳孔散大

5. 有机磷中毒死亡的主要原因是
A. 心力衰竭
B. 肾衰竭
C. 中枢抑制
D. 呼吸衰竭
E. 血压下降

6. 普萘洛尔抗心绞痛的主要机制是
A. 降低心脏前负荷，减少氧耗量
B. 降低心脏后负荷，减少氧耗量
C. 扩张冠状血管，增加供氧量
D. 降低心内压，减少氧耗量
E. 减慢心率，抑制心肌收缩力，氧耗量下降

7. 治疗过敏性休克应首选
A. 抗组胺药
B. 肾上腺素
C. 糖皮质激素
D. 异丙肾上腺素
E. 多巴胺

8. 胃黏膜渗血患者可首选哪种药物治疗
A. 去甲肾上腺素
B. 肾上腺素
C. 异丙肾上腺素
D. 麻黄碱
E. 多巴胺

9. 术后尿潴留可首选
A. 毒扁豆碱
B. 新斯的明
C. 呋塞米（速尿）
D. 阿托品
E. 琥珀胆碱

参考答案： 1. B。2. D。3. A。4. D。5. D。6. E。7. B。8. A。9. B。

第3单元　局部麻醉药

──── **重点提示** ────

普鲁卡因穿透力弱，不能用于表面麻醉。常用于浸润麻醉、腰椎麻醉、硬膜外麻醉。

──── **考点串讲** ────

常用药物

普鲁卡因的药理作用及临床应用：浸润麻醉、腰椎麻醉、硬膜外麻醉（2005）。

（1）用药方法：局部麻醉药应注意保证其作用在局部，防止入血，进入中枢神经系统。

（2）局部浸润麻醉：如皮下脂肪瘤，在其周围注射低浓度、大剂量的局部麻醉药，并加用肾上腺素。

（3）神经阻滞麻醉：如手指手术，在手指两侧注药，阻断手指两侧的神经，禁用肾上腺素，防止坏疽。

（4）蛛网膜下腔麻醉（腰麻）：用药量少，阻滞范围宽而有效，注意手术体位与药物比重的关系。

（5）硬脊膜外腔阻滞（硬膜外麻醉）：阻滞区域为阶段性，扩散少。

──── **经典试题** ────

关于普鲁卡因，哪种说法是错误的

A．适用于表面麻醉

B．适用于浸润麻醉

C．适用于硬膜外麻醉

D．经常与血管收缩药混合应用，以延长其局部麻醉作用

E．是对氨基苯甲酸的酯

参考答案：A。

第4单元　中枢神经系统药

──── **重点提示** ────

1. 地西泮的药理作用：抗焦虑、镇静催眠、抗惊厥和抗癫痫、中枢性肌肉松弛作用（可用于脑血管意外、脊髓损伤引起的肌强直）。

2. 苯妥英钠：治疗大发作和局限性发作的首选药物，但对小发作（失神发作）无效。

3. 氯丙嗪药理作用：抗精神病作用、镇吐、降温（降低发热者和正常者的体温）、降压（阻断 α 受体）、引起便秘和口干（阻断 M 受体）、增加催乳素分泌（阻断 D_2 受体）等。

4. 氯丙嗪不良反应：帕金森病、急性肌张力障碍、自主神经功能紊乱（口干、乏力、淡漠、嗜睡、急性黄疸、肝损害、低血压休克）等。

5. 吗啡：用于镇痛、心源性哮喘、止咳等。吗啡过量可引起急性中毒，主要表现为昏迷、深度呼吸抑制及瞳孔极度缩小，可用纳洛酮解救。

──── **考点串讲** ────

一、镇静催眠药

（一）地西泮的药理作用、临床应用及不良反应

1. 药理作用及临床应用

（1）药理作用　抗焦虑作用；镇静催眠作用；抗惊厥、抗癫痫作用；中枢性肌肉松弛作用（2000、

2006、2007）。

（2）临床应用

①抗焦虑：常用于持续性焦虑状态。

②镇静催眠：失眠、麻醉前给药、心脏电击复律前给药。

③抗惊厥和癫痫：用于破伤风、子痫、药物中毒及小儿高热引起的惊厥。

④肌强直与肌痉挛：可用于脑血管意外、脊髓损伤引起的肌强直（2014），和关节病变、腰肌劳损等引起的肌痉挛。

2. 不良反应 治疗量连续用药可出现头晕、嗜睡、乏力等反应，长效类尤易发生。大剂量偶致共济失调。过量急性中毒可致昏迷和呼吸抑制，但安全范围大，发生严重后果者少。静脉注射对心血管有抑制作用，治疗量口服则无此作用。久服可发生依赖性和成瘾，停药时出现反跳和戒断症状（失眠、焦虑、激动、震颤等）。与巴比妥类相比，本类药物的戒断症状发生较迟、较轻。

（二）艾司唑仑的药理作用、临床应用及特点

1. 药理作用及临床应用 抗焦虑作用；镇静催眠作用；抗惊厥、抗癫痫作用；中枢性肌肉松弛作用。

2. 特点 较地西泮作用时间短，属于中效类。

二、抗癫痫药

（一）苯妥英钠的药理作用、临床应用及不良反应

1. 药理作用 苯妥英钠对各种组织的可兴奋膜，包括神经元和心肌细胞膜，有稳定作用，降低其兴奋性。因此，对高频异常放电的神经元的 Na^+ 通道阻滞作用明显，抑制其高频反复放电，而对正常的低频放电并无明显影响。

2. 临床应用 治疗大发作和局限性发作的首选药物，但对小发作（失神发作）无效。治疗三叉神经痛和舌咽神经痛等中枢疼痛综合征。抗心律失常。

3. 不良反应

（1）与剂量有关的毒性反应：治疗癫痫持续状态时静脉注射过快可引起心律失常，血压下降。口服过量引起急性中毒时，主要影响小脑-前庭功能，表现为眩晕、共济失调和眼球震颤等，严重者小脑萎缩。血药浓度＞40μg/ml，可致精神错乱；50μg/ml 以上出现昏睡、昏迷。

（2）慢性毒性反应：可出现牙龈增生，多见于青少年。还可出现外周神经炎、精神异常，偶见男性乳房增大、多毛、淋巴结肿大等。本品可加速维生素 D 代谢，出现低血钙，软骨症和佝偻病等。久服可致叶酸吸收及代谢障碍，抑制二氢叶酸还原酶，有时可发生巨幼细胞性贫血。

（3）过敏反应：可见皮肤瘙痒、皮疹、粒细胞缺乏、血小板减少、再生障碍性贫血等，偶见肝脏损害。

（4）致畸反应：妊娠早期用药偶致畸胎，如：小头症、智能障碍、斜视、眼距过宽、腭裂等，被称为"胎儿妥因综合征"，故孕妇慎用。

（二）卡马西平的药理作用及临床应用

卡马西平是治疗单纯性局限性发作和大发作的首选药物之一，同时还有抗复合性局限性发作和小发作作用。对癫痫并发的精神症状亦有效。作用机制类似苯妥英钠，治疗浓度的卡马西平能阻滞 Na^+ 通道，抑制癫痫灶及其周围神经元放电。

（三）丙戊酸钠的药理作用及临床应用

丙戊酸钠对各种类型的癫痫发作都有一定疗效。对失神小发作的疗效优于乙琥胺，但因丙戊酸钠有肝毒性，临床仍愿选用乙琥胺。对全身性肌强直-阵挛性发作有效，但不及苯妥英钠和卡马西平。对非典型小发作的疗效不及氯硝西泮。对复杂部分性发作的疗效近似卡马西平。

三、抗精神失常药

（一）氯丙嗪的药理作用、临床应用及不良反应

1. 药理作用

（1）对中枢神经系统的作用：抗精神病作用：氯丙嗪对中枢神经系统有较强的抑制作用，能显著控制活动状态和躁狂状态而又不损伤感觉能力。镇吐作用：小剂量阻断延髓第四脑室底部的催吐化学感受区的 D_2 受体；大剂量的氯丙嗪直接抑制呕吐中枢。对体温调节的作用：氯丙嗪对下丘脑体温调节中枢有很强的抑制作用，与解热镇痛药不同，氯丙嗪不但降低发热机体的体温，也能降低正常体温。

（2）对自主神经系统的作用：氯丙嗪能阻断肾上腺素 α 受体和 M 胆碱受体。阻断 α 受体可致血管扩张、血压下降；阻断 M 胆碱受体作用较弱，引起口干、便秘、视物模糊（2004）。

（3）对内分泌系统的影响：氯丙嗪能阻断 D_2 亚型受体，增加催乳素的分泌，抑制促性腺激素和糖皮质激素的分泌。氯丙嗪也可抑制垂体生长激素的分泌，可试用于巨人症的治疗。

2. 临床应用（2008、2016）

（1）首要适应证：精神分裂症、偏执性精神障碍、儿童期精神障碍、某些退行性病变伴发精神障碍。

（2）次要适应证：躁狂抑郁症、脑器质性精神障碍、躯体疾病伴发精神障碍、心因性精神障碍、人格障碍、癫痫病人躁动、冲动和攻击行为，焦虑症及躯体依赖症状群等。

（3）镇吐止呕（2003）。

（4）低温麻醉和人工冬眠（2015）。

3. 不良反应　帕金森病：表现为肌张力增高、面容呆板、动作迟缓、肌肉震颤、流涎等。静坐不能：患者表现坐立不安、反复徘徊。急性肌张力障碍：多出现在用药后第 1～5 天。由于舌、面、颈及背部肌肉痉挛，患者可出现强迫性张口、伸舌、斜颈、呼吸运动障碍及吞咽困难。以上 3 种反应是由于氯丙嗪阻断了黑质-纹状体通路的 D_2 样受体，使纹状体中的 DA 功能减弱、ACh 的功能增强所致。恶性综合征：药源性帕金森病和自主神经功能紊乱，表现为口干、乏力、淡漠、嗜睡，急性黄疸、肝损害、低血压休克。

（二）丙米嗪的药理作用、临床应用及不良反应

1. 药理作用　缓解抑郁情绪、改善心境，具有镇静、抗焦虑作用。

2. 临床应用　抑郁症、焦虑症、强迫障碍、慢性疼痛，对遗尿症、注意障碍具有一定疗效。

3. 不良反应　常见的不良反应有口干、扩瞳、视物模糊、便秘、排尿困难和心动过速等抗胆碱作用，还出现多汗、无力、头晕、失眠、皮疹、直立性低血压、反射亢进、共济失调、肝功能异常、粒细胞缺乏等。因抗抑郁药易致尿潴留和升高眼内压，故前列腺增生、青光眼患者禁用。

四、镇痛药

（一）吗啡的药理作用、临床应用及不良反应

1. 药理作用

（1）中枢神经系统：镇痛作用；镇静、致欣快作用；抑制呼吸；镇咳；瞳孔极度缩小；改变体温调定点；兴奋脑干化学感受区，引起恶心和呕吐；吗啡抑制下丘脑释放促性腺激素释放激素（GnRH）和促肾上腺皮质激素释放激素（CRF）。

（2）平滑肌：升高胃肠道平滑肌张力，减少其蠕动；治疗量吗啡引起胆道 Oddi 括约肌痉挛性收缩，导致上腹不适甚至胆绞痛；降低子宫张力，可延长产妇分娩时程；提高输尿管平滑肌及膀胱括约肌张力，可引起尿潴留；治疗量对支气管平滑肌兴奋作用不明显，但大剂量可引起支气管收缩，诱发或加重哮喘（2005）。

（3）心血管系统：吗啡对心率及节律均无明显影响，能扩张血管，降低外周阻力，可发生直立性低血压。吗啡类药物能模拟缺血性预适应（ischemic preconditioning，IPC），对心肌缺血性损伤

的保护作用。

（4）其他：吗啡对免疫系统有抑制作用，包括抑制淋巴细胞增殖，减少细胞因子的分泌，减弱自然杀伤细胞（NKC）的细胞毒作用。也可抑制人类免疫缺陷病毒（HIV）蛋白诱导的免疫反应。此外，吗啡可扩张皮肤血管，使脸颊、颈项和胸前皮肤发红，与促组胺释放有关。

2. 临床应用　用于镇痛、心源性哮喘、止咳、止泻、复合麻醉（2003、2017）。

3. 不良反应　治疗量吗啡可引起眩晕、恶心、呕吐、便秘、呼吸抑制、尿少、排尿困难（老年多见）、胆管压力升高甚至胆绞痛、直立性低血压（低血容量者易发生）等，偶见烦躁不安等情绪改变。长期反复应用阿片类药物易产生耐受性和药物依赖性。前者是指长期用药后中枢神经系统对其敏感性降低，需要增加剂量才能达到原来的药效。后者是指当本类药物被人们反复使用后，使用者将对它们产生瘾癖的特性。吗啡过量可引起急性中毒，主要表现为昏迷、深度呼吸抑制及瞳孔极度缩小，常伴有血压下降、严重缺氧及尿潴留。呼吸麻痹是致死的主要原因。

（二）哌替啶的药理作用、临床应用及不良反应

1. 药理作用　哌替啶主要激动 μ 型阿片受体，药理作用与吗啡基本相同，镇痛作用弱于吗啡。本品也能提高平滑肌和括约肌的张力，但因作用时间短，较少引起便秘和尿潴留。大剂量哌替啶也可引起支气管平滑肌收缩。本品有轻微子宫兴奋作用，但对妊娠末期子宫收缩无影响。

2. 临床应用　用于急性剧烈疼痛，与氯丙嗪、异丙嗪组成冬眠合剂，也用于麻醉前给药（2004）。

3. 不良反应　哌替啶治疗量时可致眩晕、出汗、口干、恶心、呕吐、心悸和直立性低血压等。剂量过大可明显抑制呼吸。偶可致震颤、肌肉痉挛、反射亢进甚至惊厥，久用产生耐受性和依赖性。

（三）纳洛酮的药理作用及临床应用

纳洛酮对各型阿片受体均有竞争性拮抗作用，作用强度依次为 μ>κ>δ 受体。临床用于阿片类药急性中毒，解救呼吸抑制及其他中枢抑制症状。不良反应少，大剂量偶见轻度烦躁不安。

五、解热镇痛抗炎药

（一）解热镇痛的抗炎、镇痛、解热作用及常见不良反应

解热镇痛抗炎药是一类具有解热、镇痛，而且大多数还有抗炎、抗风湿作用的药物，鉴于其抗炎作用与糖皮质激素不同，故将这类药又称为非甾体消炎药（NSAIDs）。

1. 药理作用

（1）抗炎作用：通过抑制体内环氧酶的生物合成发挥抗炎作用。NSAIDs 对 COX-2 的抑制时其发挥药效的基础。

（2）镇痛作用：对炎症和组织损伤引起的疼痛尤其有效，其可抑制 PGs 的合成从而使局部痛觉感受器对缓激肽等致痛物质的敏感性降低，其本身也有一定的镇痛作用。对临床常见的慢性钝痛如关节炎、黏液囊炎、肌肉和血管起源的疼痛、牙痛、痛经、产后疼痛及癌症骨转移等具有较好的镇痛作用。而对尖锐的一过性刺痛无效。

（3）解热作用：NSAIDs 能促使升高的体温恢复到正常水平，而对正常体温没有明显的影响。通过抑制下丘脑 PG 的生成而发挥解热作用。

（4）其他：通过抑制环氧化酶而对血小板聚集有强大的、不可逆的抑制作用。对肿瘤的发生、发展及转移可能均有抑制作用。尚可预防和延缓阿尔茨海默病发病，延缓角膜老化等作用。

2. 不良反应

（1）胃肠道反应：胃肠功能紊乱是最常见的不良反应。其原因主要是 COX-1 的阻断，COX-1 生成的 PGs 对抑制胃酸分泌，保护胃黏膜起到重要作用。通常的胃肠道反应包括上腹部不适、恶心、呕吐、出血和溃疡等。

（2）皮肤反应：是 NSAIDs 药物应用的第二大常见的不良反应。以舒林酸、萘普生、甲氯芬那酸和吡罗昔康为多见。皮肤损害包括皮疹、荨麻疹、瘙痒、剥脱性皮炎、光敏等皮肤反应。

（3）肾损害：NSAIDs 抑制了对维持肾血流量方面有重要作用的 PGE_2 和 $PEGI_2$ 等，对一些易

感人群会引起急性肾损害，停药可恢复。长期服用可导致慢性肾炎和肾乳头坏死。

（4）肝损害：轻者转氨酶升高，重者肝细胞变性坏死。老龄、肾功能损害、长期大剂量应用者可增加肝损害。

（5）心血管系统不良反应：包括心律失常、血压升高、心悸等。

（6）血液系统反应：抑制血小板聚集，延长出血时间，但只有阿司匹林引起不可逆性反应，还可引起再生障碍性贫血、粒细胞缺乏等。

（7）其他不良反应：中枢神经系统反应，如头晕、头痛、嗜睡、精神错乱等，还有耳鸣、耳聋、视物模糊、味觉异常、心动过速和高血压等。

（二）阿司匹林的药理作用、临床应用及不良反应

1. 药理作用（2009）

（1）解热镇痛及抗炎抗风湿：有较强的解热、镇痛作用。用于头痛、牙痛、肌肉痛、痛经及感冒发热等，能减轻炎症引起的红、肿、热、痛等症状，迅速缓解风湿性关节炎的症状。

（2）影响血小板的功能：低浓度阿司匹林能使 PG 合成酶（COX）活性中心的丝氨酸乙酰化失活，不可逆地抑制血小板环氧酶，减少血小板中血栓素 A_2（TXA_2）的生成，而影响血小板的聚集及抗血栓形成，达到抗凝作用。高浓度阿司匹林能直接抑制血管壁中 PG 合成酶，减少了前列环素合成。PGI_2 是 TXA_2 的生理对抗剂，它的合成减少可能促进血栓形成。

（3）儿科用于皮肤黏膜淋巴结综合征（川崎病）的治疗。

2. 临床应用　用于感冒发热及头痛、牙痛、肌肉痛、神经痛、痛经和术后伤口痛等慢性钝痛；治疗风湿性关节炎。防治冠状动脉血栓形成和脑血栓（2000）。

3. 不良反应

（1）胃肠道反应：最为常见，口服可直接刺激胃黏膜，引起上腹不适、恶心、呕吐。血药浓度高则刺激延髓催吐化学感应区（CTZ），也可致恶心及呕吐。较大剂量口服（抗风湿治疗）可引起胃溃疡及无痛性胃出血，原有溃疡病者，症状加重。

（2）加重出血倾向：阿司匹林能不可逆抑制环氧酶，对血小板合成血栓素 A_2 有强大而持久抑制作用。对前列环素的合成抑制弱而短暂。结果血液中 TXA_2 / PGI_2 比率下降，血小板凝集受到抑制，使血液不易凝固，出血时间延长。大剂量阿司匹林可以抑制凝血酶原的形成，引起凝血障碍，加重出血倾向。

（3）水杨酸反应：阿司匹林剂量过大（5g/d）时，可出现头痛、眩晕、恶心、呕吐、耳鸣、视力、听力减退，总称为水杨酸反应，是水杨酸类中毒的表现，严重者可出现过度呼吸、高热、脱水、酸碱平衡失调，甚至精神错乱。

（4）变态反应：少数患者可出现荨麻疹、血管神经性水肿和过敏性休克。某些哮喘患者服用阿司匹林或其他解热镇痛药后可诱发哮喘，称为"阿司匹林哮喘"。

（5）瑞夷综合征：在儿童感染病毒性疾病如流感、水痘、麻疹、流行性腮腺炎等使用阿司匹林退热时，偶可引起急性肝脂肪变性-脑病综合征（瑞夷综合征），以肝衰竭合并脑病为突出表现。

（三）布洛芬的药理作用及临床应用

1. 药理作用　是有效的环氧酶抑制药，具有抗炎、解热及镇痛作用。

2. 临床应用　用于治疗风湿性及类风湿关节炎，也可用于一般解热镇痛。

（四）对乙酰氨基酚的药理作用及临床应用

1. 药理作用　抑制中枢 PG 合成。

2. 临床应用　用于感冒发热、神经痛、肌肉痛（2000）。

―――――――――――――――― 经典试题 ――――――――――――――――

1. 关于地西泮用途的叙述，下列哪项是错误的　　　　B. 催眠

A. 镇静　　　　　　　　　　　　　　　　　　　　　C. 抗惊厥

D. 抗癫痫

E. 麻醉

2. 氯丙嗪对哪种病疗效好

A. 躁狂症

B. 精神分裂症

C. 妄想症

D. 精神紧张症

E. 抑郁症

3. 在下列氯丙嗪适应证中，哪个是错误的

A. 人工冬眠

B. 镇吐

C. 麻醉前用药

D. 精神分裂症

E. 抑郁性精神病

4. 吗啡的适应证是

A. 急性外伤性疼痛

B. 颅脑外伤镇痛

C. 哺乳妇女镇痛

D. 分娩止痛

E. 诊断未明的急腹症止痛

5. 下列哪种药物无抗炎作用

A. 阿司匹林

B. 保泰松

C. 吲哚美辛

D. 对乙酰氨基酚

E. 布洛芬

6. 阿司匹林不具有下列哪种不良反应

A. 变态反应

B. 胃肠道反应

C. 水杨酸反应

D. 水钠潴留

E. 凝血障碍

7. 骨折剧痛应选何药镇痛

A. 可待因

B. 氯丙嗪

C. 哌替啶

D. 阿司匹林

E. 吲哚美辛（消炎痛）

（8～11 题共用备选答案）

A. 中枢性肌肉松弛作用

B. 反射性地兴奋呼吸的作用

C. 外周性肌肉松弛作用

D. 阻断多巴胺受体的作用

E. 抑制前列腺素合成的作用

8. 静脉注射硫酸镁有

9. 地西泮具有

10. 氯丙嗪具有

11. 阿司匹林具有

参考答案： 1. E。2. B。3. E。4. A。5. D。6. D。7. C。8. C。9. A。10. D。11. E。

第 5 单元　心血管系统药

═══════ 重点提示 ═══════

1. 卡托普利降压机制：①抑制 ACE，使 Ang Ⅰ 转变为 Ang Ⅱ 减少，从而产生血管舒张；②减少醛固酮分泌，以利于排钠等；③由于抑制缓激肽的水解，使缓激肽增多；④抑制交感神经系统活性。

2. 卡托普利临床应用：治疗高血压。尤其适用于合并有糖尿病及胰岛素抵抗、左心室肥厚、心力衰竭、急性心肌梗死的高血压患者。与利尿药及 β 受体阻断药合用于重型或顽固性高血压疗效较好。

3. 维拉帕米：治疗变异型心绞痛的首选药。

4. 胺碘酮：延长 APD 的作用不依赖于心率的快慢，无翻转使用依赖性。

═══════ 考点串讲 ═══════

一、抗高血压药

（一）氨氯地平的药理作用及临床应用

1. **药理作用**　作用与硝苯地平相似，但降压作用较硝苯地平平缓，持续时间较硝苯地平显著延长。硝苯地平作用于细胞膜 L-型钙通道，通过抑制钙离子从细胞外进入细胞内，而使细胞内钙

离子浓度降低，导致小动脉扩张，总外周血管阻力下降而降低血压。由于周围血管扩张，可引起交感神经活性反射性增强而引起心率加快。

2. 临床应用　原发性高血压、慢性稳定型心绞痛及变异型心绞痛、经血管造影证实的冠心病。

（二）卡托普利的药理作用及临床应用（2008）

1. 药理作用及作用机制　具有轻至中等强度的降压作用，可降低外周血管阻力，增加肾血流量，不伴反射性心率加快。其降压机制如下：抑制 ACE，使 Ang I 转变为 Ang II 减少，从而产生血管舒张（2016）；同时减少醛固酮分泌，以利于排钠；特异性肾血管扩张亦加强排钠作用；由于抑制缓激肽的水解，使缓激肽增多；卡托普利亦可抑制交感神经系统活性。

2. 临床应用　适用于各型高血压。目前为抗高血压治疗的一线药物之一。本品尤其适用于合并有糖尿病及胰岛素抵抗、左心室肥厚、心力衰竭、急性心肌梗死的高血压患者，可明显改善生活质量且无耐受性，连续用药一年以上疗效不会下降，而且停药不反跳。卡托普利与利尿药及 β 受体阻断药合用于重型或顽固性高血压疗效较好（2005、2006、2007）。

（三）氯沙坦的药理作用及临床应用

1. 药理作用　氯沙坦为血管紧张素 II 受体拮抗药，具有良好的抗高血压作用及逆转心肌肥厚的作用。能有效地阻断 Ang II 与 AT_1 型受体结合，降低外周阻力及血容量，而使血压下降。

2. 临床应用　可用于各型高血压，若 3～6 周后血压下降仍不明显，可加用利尿药。

二、抗心绞痛

（一）硝酸甘油的药理作用及临床应用

1. 药理作用　硝酸甘油的作用是松弛平滑肌，对血管平滑肌的作用最显著。降低心肌氧耗量；扩张冠状动脉，增加缺血区血液灌注；降低左心室充盈压，增加心内膜供血，改善左心室顺应性；保护缺血的心肌细胞，减轻缺血损伤。

2. 临床应用　舌下含服硝酸甘油能迅速缓解各种类型心绞痛。在预计可能发作前用药也能预防发作。对急性心肌梗死者，多静脉给药，不仅能降低心肌氧耗量、增加缺血区供应，还可抑制血小板聚集和黏附，缩小梗死范围。因可降低心脏前、后负荷，也用于心力衰竭治疗。还可舒张肺血管，降低肺血管阻力，改善肺通气，用于急性呼吸衰竭及肺动脉高压的患者。

（二）普萘洛尔的药理作用及临床应用

1. 药理作用　降低心肌氧耗量；改善心肌缺血区供血。

2. 临床应用　用于对硝酸酯类不敏感或疗效差的稳定型心绞痛，可使发作次数减少，对伴有心律失常及高血压者尤为适用。对冠状动脉痉挛诱发的变异型心绞痛不宜应用，因其 β 受体被阻断，α 受体相对占优势，易致冠状动脉收缩。对心肌梗死也有效，能缩小梗死区范围，但因抑制心肌收缩力，故应慎用。

（三）维拉帕米的药理作用及临床应用

1. 抗心绞痛作用

（1）降低心肌氧耗量：钙通道阻滞药（2016）能使心肌收缩力减弱，心率减慢，血管平滑肌松弛，血压下降，心脏负荷减轻，从而使心肌氧耗量减少。

（2）舒张冠状血管：本类药物对冠状动脉中较大的输送血管及小阻力血管有扩张作用，特别是对处于痉挛状态的血管有显著的解除痉挛作用，从而增加缺血区的血液灌注。此外还可增加侧支循环，改善缺血区的供血和供氧。

（3）保护缺血心肌细胞：通过抑制外钙内流，减轻缺血心肌细胞的 Ca^{2+} 超负荷而保护心肌细胞，对急性心肌梗死者，能缩小梗死范围。

（4）抑制血小板聚集：不稳定型心绞痛与血小板黏附和聚集、冠状动脉血流减少有关，多数急性心肌梗死也是由动脉粥样硬化斑块破裂，局部形成血栓突然阻塞冠状动脉所致。钙通道阻滞药阻

滞 Ca^{2+} 内流，降低血小板内 Ca^{2+} 浓度，抑制血小板聚集。

2. 临床应用

（1）适合心肌缺血伴支气管哮喘者。

（2）变异型心绞痛是最佳适应证（2008、2017）。

（3）钙通道阻滞药抑制心肌作用较弱。

（4）心肌缺血伴外周血管痉挛性疾病患者禁用 β 受体阻断药，而钙通道阻滞药因扩张外周血管恰好适用于此类患者的治疗。

三、调血脂药

他汀类的药理作用、临床应用、不良反应及常用药物名称。

1. 药理作用　他汀类与 HMG-CoA 的化学结构相似，且和 HMG-CoA 还原酶的亲和力高出 HMG-CoA 数千倍，对该酶发生竞争性的抑制作用，使胆固醇合成受阻，除使血浆胆固醇浓度降低外，还通过负反馈调节导致肝细胞表面 LDL 受体代偿性增加或活性增强，使血浆 LDL 降低，继而导致 VLDL 代谢加快，又由于肝合成及释放 VLDL 减少，也导致 VLDL 及 TG 相应下降（2006）。

2. 临床作用　主要用于杂合子家族性和非家族性 Ⅱa、Ⅱb 和 Ⅲ 型高脂血症，也可用于 2 型糖尿病和肾病综合征引起的高胆固醇血症。

3. 不良反应　大剂量应用时患者偶可出现胃肠反应、肌痛、皮肤潮红、头痛等暂时性反应。

4. 常用药物　辛伐他汀、洛伐他汀、普伐他汀等。

四、抗心律失常药

（一）利多卡因的药理作用及临床应用

1. 药理作用　降低心脏自律性、改善传导、缩短 APD 和相对延长 ERP（2007）。

2. 临床应用　利多卡因的心脏毒性低，主要用于室性心律失常（2008），如心脏手术、心导管术、急性心肌梗死或强心苷中毒所致的室性心动过速或心室颤动。利多卡因是急性心肌梗死患者的室性期前收缩、室性心动过速及心室颤动的首选药。

（二）胺碘酮的药理作用及临床应用

1. 药理作用　对心脏多种离子通道均有抑制作用，降低窦房结、浦肯野纤维的自律性和传导性，明显延长 APD 和 ERP，延长 Q-T 间期和 QRS 波。胺碘酮延长 APD 的作用不依赖于心率的快慢，无翻转使用依赖性（2006、2007）。翻转使用依赖性是指心率快时，药物延长动作电位时程的作用不明显，而当心率慢时，却使动作电位时程明显延长，此作用易诱发尖端扭转型室性心动过速。此外，胺碘酮尚有非竞争性拮抗 α、β 肾上腺素能受体作用和扩张血管平滑肌作用，能扩张冠状动脉，增加冠状动脉流量，减少心肌氧耗量。

2. 临床应用　广谱抗心律失常药，对心房扑动、心房颤动、室上性心动过速和室性心动过速都有效。

五、抗慢性心功能不全药

强心苷的药理作用及临床应用

（一）药理作用

1. 对心脏的作用

（1）正性肌力作用。作用特点：①加快心肌纤维缩短速度，使心肌收缩敏捷，因此，舒张期相对延长；②加强衰竭心肌收缩力，增加心搏出量的同时，并不增加心肌氧耗量，甚至使心肌氧耗量有所降低。

（2）减慢心率作用。

（3）对传导组织和心肌电生理特性的影响（表 14-1）。

表 14-1　强心苷的电生理作用

电生理特性	窦房结	心房	房室结	浦肯野纤维
自律性	↓			↑
传导性		↑	↓	↓
有效不应期		↓		↓

2. 对神经和内分泌系统的作用。

3. 利尿作用　主要是心功能改善后增加了肾血流量和肾小球的滤过功能。此外，强心苷可直接抑制肾小管 Na^+-K^+-ATP 酶，减少肾小管对 Na^+ 的重吸收，促进钠和水排出，发挥利尿作用。

4. 对血管的作用。

（二）临床应用

1. 治疗心力衰竭。

2. 治疗某些心律失常　①心房颤动；②心房扑动；③阵发性室上性心动过速。

=== 经典试题 ===

1. 卡托普利的作用原理是
A. 降低肾素活性
B. 抑制血管紧张素 I 转化酶
C. 减少血管紧张素 I 的生成
D. 抑制 β 羟化酶
E. 阻断血管紧张素受体

2. 关于卡托普利，下列哪种说法是错误的
A. 降低外周血管阻力
B. 用于治疗心力衰竭
C. 与利尿药合用可加强其作用
D. 可增加体内醛固酮水平
E. 双侧肾动脉狭窄的患者忌用

3. 心绞痛急性发作时，为迅速缓解症状，应
A. 皮下注射阿托品
B. 肌内注射哌替啶
C. 口服对乙酰氨基酚
D. 舌下含化硝酸甘油
E. 口服硝酸甘油

4. 维拉帕米的首选适应证是
A. 阵发性室上性心动过速
B. 室性期前收缩
C. 心房颤动
D. 心房扑动
E. 室性心动过速

5. 硝酸甘油不具有下列哪项作用
A. 扩张容量血管
B. 增加心率
C. 减少回心血量
D. 降低心肌氧耗量
E. 增加室壁张力

参考答案： 1. B。2. D。3. D。4. A。5. E。

第 6 单元　利尿药与脱水药

=== **重点提示** ===

呋塞米：通过抑制髓袢升支段的 Na^+-K^+-$2Cl^-$ 共转运子来抑制 NaCl 的重吸收，产生利尿作用。临床用于急性肺水肿和脑水肿，心、肝、肾性水肿，高钙血症等。不良反应有低钾，耳毒性，高尿酸血症等。

=== **考点串讲** ===

一、利尿药

（一）呋塞米的药理作用、临床应用及不良反应

1. 药理作用　特异性地抑制分布在髓袢升支管腔膜侧的 Na^+-K^+-$2Cl^-$ 共转运子,因而抑制 NaCl

的重吸收，降低肾的稀释与浓缩功能，排出大量接近于等渗的尿液（2005）。同时由于 K^+ 重吸收减少，也可以降低由于 K^+ 的再循环导致的管腔正电位，减小了 Ca^{2+}、Mg^{2+} 重吸收的驱动力，使它们的重吸收减少，排泄也增加。

2. 临床应用

（1）急性肺水肿和脑水肿。

（2）可治疗心、肝、肾性水肿等各类水肿。主要用于其他利尿药无效的严重水肿病人。

（3）急慢性肾衰竭。

（4）高钙血症。

（5）加速某些毒物的排泄。

3. 不良反应　水与电解质紊乱（2016），耳毒性，高尿酸血症等。

（二）氢氯噻嗪的药理作用、临床应用及不良反应

1. 药理作用

（1）利尿作用：抑制远曲小管近端 Na^+-Cl^- 共转运子，抑制 NaCl 的重吸收。本类药物还促进远曲小管由 PTH 调节的 Ca^{2+} 重吸收过程，而减少尿 Ca^{2+} 含量，减少 Ca^{2+} 在管腔中的沉积。

（2）抗利尿作用：能明显减少尿崩症患者的尿量及口渴症状，主要因排 Na^+ 使血浆渗透压降低而减轻口渴感。

（3）降压作用（2017）：用药早期通过利尿、血容量减少而降压，长期用药则通过扩张外周血管而产生降压作用。

2. 临床应用

（1）水肿：用于各种原因引起的水肿。对轻、中度心源性水肿疗效较好，是慢性心功能不全的主要治疗药物之一。对肾性水肿的疗效与肾功能损害程度有关，受损较轻者疗效好；肝性水肿在应用时要注意防止低血钾诱发肝性脑病。

（2）高血压病：治疗高血压的基础药物之一，与其他降压药合用，可减少后者的剂量，减少不良反应。

（3）其他：用于肾性尿崩症及加压素无效的垂体性尿崩症。也可用于高尿钙伴有肾结石者，以抑制高尿钙引起的肾结石。

3. 不良反应

（1）电解质紊乱：如低血钾、低血钠、低血镁、低氯、代谢性碱血症等，合用留钾利尿药可防治。

（2）高尿酸血症痛风者慎用。

（3）代谢变化：可导致高血糖、高脂血症。

（4）变态反应：本类药物为磺胺类药物，与磺胺类有交叉过敏反应。可见皮疹、皮炎（包括光敏性皮炎）等，偶见严重的变态反应，如溶血性贫血、血小板减少、坏死性胰腺炎等。

二、脱水药

甘露醇的药理作用及临床应用

1. 脱水作用　治疗脑水肿、降低颅内压安全而有效的首选药物。也可用于青光眼急性发作和病人术前应用以降低眼内压。

2. 利尿作用　静脉滴注甘露醇后，血浆渗透压升高，血容量增加，血液黏滞度降低，并通过稀释血液而增加循环血容量及肾小球滤过率。该药在肾小球滤过后不易被重吸收，使水在近曲小管和髓襻升支的重吸收减少。以上作用导致肾排水增加。由于排尿速率的增加，减少了尿液与肾小管上皮细胞接触的时间，使电解质的重吸收也减少。如抑制髓襻升支对 Na^+ 的重吸收，可以降低髓质高渗区的渗透压，进而抑制集合管水的重吸收。

呋塞米无下列哪种不良反应　　　　　　　　　C. 耳毒性
A. 水和电解质紊乱　　　　　　　　　　　　D. 血钾升高
B. 高尿酸血症　　　　　　　　　　　　　　E. 胃肠道反应
参考答案：D。

第7单元　抗过敏药

重点提示

氯苯那敏：组胺 H_1 受体拮抗药，主要用于皮肤黏膜变态反应性疾病、防晕止吐等。

考点串讲

H_1 受体阻断药

氯苯那敏的药理作用及临床应用
（1）抗 H_1 受体作用：可完全对抗组胺引起的支气管、胃肠道平滑肌的收缩作用。
（2）中枢抑制作用：此类药物多数可通过血-脑屏障，可有不同程度的中枢抑制作用。
（3）皮肤黏膜变态反应性疾病。
（4）防晕止吐。

第8单元　呼吸系统药

重点提示

重点掌握氨茶碱和特布他林的作用机制及用途。

考点串讲

平喘药

（一）氨茶碱的药理作用、作用机制及临床应用（2008）

1. 药理作用及作用机制　抑制磷酸二酯酶（PDE）（2012）；阻断腺苷受体；增加内源性儿茶酚胺的释放；干扰气道平滑肌的钙离子转运；茶碱在较低的血浆浓度时具有免疫调节作用与抗炎作用；茶碱能增加膈肌收缩力，减轻膈肌疲劳，该作用有利于慢性阻塞性肺疾病的治疗；促进纤毛运动，加速黏膜纤毛的清除速度，有助于哮喘急性发作时的治疗。

2. 临床应用　主要用于支气管哮喘的预防性治疗。也可用于变应性鼻炎、溃疡性结肠炎及其他胃肠道过敏性疾病（2004）。

（二）特布他林的药理作用、作用机制及临床应用

特布他林对 β_2 受体作用强于 β_1 受体，扩张支气管作用强；抑制组胺等过敏介质释放，防止支气管痉挛；临床用于防止喘息性支气管炎、支气管哮喘及肺气肿的支气管痉挛。

1. 氨茶碱的平喘机制主要为　　　　　　　　D. 激活鸟苷酸环化酶
A. 抑制磷酸二酯酶　　　　　　　　　　　　E. 抑制腺苷酸环化酶
B. 直接舒张支气管　　　　　　　　　　　（2～3题共用备选答案）
C. 促进肾上腺素的释放　　　　　　　　　　A. 间羟胺

B. 异丙肾上腺素

C. 特布他林

D. 吗啡

E. 氨茶碱

2. 可抑制呼吸中枢，支气管哮喘患者禁用

3. 对 β_2 受体选择性高的平喘药是

（4～5题共用备选答案）

A. 氢化可的松

B. 氨茶碱静脉注射

C. 口服氨茶碱

D. 肾上腺素皮下注射

E. 色甘酸钠粉末吸入

4. 治疗伴有心功能不全的支气管哮喘急性发作宜选用

5. 治疗支气管哮喘轻度发作宜选用

参考答案：1. A。2. D。3. C。4. B。5. C。

第9单元　消化系统药

=== 重点提示 ===

1. 雷尼替丁：组胺 H_2 受体拮抗药，抑制组胺引起的胃酸分泌，用于胃十二指肠溃疡。

2. 奥美拉唑：H^+，K^+-ATP 酶抑制药，抑酸作用强大。用于胃十二指肠溃疡，反流性食管炎等。

=== 考点串讲 ===

抗消化性溃疡药

（一）雷尼替丁的药理作用及临床应用

1. **药理作用**　组胺 H_2 受体拮抗药通过阻断壁细胞上的 H_2 受体，抑制基础胃酸分泌和夜间胃酸分泌，对胃泌素及 M 受体激动药引起的胃酸分泌也有抑制作用（2000、2002、2004）。

2. **临床应用**　胃、十二指肠溃疡。

（二）奥美拉唑的药理作用及临床应用

1. **药理作用**　H^+，K^+-ATP 酶抑制药具有强力抑酸作用（2007、2014）。

2. **临床应用**　用于胃、十二指肠溃疡，反流性食管炎，卓-艾综合征（2005）。

（三）铋制剂的药理作用及临床应用

铋剂可杀灭幽门螺杆菌，改变胃黏液的成分，在溃疡面形成保护膜，防止氢离子逆弥散，刺激前列腺素生成（2014）。用于胃、十二指肠溃疡治疗。

=== 经典试题 ===

1. 治疗十二指肠溃疡应选哪种药物

A. 阿托品

B. 泼尼松（强的松）

C. 雷尼替丁

D. 苯海拉明

E. 异丙嗪

2. 既抑制胃酸分泌又抗幽门螺杆菌的药物是

A. 西咪替丁

B. 雷尼替丁

C. 奥美拉唑

D. 阿托品

E. 甲硝唑

3. 硫酸镁无下列哪种作用

A. 中枢兴奋

B. 利胆

C. 导泻

D. 骨骼肌松弛

E. 降低血压

4. 奥美拉唑治疗十二指肠溃疡的机制是

A. 阻断胃壁细胞 H^+，K^+-ATP 酶

B. 阻断 H_2 受体

C. 保护胃黏膜细胞

D. 抑制胃蛋白酶分泌

E. 中和胃酸

5. 雷尼替丁对下列哪一种疾病疗效最好   C. 慢性胃炎

A. 胃溃疡   D. 过敏性肠炎

B. 十二指肠溃疡   E. 卓-艾综合征

参考答案：1. C。2. C。3. A。4. A。5. B。

第10单元　子宫平滑肌收缩药

═══ 重点提示 ═══

重点掌握缩宫素的相关知识点。

═══ 考点串讲 ═══

常用药物

1. 缩宫素的药理作用及临床应用

（1）药理作用：直接兴奋子宫平滑肌，加强子宫的收缩力，增加收缩频率。缩宫素能使乳腺腺泡周围的肌上皮细胞（属平滑肌）收缩，促进排乳。大剂量还能短暂地松弛血管平滑肌，引起血压下降，并有抗利尿作用。

（2）临床应用：催产和引产；产后止血（2002）。

2. 麦角新碱的药理作用及临床应用

（1）药理作用：兴奋子宫；收缩血管；阻断 α 受体。

（2）临床应用：子宫出血；子宫复原；偏头痛。

═══ 经典试题 ═══

下列选项中，属缩宫素作用的是   C. 对子宫体和子宫颈的兴奋作用无明显差别

A. 有中枢抑制作用和降压作用   D. 对子宫体产生节律性收缩，子宫颈松弛

B. 对早期或中期妊娠子宫均有强大收缩作用   E. 收缩脑血管，减少动脉搏动幅度

参考答案：D。

第11单元　血液和造血系统药

═══ 重点提示 ═══

1. 维生素 K 临床应用：主要用于梗阻性黄疸、胆瘘、早产儿、新生儿出血等患者，香豆素类、水杨酸类药物等引起的出血者，预防长期应用广谱抗菌药继发的维生素 K 缺乏病。

2. 肝素：体内、体外均有强大抗凝作用（增强 AT-Ⅲ 的作用），还有调血脂、抗炎等作用。主要用于治疗 DIC，防治心肌梗死、脑梗死、心血管手术及外周静脉术后血栓形成等。

═══ 考点串讲 ═══

一、抗贫血药

（一）铁制剂的药理作用、临床应用、不良反应及注意事项

1. 药理作用　铁是红细胞成熟阶段合成血红素必不可少的物质。吸收到骨髓的铁，吸附在有核红细胞膜上并进入细胞内的线粒体，与原卟啉结合，形成血红素。后者再与珠蛋白结合，形成血红蛋白。

2. 临床应用　治疗失血过多或需铁增加所致的缺铁性贫血，疗效极佳。

3. 不良反应及注意事项　铁制剂刺激胃肠道引起恶心、呕吐、上腹部不适、腹泻等，Fe^{3+} 较

Fe^{2+}多见。此外，也可引起便秘。

小儿误服 1g 以上的铁剂引起急性中毒，表现为坏死性胃肠炎，可有呕吐、腹痛、血性腹泻、甚至休克、呼吸困难、死亡。急救措施以磷酸盐或碳酸盐溶液洗胃，并以特殊解毒剂去铁胺注入胃内以结合残存的铁。

（二）叶酸的药理作用及临床应用

当叶酸缺乏时，上述代谢障碍，其中最为明显的是 dTMP 合成受阻，导致 DNA 合成障碍，细胞有丝分裂减少。由于对 RNA 和蛋白质合成影响较少，使血细胞 RNA：DNA 比率增高，出现巨幼红细胞性贫血。

（三）维生素 B_{12} 的药理作用及临床应用

当维生素 B_{12} 缺乏时，叶酸代谢循环受阻，导致叶酸缺乏病。当缺乏维生素 B_{12} 时，甲基丙二酰辅酶 A 蓄积，结果合成了异常脂肪酸，并进入中枢神经系统。维生素 B_{12} 主要用于恶性贫血和巨幼红细胞性贫血。也可作为神经系统疾病、肝脏疾病等辅助治疗。

二、影响凝血过程药

（一）维生素 K 的药理作用及临床应用

主要用于梗阻性黄疸、胆瘘、慢性腹泻、早产儿、新生儿出血等患者及香豆素类、水杨酸类药物或其他原因导致凝血酶原过低而引起的出血者，亦可用于预防长期应用广谱抗菌药继发的维生素 K 缺乏病（2002）。

（二）肝素的药理作用及临床应用

1. 药理作用　在体内、体外，肝素均有强大抗凝作用（2007）。静脉注射后，抗凝作用立即发生，可使多种凝血因子灭活。AT-Ⅲ与凝血酶通过精氨酸-丝氨酸肽键相结合，形成 AT-Ⅲ-凝血酶复合物而使酶灭活。肝素可加速这一反应达千倍以上。除抗凝作用外（2000），肝素还具有以下作用。①使血管内皮释放脂蛋白酯酶，水解血中乳糜微粒和 VLDL 发挥调血脂作用（2012）；②抑制炎症介质活性和炎症细胞活动，呈现抗炎作用；③抑制血管平滑肌细胞增生，抗血管内膜增生等作用；④抑制血小板聚集，这可能是继发于抑制凝血酶的结果（凝血酶促进血小板聚集）。

2. 临床应用　主要用于防治血栓形成和栓塞；各种原因引起的 DIC；防治心肌梗死、脑梗死、心血管手术及外周静脉术后血栓形成；体外抗凝。

=== 经典试题 ===

1. 维生素 K 不能用于
A. 严重肝硬化
B. 双香豆素过量
C. 继发性凝血酶原缺乏
D. 新生儿出血
E. 梗阻性黄疸
2. 华法林的对抗药是
A. 烟酸
B. 维生素 K

C. 凝血酸
D. 鱼精蛋白
E. 氨甲苯酸
3. 肝素过量引起的自发性出血，可用何药对抗
A. 右旋糖酐
B. 维生素 C
C. 垂体后叶素
D. 维生素 K
E. 硫酸鱼精蛋白注射液

参考答案：1. A。2. B。3. E。

第 12 单元　激素类药及降血糖药

重点提示

1. 糖皮质激素的药理作用：①升高血糖、促进蛋白分解，向心性肥胖（促使脂肪的分解及重新分布）；②水钠潴留；③允许作用（增强儿茶酚胺和胰高血糖素的作用）；④抗炎、抗免疫、抗过敏、抗休克；⑤刺激骨髓造血；⑥提高中枢神经系统兴奋性等。

2. 磺酰脲类应用：用于胰岛功能尚存的 2 型糖尿病且单用饮食控制无效者，尿崩症。

考点串讲

一、糖皮质激素类药物

（一）药理作用（2016）

1. 对代谢的影响

（1）糖代谢：糖皮质激素在维持血糖的正常水平和肝脏与肌肉的糖原含量方面起重要作用。

（2）蛋白质代谢：糖皮质激素能加速胸腺、肌肉、骨等组织蛋白质分解代谢，增高尿中氮的排泄量，造成负氮平衡；大剂量糖皮质激素还能抑制蛋白质合成。

（3）脂质代谢：短期使用对脂质代谢无明显影响。大剂量长期使用可增高血浆胆固醇（2006），激活四肢皮下的酯酶，促使皮下脂肪分解，重新分布在面部、上胸部、颈背部、腹部和臀部，形成向心性肥胖，表现为"满月脸，水牛背"。

（4）核酸代谢：糖皮质激素对各种代谢的影响主要是通过影响敏感组织中的核酸代谢来实现的。

（5）水和电解质代谢：糖皮质激素也有一定盐皮质激素样保钠排钾作用，但较弱。此外，它能增加肾小球滤过率和拮抗抗利尿激素的作用，减少肾小管对水的重吸收，故有利尿作用。

2. 允许作用　糖皮质激素对有些组织细胞虽无直接活性，但可给其他激素发挥作用创造有利条件，称为允许作用。例如，糖皮质激素可增强儿茶酚胺的血管收缩作用和胰高血糖素的血糖升高作用等。

3. 抗炎作用　糖皮质激素具有强大的抗炎作用，能抑制多种原因造成的炎症反应，如物理性、化学性、免疫性、感染性及无菌性（如缺血性组织损伤）炎症。在炎症初期，能增高血管的紧张性、减轻充血，降低毛细血管的通透性，同时抑制白细胞浸润及吞噬反应，减少各种炎症因子的释放。因此减轻渗出、水肿，从而缓解红、肿、热、痛等症状。在炎症后期，糖皮质激素通过抑制毛细血管和成纤维细胞的增生，抑制胶原蛋白、黏多糖的合成及肉芽组织增生，防止粘连及瘢痕形成，减轻后遗症。

4. 免疫抑制与抗过敏作用

（1）对免疫系统的抑制作用：糖皮质激素对免疫系统有多方面的抑制作用。目前认为糖皮质激素抑制免疫的机制有以下几个方面。①诱导淋巴细胞 DNA 降解。这种由甾体激素诱导的核 DNA 降解现象只发生于淋巴组织中，并具有糖皮质激素特异性。②影响淋巴细胞的物质代谢。减少葡萄糖、氨基酸及核苷的跨膜转运过程，抑制淋巴细胞中 DNA、RNA 和蛋白质的生物合成，减少淋巴细胞中 RNA 聚合酶的活力和 ATP 的生成量。③诱导淋巴细胞凋亡。体内和体外试验均出现胸腺细胞皱缩、膜起泡、染色体凝缩、核碎裂，形成凋亡小体，受影响的主要是 CD4 / CD8 双阳性的未成熟淋巴细胞（2002）。④抑制核转录因子 NF-κB 活性。　NF-κB 过度激活可导致多种炎性细胞因子的生成，这与移植物排斥反应、炎症等疾病发病有关。

（2）抗过敏作用：在免疫过程中，由于抗原-抗体反应引起肥大细胞脱颗粒而释放组胺、5-羟色胺、过敏性慢反应物质、缓激肽等，从而引起一系列过敏性反应症状。糖皮质激素被认为能减少上述过敏介质的产生，抑制因过敏反应而产生的病理变化，因而减轻过敏性症状。

5. 抗休克作用　常用于严重休克，特别是感染中毒性休克的治疗。

6. 其他作用　①退热作用；②刺激骨髓造血；③提高中枢神经系统兴奋性；④长期大量应用本药可出现骨质疏松。

（二）常用药物及临床应用

1. 常用药物

（1）短效糖皮质激素：氢化可的松、可的松。

（2）中效糖皮质激素：曲安西龙、泼尼松、泼尼松龙。

（3）长效糖皮质激素：倍他米松、地塞米松。

2. 临床应用

（1）严重感染或炎症：①严重急性感染：主要用于中毒性感染或同时伴有休克者。②抗生素治疗及防止某些炎症的后遗症。

（2）自身免疫性疾病、器官移植排斥反应和过敏性疾病：①自身免疫性疾病：如严重风湿热、风湿性心肌炎、风湿性及类风湿关节炎、全身性红斑狼疮、自身免疫性贫血和肾病综合征等，应用糖皮质激素后可缓解症状。②过敏性疾病：如荨麻疹、血管神经性水肿、支气管哮喘和过敏性休克等。③器官移植排斥反应：对异体器官移植手术后所产生的免疫性排斥反应，也可使用糖皮质激素预防。

（3）抗休克治疗：对感染中毒性休克，在有效的抗菌药物治疗下，可及早、短时间突击使用大剂量糖皮质激素；待微循环改善、脱离休克状态时停用。对过敏性休克，糖皮质激素为次选药，可与首选药肾上腺素合用。

（4）血液病：多用于治疗儿童急性淋巴细胞性白血病，目前采取与抗肿瘤药物联合的多药并用方案。

（5）局部应用：对湿疹、肛门瘙痒、接触性皮炎、银屑病等都有疗效。

（6）替代疗法：用于急、慢性肾上腺皮质功能不全者，脑垂体前叶功能减退及肾上腺次全切除术后。

二、胰岛素及口服降血糖药

（一）胰岛素的药理作用及临床应用

1. 药理作用　胰岛素属多肽类激素，分子较大，一般认为它不易进入靶细胞而只作用于膜受体，通过第二信使而产生生物效应（2007）。

2. 临床应用　用普通胰岛素制剂仍是治疗 1 型糖尿病的最重要药物，对胰岛素缺乏的各型糖尿病均有效。主要用于下列情况：①IDDM；②NIDDM 经饮食控制或用口服降血糖药未能控制者；③发生各种急性或严重并发症的糖尿病，如酮症酸中毒及非酮症高渗高糖性昏迷；④合并重度感染、消耗性疾病、高热、妊娠、创伤及手术的各型糖尿病；⑤细胞内缺钾者，胰岛素与葡萄糖同用可促使钾内流。

（二）双胍类药物的药理作用及临床应用

双胍类药物可促进脂肪组织摄取葡萄糖；增加肌肉内糖的无氧酵解；抑制肠道对葡萄糖的吸收；抑制胰高血糖素的释放。主要用于轻症糖尿病病人，可与磺酰脲类或胰岛素合用，提高疗效（2005）。

（三）磺酰脲类的药理作用及临床应用

1. 磺酰脲类的药理作用　降血糖作用机制：①刺激胰岛 B 细胞释放胰岛素；②降低血清糖原水平；③增加胰岛素与靶组织的结合能力。对水排泄的影响可用于尿崩症（2006）。对凝血功能的影响：这是第三代磺酰脲类的特点，能使血小板黏附力减弱，刺激纤溶酶原的合成。

2. 临床应用　用于胰岛功能尚存的 2 型糖尿病且单用饮食控制无效者，尿崩症。

经典试题

1. 糖皮质激素治疗严重感染，下列哪项是无益的
A. 抗炎作用
B. 免疫抑制作用
C. 抗休克作用
D. 抗细菌内毒素作用
E. 退热作用
2. 引起钠、水潴留最强的糖皮质激素是
A. 氢化可的松
B. 可的松
C. 地塞米松
D. 泼尼松
E. 泼尼松龙
3. 糖皮质激素隔日疗法的理论根据是
A. 体内灭活代谢缓慢，有效血浓度持久
B. 与靶细胞受体结合牢固，作用持久

C. 存有肝肠循环，有效血浓度持久
D. 体内激素分泌有昼夜规律
E. 吸收后储于脂肪，有效血浓度持久
4. 关于胰岛素的作用，下列哪项是错误的
A. 促进葡萄糖利用，抑制糖原分解和异生
B. 促进脂肪合成，抑制脂肪分解
C. 抑制氨基酸进入细胞，减少蛋白质合成
D. 促进 K^+ 进入细胞内，增加细胞内钾
E. 促进葡萄糖转变为脂肪
5. 下列哪种糖尿病不宜首选胰岛素
A. 幼年重型糖尿病
B. 糖尿病合并重度感染
C. 糖尿病合并妊娠
D. 轻、中型糖尿病
E. 糖尿病酮症酸中毒昏迷

参考答案：1。B。2。A。3。D。4。C。5。D。

第 13 单元　抗微生物药

重点提示

本章需重点掌握每一种抗生素的药理及作用特点。
1. 喹诺酮类：有环丙沙星等，抗菌靶点为 DNA 回旋酶、拓扑异构酶Ⅳ等。
2. 磺胺类药：是二氢叶酸还原酶抑制药，属抑菌药。
3. 抗结核药：异烟肼对各种类型的结核病患者均为首选药物。利福平还可以治疗麻风病和耐药金黄色葡萄球菌及其他敏感细菌所致感染。乙胺丁醇属抑菌药，有抑制结核分枝杆菌的作用。

考点串讲

一、抗生素

（一）青霉素 G 的抗菌作用、临床应用及不良反应

1. **药理作用**　青霉素 G 的抗菌作用很强，在细菌繁殖期低浓度抑菌，较高浓度即可杀菌。对大多数 G^+ 球菌、G^+ 杆菌、G^- 球菌、少数 G^- 杆菌有高度抗菌活性；对大多数 G^- 杆菌作用较弱，对肠球菌不敏感，对真菌、原虫、立克次体、病毒等无作用。金黄色葡萄球菌、淋病奈瑟菌、肺炎链球菌、脑膜炎奈瑟菌等对本药极易产生耐药性。

2. **临床应用**　<u>本药肌内注射或静脉滴注为治疗敏感的 G^+ 球菌和杆菌、G^- 球菌及螺旋体所致感染的首选药</u>（2002）。

3. **不良反应**　变态反应为青霉素类最常见的不良反应，在各种药物中居首位。各种类型的变态反应都可出现，以皮肤过敏和血清病样反应较多见，但多不严重，停药后可消失。最严重的是过敏性休克。应用青霉素 G 治疗梅毒、钩端螺旋体、雅司、鼠咬热或炭疽等感染时，可有症状加剧现象，称为赫氏反应。

（二）头孢噻肟的抗菌作用及特点、临床应用及不良反应

1. **抗菌作用**　对 G^+ 菌的作用不及第一、二代，对 G^- 菌包括大肠埃希菌类、铜绿假单胞菌及

厌氧菌有较强作用。对 β -内酰胺酶有较高的稳定性。

2. 临床应用 可用于危及生命的败血症、脑膜炎、肺炎、骨髓炎及尿路严重感染的治疗，能有效控制严重的铜绿假单胞菌感染。

3. 不良反应 毒性较低，不良反应较少，常见的是过敏反应，多为皮疹、荨麻疹等，过敏性休克罕见，但与青霉素类有交叉过敏现象。口服给药可发生胃肠道反应，静脉给药可发生静脉炎。对肾脏基本无毒。偶可见二重感染。大剂量使用可发生头痛、头晕及可逆性中毒性精神病等中枢神经系统反应。

（三）红霉素的抗菌作用及临床应用

1. 抗菌作用 对 G^+ 菌的金黄色葡萄球菌（包括耐药菌）、表皮葡萄球菌、链球菌等抗菌作用强，对部分 G^- 菌如脑膜炎奈瑟菌、淋病奈瑟菌、流感杆菌、百日咳鲍特菌、布鲁斯菌、军团菌等高度敏感。对某些螺旋体、肺炎支原体、立克次体和螺杆菌也有抗菌作用。

2. 临床作用 临床常用于治疗耐青霉素的金黄色葡萄球菌感染和对青霉素过敏者（2000），还用于上述敏感菌所致的各种感染，也能用于厌氧菌引起的口腔感染和肺炎支原体、溶脲脲原体等非典型病原体所致的呼吸系统、泌尿生殖系统感染。

（四）庆大霉素的抗菌作用及临床应用

庆大霉素是治疗各种革兰阴性杆菌感染的主要抗菌药，尤其对沙门菌属作用更强，为氨基糖苷类中的首选药，可与青霉素或其他抗生素合用，协同治疗严重的肺炎链球菌、铜绿假单胞菌、肠球菌、葡萄球菌或草绿色链球菌感染，亦可用于术前预防和术后感染，还可局部用于皮肤、黏膜表面感染和眼、耳、鼻部感染。

（五）阿米卡星的抗菌作用及临床应用

阿米卡星对革兰阴性菌和金黄色葡萄球菌均有强大的抗菌作用。本品突出的特点是具有较好的耐酶性能，对细菌所产生的钝化酶稳定，因此对耐药菌株仍有较强的抗菌作用，对铜绿假单胞菌有效，临床主要用于其他氨基糖苷类产生耐药性的菌株所致的严重感染。

（六）多西环素的抗菌作用及临床应用

抗菌谱与四环素相同，抗菌活性比四环素强。临床适应证见前述四环素，是四环素类药物中的首选药。此外，特别适合肾外感染伴肾衰竭者及胆管系统感染。常见不良反应有胃肠道刺激症状。

（七）抗生素合理使用的基本原则

1. 根据致病菌和药物的特点选用抗菌药。
2. 抗菌药的预防性应用。
3. 抗菌药物的联合应用。
4. 防止抗菌药物的不合理应用。
5. 患者的其他因素与抗菌药物应用。

二、人工合成的抗菌药

（一）环丙沙星的抗菌作用及临床应用（2008）

1. 药理作用 DNA 回旋酶是喹诺酮类抗革兰阴性菌的重要靶点；拓扑异构酶Ⅳ是喹诺酮类抗革兰阳性菌的重要靶点。拓扑异构酶Ⅳ具有解环连活性，在 DNA 复制过程中，负责将环连的子代 DNA 解环连。

2. 临床应用 泌尿生殖道感染；呼吸系统感染；肠道感染与伤寒（2017）。

（二）磺胺类药的抗菌作用、作用机制、临床应用及不良反应

磺胺类药是细菌二氢叶酸还原酶抑制药，抗菌谱与磺胺甲噁唑（SMZ）相似，属抑菌药（2007）；抗菌活性比 SMZ 强数十倍，与磺胺药或某些抗生素合用有增效作用。对人体毒性小。但是对某些敏感的患者可引起叶酸缺乏病，导致巨幼红细胞性贫血、白细胞减少及血小板减少等。

（三）甲硝唑的药理作用及临床应用

甲硝唑属硝基咪唑类药物，其分子中的硝基在细胞内无氧环境中被还原成氨基，抑制 DNA 合成而发挥抗厌氧菌的作用（2016），对脆弱类杆菌尤为敏感。此外还具有抗破伤风梭菌、抗滴虫和抗阿米巴原虫的作用。但是，甲硝唑对需氧菌或兼性需氧菌无效。

三、抗结核药

（一）异烟肼的药理作用、临床应用及药物相互作用

1. **药理作用**　通过抑制结核分枝杆菌脱氧核糖核酸（DNA）的合成发挥抗菌作用。通过抑制分枝菌酸的生物合成，阻止分枝菌酸前体物质长链脂肪酸的延伸，使结核分枝杆菌细胞壁合成受阻而导致细菌死亡。因异烟肼的这种抑制合成作用仅对分枝菌酸有效，因此异烟肼具有高度特异性，而对其他细菌无效。异烟肼与对其敏感的分枝杆菌菌株中的一种酶结合，引起结核分枝杆菌代谢紊乱而死亡。

2. **临床应用**　对各种类型的结核病患者均为首选药物。对早期轻症肺结核或预防用药时可单独使用，规范化治疗时必须联合使用其他抗结核病药，以防止或延缓耐药性的产生（2003）。

3. **药物的相互作用**

（1）异烟肼为肝药酶抑制药，可使双香豆素类抗凝血药、苯妥英钠及交感胺的代谢减慢，血药浓度升高，合用时应调整剂量。

（2）饮酒和与利福平合用可增加对肝的毒性作用。

（3）与肾上腺皮质激素合用，血药浓度降低。与肼屈嗪合用则毒性增加。

（二）利福平的药理作用、临床应用及药物相互作用

1. **药理作用**　利福平抗菌谱广且作用强大，对静止期和繁殖期的细菌均有作用，能增加链霉素和异烟肼的抗菌活性。利福平不仅对结核分枝杆菌及麻风杆菌有作用，亦可杀灭多种 G^+ 和 G^- 球菌。

2. **临床作用**　利福平与其他抗结核药联合使用可治疗各种类型的结核病，包括初治及复发患者。与异烟肼合用治疗初发患者，可降低结核性脑膜炎的病死率和后遗症的发生；与乙胺丁醇及吡嗪酰胺合用，对复治患者产生良好的治疗效果。也可治疗麻风病和耐药金黄色葡萄球菌及其他敏感细菌所致感染（2007）。因利福平在胆汁中浓度较高，也可用于重症胆道感染。

3. **药物相互作用**　利福平是肝药酶诱导剂，可加速自身及许多药物的代谢，如洋地黄毒苷、奎尼丁、普萘洛尔、维拉帕米、巴比妥类药物、口服抗凝血药、氯贝丁酯、美沙酮及磺酰脲类口服降糖药、口服避孕药、糖皮质激素和茶碱等。利福平与这些药物合用注意调整剂量。

（三）乙胺丁醇的药理作用及临床应用

1. **药理作用**　乙胺丁醇对繁殖期结核分枝杆菌有较强的抑制作用。其作用机制为与二价金属离子，如 Mg^{2+} 结合，阻止菌体内亚精胺与 Mg^{2+} 结合，干扰细菌 RNA 的合成，起到抑制结核分枝杆菌的作用（2005）。

2. **临床应用**　用于各型肺结核和肺外结核。

经典试题

1. 下列哪种喹诺酮类药是泌尿系统感染的首选药
A. 诺氟沙星
B. 环丙沙星
C. 依诺沙星
D. 培氟沙星
E. 吡哌酸

2. 青霉素最常见和最应警惕的不良反应是
A. 过敏反应
B. 腹泻、恶心、呕吐
C. 听力减退
D. 二重感染
E. 肝、肾损害

3. 庆大霉素无治疗价值的感染是

A．铜绿假单胞菌感染

B．结核性脑膜炎

C．大肠埃希菌所致尿路感染

D．革兰阴性杆菌感染的败血症

E．细菌性心内膜炎

4．大环内酯类对下述哪类细菌无效

A．革兰阳性菌

B．革兰阴性球菌

C．大肠埃希菌、变形杆菌

D．军团菌

E．衣原体和支原体

5．红霉素最主要的临床用途是

A．耐青霉素 G 的金葡菌感染

B．脑膜炎双球菌引起的流脑

C．淋球菌引起的淋病

D．梅毒螺旋体引起的梅毒

E．布氏杆菌病

6．治疗斑疹伤寒最好选用

A．氯霉素

B．多西环素

C．红霉素

D．氨苄西林

E．复方新诺明

7．7 岁以下儿童与孕妇应禁用哪种抗生素

A．四环素

B．青霉素 G

C．红霉素

D．链霉素

E．头孢菌素

8．甲氧苄啶与磺胺甲基异噁唑合用疗效最好，是因为

A．能促进吸收

B．能促进分布

C．能减慢排泄

D．能互相升高血中浓度

E．两药使菌体内叶酸代谢遭到双重阻断

9．细菌对磺胺产生耐药性的主要原因是

A．产生了水解酶

B．产生了钝化酶

C．细胞膜通透性改变

D．改变代谢途径

E．核糖体结构改变

10．治结核病联合用药，多以何药为基础

A．利福平

B．链霉素

C．乙胺丁醇

D．异烟肼

E．对氨基水杨酸

11．目前第一线抗结核药均有如下特点

A．抗结核菌力强

B．穿透力强

C．抗菌谱广

D．诱导肝药酶

E．单用易形成抗药性

（12～16 题共用备选答案）

A．脑膜炎奈瑟菌

B．非典型肺炎支原体

C．螺旋体

D．白喉杆菌

E．沙眼衣原体

12．青霉素 G 与磺胺嘧啶都对上述哪种病原体有效

13．上述哪种病原体用青霉素 G 有效，而用磺胺嘧啶无效

14．上述哪种病原体用青霉素 G 无效，而用磺胺嘧啶有效

15．上述哪种病原体用青霉素 G 和磺胺嘧啶都无效

16．上述哪种病原体感染，青霉素 G 需与抗毒素合用才有较好疗效

参考答案： 1．B。2．A。3．B。4．C。5．A。6．B。7．A。8．E。9．D。10．D。11．E。12．A。13．C。14．E。15．B。16．D。

第 14 单元　抗寄生虫药

重点提示

1．氯喹主要控制疟疾的症状。伯氨喹主要防治远期复发。

2．阿苯达唑是高效、低毒的广谱驱肠虫药。

考点串讲

一、抗疟药

（一）氯喹的药理作用及临床应用

1. **药理作用**　①应用氯喹后，疟原虫溶酶体内药物的含量高出宿主溶酶体 1000 倍以上，由此认为疟原虫有浓集氯喹的特异机制。②氯喹可插入疟原虫 DNA 双螺旋结构中，形成稳固的 DNA-氯喹复合物，影响 DNA 复制和 RNA 转录，从而抑制疟原虫的分裂繁殖。③疟原虫在消化血红蛋白时释放血红素（高铁原卟啉Ⅸ），血红素具有膜溶解作用，可溶解疟原虫细胞膜。氯喹能抑制血红素聚合酶活性，使血红素的生物转化受阻，血红素堆积于细胞膜内表面，细胞膜溶解破裂而导致疟原虫死亡。④氯喹为弱碱性药物，能升高食物泡内 pH，降低蛋白酶的活性，从而减弱疟原虫利用宿主血红蛋白的功能。

2. **临床用途**　①抗疟作用；②抗肠道外阿米巴病作用；③免疫抑制作用。

（二）青蒿素的药理作用及临床应用

青蒿素对红细胞内期滋养体有杀灭作用，对红细胞外期无效。用于治疗间日疟和恶性疟。与氯喹只有低度交叉耐药性，用于耐氯喹虫株感染仍有良好疗效。青蒿素可透过血-脑屏障，对凶险的脑型疟疾有良好抢救效果。

（三）伯氨喹的药理作用、临床应用及不良反应

1. **药理作用**　损伤线粒体，以及代谢产物 6-羟衍生物促进氧自由基生成或阻碍疟原虫电子传递而发挥作用。

2. **临床应用**　对间日疟红细胞外期子孢子有较强的杀灭作用，是防治间日疟远期复发的主要药物。与红细胞内期抗疟药合用，能根治良性疟疾，减少耐药性的产生。能杀灭各种疟原虫的配子体，阻止各型疟疾传播。对红细胞内期无效（2000）。

3. **不良反应**　毒性较大是此药的一大缺点，但目前尚无适当的药物可以取代之。治疗量的不良反应较少，可引起头晕、恶心、呕吐、腹痛等，停药后可恢复。

（四）乙胺嘧啶的药理作用及临床应用

乙胺嘧啶对恶性疟和间日疟某些虫株的原发性红细胞外期有抑制作用，用作病因预防药，作用持久，服药 1 次，预防作用可维持 1 周以上，对红细胞内期的未成熟裂殖体也有抑制作用，对已成熟的裂殖体则无效。控制耐氯喹株恶性疟的症状发作，生效较慢，常需在用药后第 2 个无性增殖期才能显效。

二、抗肠虫药

（一）阿苯达唑的药理作用及临床应用

阿苯达唑为甲苯达唑的同类物，是高效、低毒的广谱驱肠虫药。

（二）噻嘧啶的药理作用及临床应用

1. **药理作用**　噻嘧啶抑制虫体胆碱酯酶，使神经肌肉接头处乙酰胆碱堆积，神经肌肉兴奋性增强，肌张力增高，随后虫体痉挛性麻痹，不能附壁而排出体外。

2. **临床应用**　为人工合成四氢嘧啶衍生物，为广谱抗肠蠕虫药。对钩虫、绦虫、蛲虫、蛔虫等均有抑制作用，用于蛔虫、钩虫、蛲虫单独或混合感染，常与另一种抗肠蠕虫药奥克太尔（oxantel）合用增强疗效。

经典试题

1. 杀灭红细胞内期裂殖体控制症状首选药是
A. 氯喹
B. 奎宁
C. 青蒿素
D. 伯氨喹
E. 乙胺嘧啶

2. 对疟原虫红细胞外期最有效的药物是

A. 乙胺嘧啶

B. 氯喹

C. 奎宁

D. 伯氨喹

E. 青蒿素

参考答案: 1. A。2. D。

第 15 章　生　理　学

第 1 单元　细胞的基本功能

━━━━━━━━━━━━━━ **重点提示** ━━━━━━━━━━━━━━

1. 细胞膜的物质转运功能：单纯扩散（O_2、CO_2 等分子）、易化扩散（通道和载体转运）、主动转运（如钠-钾泵）、出胞和入胞。
2. 细胞的兴奋性指活组织或细胞对外界刺激发生反应的能力。
3. 静息电位主要取决于 K^+ 平衡电位，动作电位的峰电位主要取决于 Na^+ 平衡电位。

━━━━━━━━━━━━━━ **考点串讲** ━━━━━━━━━━━━━━

一、细胞膜的物质转运功能

（一）单纯扩散

1. 特点

（1）脂溶性物质通过细胞膜的主要方式。

（2）由细胞膜高浓度侧向低浓度侧扩散。

（3）不需要能量。

2. 举例　氧和二氧化碳等气体分子的扩散过程（2008）。

（二）易化扩散

1. 特点

（1）不溶于脂质或脂溶性小的物质。

（2）由细胞膜高浓度侧向低浓度侧转运。

（3）需要特殊的蛋白分子协助（通道、载体）。

（4）不需要能量。

2. 举例

（1）通道转运：Na^+、K^+、Ca^{2+}、Cl^- 等离子。

（2）载体转运：葡萄糖和某些氨基酸。

（三）主动转运（2000、2004）

1. 特点

（1）由细胞膜低浓度侧向高浓度侧转运。

（2）需要一种有 ATP 酶性质的膜蛋白。

（3）是一种耗能过程。

（4）是人体最重要的物质转运形式。

2. 举例 钠-钾泵的作用，每分解 1 个 ATP 分子，可以使 3 个 Na^+ 移出膜外，2 个 K^+ 移入膜内。

（四）出胞和入胞

大分子物质或物质团块通过形成质膜包被的囊泡，以出胞或入胞的方式完成跨膜转运。出胞——排出细胞的过程。入胞——吞噬泡或吞饮泡的方式进入细胞的过程。

二、细胞的兴奋性和生物电现象

1. 兴奋性和阈值
（1）兴奋性：活组织或细胞对外界刺激发生反应的能力（2000、2002）。
（2）阈值：能够引起动作电位的最小刺激强度。
2. 静息电位和动作电位及其产生的原理
（1）静息电位
①定义：细胞在安静状态下，存在于细胞膜内外两侧的电位差。
②高等哺乳动物神经及骨骼肌静息电位为 $-70\sim-90mV$。
③静息电位主要取决于 K^+ 平衡电位（2002）。
（2）动作电位
①定义：细胞兴奋时细胞膜内外电位差的变化过程（注意：动作电位是一个动态变化的过程）。
②波形特点：包括峰电位、负后电位、正后电位、超射值。
③全或无现象：同一细胞上动作电位的大小不随刺激强度和传导距离而改变的现象。
④动作电位的峰电位主要取决于 Na^+ 平衡电位。
3. 极化、除极、超极化、阈电位的概念
（1）极化：细胞处于静息状态的电学模型，电位处于内负外正的状态。
（2）除极和超极化：极化程度的减弱称为除极。与此相反，极化程度增强，则称为超极化。
（3）阈电位：能引发动作电位的临界膜电位值。
4. 兴奋在同一细胞上传导的机制和特点（2004、2005、2006）
（1）定义：是可兴奋细胞的特征之一（2008），指动作电位沿细胞膜向周围传播，使整个细胞膜都经历一次与刺激部位同样的跨膜离子移动。
（2）机制：某一小段细胞膜发生动作电位后，造成了膜两侧的电位差，发生电荷移动（局部电流）。运动方向为膜外正电荷由未兴奋段向已兴奋段，膜内正电荷由已兴奋段向未兴奋段。
（3）特点：①局部电流引起的传导不会发生"阻滞"现象；②神经细胞的局部电流可以通过"郎飞结"进行"跳跃式传导"。

三、骨骼肌的收缩功能

1. 骨骼肌神经-肌肉接头处的兴奋传递
（1）传递部位：传递发生在神经轴突末梢和肌细胞"终板"之间。
（2）传递介质：神经细胞轴突末梢分泌的乙酰胆碱。
（3）传递过程：动作电位传导至轴突末梢→Ca^{2+} 通道大量开放→Ca^{2+} 大量内流→轴突末梢分泌乙酰胆碱→引发一次终板电位。
（4）特点：终板电位不表现"全或无"特性。传递可以被胆碱酯酶抑制。
2. 骨骼肌的兴奋-收缩偶联 以细胞膜的电变化为特征的兴奋过程和以肌纤维机械变化为基础的收缩之间，存在某种中介性过程把两者联系起来，这一过程称为"骨骼肌的兴奋-收缩偶联"。

========= 经典试题 =========

1. 氧和二氧化碳等气体分子进出细胞膜是通过

A. 单纯扩散

B. 易化扩散

C. 主动转运

D. 出胞作用

E. 入胞作用

2. 细胞外液中的葡萄糖进入一般细胞的过程属于

A. 单纯扩散

B. 易化扩散

C. 主动转运

D. 入胞式物质转运

E. 受体介导式入胞

3. 肠上皮细胞由肠腔吸收葡萄糖的过程属于

A. 单纯扩散

B. 易化扩散

C. 主动转运

D. 出胞

E. 入胞

4. 组织兴奋性周期性变化中,哪一期的兴奋性最低

A. 绝对不应期

B. 相对不应期

C. 超常期

D. 低常期

E. 静息期

5. 神经、肌肉和腺体受到阈刺激时产生反应的共同表现是

A. 收缩

B. 神经冲动

C. 动作电位

D. 感受器电位

E. 突触后电位

6. 在骨骼肌兴奋-收缩偶联中起关键作用的离子是

A. Na^+

B. K^+

C. Ca^{2+}

D. Mg^{2+}

E. Cl^-

参考答案: 1. A。2. B。3. C。4. A。5. C。6. C。

第 2 单元　血　液

========= 重点提示 =========

1. 血液组成与特性:细胞外液是细胞的生存环境,称为内环境。血液由血浆和血细胞两部分组成。血细胞比容是指血细胞在血液中所占的容积百分比。

2. 血型是指红细胞膜上特异抗原的类型。抗体主要为 IgM。A 型血含抗 B 抗体,B 型血含抗 A 抗体。O 型血含抗 A、抗 B 抗体,AB 型血不含抗体。

========= 考点串讲 =========

一、血液的组成与特性

(一)内环境与稳态

1. 内环境

(1)定义:细胞外液是细胞生存和活动的液体环境,称为机体的内环境(2004、2005)。

(2)组成:细胞外液约占体重的 20%,其中约 3／4 为组织液,分布在全身的各种组织间隙中,是血液与细胞进行物质交换的场所。细胞外液的 1／4 为血浆,分布于心血管系统,血浆与血细胞共同构成血液,在全身循环流动。

2. 稳态　在正常生理情况下,内环境的各种物理、化学性质是保持相对稳定的,称为内环境的稳态。这种内环境的稳态不是固定不变的静止状态,而是处于动态平衡状态。内环境的稳态是细胞维持正常生理功能的必要条件,也是机体维持正常生命活动的必要条件,内环境稳态失衡可导致疾病。内环境稳态的维持有赖于各器官,尤其是内脏器官功能状态的稳定、机体各种调节机制的正

常及血液的纽带作用。

（二）血量、血液的组成、血细胞比容

1. 血量

（1）定义：人体内血浆和血细胞量的总和，即血液的总量称为血量。

（2）正常值：正常人的血液总量占体重的 7%～8%，相当于每千克体重有 70～80ml。一次失血不超过全血量 10%对生命活动无明显影响，超过 20%则有严重影响。

2. 血液的组成

（1）液体成分（血浆）：占 50%～60%，主要成分是水、低分子物质、蛋白质和 O_2、CO_2 等。

（2）有形成分（血细胞）：占 40%～50%，包括红细胞、白细胞和血小板。

3. 血细胞比容

（1）定义：细胞在血中所占的容积（2003）。

（2）正常值：成年男性 40%～50%，成年女性 37%～48%，新生儿 55%。

（三）血浆、血清的概念；血液的理化特性

1. 血浆　是由抗凝的血液中分离出来的液体，其中含有纤维蛋白原。

2. 血清　是由凝固的血中分离出来的液体，其中已无纤维蛋白原。

3. 血浆渗透压

（1）概念：渗透压指的是溶质分子通过半透膜的一种吸水力量，其大小取决于溶质颗粒数目的多少，而与溶质的分子量、半径等特性无关。由于血浆中晶体溶质数目远远大于胶体数目，所以血浆渗透压主要由晶体渗透压构成。血浆胶体渗透压主要由蛋白质分子构成，其中，血浆清蛋白分子量较小，数目较多（清蛋白＞球蛋白＞纤维蛋白原），决定血浆胶体渗透压的大小。

（2）渗透压的作用：晶体渗透压用于维持细胞内外水平衡；胶体渗透压用于维持血管内外水平衡。

4. 血浆的 pH　血浆 pH 主要取决于 $NaHCO_3/H_2CO_3$ 比值。正常值是 20。

二、血细胞

（一）红细胞、白细胞和血小板的数量及基本功能

1. 红细胞的数量　红细胞是血液中数量最多的血细胞。男性（4.5～5.5）$\times 10^{12}$/L，女性（3.8～4.6）$\times 10^{12}$/L。

2. 红细胞的形态　红细胞呈双凹圆盘形，直径约为 8μm，无细胞核。

3. 红细胞的悬浮稳定性　红细胞沉降率越快，悬浮稳定性越差，两者呈反变关系。红细胞沉降率增加的主要原因在于红细胞叠连的形成。影响红细胞叠连的因素不在红细胞本身而在血浆。

4. 红细胞的渗透脆性　是指红细胞在低渗溶液中抵抗膜破裂的一种特性。渗透脆性越大，细胞膜抗破裂的能力越低。正常红细胞呈双凹圆盘状，在 0.45%～0.35% NaCl 溶液中开始破裂，而球状红细胞渗透脆性增加，在 0.64% NaCl 溶液中开始破裂。

5. 白细胞总数　正常成年人为（4～10）$\times 10^9$/L。

6. 白细胞的生理特性和功能　根据形态特征，可分为粒细胞、淋巴细胞和单核细胞三类。

（1）粒细胞：分为中性粒细胞（非特异性细胞免疫）、嗜酸性粒细胞（寄生虫感染时升高）、嗜碱性粒细胞（参与超敏反应）（2015）。

（2）单核细胞：单核-巨噬细胞不仅具有吞噬病原体功能，吞噬抗原、传递免疫信息功能，还参与杀菌、免疫和抗肿瘤作用。

（3）淋巴细胞：是人体主要免疫活性细胞，分为 B 淋巴细胞和 T 淋巴细胞。B 淋巴细胞参与体液免疫，T 淋巴细胞参与细胞免疫。

7. 血小板数量及功能　血小板由巨核细胞分泌，正常成年人血小板数量是（100～300）$\times 10^9$/L。其主要的生理功能如下。

（1）维护血管壁完整性的功能。

（2）参与生理止血功能

①血小板黏附、聚集功能：形成松软止血栓，防止出血。

②血小板的分泌功能：分泌 ADP、5-羟色胺、儿茶酚胺等活性物质，ADP 是引起血小板聚集最重要的物质，其过程不可逆，5-羟色胺等使小动脉收缩，有助于止血。

③促进血液凝固，形成牢固止血栓。

（二）造血原料和辅助因子

1. 原料　珠蛋白和铁。

2. 促成熟因子　维生素 B_{12}、叶酸、内因子。

3. 调节因子　促红细胞生成素和雄激素加速红细胞生成。另外，红细胞生成还要造血微循环调节。

三、血型

ABO 血型系统的分型原则

1. 抗原和抗体　血型抗原是镶嵌于红细胞膜上的糖蛋白与糖脂，抗体为天然抗体，主要为 IgM。

2. 血型种类（2002、2004、2006、2007）　ABO 血型系统中有两种抗原，分别称为 A 抗原和 B 抗原，均存在于红细胞膜的外表面，在血浆中存在两种相应的抗体即抗 A 抗体和抗 B 抗体。根据红细胞上所含抗原种类将人类血型分为如下血型，见表 15-1。

表 15-1　ABO 血型系统分型

血型	A	B	AB	O
红细胞上的凝集原（抗原）	A	B	A 和 B	H 抗原
血清中的凝集素（抗体）	抗 B	抗 A	无	抗 A 和抗 B

=== 经典试题 ===

1. 正常成年人的血液总量约相当于体重的

A. 8%

B. 80%

C. 60%

D. 20%

E. 15%

2. 组织液与血浆成分的主要区别在于

A. Na^+

B. K^+

C. Cl^-

D. 蛋白质

E. 无机酸

3. 血清与血浆的最主要区别在于血清含

A. 纤维蛋白

B. 纤维蛋白原

C. 血小板

D. Ca^{2+}

E. 凝血因子

4. 红细胞生成的基本原料是

A. 铁和维生素 B_{12}

B. 叶酸和维生素 B_{12}

C. 叶酸和蛋白质

D. 维生素 B_{12} 和蛋白质

E. 铁和蛋白质

5. 通常所说的血型是指

A. 红细胞膜上的受体类型

B. 红细胞表面特异凝集原的类型

C. 红细胞表面特异凝集素的类型

D. 血浆中特异凝集素的类型

E. 血浆中特异凝集原的类型

6. 某人血浆中含有抗 A、抗 B 凝集素，则此人的血型可能是

A. A_1 型

B. B 型

C. AB 型

D. A_2B 型

E. O 型

参考答案：1. A。2. D。3. B。4. E。5. B。6. E。

第 3 单元　血液循环

重点提示

1. 在等容收缩期和等容舒张期，室内压上升和下降速度最快。快速射血期末心室内压达最高值。

2. 熟记概念：心动周期、每搏量、每分输出量、射血分数、心指数。

3. 心排血量影响因素：前负荷、后负荷、心肌收缩能力、心率。

4. 心室肌细胞平台期的形成是由于 Ca^{2+}、Na^+ 内流与 K^+ 外流处于平衡。房-室延搁的意义是保证心房、心室顺序活动和心室有足够充盈血液的时间。心肌收缩特点为同步收缩、不发生强直收缩、对细胞外 Ca^{2+} 的依赖性。

5. 组织液的生成：有效滤过压=（毛细血管血压+组织液胶体渗透压）-（血浆胶体渗透压+组织液静水压）。

考点串讲

一、心脏生理

（一）心率、心动周期的概念

1. **心动周期**　心脏一次收缩和舒张构成一个机械活动周期称为心动周期。由于心室在心脏泵血活动中起主要作用，所以心动周期通常是指心室活动周期。

2. **心率**　是指心脏每分钟搏动的次数，以第一声音为准计数 1 分钟。

（二）心脏泵血过程中心室容积、压力及瓣膜的启闭和血流方向的变化（2004、2005）

1. **心缩期**　在心室舒张末期，心房收缩，心房内压升高，进一步将血液挤入心室。随后心室开始收缩，进入下一个心动周期。

2. **等容收缩期**　心室开始收缩时，室内压迅速上升，当室内压超过房内压时，房室瓣关闭，而此时主动脉瓣亦处于关闭状态，故心室处于压力不断增加的等容封闭状态。当室内压超过主动脉压时，主动脉瓣开放，进入射血期。

3. **快速射血期和减慢射血期**　在射血期的前 1/3 左右时间内，心室压力上升很快，射出的血量很大，称为快速射血期；随后，心室压力开始下降，射血速度变慢，这段时间称为减慢射血期。

4. **等容舒张期**　心室开始舒张，主动脉瓣和房室瓣处于关闭状态，故心室处于压力不断下降的等容封闭状态。当心室舒张至室内压低于房内压时，房室瓣开放，进入心室充盈期。

5. **快速充盈期和减慢充盈期**　在充盈初期，由于心室与心房压力差较大，血液快速充盈心室，称为快速充盈期，随后，心室与心房压力差减小，血液充盈速度变慢，这段时间称为减慢充盈期。

（三）心排血量及其影响因素

1. **心排血量**

（1）每搏量：<u>一侧心室每次收缩所输出的血量，称为每搏量</u>，人体安静状态下为 60～80ml。

（2）每分输出量：每分输出量=每搏量×心率，即每分钟由一侧心室输出的血量，为 5～6L。

（3）射血分数：每搏量与心室舒张末期容积之百分比称为射血分数，人体安静时的射血分数为 55%～65%。

（4）心指数：以单位体表面积（m^2）计算的心排血量。正常 3.0～3.5/（min·m^2）。

（5）搏功和分功：左心室一次收缩所做的功，称为每搏功（搏功）。搏功=（射血期左心室内压－左心室舒张末期压）×搏出量。每分功（分功）指心室每分钟做的功。分功=搏功×心率。

（6）心力储备：又称心脏泵血功能的储备。指心脏在神经和体液因素调节下，为适应机体代谢的需要而增加心排血量的能力。健康成年人安静时输出量为 4.5～5L，剧烈运动时最大心排血量

25～35L，即心力储备为 20～30L。心力储备包括心率储备和每搏量储备。

2. 心排血量的影响因素（2000）

（1）前负荷对搏出量的影响：通过异常自身调节的方式调节心搏出量，增加左心室的前负荷，可使每搏量增加。

（2）后负荷对搏出量的影响：后负荷增高时，射血期缩短，每搏量减少。但随后将通过异长和等长调节机制，维持适当的心排血量。

（3）心肌收缩性对搏出量的影响

①通过改变心肌变力状态从而调节每搏量的方式称为等长自身调节。

②影响心肌收缩能力的因素：儿茶酚胺、强心药，Ca^{2+} 等增强心肌收缩力；乙酰胆碱、缺氧、酸中毒、心力衰竭等降低心肌收缩力。

（4）心率对心排血量的影响

①心率在 40～180 次/分变化时，每分输出量与心率成正比。

②心率超过 180 次/分时，每分输出量与心率成反比。

③心率低于 40 次/分时，也使心排血量减少。

（四）窦房结、心室肌细胞的动作电位

1. 心室肌细胞的动作电位

（1）静息电位：K^+ 外流的平衡电位。

（2）动作电位：复极复杂，持续时间较长（2003）。

①0 期（去极化）：Na^+ 内流接近 Na^+ 电化平衡电位，构成动作电位的上升支。

②1 期（快速复极初期）：K^+ 外流所致。

③2 期（平台期）：Ca^{2+}、Na^+ 内流与 K^+ 外流处于平衡。平台期是心室肌细胞动作电位持续时间很长的主要原因，也是心肌细胞区别于神经细胞和骨骼肌细胞动作电位的主要特征。

④3 期（快速复极末期）：Ca^{2+} 内流停止，K^+ 外流增多所致。

⑤4 期（静息期）：工作细胞 3 期复极完毕，膜电位基本上稳定在静息电位水平，细胞内外离子浓度维持依靠 Na^+-K^+ 泵的转运。

2. 窦房结细胞的动作电位

（1）特点：具有兴奋性、传导性、自律性，但无收缩性。

（2）跨膜电位及形成机制特点：自律细胞无静息期，复极到 3 期末后开始自动除极，3 期末电位称为最大复极电位。

（3）心室肌细胞与窦房结起搏细胞跨膜电位的不同点，见表 15-2。

表 15-2　心室肌细胞与窦房结起搏细胞跨膜电位的区别

	静息电位/最大舒张电位值	阈电位	0 期除极速度	0 期结束时膜电位值	去极幅度	4 期膜电位	膜电位分期
心室肌细胞	静息电位值 -90mV	−70mV	迅速	+30mV（反极化）	大（120mV）	稳定	0、1、2、3、4 共 5 个时期
窦房结细胞	最大舒张电位 −70mV	−40mV	缓慢	0mV（不出现反极化）	小（70mV）	不稳定，可自动除极	0、3、4 共 3 期，无平台期

（五）心肌细胞的自动节律性、传导性、兴奋性及收缩性的特点

1. 兴奋性

（1）周期变化：有效不应期→相对不应期→超常期，特点是有效不应期较长，相当于整个收缩期和舒张早期，因此心肌不会出现强直收缩。

（2）影响兴奋性的因素：Na^+ 通道的状态，阈电位与静息电位的距离等。另外，血钾浓度也是影响心肌兴奋性的重要因素。

（3）期前收缩和代偿间歇：心室肌在有效不应期终结之后，受到人工的或潜在起搏点的异常刺激，可产生一次期前兴奋，引起期前收缩。由于期前兴奋有自己的不应期，因此期前收缩后出现较长的心舒期，这称为代偿间歇。

2. 自律性

（1）心肌的自律性来源于特殊传导系统的自律细胞，其中窦房结细胞的自律性最高，称为起搏细胞，是正常的起搏点。潜在起搏点的自律性由高到低顺序为：房室交界区→房室束→浦肯野纤维。

（2）窦房结细胞通过抢先占领和超驱动压抑（以前者为主）两种机制控制潜在起搏点。

（3）心肌细胞自律性的高低决定于 4 期除极的速度即 Na^+、Ca^{2+} 内流超过 K^+ 外流衰减的速度，同时还受最大舒张电位和阈电位差距的影响。

3. 传导性（2004，2005，2006）

（1）主要传导途径为：窦房结→心房肌→房室交界→房室束及左右束支→浦肯野纤维→心室肌。

（2）房室交界处传导速度慢，形成房-室延搁，以保证心房、心室顺序活动和心室有足够充盈血液的时间。

（3）心房内和心室内兴奋以局部电流的方式传播，传导速度快，从而保证心房或心室同步活动，有利于实现泵血功能。心肌兴奋传导速度与细胞直径成正比，与动作电位 0 期除极速度和幅度成正变关系。

4. 收缩性

（1）心肌收缩的特点：同步收缩；不发生强直收缩；对细胞外 Ca^{2+} 的依赖性（2007）。

（2）影响心肌收缩性的因素：Ca^{2+}、交感神经或儿茶酚胺等加强心肌收缩力、低氧、酸中毒、乙酰胆碱等减低心肌的收缩力。

（六）正常心电图的波形及生理意义

1. P 波　心电图 P 波反映左、右心房的除极过程。

2. QRS 波群　QRS 波群反映左、右心室的除极过程。代表兴奋在心室内传播所需的时间。

3. T 波　T 波反映心室的复极过程。如果出现 T 波低平、双向或倒置，则称为 T 波改变，主要反映心肌缺血。

4. u 波　u 波是在 T 波后 0.02～0.04s 可能出现的一个低而宽的波，u 波的意义和成因尚不十分清楚。

5. P-R 间期　P-R 间期是指从 P 波起点到 QRS 波起点之间的时程，也称为房室传导时间。当发生房室传导阻滞时，P-R 间期延长。P-R 段是指从 P 波终点到 QRS 波起点之间的时段。

6. Q-T 间期　Q-T 间期是指从 QRS 波起点到 T 波终点的时程，代表从心室开始除极到完全复极所经历的时间。

7. ST 段　ST 段是指从 QRS 波群终点到 T 波起点之间的线段。ST 段的异常压低或抬高常表示心肌缺血或损伤。

二、血管生理

（一）动脉血压的概念

动脉血压是指血液对单位面积动脉管壁的侧压力（压强），一般是指主动脉内的血压。

（二）动脉血压的形成和影响因素

1. 动脉血压的形成

（1）前提：血管内血液充盈。

（2）动力——心室射血。

（3）存在外周阻力。

2．影响因素

（1）每搏量：每搏量↑→收缩压↑，血流速加快→舒张压升高不多→脉压↑，收缩压高低主要反映搏出量的多少。

（2）心率：心率快，舒张期短→流出少→心舒末期大动脉内存血↑→舒张压↑（收缩压虽也↑，但不如舒张压升高明显）→脉压↓。

（3）外周阻力：外周阻力↑→向外周流速变慢→舒张末期动脉内存血多→舒张压↑→脉压↓。舒张压高低主要反映外周阻力的大小。

（4）主动脉和大动脉的顺应性（弹性贮器作用）：动脉硬化，顺应性小→脉压↑。

（5）循环血量和血管容量的比例：两者相适应，产生体循环平均充盈压，维持正常血压。

（三）组织液的生成与回流（2014）

1．组织液的生成　组织液是血浆滤过毛细血管壁而形成的，流经毛细血管的血浆，约99%在静脉端被重吸收回血液，其余的10%进入毛细淋巴管，成为淋巴液，从而保持组织液生成与回流的平衡。

2．有效滤过压　血浆从毛细血管滤过形成组织液的动力为有效滤过压。有效滤过压=（毛细血管血压+组织液胶体渗透压）－（血浆胶体渗透压+组织液静水压）。

3．影响因素

（1）毛细血管血压：右心衰竭时，静脉回流受阻，毛细血管血压升高，引起组织水肿。

（2）血浆胶体渗透压：低蛋白血症时，血浆胶体渗透压降低，有效滤过压升高，组织液生成增多而出现水肿（2017）。

（3）淋巴液回流：丝虫病或肿瘤压迫造成淋巴管阻塞时，淋巴液回流受阻，可有组织液潴留而形成水肿。

（4）毛细血管通透性：烧伤、过敏反应时，局部组胺等大量释放，血管通透性壁增高，使血浆蛋白滤出血管，组织液生成增多，引起水肿。

三、心血管活动的调节

（一）颈动脉窦和主动脉弓压力感受性反射

1．基本过程　动脉血压升高→刺激颈动脉窦和主动脉弓压力感受器→经窦神经和减压神经将冲动传向中枢（2016）→通过心血管中枢的整合作用→导致心迷走神经兴奋、心交感神经抑制、交感缩血管纤维抑制→心排血量下降、外周阻力降低，从而使血压恢复正常（2008）。

2．特点

（1）压力感受器对波动性血压敏感。

（2）窦内压在正常平均动脉压（100mmHg左右）上下变动时，压力感受性反射最敏感。

（3）减压反射对血压变化及时纠正，在正常血压维持中发挥重要作用。

（二）血管紧张素、肾上腺素、去甲肾上腺素对心血管活动的调节

1．肾素-血管紧张素-醛固酮系统　血管紧张素Ⅱ的作用：①使全身微动脉、静脉收缩，血压升高，回心血量增多；②增加交感缩血管纤维递质释放量；③使交感缩血管中枢紧张；④刺激肾上腺合成和释放醛固酮；⑤引起或增强渴觉、导致饮水行为。

2．肾上腺素和去甲肾上腺素　去甲肾上腺素或肾上腺素与心肌细胞上β_1受体结合产生正性变力、变时、变传作用，与血管平滑肌上的α受体结合使血管收缩。肾上腺素能与血管平滑肌上的β_2受体结合引起血管舒张。

―――――――――――――― 经典试题 ――――――――――――――

1．心动周期指　　　　　　　　　　　C．心律变化周期

A．心脏机械活动周期　　　　　　　　D．室内压变化周期

B．心脏生物电活动周期　　　　　　　E．心音活动周期

2. 心动周期持续的时间取决于
A. 心房收缩时程
B. 心房舒张时程
C. 心室收缩时程
D. 心室舒张时程
E. 心跳频率

3. 房室瓣关闭主要是由于
A. 心房收缩
B. 心室收缩
C. 乳头肌收缩
D. 房-室压差下降
E. 心房压力下降

4. 主动脉瓣关闭主要由于
A. 乳头肌收缩
B. 瓣膜肌收缩
C. 心房肌收缩
D. 心室肌收缩
E. 心室舒张引起室内压下降

5. 心动周期中左心室容积最大的时期是
A. 快速射血期末
B. 快速充盈期末
C. 减慢充盈期末
D. 减慢射血期末
E. 房缩期末

6. 心室肌的后负荷指
A. 舒张末期容积
B. 射血期心室内压
C. 等容收缩期心室内压
D. 大动脉血压
E. 右心房压力

7. 心脏正常起搏点位于
A. 窦房结
B. 房室交界区
C. 心房
D. 心室末梢浦肯野纤维网
E. 心室

8. 心室肌细胞动作电位各时期的跨膜电位变化不包括
A. 0 期去极
B. 1 期复极
C. 2 期平台期
D. 3 期复极
E. 4 期自动去极

9. 心室肌细胞动作电位持续时间长的主要原因是
A. 0 期去极时间长
B. 1 期复极时程长
C. 2 期复极时程长
D. 3 期复极时程长
E. 4 期复极时程长

10. 自律细胞与非自律细胞的区别是
A. 1 期去极的快慢
B. 1 期复极的快慢
C. 2 期复极的快慢
D. 3 期复极的快慢
E. 4 期自动去极的有无

11. 心排血量是
A. 心脏每搏动一次所泵出的血量
B. 左、右心室输出的总血液量
C. 每分钟左心室所泵出的血量
D. 心房进入心室的血量
E. 每分钟两心房进入心室的血量

（12~14 题共用备选答案）
A. 收缩压升高
B. 舒张压升高
C. 收缩压和舒张压升高幅度相同
D. 收缩压降低，舒张压升高
E. 收缩压升高，舒张压降低

12. 外周阻力和心率不变而每搏量增大时
13. 每搏量和外周阻力不变而心率加快时
14. 老年人动脉硬化时

参考答案： 1. A。2. E。3. B。4. E。5. E。6. D。7. A。8. E。9. C。10. E。11. C。12. A。13. B。14. E。

第 4 单元 呼 吸

重点提示

1. 肺通气的原动力为呼吸运动，阻力包括弹性阻力和非弹性阻力。肺通气量是单位时间内出入肺的气体量，肺泡通气量是每分钟吸入肺泡的新鲜空气量。胸膜腔内压为负压。

2. 肺泡表面活性物质是由肺泡Ⅱ型细胞合成并释放，可降低肺泡表面的张力。

3. 影响肺部气体交换的因素：呼吸膜的厚度和面积，通气/血流比值。

4. 氧的运输主要以氧合血红蛋白（HbO_2）的形式运输。二氧化碳的运输主要以化学结合的形式（碳酸氢盐形式和氨基甲酸血红蛋白）运输。

考点串讲

一、肺的通气功能

（一）呼吸的概念及 3 个基本环节

1. **概念**　呼吸是指机体与外界环境之间气体交换的过程。

2. **基本环节**　人的呼吸过程包括 3 个互相联系的环节：外呼吸，包括肺通气和肺换气；气体在血液中的运输；内呼吸，指组织细胞与血液间的气体交换。

（二）肺通气的原理：肺通气的动力和阻力

1. **肺通气的动力**

（1）呼吸运动

①动力：吸气肌（膈肌占 4/5）收缩，胸腔扩大→胸腔容积扩大→肺容积扩大→肺内压下降→气体入肺→吸气肌舒张→胸腔及肺容积缩小→肺内压上升→呼气。

②平静呼吸时：吸气主动，呼气被动。

③用力呼吸时：吸气主动，呼气主动。

④呼吸相关肌肉：引起呼吸运动的肌肉为呼吸肌。吸气肌主要有膈肌和肋间外肌；呼气肌主要有肋间内肌和腹壁肌。

（2）胸膜腔和胸膜腔内压：①胸膜腔密闭性：二层胸膜间液体分子的内聚力。②胸膜腔内压：平静呼气末内压＝肺内压－肺弹性回缩，胸膜腔内压为负压（2000、2002、2004、2006、2012）。

2. **肺通气的阻力**

（1）弹性阻力：肺和胸廓弹性阻力占总阻力的 70%。肺泡表面活性物质是由肺泡Ⅱ型细胞合成并释放的一种脂蛋白混合物，可以降低肺泡表面的张力。

（2）非弹性阻力：包括气道阻力、惯性阻力和黏滞阻力。气道阻力指气体流经呼吸道时气体分子间和气体分子与气道壁之间的摩擦，是非弹性阻力的主要成分，占 80%～90%。非弹性阻力是在气体流动时产生的，并随流速加快而增加，故为动态阻力。

（三）肺活量与用力呼气量

1. **肺活量**　最大吸气后，从肺内所能呼出的最大气体量为肺活量。肺活量＝潮气量＋补吸气量＋补呼气量（2012）。正常成年男性肺活量为 3500ml，女性为 2500ml。

2. **用力肺活量**　用力肺活量是指一次最大吸气后，尽力尽快呼气时，计算 1 秒、2 秒、3 秒内的用力呼气量，并计算其所占肺活量的百分数。正常人在 1 秒、2 秒、3 秒分别为 83%、96%、99%，时间肺活量反映了肺组织的弹性状态和气道的通畅程度。是评价肺通气功能的可靠指标。

（四）肺通气量与肺泡通气量

1. **肺通气量**　单位时间内出入肺的气体量。

（1）每分通气量：是指每分钟进或出肺的气体总量，等于呼吸频率乘以潮气量。平静呼吸时，每分通气量 6～9L。

（2）最大通气量：尽力做深快呼吸时，每分钟所能吸入或呼出的最大气量。

（3）通气贮量百分比＝［（最大通气量－每分平静通气量）／最大通气量］×100%，正常值等于或大于 93%。

2. **无效腔和肺泡通气量**

（1）无效腔：包括解剖无效腔和肺泡无效腔（进入肺泡内的气体，因血流在肺内分布不均而未能都与血液进行气体交换，未能发生气体交换的肺泡容量）。肺泡无效腔与解剖无效腔一起合称生理无效腔。

（2）肺泡通气量：是每分钟吸入肺泡的新鲜空气量（2017），等于（潮气量−无效腔气量）×呼吸频率。

二、气体的交换与运输

（一）气体的交换

1. 氧气的交换过程　肺泡（104mmHg）→血液（40mmHg）。

2. 二氧化碳的交换过程　血液（46mmHg）→肺泡（40mmHg）。

3. 影响肺部气体交换的因素

（1）呼吸膜的厚度：肺泡-毛细血管膜的厚度，气体扩散速率与呼吸膜厚度成反比。

（2）呼吸膜的面积：气体扩散速率与扩散面积成正比。

（3）通气/血流比值的影响：通气/血流比值是指每分钟肺泡通气量（V_A）和每分肺血流量（Q）之间的比值（V_A/Q），只有适宜的（V_A/Q），才能实现适宜的气体交换，这是因为肺部的气体交换依赖于两个泵协调配合的工作。一个是气泵，使肺泡通气，肺泡气得以不断更新，提供 O_2，排出 CO_2；一个是血泵，向肺循环泵入相应的血流量，及时带走摄取的 O_2，带来机体产生的 CO_2。如果 V_A/Q 比值增大，这就意味着通气过剩，血流不足，部分肺泡气未能与血液气充分交换，致使肺泡无效腔增大。反之，V_A/Q 下降，则意味着通气不足，血流过剩，部分血液流经通气不良的肺泡，混合静脉血中的气体未得到充分更新，未能成为动脉血就流回了心脏，犹如发生了动-静脉短路。由此可见，V_A/Q 增大，肺泡无效腔增加；V_A/Q 减小，发生功能性动-静脉短路，两者都妨碍了有效的气体交换，可导致血液缺 O_2 或 CO_2 潴留，但主要是血液缺 O_2。

（二）气体在血液中的运输

气体在血液中的运输包括物理溶解和化学结合两种方式。其中化学结合的运输方式占绝大多数，物理溶解量虽小，但是非常重要。因为气体只有首先物理溶解后才能发生化学结合。

1. 氧的运输　运输方式：主要以氧合血红蛋白（HbO_2）的形式运输。

（1）肺内：氧分压高，O_2 易于和血红蛋白结合。

（2）组织：氧分压低，易于氧合血红蛋白释放 O_2。

（3）P_{50}：50%的血红蛋白都与氧气结合，P_{50} 越大，说明氧和血红蛋白不容易结合，反之，说明容易结合。

2. 二氧化碳的运输　化学结合的形式运输（2003、2005），主要包括碳酸氢盐形式（占88%）和氨基甲酸血红蛋白形式（占7%）。

三、呼吸运动的调节

化学因素对呼吸的调节也是一种呼吸的反射性调节，化学因素是指动脉血或脑脊液中的 CO_2、O_2、H^+。机体通过呼吸调节血液中的水平，动脉血中 CO_2、O_2、H^+ 水平的变化又通过化学感受器调节呼吸，如此形成的控制环维持着内环境这些因素的相对稳定。

1. 化学感受器

（1）中枢化学感受器：延髓腹外侧，脑脊液 H^+ 85%。

（2）外周化学感受器：颈动脉体、主动脉体。

2. 二氧化碳、氢离子和氧气对呼吸的影响

（1）CO_2 的影响：CO_2 是调节呼吸的最重要的生理性体液因子。一是通过刺激中枢化学感受器再兴奋呼吸中枢；二是刺激外周感受器，冲动经窦神经和迷走神经传入延髓呼吸有关核团，反射性的使呼吸加深、加快，增加肺通气。

（2）H^+ 的影响：血液中的 H^+ 主要通过刺激外周化学感受器（2014）；脑脊液中的 H^+ 是中枢化

学感受器的最有效刺激。

（3）O_2 的影响：低氧对呼吸的刺激作用完全是通过外周化学感受器完成的。

经典试题

1. 内呼吸指

A. 肺泡和肺毛细血管血液之间的气体交换

B. 组织细胞和毛细血管血液之间的气体交换

C. 细胞器之间的气体交换

D. 线粒体膜内外气体交换

E. 细胞内的生物氧化过程

2. 肺泡内压在下列哪一呼吸时相中与大气压相等

A. 呼气初与呼气末

B. 吸气初与吸气末

C. 吸气初与呼气末

D. 吸气末与呼气末

E. 吸气初与呼气初

3. CO_2 在血液中运输的主要形式是

A. 和水结合形成碳酸

B. 形成碳酸氢盐

C. 形成一氧化碳血红蛋白

D. 形成氨基甲酸血红蛋白

E. 物理溶解

4. 决定肺部气体交换方向的最主要因素是

A. 气体溶解度

B. 气体分压差

C. 气体分子量大小

D. 呼吸膜通透性

E. 气体和血红蛋白的亲和力

参考答案：1. B。2. D。3. B。4. B。

第5单元　消化与吸收

重点提示

1. 胃液成分的作用：①盐酸能激活胃蛋白酶原，促进胰液、胆汁和小肠液的分泌，促进钙和铁吸收等；②胃蛋白酶原：胃蛋白酶的前体。同时已激活的胃蛋白酶可激活胃蛋白酶原；③黏液：保护胃黏膜；④内因子：促进回肠上皮吸收维生素 B_{12}。

2. 抑制胃排空因素：肠胃反射，肠抑胃素（促胰液素、抑胃肽、胆囊收缩素等）、小肠内因素。

3. 小肠是营养物质吸收的主要部位。铁的吸收部位为十二指肠和空肠。

考点串讲

一、胃内消化

（一）胃液的性质、成分和作用

1. 性质　纯净的胃液是一种无色透明的酸性液体，pH 为 0.9～1.5。

2. 成分　胃液所含的固体物中的重要成分有盐酸、胃蛋白酶原、黏液和"内因子"。

3. 作用

（1）盐酸：①激活胃蛋白酶原，使之转变为有活性的胃蛋白酶，并为胃蛋白酶提供适宜的酸性环境（2007）；②可抑制和杀死随食物进入胃内的细菌；③盐酸进入小肠后能促进胰液、胆汁和小肠液的分泌（2005、2014）；④分解食物中的结缔组织和肌纤维，使食物中的蛋白质变性，易于被消化；⑤与钙和铁结合，形成可溶性盐，促进它们的吸收。

（2）胃蛋白酶原：胃蛋白酶能水解蛋白质；同时，已激活的胃蛋白酶也可激活胃蛋白酶原（2014）。

（3）黏液：具有润滑作用，可减少粗糙的食物对胃黏膜的机械损伤。

（4）内因子：促进回肠上皮吸收维生素 B_{12}。

（二）胃的运动方式

1. **容受性舒张** 是由神经反射引起的，传入传出神经都为迷走神经，但传出纤维的神经递质不是 ACh，而是多肽。

2. **蠕动** 平滑肌顺序收缩而完成的一种向前推进的波形运动。蠕动由动作电位引起，但受基本电节律控制。

3. **胃排空**（2004）

（1）定义：食物由胃排入十二指肠的过程称为胃排空。

（2）机制：胃的排空取决于幽门两侧的压力差（直接动力），胃运动产生的胃内压增高是胃排空的动力（原始动力）。

（3）影响胃排空的因素

①促进因素：胃内食物容量；胃泌素。

②抑制因素：肠胃反射（2012）；肠抑胃素包括促胰液素、抑胃肽、胆囊收缩素等。小肠内因素起负反馈调节作用（2008）。

二、小肠内消化

（一）胰液和胆汁的性质、主要成分及作用

1. **胰液** 胰液由无机物和有机物组成。无机成分中最重要的是胰腺小导管的上皮细胞分泌的碳酸氢盐，碳酸氢盐的主要作用是中和进入十二指肠的胃酸，使肠黏膜免受胃酸的侵蚀，并为小肠内多种消化酶的活动提供最适宜的 pH 环境（pH 7～8）。胰液中的有机物主要是胰淀粉酶、胰脂肪酶、胰蛋白酶原和糜蛋白酶原。胰脂肪酶可分解三酰甘油。胰蛋白酶和糜蛋白酶都能分解蛋白质，糜蛋白酶还有较强的凝乳作用。

2. **胆汁** 苦味的有色液汁。由肝脏直接分泌的肝胆汁呈金黄色或橘棕色，胆囊胆汁则颜色变深。肝胆汁呈弱碱性，胆囊胆汁呈弱酸性。胆汁除水分外，还有胆色素、胆盐、胆固醇、磷脂酰胆碱（卵磷脂）、脂肪酸、无机盐等成分。胆汁中没有消化酶，胆汁的作用主要是胆盐的作用。胆盐、胆固醇和磷脂酰胆碱（卵磷脂）等均有利于脂肪的消化；并能促进脂溶性维生素（维生素 A、维生素 D、维生素 E、维生素 K）的吸收。

（二）小肠的运动方式

1. 紧张性收缩是小肠其他运动形式的基础。

2. 分节运动使食糜与消化液充分混合，并增加食糜与肠壁的接触，为消化和吸收创造有利条件。此外，分节运动还能挤压肠壁，有助于血液和淋巴的回流。

3. 小肠的蠕动使分节运动作用后的食糜向前推进，到达一个新肠段，再开始分节运动。

4. 回直括约肌的主要功能是防止回肠内容物过快地进入大肠，因而有利于小肠内容物的充分消化和吸收。

三、吸收

小肠的吸收功能（2002）

1. 吸收的条件和方式 包括简单扩散、易化扩散、主动转运、入胞和出胞转运等。

2. 主要营养物质的吸收

（1）水：由于渗透压梯度而被被动吸收。

（2）钠：通过小肠黏膜细胞上的钠泵的作用而被主动吸收。

（3）铁：吸收部位为十二指肠和空肠，通过转铁蛋白的转运被吸收。

（4）糖：通过钠泵产生的能量吸收，为继发性主动转运。

（5）氨基酸：为主动吸收。

（6）脂肪：通过与胆盐形成"微胶粒"进行转运。

四、消化器官活动的调节

（一）交感和副交感神经对消化活动的主要作用

大部分消化器官都受自主神经系统中的交感和迷走神经的双重支配，其中迷走神经的作用是主要的。

1. 交感神经 胃肠运动减弱，腺体分泌减少（2003）。

2. 迷走神经 胃肠运动增强，腺体分泌增加。

（二）促胃液素、促胰液素、缩胆囊素和抑胃肽对消化活动的主要作用

1. 促胃液素 由胃黏膜 G 细胞分泌，其主要生理作用如下（2000、2006）。

（1）促胃液素几乎对整个胃肠道均有作用，它可促进胃肠道的分泌功能。

（2）促进胃窦、胃体收缩，增加胃肠道的运动，同时促进幽门括约肌收缩，故其净作用是延缓胃排空而不是促进胃排空。

（3）促进胃及上部肠道黏膜细胞的分裂增殖；促进胰岛素和降钙素的释放。

2. 促胰液素 使胰腺小导管上皮细胞分泌水和碳酸氢盐，碳酸氢盐可中和酸性食糜，使胃消化酶失活，保护肠黏膜。大量的碳酸氢盐为胰腺分泌的消化酶提供适合的 pH，促进胆汁分泌，抑制胃酸分泌和胃泌素的释放。

3. 缩胆囊素 ①促进膜腺腺泡分泌多种消化酶；②促进胆囊平滑肌强烈收缩，促使胆囊胆汁排出；③对膜腺组织具有营养作用，促进膜腺组织蛋白质和核糖核酸的合成。

4. 抑胃肽 抑制胃酸分泌；抑制胃蛋白酶分泌；刺激胰岛素释放；抑制胃的蠕动和排空；刺激小肠液的分泌；刺激胰高血糖素的分泌。

经典试题

1. 关于胃液分泌的描述，错误的是
A. 壁细胞分泌盐酸
B. 主细胞分泌胃蛋白酶
C. 黏液细胞分泌糖蛋白
D. 幽门腺分泌糖蛋白
E. 内因子是壁细胞分泌的

2. 能促进维生素 B_{12} 吸收的物质是
A. 胃蛋白酶
B. HCl
C. 碳酸氢盐
D. 内因子
E. 黏液

3. 消化吸收最主要的部位是
A. 胃
B. 十二指肠
C. 小肠
D. 大肠
E. 食管

4. 对于保护胃黏膜具有重要作用的物质基础是
A. 胃蛋白酶
B. 内因子
C. 水分
D. 黏液-碳酸氢盐屏障

E. 无机离子

5. 泌酸腺壁细胞可分泌
A. 内因子
B. 胃蛋白酶
C. 促胃液素
D. 胆囊收缩素
E. 抑胃肽

6. 胃大部切除患者出现贫血，其主要原因是
A. HCl 减少
B. 黏液减少
C. 内因子减少
D. HCO_3^- 减少
E. 胃蛋白酶活性减弱

7. 小肠是吸收的最主要部位。这主要与小肠的哪项特点有关
A. 长度长
B. 肠壁厚
C. 通透性高
D. 面积大
E. 消化酶多

（8～9题共用备选答案）
A. 胃
B. 十二指肠

C. 空肠

D. 回肠

E. 结肠

8. 胆盐的主要吸收部位是

9. 维生素 B$_{12}$ 的主要吸收部位是

（10～11 题共用备选答案）

A. 涎液

B. 胃液

C. 胆汁

D. 胰液

E. 小肠液

10. 含消化酶种类最多的消化液是

11. 对脂肪消化力最强的是

参考答案：1. B。2. D。3. C。4. D。5. A。6. C。7. D。8. D。9. D。10. D。11. D。

第 6 单元　能量代谢和体温

重点提示

1. 影响能量代谢的因素：肌肉活动、精神活动、食物的特殊动力作用及环境温度。基础代谢率甲状腺功能亢进时升高，甲状腺功能减退时降低。

2. 产热：安静时来自肝，运动时来自骨骼肌。散热方式有辐射、传导和对流、蒸发散热。

3. 体温的生理波动范围＜1℃。

考点串讲

一、能量代谢

1. 基础代谢率（2002、2006、2007、2012）及其影响因素　基础状态下（空腹、清醒静卧、环境温度 20～30℃、精神安宁）的能量代谢称为基础代谢。单位时间的基础代谢称为基础代谢率（BMR）。正常值为±15%。甲状腺功能亢进或甲状腺功能减退时升高或降低。

2. 影响能量代谢的因素

（1）肌肉活动：它对能量代谢的影响最为显著。

（2）精神活动：精神紧张时，产热量增多，能量代谢率增高。

（3）食物的特殊动力效应：蛋白质最强，脂肪次之，糖类最少。

（4）环境温度：人在安静状态下，在 20～30℃的环境中最为稳定。环境温度过低或过高均使能量代谢率增高。

二、体温

（一）体温的概念、正常值及生理变动（2003、2006）

1. 概念　体温是指身体内部或深部的平均温度。临床上常用腋窝、口腔或直肠的温度代表体温，其中直肠温度最高，口腔温度最低。

2. 正常值　36～37℃。

3. 生理变异　体温的生理波动范围＜1℃。

（二）机体的主要产热器官和散热方式

1. 产热器官　安静时机体的产热主要来自内脏器官（尤其是肝脏）（2008），约占总热量的 56%。劳动或运动时的主要产热器官是骨骼肌，约占总产热量的 90%，进食、环境温度和精神活动等均可影响产热（2008）。

2. 散热方式　主要部位是皮肤，其次是肺、肾等。机体散热的方式有以下几种（2003、2005）。

（1）辐射：即机体以热射线的形式向外界散热。散热量和皮肤温度与周围环境的温差及人体的有效散热面积呈正相关。

（2）传导：指机体的热量直接传给与它接触的较冷物体。临床上用冰袋、冰帽等为高热病人降温即利用此原理。

（3）对流散热：指通过气体来交换热量。

上述 3 种方式散热的条件是皮肤温度高于环境温度。

（4）蒸发：包括不感蒸发和发汗。不感蒸发是指皮肤有水分渗出而在未变成液滴之前即已蒸发，或从呼吸道呼出，机体常感受不到。发汗（可感蒸发）指汗腺分泌汗液而散热，是环境温度高于或接近皮肤温度时，机体唯一的散热形式。临床上对高热病人用乙醇或温水擦浴，就是利用乙醇或温水的蒸发速度快速促进散热，从而降温。

经 典 试 题

1. 生理学所说的体温指
A. 机体表层温度
B. 机体深部平均的温度
C. 口腔温度
D. 腋窝温度
E. 直肠温度
2. 在常温下，机体散热的主要机制是
A. 辐射
B. 蒸发
C. 出汗
D. 不感蒸发
E. 传导
3. 关于体温生理变动的叙述，下列哪项是正确的
A. 变动范围无规律
B. 午后体温比清晨低
C. 昼夜变动范围大于 2℃
D. 肌肉活动使体温升高
E. 女子排卵后体温下降
4. 体温调节中枢主要位于
A. 脊髓
B. 延髓
C. 丘脑下部

D. 小脑
E. 大脑皮质
5. 下列哪一种激素不增加机体产热
A. 甲状腺激素
B. 孕激素
C. 雌激素
D. 肾上腺素
E. 去甲肾上腺素
6. 在测定基础代谢率时，错误的是
A. 在清晨、卧床、醒来前进行
B. 无肌肉活动
C. 无精神紧张
D. 室温 20～25℃
E. 测定前至少禁食 12 小时
（7～8 题共用备选答案）
A. 身高
B. 体重
C. 体表面积
D. 心排血量
E. 年龄
7. 与基础代谢率成正比的是
8. 与基础代谢率几乎成反比的是

参考答案：1．B。2．A。3．D。4．C。5．C。6．A。7．C。8．E。

第 7 单元　尿的生成和排出

重 点 提 示

1. 尿量异常：少尿、无尿、多尿，其定义须熟记。
2. 近球小管是重吸收的最主要部位，葡萄糖和氨基酸 100% 在近球小管重吸收。
3. 影响肾小球滤过的因素：有效滤过压、滤过膜的面积和通透性、肾血浆流量。
4. 尿生成的调节：肾小球滤过、小管液中溶质的浓度（渗透性利尿）、抗利尿激素（受渗透压影响）、醛固酮。

考点串讲

一、尿量

1. 成年人　<u>一昼夜尿量为 1500~2000ml，日间尿量与夜间尿量之比为 2∶3~1∶2（2007）</u>。

2. 多尿、少尿、无尿的概念

（1）多尿：24 小时尿量超过 2500ml 为多尿。

（2）少尿：24 小时尿量少于 400ml 或每小时少于 17ml 为少尿。

（3）无尿：24 小时尿量少于 100ml 为无尿。

二、尿的生成过程

（一）肾小球的滤过功能

1. 肾小球滤过率

（1）定义：单位时间内（每分钟）两肾生成的超滤液量称为肾小球滤过率（GFR）。

（2）正常值：体表面积为 $1.73cm^2$ 的个体，其肾小球滤过率约为 125ml/分。

2. 肾小球滤过分数

（1）定义：肾小球滤过率和肾血浆流量的比值称为滤过分数。

（2）正常值：正常人血浆流量为 660ml/分，则滤过分数为 19%。

3. 有效滤过压——肾小球滤过作用的动力

有效滤过压=（肾小球毛细血管压＋囊内液胶体渗透压）－（血浆胶体渗透压＋肾小囊内压）

（二）肾小管和集合管的重吸收和分泌

1. 对 Na^+、Cl^-、水、HCO_3^- 和葡萄糖的重吸收

（1）<u>小管液中约 67% 的 Na^+、Cl^- 与水在近球小管被重吸收。</u>

（2）其中 Na^+ 主要为主动重吸收，Cl^- 为被动吸收。水随小管液中 NaCl 等溶质吸收后所形成的管内外渗透压差而被动重吸收，其吸收量不受神经、激素调节，与体内是否缺水无关。

（3）<u>HCO_3^- 是以 CO_2 形式重吸收。</u>

（4）葡萄糖和氨基酸的重吸收：机制为与 Na^+ 的同向继发性主动转运。葡萄糖的重吸收部位限于近球小管。肾小管对葡萄糖的重吸收能力有限，尿中开始出现葡萄糖时的血糖浓度，称肾糖阈。

2. 对 H^+ 和 NH_3 的分泌

（1）H^+ 的分泌：通过 Na^+-H^+ 交换进行分泌，同时促进管腔中的 HCO_3^- 重吸收入血。在远曲小管和集合管存在 Na^+-H^+ 和 Na^+-K^+ 交换的竞争，因此，机体酸中毒时会引起血 K^+ 升高，同样，高血钾可以引起血浆酸度升高。

（2）NH_3 的分泌：肾脏分泌的氨主要是谷氨酰胺脱氨而来。分泌 NH_3 有利于 H^+ 分泌，同时促进 Na^+ 和 HCO_3^- 的重吸收。

三、影响尿生成的因素

（一）影响肾小球滤过的因素

<u>不同物质通过肾小球滤过膜的能力决定于被滤过物质的分子大小及其所带的电荷（2002、2005）</u>。有效半径＜1.8nm 的物质，如葡萄糖可以被完全滤过。有效半径＞3.6nm 的大分子物质，如血浆清蛋白几乎完全不能滤过。有效半径介于葡萄糖和清蛋白之间的各种物质，随着有效半径的增加，它们被滤过的量逐渐降低。有关不同电荷的右旋糖酐的试验表明，即使有效半径相同，带正电荷的右旋糖酐较易被滤过，而带负电荷的右旋糖酐则较难通过。

1. 肾小球毛细血管血压　动脉血压变动于 80~180mmHg 时，肾小球毛细血管压可保持稳定，从而使肾小球滤过率基本保持不变。但当动脉血压降到 80mmHg 以下时，肾小球毛细血管血

压将相应下降，于是有效滤过压降低，肾小球滤过率也减少。当动脉血压下降到 40～50mmHg 或以下时，肾小球滤过率将下降到零，尿生成停止。

2. **囊内压**　在正常情况下，肾小球囊内压不会有较大波动。肾盂或输尿管结石、肿瘤压迫或其他原因引起尿路阻塞时，都可使肾盂内压显著升高，囊内压也随之升高，致使有效滤过压降低，肾小球滤过率减少。

3. **血浆胶体渗透压**　血浆胶体渗透压在正常情况下是比较稳定的，因此对有效滤过压和滤过率影响不大。当全身血浆蛋白的浓度明显降低时，血浆胶体渗透压将降低。此时有效滤过压将升高，肾小球滤过率也随之增加。例如，由静脉快速滴注大量生理盐水使血液稀释时，肾小球滤过率将增加，其原因之一可能是血浆胶体渗透压降低。

4. **肾血浆流量**　肾血浆流量，主要影响滤过平衡的位置来影响肾小球滤过率。如果肾血浆流量加大，肾小球滤过率增加。肾血浆流量减少时，肾小球滤过率减少。在严重缺氧、中毒性休克等病理情况下，由于交感神经兴奋，肾血流量和肾血浆流量将显著减少，肾小球滤过率也因而显著减少。

5. **滤过膜的通透性**　通透性越好，滤过率越大。

6. **滤过膜的面积**　与肾小球滤过率成正比。

（二）影响肾小管重吸收的因素

肾小管中溶质浓度是影响肾小管和集合管重吸收的重要因素。糖尿病患者血糖升高，超过肾糖阈时，肾小管内糖浓度增高，妨碍水分重吸收，形成多尿，这称为渗透性利尿，甘露醇利尿原理也如此（2006）。

（三）抗利尿激素及醛固酮对尿生成的调节作用

1. **抗利尿激素**　抗利尿激素主要是感受渗透压的变化。抗利尿激素是调节尿量的重要激素，能增加远曲小管和集合管对水的通透性，使尿量减少。大量饮水后，血浆晶体渗透压降低，抗利尿激素分泌减少，尿量增多，称为水利尿。下丘脑病变导致抗利尿激素合成，释放障碍时，出现尿崩症。

2. **醛固酮**　循环血量减少分别通过兴奋入球小动脉牵张感受器、致密斑感受器、交感神经，使近球细胞肾素分泌增加，进而导致血管紧张素含量增加，刺激醛固酮分泌。醛固酮发挥保钠排钾的作用。

经典试题

1. 正常终尿约占肾小球超滤液量的
A. 1%
B. 5%
C. 10%
D. 15%
E. 20%

2. 原尿的成分
A. 和终尿近似
B. 比终尿多葡萄糖
C. 比终尿多 Na^+、K^+
D. 比血浆少葡萄糖
E. 比血浆少蛋白质

3. 肾小球滤过率指
A. 每侧肾脏每分钟生成的原尿量
B. 每分钟两肾生成的超滤液量
C. 每分钟两肾生成的尿的总量
D. 每分钟每侧肾脏通过的血浆量
E. 每分钟每侧肾脏的血浆滤过量

4. 葡萄糖重吸收的部位主要在
A. 近球小管
B. 髓襻细段
C. 远曲小管和集合管
D. 髓襻降支粗段
E. 髓襻升支粗段

参考答案： 1. A。2. E。3. B。4. A。

第 8 单元 神经系统的功能

=== **重点提示** ===

1. 兴奋性突触后电位主要是 Na^+ 内流，产生兴奋作用；抑制性突触后电位主要是 Cl^- 内流，产生抑制作用。

2. 感觉的特异投射系统是点对点投射，引起特定感觉；非特异投射系统是广泛投射，主要功能是维持大脑兴奋或觉醒状态。

3. 骨骼肌牵张反射的感受器是肌梭，效应器是梭外肌。肌紧张维持躯体姿势。

4. 条件反射可在非条件反射的基础上形成或通过实验训练形成。它使机体具有更大的预见性、灵活性和适应性。

=== **考点串讲** ===

一、反射

（一）反射与反射弧

1. 反射　是指在中枢神经系统参与下，机体对内外环境刺激的规律性应答。

2. 反射弧　是反射的结构基础，包括感受器、传入神经、神经中枢、传出神经和效应器（2002、2008）。

3. 反射过程　感受器感受刺激，产生兴奋—通过传入神经传导—到神经中枢，通过神经中枢对传来的兴奋进行分析综合后，下达指令—通过传出神经传导—效应器。

（二）反馈的概念

1. 负反馈

（1）定义：反馈信息与控制信息的作用方向相反，因而可以纠正控制信息的效应。

（2）意义：负反馈调节的主要意义在于维持机体内环境的稳态，在负反馈情况时，反馈控制系统平时处于稳定状态。

2. 正反馈

（1）定义：反馈信息不是制约控制部分的活动，而是促进与加强控制部分的活动。

（2）意义：在于使生理过程不断加强，直至最终完成生理功能，在正反馈情况时，反馈控制系统处于再生状态。生命活动中常见的正反馈有排便、排尿、射精、分娩、血液凝固等。

（三）突触生理：突触的概念及其传递过程

1. 概念　突触是两个神经元之间或神经元与效应器细胞之间相互接触、并借以传递信息的部位。

2. 传递过程　突触传递类似神经肌肉接头处的信息传递，是一种"电-化学-电"的过程；是突触前膜释放兴奋性或抑制性递质，引起突触后膜产生兴奋性突触后电位（EPSP）或抑制性突触后电位（IPSP）的过程。

（1）EPSP：是突触前膜释放兴奋性递质，作用突触后膜上的受体，引起细胞膜对 Na^+、K^+ 等离子的通透性增加（主要是 Na^+），导致 Na^+ 内流，出现局部除极电位。

（2）IPSP：是突触前膜释放抑制性递质（抑制性中间神经元释放的递质），导致突触后膜主要对 Cl^- 通透性增加，Cl^- 内流产生局部超极化电位（2007）。

（四）中枢兴奋传递的特征（2000）

1. 单向传递　因为只有突触前膜能释放递质，突触后膜有受体。

2. 突触延搁　递质经释放、扩散才能作用于受体。

3. 总和　神经元聚合式联系是产生空间总和的结构基础。

4. 兴奋节律的改变　指传入神经的冲动频率与传出神经的冲动频率不同。因为传出神经元的频率受传入、中枢、传出自身状态三方面综合影响。

5. 后发放　主要由于神经元之间的环路联系及中间神经元的作用。

6. 对内环境变化敏感和易疲劳性　反射弧中突触是最易出现疲劳的部位。

二、神经系统的感觉功能

（一）特异投射系统和非特异投射系统

见表 15-3。

表 15-3　特异投射系统和非特异投射系统的区别

	投射部位	丘脑核团	投射特点	功　能
特异投射系统（2003）	皮质特定感觉区	感觉接替核、联络核	点对点投射	引起特定感觉
非特异投射系统（2006）	弥散投射广泛皮质	髓板内核群	广泛投射	维持大脑皮质兴奋或醒觉状态

（二）内脏痛与牵涉痛

1. 内脏痛　内脏痛是在临床上常见的症状，常由机械性牵拉、痉挛、缺血和炎症等刺激所致。内脏痛有下述几个特点。①定位不准确；②发生缓慢，持续时间较长；③中空内脏器官（如胃、肠、胆囊和胆管等）壁上的感受器对扩张性刺激和牵拉性刺激十分敏感，而对切割、烧灼等通常易引起皮肤痛的刺激不敏感；④特别能引起不愉快的情绪活动。

2. 牵涉痛　某些内脏疾病往往引起远隔的体表部位感觉疼痛或痛觉过敏，这种现象称为牵涉痛。例如，心肌缺血时可发生心前区、左肩和左上臂的疼痛；胆囊炎、胆石症发作时，可感觉右肩区疼痛；发生阑尾炎时，发病开始时常觉上腹部或脐周疼痛；患胃溃疡和胰腺炎时，会出现左上腹和肩胛间疼痛；肾结石时则可引起腹股沟区疼痛等。

三、神经系统对躯体运动的调节（2002、2007）

（一）骨骼肌牵张反射的概念及其类型

有神经支配的骨骼肌，如受到外力牵拉使其伸长时，能引起受牵拉肌肉的收缩，这种现象称为牵张反射。感受器为肌梭，效应器为梭外肌。

1. 牵张反射的基本过程　当肌肉被牵拉导致梭内、外肌被拉长时，引起肌梭兴奋，通过 I、II 类纤维将信息传入脊髓，使脊髓前角运动神经元兴奋，通过 α 纤维和 γ 纤维导致梭内、外肌收缩。其中 α 运动神经兴奋使梭外肌收缩以对抗牵张，γ 运动神经元兴奋引起梭内肌收缩以维持肌梭兴奋的传入，保证牵张反射的强度。

2. 牵张反射的类型　包括腱反射和肌紧张。

（1）腱反射：是指快速牵拉肌腱时发生的牵张反射，主要是快肌纤维收缩。腱反射为单突触反射。

（2）肌紧张：是指缓慢持续牵拉肌腱时发生的牵张反射，表现为受牵拉的肌肉能发生紧张性收缩，阻止被拉长。肌紧张是维持躯体姿势的最基本的反射活动，是姿势反射的基础。肌紧张主要是慢肌纤维收缩，是多突触反射。

（二）基底神经节和小脑的主要功能

1. 前庭小脑

（1）功能：控制躯体平衡和眼球活动。

（2）损伤表现：步基宽，站立不稳，步态蹒跚、位置性眼颤等。

2. 脊髓小脑

（1）功能：调节进行过程中的运动。

（2）损伤表现：动作不准确，随意运动的力量、方向和限度发生紊乱。

3. 小脑皮质

（1）功能：参与随意运动的设计和程序编制。

（2）损伤表现：不出现明显运动缺陷。

4. **基底神经节的运动调节功能**　调节随意运动。

四、神经系统对内脏功能的调节

（一）自主神经系统的主要递质、受体与功能（2000）

1. **外周神经递质**　主要有乙酰胆碱、去甲肾上腺素、嘌呤类或肽类。

2. **中枢神经递质**　包括以下 4 类。

（1）乙酰胆碱：存在于脊髓前角运动神经元、脑干网状结构上行激动系统、纹状体等部位。

（2）单胺类：包括多巴胺、去甲肾上腺素、5-羟色胺、肾上腺素。如多巴胺主要存在于黑质-纹状体、中脑边缘系统等部位。5-羟色胺神经元主要存在于脑干中缝核。

（3）氨基酸类：谷氨酸、天冬氨酸为兴奋性递质，γ-氨基丁酸、甘氨酸为抑制性递质。

（4）神经肽：包括阿片肽、脑-肠肽等。

3. **胆碱能受体**

（1）毒蕈碱受体（M 型受体）：包括 M_1、M_2 和 M_3 3 种亚型，广泛存在于迷走神经节后纤维支配的效应细胞上，当乙酰胆碱与这类受体结合后就产生一系列迷走神经末梢兴奋的效应（2008），包括心脏活动的抑制、支气管平滑肌的收缩、胃肠平滑肌的收缩、膀胱逼尿肌的收缩、虹膜环形肌的收缩、消化腺分泌的增加等。阿托品是 M 型受体阻断药。

（2）烟碱受体（N 型受体）：包括 N_1 和 N_2 两种亚型，存在于交感和迷走神经节神经元的突触后膜和神经肌接头的终板膜上，导致节神经元和骨骼肌的兴奋。

4. **肾上腺素能受体**　包括 α 受体和 β 受体。儿茶酚胺与 α 受体结合的产生的平滑肌效应主要是兴奋性的；儿茶酚胺与 β 受体结合后产生的平滑肌效应是抑制性的。

（二）脑干和下丘脑的功能

1. **低位脑干对内脏活动的调节**　许多基本生命现象（如循环、呼吸等）的反射调节在延髓水平已能初步完成，因此，延髓有"生命中枢"之称。此外，中脑还是瞳孔对光反应的中枢部位。

2. **下丘脑对内脏活动的调节**　下丘脑是较高级的调节内脏活动的中枢，它能把内脏活动和其他生理活动联系起来，调节体温、营养摄取、水平衡、内分泌、情绪反应、生物节律等生理过程。

（1）体温调节：调节中枢在视前区－下丘脑前部。

（2）水平衡调节：控制摄水的区域位于下丘脑外侧区。

（3）对腺垂体激素分泌的调节：下丘脑内的神经分泌细胞合成下丘脑调节肽。经垂体门脉系统到达腺垂体，促进或抑制各种腺垂体激素的分泌。

（4）生物节律控制：下丘脑的视交叉上核可能是控制日周期的关键部位。

五、脑的高级功能

条件反射的概念和意义

1. **概念**　条件反射是个体生活过程中，在非条件反射的基础上，由特定的条件刺激所引起的反射。条件反射也可通过实验训练而形成。

2. **意义**　条件反射扩展了机体对外界复杂环境的适应范围，使机体能够识别还在远方的刺激物的性质，预先做出不同的反应。因此，条件反射使机体具有更大的预见性、灵活性和适应性（2004、2005）。

经典试题

1. 神经系统实现其调节功能的基本方式是
A. 正反馈与负反馈
B. 兴奋和抑制
C. 感受和处理信息
D. 条件反射与非条件反射
E. 记忆和思维

2. 中枢神经系统内，兴奋的化学传递特征中，下列哪一项是错误的
A. 单向传递
B. 中枢延搁
C. 总和
D. 兴奋节律不变
E. 易受内环境条件改变的影响

3. 突触后膜对哪些离子通透性增加引起抑制性突触后电位
A. K^+、Cl^-，尤其是 K^+
B. Na^+、Cl^-，尤其是 Na^+
C. K^+、Cl^-，尤其是 Cl^-
D. Ca^{2+}、Cl^-，尤其是 Ca^{2+}
E. Na^+、Cl^-，尤其是 Cl^-

4. 突触前抑制的特点是
A. 突触前膜超极化
B. 潜伏期长，持续时间长
C. 突触前轴突末梢释放抑制性递质
D. 突触后膜的兴奋性降低
E. 通过轴突-树突突触结构的活动来实现

5. 丘脑的非特异性投射系统的主要作用是
A. 引起触觉
B. 调节内脏活动
C. 引起牵涉痛
D. 维持睡眠状态
E. 维持大脑皮质的兴奋状态

6. 脊休克产生的原因是
A. 损伤性刺激对脊髓的抑制作用
B. 脊髓中的反射中枢被破坏
C. 脊髓失去了高位中枢的调节作用
D. 血压下降使脊髓缺血
E. 躯体感觉传入冲动受阻

7. 交感神经兴奋时可引起
A. 瞳孔缩小
B. 逼尿肌收缩
C. 消化道括约肌舒张
D. 妊娠子宫收缩
E. 支气管平滑肌收缩

参考答案：1. D。2. D。3. C。4. B。5. E。6. C。7. D。

第9单元　内　分　泌

重点提示

1. 甲状腺激素生理作用：影响长骨和中枢神经的发育，提高基础代谢率，对三大营养物质的代谢有合成、分解作用，提高中枢及交感神经兴奋性，增快心率和增强心肌收缩力。

2. 糖皮质激素主要作用：促进分解代谢、水钠潴留、提高血管对儿茶酚胺的敏感性（允许作用）、参与应激反应、抗休克、抗炎、抗过敏、抗毒，提高中枢神经兴奋性等。

考点串讲

1. 垂体的功能　生长激素的生物学作用。
（1）促生长作用：幼年时生长激素缺乏性侏儒症，过多则患巨人症；成年时生长激素过多患肢端肥大症（2008）。
（2）对代谢的作用：加速蛋白质的合成，促进脂肪分解。生理水平生长素加强葡萄糖的利用，过量生长激素则抑制葡萄糖的利用。

2. 甲状腺激素的生理作用（2002、2005）
（1）对生长发育的作用：影响长骨和中枢神经的发育，婴幼儿缺乏甲状腺激素患呆小病。
（2）对机体代谢的影响
①提高基础代谢率，增加产热量。

②对三大营养物质的代谢既有合成作用又有分解作用，剂量大时主要表现出分解作用。甲状腺功能低下时蛋白质合成水平低下，会出现黏液性水肿。

③提高中枢神经系统及交感神经兴奋性，故甲状腺功能亢进症患者表现为易激动、烦躁不安、多言等症状。

④对心血管系统的作用：使心率增快，心肌收缩力增强。

3. **肾上腺糖皮质激素的生理作用**

（1）三类激素：球状带分泌盐皮质激素（醛固酮）、束状带分泌糖皮质激素（皮质醇）、网状带分泌性激素（雄激素、雌激素）。这三类激素属于类固醇激素，合成场所在线粒体，原料为胆固醇。皮质激素与细胞核内受体结合影响基因表达从而发挥调节作用。

（2）**糖皮质激素的作用**（2004、2006）

①对物质代谢的影响：糖皮质激素是促进分解代谢的激素，促进糖异生，升高血糖，促进蛋白质分解。有抗胰岛素作用，使血糖升高，对脂肪的作用存在部位差异。

②对水盐代谢的影响：对水的排出有促进作用，有较弱的储钠排钾作用。

③在应激中发挥作用。

④维持血管对儿茶酚胺的敏感性——允许作用。

⑤使红细胞、血小板、中性粒细胞在血液中的数目增加，使淋巴细胞、嗜酸粒细胞减少。

⑥其他：<u>抗休克、抗炎、抗过敏、抗毒，提高中枢神经兴奋性等</u>（2008）。

4. **胰岛素生理作用**

（1）<u>对糖代谢：加速葡萄糖的摄取、储存和利用，降低血糖浓度。</u>

（2）<u>对脂肪代谢：促进脂肪的合成，抑制脂肪的分解。</u>

（3）<u>对蛋白质代谢：促进蛋白质的合成和储存，抑制蛋白质分解。</u>

5. **与钙、磷代谢调节有关的激素**

（1）甲状旁腺激素的生理作用

①对肾的作用：在肾脏促进远曲小管对 Ca^{2+} 的重吸收，抑制近球小管对磷酸盐的重吸收。

②对骨的作用：在骨骼能促进骨钙重吸收，将钙释放于血液，同时抑制新骨的生成。PTH能迅速提高骨细胞膜对 Ca^{2+} 的通透性，使骨液中的 Ca^{2+} 进入细胞内，进而使骨细胞膜上的钙泵活动增强，将 Ca^{2+} 转运到细胞外液中。甲状旁腺激素的分泌主要受血离子态钙浓度的调节。

（2）降钙素的生理作用：<u>降钙素的主要作用是降低血钙和血磷，其受体主要分布在骨和肾。</u>

①对骨的作用：CT能抑制破骨细胞的活动，减弱溶骨过程，同时还能增强成骨过程，使骨组织中钙、磷沉积增加，而血中钙、磷水平降低。

②对肾的作用：CT能减少肾小管对钙、磷、钠和氯等离子的重吸收，因此可增加这些离子在尿中的排出量。

（3）维生素 D_3 的生理作用

①对小肠的作用：1,25-二羟胆钙化醇可促进小肠黏膜上皮细胞对钙的吸收。

②对骨的作用：$1,25(OH)_2D_3$ 对动员骨钙入血和钙在骨的沉积都有作用。一方面，$1,25(OH)_2D_3$ 可通过增加破骨细胞的数量，增强骨的溶解，使骨钙、骨磷释放入血，从而升高血钙和血磷；另一方面，$1,25(OH)_2D_3$ 又能刺激成骨细胞的活动，促进骨钙沉积和骨的形成。但总的效应是升高血钙。

③对肾的作用：$1,25(OH)_2D_3$ 可促进肾小管对钙和磷的重吸收。

━━━━━━━━━━━━━━━ **经典试题** ━━━━━━━━━━━━━━━

1. 下列关于甲状激素的作用，哪一项是错误的

A. 增加组织耗氧量，促进产热

B. 促进婴幼儿脑和骨的发育

C. 引起黏液水肿

D. 增加糖原分解和糖异生

E. 提高神经系统的兴奋性

2. 调节甲状腺功能的主要激素是

A. 生长素

B. 甲状旁腺素

C. 促甲状腺激素

D. 促肾上腺皮质激素

E. 甲状腺素

3. 关于糖皮质激素的作用，下列哪项是错误的

A. 促进全身各部位的脂肪分解

B. 促进肝外组织蛋白分解

C. 促进糖异生

D. 促进肾保钠、保水

E. 减少外周组织对葡萄糖的利用

4. 长期大量使用糖皮质激素时会出现

A. 血中 ACTH 含量升高

B. 血中 ACTH 含量降低

C. 血中 ACTH 含量不变

D. 血中 ACTH 含量先降低后升高

E. 血中 ACTH 含量时高时低

参考答案：1. C。2. C。3. A。4. B。

第10单元　生　　殖

重点提示

重点在睾酮、雌激素和孕激素的生理功能。

考点串讲

一、男性生殖

睾酮的生理作用及其分泌调节（2002、2003）。

1. 生理作用

（1）促进睾丸曲细精管的发育和精子的成熟。

（2）促进男性附属性器官的发育并维持其功能。

（3）促进蛋白质合成，促进骨骼生长与钙磷沉积。

（4）促进红细胞生成。

2. 分泌调节　受垂体分泌的 FSH 的调节。

二、女性生殖

1. 雌激素、孕激素的生理作用

（1）雌激素

①促进女性附属性器官的发育和副性征的出现。

②使阴道上皮细胞角化，细胞内糖原增加，阴道呈酸性，增强阴道抗菌能力。

③促进输卵管的运动，以利于胚泡向子宫腔运行。

④促进子宫生长发育，使子宫内呈增殖期改变。

⑤刺激乳腺导管和结缔组织增生，促进乳腺发育。

⑥促进水、钠潴留，促进蛋白质的合成，加速骨的生长及骨骺软骨的愈合。

（2）孕激素

①使子宫内膜出现分泌期变化。

②促进乳腺腺泡和导管发育，在妊娠期为泌乳准备条件。

③产热作用，使基础体温于排卵后升高 0.5℃（2016）。

④抑制子宫、输卵管、血管、消化道平滑肌的收缩。

2. 卵巢和子宫内膜的周期变化及其激素调节

（1）卵泡期：卵泡期是指月经开始至排卵的阶段，约 14 天。

排卵前 1 周左右，卵泡合成的雌激素明显增多，使血中 FSH 下降（负反馈作用），LH 则仍缓慢上升。雌激素由于局部正反馈作用，其浓度仍不断增高，在排卵前 1 天左右形成一个雌激素高峰，

此时，雌激素可正反馈作用于下丘脑，使其分泌 GnRH 增多，后者刺激腺垂体分泌释放 LH 及 FSH，特别是 LH 浓度增高最为明显，形成血中的 LH 峰。

（2）排卵期：LH 峰是引起排卵的关键因素。在 LH 峰出现前，卵母细胞已基本发育成熟，高浓度的 LH 可促使卵母细胞分裂成熟，最终在 LH 与孕激素、前列腺素的配合下触发排卵。

（3）黄体期：指排卵开始至下次月经出现的阶段，历时 14 天。

排卵后，颗粒细胞黄体化，并分泌大量孕激素和雌激素，下丘脑和腺垂体因而受到反馈抑制，血中 GnRH、FSH 及 LH 的浓度也相应下降。此时，子宫内膜发生相应变化：内膜细胞增大，糖原含量增加，分泌腺处于分泌期，为接受受精卵和妊娠做准备。

━━━━━━━━━━━ **经典试题** ━━━━━━━━━━━

血中哪一种激素出现高峰，可作为排卵的标志

A．催乳素

B．卵泡刺激素

C．黄体生成素

D．催乳素释放因子

E．催乳素释放抑制因子

参考答案：C。

第16章 病理学

　　在执业助理医师考试中，病理学各单元的考察内容相对比较分散，属于必考章节。其中重点掌握的内容包括：①萎缩、肥大、增生、化生的概念，肉芽组织的结构和功能；②淤血的病理变化和对机体的影响，血栓的概念和结局，梗死的类型和病理变化；③炎症的基本病理变化，炎细胞的种类和功能，炎症介质主要作用，急性炎症的类型，慢性炎症的病理变化；④肿瘤的概念、异型性、扩散和转移，良、恶性肿瘤的区别，癌与肉瘤的区别，癌前病变、非典型增生、上皮内瘤和原位癌概念，常见的良、恶性上皮组织肿瘤和间叶组织肿瘤；⑤动脉粥样硬化的血管和重要器官的病理变化，原发性高血压的基本病理变化，风湿性心脏病的基本病理变化；⑥慢性支气管炎的病理变化、临床病理联系，大叶性肺炎和小叶性肺炎的区别，肺癌的病理类型；⑦消化性溃疡的病理变化，病毒性肝炎的基本病理变化、病理类型和病变特点，门脉性肝硬化的临床病理联系；⑧肾小球肾炎的各型病理变化，慢性肾盂肾炎的病理变化；⑨单纯性甲状腺肿、糖尿病的病理变化；⑩乳腺癌、宫颈癌的组织学类型，葡萄胎、侵袭性葡萄胎和绒毛膜癌的病理区别；⑪艾滋病、梅毒的病理变化。

第1单元　细胞、组织的适应、损伤和修复

　　本单元重点集中在细胞组织的损伤和修复，多以概念考查题型为主，须准确把握概念。

　　1. 可逆性损伤也称变性，指细胞内或细胞间质出现异常物质蓄积或正常物质异常增多，常伴功能低下。①脂肪沉积：常见于肝，也可见于心、肾等器官。②慢性酒精中毒或缺氧可引起虎斑心。③玻璃样变：蛋白质蓄积。常见于高血压病时的肾、脑、脾和视网膜的细动脉。

　　2. 各种细胞的再生能力。①不稳定细胞：表皮细胞、呼吸、消化及生殖道的黏膜上皮、淋巴、造血细胞、间质细胞等。②永久性细胞：包括神经细胞、骨骼肌及心肌细胞。

一、适应性改变

（一）萎缩的概念及类型

　　萎缩（<u>已发育正常的细胞、组织或器官的体积缩小称为萎缩</u>）(2004)。根据病因可将萎缩分为生理性萎缩和病理性萎缩两类。生理性萎缩如成年人胸腺萎缩、更年期后的性腺萎缩。

（二）肥大、增生和化生的概念及类型

　　1. 肥大

　　(1) 概念：细胞、组织和器官体积的增大，细胞内线粒体、内质网、核糖体及溶酶体增多，蛋白质合成，器官均匀增大，称肥大。

　　(2) 肥大的类型：①代偿性肥大；②内分泌性肥大。

　　2. 增生

　　(1) 概念：由于实质细胞数量增多而导致的组织或器官的体积增大称为增生。增生分为生理性增生和病理性增生两类。

　　(2) 增生的类型：①生理性增生；②病理性增生。

3. 化生

（1）概念：化生是一种分化成熟的细胞因受刺激因素的作用转化为另一种分化成熟细胞的过程。

（2）化生的类型（2013）：①鳞状上皮化生；②肠上皮化生；③结缔组织和支持组织化生。

二、损伤

（一）可逆性损伤—概念、类型及病理变化

可逆性损伤也称变性，指细胞内或细胞间质出现异常物质蓄积或正常物质异常增多，常伴功能低下（2003）。

1. 细胞水肿　ATP 生成减少，能量不足所致。

2. 脂肪沉积　正常情况下，除脂肪细胞外，其他细胞内一般不见或仅见少量脂滴，如出现脂滴或脂滴明显增多，称脂肪沉积（脂肪变性）。因脂肪代谢主要在肝内进行，故脂肪沉积常见于肝（2015），也可见于心、肾等器官（2002、2006）。慢性酒精中毒或缺氧可引起心肌脂肪变，常累及左心室内膜下和乳头肌部位。脂肪变心肌呈黄色，与正常心肌的暗红色相间，形成黄红色斑纹，称为虎斑心（2002）。

3. 玻璃样变　蛋白质蓄积。常见于高血压病时的肾、脑、脾和视网膜的细动脉，由于细动脉持续痉挛，内膜通透性增高，内皮细胞下凝固成无结构的均匀红染物质，血管壁增厚、管腔狭窄甚至闭塞，组织器官缺血（2003）。

（二）不可逆性损伤——细胞死亡的概念、类型及结局；凋亡的概念

1. 坏死的基本病变　核缩、核碎、核溶。

2. 坏死的类型　凝固性坏死、液化性坏死、纤维素样坏死、坏疽（2014）。

3. 坏死的结局　局部炎症反应、溶解吸收、分离排出、机化包裹、钙化。

4. 坏死的后果　与坏死细胞生理重要性、数量、再生情况等有关。

5. 凋亡　指活体内单个细胞或小团细胞的死亡，其死亡细胞的细胞膜和细胞器膜不破裂，不引起死亡细胞的自溶，也不引起急性炎症反应。

三、修复

1. 再生的概念及类型　组织和细胞损伤后，由周围健康的细胞进行增生，以实现修复的过程称为再生（2006）。分为生理性再生和病理性再生。

2. 各种细胞的再生能力　根据再生能力的强弱，分以下 3 类：不稳定细胞、稳定细胞和永久性细胞。

（1）不稳定细胞：这类细胞再生能力很强，总在不断的增生，如表皮细胞、呼吸、消化及生殖道的黏膜上皮、淋巴、造血细胞、间质细胞等（2007、2009）。

（2）稳定细胞：有较强的再生能力，生理情况下，这类细胞处于细胞增生周期的静止期，一旦受到损伤，则迅速增生，进行修复。包括各种腺器官的实质细胞及原始间叶细胞。

（3）永久性细胞：这类细胞再生能力缺乏或极微弱，包括神经细胞、骨骼肌及心肌细胞（2004）。

3. 肉芽组织的结构和功能

=========== 经 典 试 题 ===========

1. 在下列引起肝脏脂肪变性的原因中，哪一项是错误的

A. 营养障碍

B. 败血症

C. 缺氧

D. 乙型病毒性肝炎

E. 四氯化碳中毒

2. 组织细胞死亡的主要形态学根据是

A. 细胞膜的改变

B. 细胞器的改变

C. 细胞浆的改变

D. 细胞核的改变

E. 细胞间质的改变

3. 中枢神经系统的坏死常为

A. 脂肪坏死

B. 坏疽

C. 液化性坏死

D. 干酪样坏死

E. 凝固性坏死

4. 属于不可逆性病变的是

A. 水泡变性

B. 脂肪变性

C. 核碎裂

D. 线粒体肿胀

E. 内质网扩张

参考答案：1. D。2. D。3. C。4. C。

第2单元　局部血循环障碍

═══ 重点提示 ═══

本单元出题重点之一是栓塞，关于血栓栓塞对机体影响，多为理解记忆型题目，有一定难度，预计在今后的考试中仍会涉及此知识点，考生应多加注意。

另一出题重点为梗死，都为概念性考查，考生要加强对此知识点的理解。

1. 淤血病理变化。①肺淤血：肺水肿、肺出血，可见心力衰竭细胞。心力衰竭细胞即吞噬有含铁血黄素的巨噬细胞。长期慢性肺淤血可致肺脏褐色硬化。②肝淤血：槟榔肝。③对机体的影响：水肿、坏死、硬化、侧支循环的建立。

2. 血栓栓塞对机体的影响。①肺动脉及其分支血栓栓塞：栓子90%左右来源于下肢深静脉或盆腔的静脉。体积巨大的血栓栓子突然阻塞肺动脉主干及其主要分支可引起急性右侧心力衰竭。②体循环的动脉栓塞：栓子主要来源于左心房和左心室的附壁血栓及动脉粥样硬化处的血栓。

═══ 考点串讲 ═══

一、充血和淤血

1. 淤血的原因

2. 病理变化

（1）肺淤血：肺水肿、肺出血，可见心力衰竭细胞。心力衰竭细胞即吞噬有含铁血黄素的巨噬细胞。长期慢性肺淤血可致肺脏褐色硬化（2007）。

（2）肝淤血：槟榔肝。

3. 对机体的影响　水肿、坏死、硬化、侧支循环的建立。

4. 充血的类型

（1）生理性充血：为适应器官和组织生理需要和代谢增强需要而发生的充血，如进食后的胃肠道黏膜充血，运动时的骨骼肌充血和妊娠时的子宫充血等。

（2）病理性充血：各种病理状态下的充血。炎症性充血常见。

5. 充血病理变化　动脉性充血的器官和组织，由于微循环内血液灌注量增多，使体积轻度增大。充血若发生于体表时，由于局部微循环内氧合血红蛋白增多，局部组织颜色鲜红，因代谢增强使局部温度增高，镜下见局部细动脉及毛细血管扩张充血。

6. 充血对机体的影响　通常对机体无不良后果。但在有高血压或动脉粥样硬化等疾病的基础上，由于情绪激动等原因可造成脑血管（如大脑中动脉）充血、破裂，后果严重。

二、血栓形成

1. 概念　活体的心脏和血管内血液发生凝固或血液中某些有形成分凝集形成的固体质块（2017）。

2. 血栓形成的条件　心血管内皮损伤、血流状态改变、血液凝固性增加。

3. 血栓的类型　白色、混合、红色、透明。

4. 血栓的结局（2016）　软化、溶解、吸收、机化、再通、钙化。

5. 血栓对机体的影响　阻塞血管、栓塞、心瓣膜变形、广泛出血。

三、栓塞

1. 栓子的概念　是指阻塞血管的异常物质，以血栓的碎片或节段最常见。

2. 栓子的类型（2017）　血栓栓塞、脂肪栓塞、气体栓塞、羊水栓塞、其他栓塞。

3. 血栓栓塞的类型及对机体的影响

（1）肺动脉及其分支血栓栓塞：栓子90%左右来源于下肢深静脉或盆腔的静脉（2006）。体积巨大的血栓栓子突然阻塞肺动脉主干及其主要分支可引起急性右侧心力衰竭，同时引起肺动脉、冠状动脉和支气管动脉痉挛，进一步影响心肺功能而引起猝死。

（2）体循环的动脉栓塞：栓子主要来源于左心房和左心室的附壁血栓及动脉粥样硬化处的血栓（2007）。

四、梗死

1. 概念及原因　器官或局部组织由于血管阻塞、血流停止导致缺氧而引起的坏死，称为梗死。梗死形成的原因有以下几种。

（1）血栓形成：是梗死最常见的原因。主要见于冠状动脉、脑动脉粥样硬化合并血栓形成时引起的心肌梗死和脑组织梗死。

（2）脉栓塞：多为血栓栓塞，也可为气体、羊水、脂肪栓塞，常引起脾、肺、肾和脑的梗死。

（3）动脉痉挛：严重的冠状动脉粥样硬化。

（4）血管受压闭塞：多见于血管外的肿瘤压迫血管、肠扭转、肠套叠和嵌顿疝、卵巢囊肿扭转和睾丸扭转。梗死形成条件：供血血管的类型、血流阻断发生的速度、组织缺血缺氧的耐受性、血氧含量。

2. 梗死的类型和病理变化

（1）贫血性梗死：发生于脾、肾，梗死灶呈锥形，尖端向血管阻塞的部位，底部靠脏器表面（2004）。

（2）出血性梗死：常见于肺、肠等具有双重血循环的器官，组织结构疏松伴严重淤血的情况下，因梗死灶内有大量的出血，故称为出血性梗死（2005）。

（3）败血性梗死：栓子含细菌，可形成脓肿。

================ 经典试题 ================

1. 急性肺淤血时肺泡腔内的主要成分是

A. 纤维蛋白

B. 炎细胞

C. 尘细胞

D. 水肿液

E. "心力衰竭细胞"

2. 槟榔肝内可见

A. 肝小叶结构破坏

B. 肝血窦扩张淤血，肝细胞脂肪变性

C. 肝小叶周边部肝细胞萎缩

D. 出血性梗死

E. 门静脉分支扩张淤血

3. 下列哪项不属于贫血性梗死

A. 脑梗死

B. 心肌梗死

C. 脾梗死

D. 肾梗死

E. 肺梗死

参考答案：1. D。2. B。3. E。

第 3 单元　炎　　症

重点提示

本单元出题重点集中于急性炎症这一相关知识点,其中,急性炎症的类型及病理变化、炎症细胞的种类及主要功能尤为重要,多以概念考查和理解记忆为主。

1. 炎症的基本病理变化:炎症的基本病理变化通常概括为局部组织的变质、渗出和增生。

2. 炎症细胞的种类和主要功能。①白细胞渗出:具有吞噬作用、免疫作用和组织损伤作用。②中性粒细胞和单核细胞渗出:常见于炎症早期、急性炎症和化脓性炎症;构成炎症反应的主要防御环节。③巨噬细胞(来源于血液的单核细胞):常见于炎症后期、慢性炎症及非化脓性炎症和由病毒、原虫及真菌引起的炎症;参与特异性免疫反应。④嗜酸性粒细胞:主要见于寄生虫感染和过敏性炎症。

考点串讲

一、概述

1. 概念。

2. 原因。

3. 炎症的基本病理变化。炎症的基本病理变化通常概括为局部组织的变质、渗出和增生(2000、2005)。

(1)变质:炎症局部组织所发生的变性和坏死称为变质。变质既可发生在实质细胞,也可见于间质细胞(2006)。

(2)渗出:急性炎症反应的特征是血管变化和渗出性改变,有3个相互关联的过程(2007)。

①血流动力学的改变(炎性充血)。

②血管壁通透性增高(炎性渗出)。

③白细胞游出和聚集(炎性浸润)。

(3)增生。

4. 炎症的结局。

二、急性炎症

(一)炎症细胞的种类和主要功能

1. 白细胞渗出　具有吞噬作用、免疫作用和组织损伤作用。

2. 中性粒细胞和单核细胞渗出　常见于炎症早期、急性炎症和化脓性炎症;构成炎症反应的主要防御环节(2002、2003)。

3. 巨噬细胞(来源于血液的单核细胞)　常见于炎症后期、慢性炎症及非化脓性炎症和由病毒、原虫及真菌引起的炎症;参与特异性免疫反应(2002)。

4. 嗜酸性粒细胞　主要见于寄生虫感染和过敏性炎症(2002)。

(二)急性炎症的类型和病理变化

1. 浆液性炎症　浆液性炎症以浆液性渗出为其特征,浆液渗出物以血浆成分为主。浆液性炎症常发生于黏膜、浆膜和疏松结缔组织(2003)。

2. 纤维素性炎症　纤维素性炎症以纤维蛋白原渗出为主,继而形成纤维素。纤维素性炎症易发生于黏膜、浆膜和肺组织。发生于黏膜者渗出的纤维蛋白、坏死组织和中性粒细胞共同形成假膜,又称假膜性炎症(2003)。

3. 化脓性炎症　在皮肤或黏膜的化脓性炎症时,由于皮肤或黏膜坏死、崩解脱落,可形成局部缺陷,即溃疡(2003)。深部脓肿如向体表或自然管道穿破,可形成窦道或瘘管。

4.　出血性炎症　其炎症灶的血管损伤严重，渗出物中含有大量红细胞。常见于流行性出血热、钩端螺旋体病和鼠疫等（2003）。

（三）炎症介质的概念和主要作用

血管通透性升高：组胺、缓激肽、C3a、C5a、LTC_4、LTD_4、LTE_4、PAF 活性氧代谢产物、P 物质（2000）。

三、慢性炎症

1.　一般慢性炎症的病理变化特点。

2.　慢性肉芽肿性炎症的概念、病因和病变特点

（1）概念：肉芽肿由巨噬细胞及其演化的细胞，呈局限性浸润和增生所形成的境界清楚的结节状病灶（2005）。肉芽肿性炎是以肉芽肿形成为其特点的特殊性增生性炎（2006）。

（2）病因：①细菌感染；②螺旋体感染；③真菌和寄生虫感染；④异物（2017）。

（3）肉芽肿性炎的病变特点：肉芽肿主要成分是上皮样细胞和多核巨细胞。

=== 经 典 试 题 ===

1.　炎性浸润指
A.　白细胞从血管内进入炎区组织
B.　炎症向周围组织扩散
C.　炎区组织的渗出液
D.　血管内成分进入炎区组织
E.　病原体进入炎区组织

2.　属于纤维素性炎的是
A.　小叶性肺炎
B.　风湿性心外膜炎
C.　心肌炎
D.　急性扁桃体炎
E.　流行性脑脊髓膜炎

3.　感染性肉芽肿的特征性细胞成分是
A.　嗜酸粒细胞及浆细胞
B.　淋巴细胞及异物巨细胞
C.　单核巨噬细胞及中性粒细胞
D.　多核巨细胞及类上皮细胞
E.　单核细胞及淋巴细胞

4.　细菌感染的病灶内，最常见的炎细胞是
A.　淋巴细胞
B.　单核吞噬细胞
C.　中性粒细胞
D.　浆细胞
E.　嗜酸性粒细胞

参考答案：1.　A。2.　B。3.　D。4.　C。

第 4 单元　肿　瘤

=== 重 点 提 示 ===

本单元的出题重点集中在肿瘤的命名和分类这一知识点上，多为记忆型题目，需要在熟练掌握概念的基础上，对照选项做出仔细的区别。

肿瘤的命名原则：肿瘤的命名一般根据其组织发生即组织来源（分化方向）和生物学行为来命名。来源于间叶组织称为肉瘤，如平滑肌肉瘤、纤维肉瘤。

=== 考 点 串 讲 ===

一、概述

1.　概念　机体细胞异常增殖形成的新生物。

2.　肿瘤的组织结构。

二、肿瘤的生物学行为

1.　异型性　肿瘤的细胞形态和组织结构与相应的正常组织之间的差异。

2．生长

（1）肿瘤生长的动力学：肿瘤的生长速度与以下 3 个因素有关。

①肿瘤细胞倍增时间。

②生长分数：指肿瘤细胞群体中处于增殖阶段（S 期＋G_2 期）的细胞的比例。

③瘤细胞的生长与丢失：营养供应不足、坏死脱落、机体抗肿瘤反应等因素会使肿瘤细胞丢失，肿瘤细胞的生成与丢失共同影响着肿瘤能否进行性长大及其长大速度。

（2）肿瘤的生长方式

①肿瘤的生长速度：各种肿瘤的生长速度有极大的差异，主要取决于肿瘤细胞的分化成熟程度。良性肿瘤生长缓慢，恶性肿瘤生长较快，良性肿瘤恶变时生长速度突然加快。

②肿瘤的生长方式：肿瘤可以呈膨胀性生长、外生性生长和浸润性生长。浸润性生长为大多数恶性肿瘤的生长方式。

3．扩散和转移

4．良、恶性肿瘤的区别　组织分化程度：良性肿瘤分化好，异型性小，与原有组织的形态相似；恶性肿瘤分化不好，异型性大，与原有组织的形态差别大（2002、2006）。

5．交界性肿瘤　介于良性与恶性之间的肿瘤。

三、肿瘤的命名与分类

（一）肿瘤的命名原则

肿瘤的命名一般根据其组织发生即组织来源（分化方向）和生物学行为来命名。来源于间叶组织称为肉瘤，如平滑肌肉瘤、纤维肉瘤（2000）。

（二）癌前病变、非典型增生、上皮内瘤变和原位癌的概念

1．癌前病变　指某些具有癌变的潜在可能性的病变。常见的癌前病变有（2004、2013）以下几种。

（1）黏膜白斑。

（2）慢性子宫颈炎伴宫颈糜烂。

（3）直肠、结肠的腺瘤性息肉。

（4）乳腺增生性纤维囊性变。

（5）慢性萎缩性胃炎及胃溃疡。

（6）慢性溃疡性结肠炎。

（7）皮肤慢性溃疡。

（8）肝硬化。

2．非典型性增生。

3．原位癌。

4．上皮内瘤变　用来描述上皮从非典型增生到原位癌这一连续的过程，将轻度非典型增生称为上皮内瘤变Ⅰ级，中度非典型增生称为上皮内瘤变Ⅱ级，重度非典型增生和原位癌称为上皮内瘤变Ⅲ级。

（三）癌与肉瘤的区别

肉瘤多经血行转移。

（四）常见肿瘤类型

1．上皮组织良性肿瘤

（1）乳头状瘤：见于鳞状上皮、尿路上皮等被覆部分。

（2）腺瘤：是腺上皮的良性肿瘤，多呈结节状，与周围组织分界清。

2．上皮组织恶性肿瘤

（1）鳞状细胞癌（鳞癌）：常发生在皮肤、口腔、子宫颈、食管、喉、阴茎等处，常形成溃疡。

（2）腺癌：胃肠、胆囊、子宫体等处多见。癌细胞异型性明显，常呈不规则的多层排列。

①囊腺癌：腺癌伴有大量乳头的称乳头状腺癌。

②黏液癌：腺癌中含多量黏液及印戒细胞者。

③实性癌：癌巢为实体性的低分化腺癌无腺腔结构。

④硬癌：癌巢少而间质纤维组织多者。

⑤髓样癌：癌巢较大、较多而间质纤维组织少，质软者。

3. 间叶组织良性肿瘤　良性间叶组织肿瘤常见，包括脂肪瘤、血管瘤、淋巴管瘤、平滑肌瘤、软骨瘤。

4. 间叶组织恶性肿瘤　恶性间叶组织肿瘤称为肉瘤，多发生于儿童和青少年。包括脂肪肉瘤、横纹肌肉瘤、平滑肌肉瘤、血管肉瘤、纤维肉瘤、骨肉瘤、软骨肉瘤。

5. 其他类型肿瘤

（1）黑色素瘤：是一种能产生黑色素的高度恶性肿瘤。最常发生的部位是足底部、外阴及肛门，黏膜及内脏也可发生。大多由交界痣恶变而来。

（2）恶性淋巴瘤：分为霍奇金淋巴瘤和非霍奇金淋巴瘤两大类。

①霍奇金淋巴瘤：主要发生部位在颈部和锁骨上淋巴结，包括：R-S 细胞、霍奇金细胞、陷窝细胞、多形性细胞。

②非霍奇金淋巴瘤：分为 B 细胞、T 细胞和组织细胞型三大类及不同的亚型，其中 B 细胞淋巴瘤最多见；伯基特淋巴瘤：是来源于 B 淋巴细胞的一种高度恶性的淋巴瘤；蕈样霉菌病：是原发于皮肤的 T 细胞淋巴瘤。

（3）畸胎瘤：卵巢和睾丸是发生此瘤最常见的部位。

四、肿瘤的病因学和发病学

肿瘤在本质上是基因病，与遗传、物理、化学等因素有关。

经典试题

1. 癌和肉瘤的主要区别是
A. 肿瘤颜色
B. 肿瘤质地
C. 肿瘤形态
D. 组织来源
E. 转移途径

2. 原位癌概念是
A. 微小癌
B. 无临床表现的癌
C. 不典型增生波及上皮全层，尚未突破基底膜
D. 没有侵犯到肌层的癌
E. 无转移的癌

3. 诊断肉瘤的主要病理形态依据是
A. 无包膜
B. 浸润生长

C. 细胞异型性显著
D. 瘤细胞弥漫分布与间质关系不清
E. 血行转移

4. 下列哪种病变是癌前病变
A. 子宫颈浆细胞肉芽肿
B. 子宫颈囊肿
C. 慢性、糜烂性子宫颈炎
D. 子宫颈息肉
E. 子宫颈肥大

5. 下列哪一项不属于癌前病变
A. 黏膜白斑
B. 结肠多发性息肉
C. 慢性宫颈糜烂
D. 慢性萎缩性胃炎肠上皮化生
E. 肺纤维瘢痕

参考答案：1. D。2. C。3. D。4. C。5. E。

第5单元　心血管系统疾病

重点提示

1. 冠状动脉粥样硬化最常发生于左冠状动脉的前降支。

2. 原发性高血压血管的病理变化：细动脉硬化是高血压病血管病变的主要特征，表现为细动脉的玻璃样变，最具诊断意义的是肾的入球动脉和视网膜动脉的玻璃样变。

3. 风湿性心脏病基本病理变化：增生期又称肉芽肿期，特征性病变是形成风湿小体（Aschoff 小体），属肉芽肿性病变。镜下可见风湿小体的中央为纤维素样坏死，周围是增生的组织细胞即 Aschoff 细胞、成纤维细胞和少量浸润的炎细胞。风湿小体是风湿病的特征性病变，具有诊断意义。

考点串讲

一、动脉粥样硬化

1. 血管的病理变化。

2. 心脏、肾脏和脑的病理变化

（1）冠状动脉粥样硬化及冠心病。

①冠状动脉粥样硬化最常发生于左冠状动脉的前降支（2000）。

②冠心病。

（2）脑动脉粥样硬化。

（3）肾动脉粥样硬化。

二、原发性高血压

（一）血管的病理变化

1. 细动脉硬化是高血压病血管病变的主要特征，表现为细动脉的玻璃样变，最具诊断意义的是肾的入球动脉和视网膜动脉的玻璃样变。

2. 肌型小动脉硬化。

3. 弹力肌型及弹力型动脉硬化。

（二）心脏、肾脏和脑的病理变化

1. 心脏。

2. 肾脏　肾小球入球动脉硬化，管腔狭窄，肾小球因缺血而发生坏死、纤维化和玻璃样变（2004）。

3. 脑　脑出血是晚期高血压最严重的并发症。出血多发生在内囊和基底核区域（2000、2009）。

三、风湿性心脏病

（一）基本病理变化

1. 变质渗出期。

2. 增生期　又称肉芽肿期，特征性病变是形成风湿小体（Aschoff 小体），属肉芽肿性病变。镜下可见风湿小体的中央为纤维素样坏死，周围是增生的组织细胞即 Aschoff 细胞、成纤维细胞和少量浸润的炎细胞（2002、2009）。风湿小体是风湿病的特征性病变，具有诊断意义。

3. 纤维化期　又称愈合期。

（二）心脏的病理变化

1. 风湿性心内膜炎　是风湿性心脏病中最常见的病变。主要累及心瓣膜，以二尖瓣最常见

（2000、2006）。

2. 风湿性心肌炎　间质血管附近可见 Aschoff 小体。

3. 风湿性心外膜炎　绒毛心。

四、心瓣膜病

1. 病因　先天性和后天的感染、退化及其他疾病引起。

2. 主要类型及病理变化

（1）二尖瓣狭窄：大多由风湿性心内膜炎所致，少数可由感染性心内膜炎引起；早期，左心房发生代偿性扩张和肥大，后期左心房代偿失调，心房收缩力减弱而呈高度扩张。

（2）二尖瓣关闭不全（2013）：常是风湿性心内膜炎的后果；其次由亚急性感染性心内膜炎引起。

（3）主动脉瓣关闭不全：主要由风湿性主动脉瓣膜炎造成，也可由感染性主动脉瓣膜炎、主动脉粥样硬化和梅毒性主动脉炎等累及主动脉瓣膜引起。

（4）主动脉瓣狭窄：主要是慢性风湿性主动脉瓣膜炎的后果，常与风湿性二尖瓣病变合并发生。

================ 经典试题 ================

1. 慢性风湿性瓣膜病最常见的联合瓣膜病变发生在
A．二尖瓣和三尖瓣
B．二尖瓣和主动脉瓣
C．三尖瓣和主动脉瓣
D．三尖瓣和肺动脉瓣
E．主动脉瓣和肺动脉瓣

2. 慢性风湿性心瓣膜病一般没有
A．瓣膜增厚变硬
B．瓣叶间互相粘连
C．腱索增粗融合
D．瓣膜断裂、穿孔
E．乳头肌缩短

3. 原发性高血压最常受损的血管是
A．全身大、中动脉
B．全身中、小动脉
C．全身细、小动脉
D．全身中、小静脉
E．全身细、小静脉

4. 高血压脑出血最常见的部位是
A．小脑
B．延髓
C．丘脑
D．脑桥
E．基底核

参考答案：1. B。2. D。3. C。4. E。

第 6 单元　呼吸系统疾病

================ 重点提示 ================

本单元题量不大，重点掌握大叶性肺炎、肺癌、小叶性肺炎病理。

1. 大叶性肺炎病因及病理变化：主要由肺炎链球菌引起，病变以纤维素渗出为主，按发展过程分为 3 期。①充血水肿期：发病 1～2 天。②红色肝样变期：发病后 3～4 天。③灰色肝样变期：发病后 5～6 天，镜下见肺泡腔内充满中性粒细胞和纤维素，肺泡壁毛细血管受压，肺组织呈贫血状。眼观见病变肺叶仍肿胀，呈灰白色，质实如肝，故称灰色肝样变。

2. 肺癌病理类型：①鳞状细胞癌是肺癌中最常见的类型。多属中央型。②腺癌的发生率仅次于鳞状细胞癌，多为周围型，女性患者多见。③腺鳞癌。④小细胞癌。⑤大细胞癌。⑥肉瘤样癌。

═══════ 考点串讲 ═══════

一、慢性支气管炎

1. 概念及病理变化　慢性支气管炎是指发生于支气管黏膜及其周围组织的慢性非特异性炎性疾病。气道慢性、非特异性炎症。

2. 临床病理联系。

二、肺气肿

（一）概念及病理变化

1. 概念　肺气肿是末梢肺组织（呼吸性细支气管、肺泡管、肺泡囊和肺泡）因含气量过多伴肺泡间隔破坏，肺组织弹性减弱，导致肺体积膨大、功能降低的一种疾病状态，是支气管和肺部疾病最常见的合并症。

2. 病理变化

（1）细支气管阻塞性通气障碍：由于管壁纤维组织增生，管腔内黏液栓形成，使细、小支气管发生不完全阻塞。

（2）细支气管支撑组织破坏：镜下，肺泡扩张，肺泡间隔变窄、断裂，相邻肺泡融合可形成肺大泡。肺泡壁毛细血管受压，数目减少。

（二）类型及对机体的影响

1. 类型

（1）肺泡性肺气肿：腺泡中央型肺气肿、腺泡周围性肺气肿、全腺泡型肺气肿。

（2）间质性肺气肿。

（3）其他类型肺气肿：瘢痕旁肺气肿、代偿性肺气肿、老年性肺气肿。

2. 影响　随肺气肿程度的加重，可出现气短症状，甚至休息时也出现呼吸困难及胸闷。当合并感染时，症状加重，并可出现缺氧和酸中毒等。

三、大叶性肺炎

1. 病因及病理变化　主要由肺炎链球菌引起，病变以纤维素渗出为主（2016），按发展过程分为 4 期。

（1）充血水肿期：发病 1～2 天。

（2）红色肝样变期：发病后 3～4 天。

（3）灰色肝样变期：发病后 5～6 天，镜下见肺泡腔内充满中性粒细胞和纤维素，肺泡壁毛细血管受压，肺组织呈贫血状。眼观见病变肺叶仍肿胀，呈灰白色，质实如肝，故称灰色肝样变（2003）。

（4）溶解消散期。

2. 并发症　大叶性肺炎大部分预后好，完全恢复正常的肺组织结构和功能，只有极少部分有并发症。

（1）肺肉质变。

（2）肺脓肿及脓胸。

（3）败血症或脓毒败血症。

（4）感染性休克。

四、小叶性肺炎

1. 病因及病理变化　主要由化脓菌感染引起，化脓菌感染，病变起于细支气管，向周围或末梢组织扩展，形成以肺小叶为单位，灶性散在的急性化脓性炎症（2006）。

2. 并发症　呼吸衰竭、心力衰竭、肺脓肿和脓胸、支气管扩张症。

五、肺癌

1. 病理类型（2014）和病理变化

（1）肉眼类型：可分为中央型、周围型和弥漫型。中央型以鳞状细胞癌多见（2014、2017），多有吸烟史。周围型肺癌腺细胞癌最多见，弥漫型肺癌以肺泡细胞癌多见（2017）。

（2）组织学类型：可分为鳞状细胞癌（组织学特点有角化珠）、腺癌（多为周围型，女性多见）、小细胞癌（组织学特点有假菊形团结构）、大细胞癌和肉瘤样癌等。其中小细胞癌对放化疗敏感，腺癌为分化最好的细支气管肺泡癌，大细胞癌生长迅速，易转移。

2. 扩散和转移

（1）直接蔓延：中央型肺癌直接侵及纵隔、心包或对侧肺等周围组织；周围型肺癌可侵犯胸膜。

（2）转移：肺癌发生转移较早且较多见。淋巴道转移首先至肺内支气管淋巴结，然后到肺门、纵隔、锁骨上及颈部淋巴结等处。血道转移最常见于脑、骨、肾上腺、肝。

=== 经 典 试 题 ===

1. 铁锈色痰常见于大叶性肺炎哪期
A. 中毒性休克
B. 充血水肿期
C. 红色肝样变期
D. 灰色肝样变期
E. 溶解消散期

2. 不符合大叶性肺炎特征的是
A. 属于纤维素性炎症
B. 可发生肺肉质变
C. 病变多累及一个大叶
D. 可出现肺实变体征
E. 常并发肺脓肿

3. 下列哪项不是中央型肺癌的病变
A. 位于肺门部
B. 由段以下支气管发生
C. 鳞癌多见
D. 痰涂片检查阳性率高
E. 晚期肺门淋巴结转移

4. 男性，35 岁。3 天前受凉后感头痛、畏寒，继而高热、咳嗽、咳铁锈色痰，左侧胸痛，气急不能平卧，X 线检查左肺可见大片阴影，应诊断为
A. 肺转移瘤
B. 肺出血肾炎综合征
C. 肺癌继发感染
D. 大叶性肺炎
E. 支气管扩张症

参考答案：1. C。2. E。3. B。4. D。

第 7 单元　消化系统疾病

=== 重 点 提 示 ===

本单元出题重点集中在病毒性肝炎，其中各类肝炎的临床病理类型及疾病特点是主要的考查点，多以概念考查和理解分析的题型为主，有一定的难度，需多下工夫，熟练掌握各型的特点及其联系，加强相关题目的练习。

临床病理类型和病变特点：①急性普通型肝炎：病变以肝细胞变性为主，其中以肝细胞胞质疏松化和气球样变、肝细胞嗜酸性变和嗜酸性小体形成为主。坏死病变较轻，表现为肝小叶内散在的点状坏死。②慢性普通型肝炎：轻度者有点灶状坏死，偶见轻度碎片状坏死，汇管区纤维组织增生，肝小叶结构完整。中度者肝细胞坏死明显，可见中度碎片状坏死及特征性的桥接坏死。肝小叶内有纤维间隔形成，但小叶结构大部分保存。③重型肝炎：急性重型肝炎又称暴发型或电击型肝炎。病理变化表现为肝细胞坏死严重而广泛，坏死面积约占 2/3。眼观，肝体积显著缩小，重量减轻，质地柔软，包膜皱缩。切面呈黄色或褐红色，故又称急性黄色（或红色）肝萎缩。

═══ 考点串讲 ═══

一、消化性溃疡

（一）病因及病理变化

1. 病因　①幽门螺杆菌的感染。②黏膜抗消化能力降低。③胃液的消化作用：胃酸分泌增加。④神经、内分泌功能失调。⑤遗传因素。

2. 病理变化

（1）眼观：溃疡通常为一个，多位于小弯侧，边缘整齐，常深达肌层，直径多在 2.5cm 以内（2002）。

（2）光镜：溃疡组织由黏膜侧到浆膜面依次为渗出层、坏死层、肉芽组织层和瘢痕组织 4 层结构。

（二）并发症

出血：最常见（2014）；穿孔；幽门梗阻；癌变。

二、病毒性肝炎

（一）病因及基本病理变化

1. 病因

（1）甲型肝炎病毒：甲型肝炎病毒通过肠道上皮经门静脉系统感染。

（2）乙型肝炎病毒：HBV 主要经血流、血液污染的物品、吸毒或密切接触传播。

（3）丙型肝炎病毒：主要通过注射或输血感染。

（4）丁型肝炎病毒：与 HBV 同时感染或在 HBV 携带者中再感染 HDV。

（5）戊型肝炎病毒：通过消化道传播。

（6）庚型肝炎病毒：通过污染的血液或血制品传播，也可能经性传播。

2. 基本病理变化　以肝细胞的弥漫性变质性炎症（变性、坏死）为主，伴有不同程度的炎细胞浸润、肝细胞再生和纤维组织增生等变化（2000）。

（二）临床病理类型和病变特点

分为急性、慢性及重型肝炎 3 大类。

1. 急性普通型肝炎　病变以肝细胞变性为主（2005），其中以肝细胞胞质疏松化和气球样变、肝细胞嗜酸性变和嗜酸性小体形成为主。坏死病变较轻，表现为肝小叶内散在的点状坏死（2006、2012）。

2. 慢性普通型肝炎　将慢性肝炎分为轻、中、重度 3 类。

（1）轻度慢性肝炎：有点灶状坏死，偶见轻度碎片状坏死，汇管区纤维组织增生，肝小叶结构完整。

（2）中度慢性肝炎：肝细胞坏死明显，可见中度碎片状坏死及特征性的桥接坏死。肝小叶内有纤维间隔形成，但小叶结构大部分保存。

（3）重度慢性肝炎。

3. 重型肝炎　病情严重，根据起病急缓及病变程度，可分为急性重型和亚急性重型两种。

（1）急性重型肝炎：起病急，病变发展迅猛，病死率高，故又称暴发型或电击型肝炎。病理变化表现为肝细胞坏死严重而广泛，坏死面积约占 2/3。眼观，肝体积显著缩小，重量减轻，质地柔软，包膜皱缩。切面呈黄色或褐红色，故又称急性黄色（或红色）肝萎缩（2000）。

（2）亚急性重型肝炎。

三、门脉性肝硬化

1. 病因。

2. 病理变化：由于肝细胞反复坏死增生，致使正常肝小叶结构被破坏，由增生的纤维组织将再生之肝细胞结节分割包绕，形成大小不等、圆形或椭圆形的肝细胞团，称假小叶。假小叶的中央静脉缺如、偏位或有两个以上，肝细胞索排列紊乱，假小叶周围胆管和纤维组织增生，并有慢性炎细胞浸润（2000、2002）。

3. 病理临床联系

（1）门静脉高压

①胃肠道淤血、水肿。

②脾大。

③腹水形成，表现为腹腔内出现大量草黄色的清亮液体（2003）。

④侧支循环形成。

（2）肝功能不全。

四、原发性肝癌

1. 病理类型和病理变化

（1）肝癌的眼观分型：①巨块型；②多结节型（2017）；③弥漫型。

（2）肝癌的组织学类型：①肝细胞性肝癌；②胆管上皮癌；③混合型肝癌。

2. 早期肝癌的概念　指单个癌结节最大直径＜3cm 或两个癌结节合计最大直径＜3cm 的原发性肝癌。

━━━━━━━━━━━━━━ 经典试题 ━━━━━━━━━━━━━━

1. 重度慢性乙型病毒性肝炎时，磨玻璃样肝细胞的原因是

A. 滑面内质网内有大量 HBsAg

B. 粗面内质网内有大量 HBsAg

C. 线粒体肿胀

D. 内质网肿胀

E. 吞噬溶酶体增多

2. 肝细胞呈碎片坏死或形成桥接坏死见于

A. 急性重型病毒性肝炎

B. 亚急性重型病毒性肝炎

C. 慢性普通型病毒性肝炎

D. 病毒携带者

E. 急性普通型病毒性肝炎

3. 下列哪项不是乙型病毒性肝炎通常具有的基本改变

A. 气球样变

B. 脂肪变性

C. 嗜酸性变

D. 凝固性坏死

E. 肝细胞再生

4. 肝硬化引起脾肿大的原因是

A. 纤维组织增生

B. 慢性淤血

C. 脾功能亢进

D. 单核细胞增生

E. 淋巴细胞增生

参考答案： 1. A。2. C。3. B。4. B。

第 8 单元　泌尿系统疾病

━━━━━━━━━━━━━━ 重点提示 ━━━━━━━━━━━━━━

本单元不是考试的重点所在，简单了解即可。

慢性肾盂肾炎病理变化：眼观出现不规则的瘢痕，病变处肾包膜与周围组织粘连，肾外形改变。切面肾盂扩张、变形，肾盂黏膜增厚粗糙。

====== **考点串讲** ======

一、肾小球肾炎

类型及病理变化

1. 弥漫性毛细血管内增生性肾小球肾炎　基底膜和脏层上皮细胞之间可见有"驼峰"状电子致密物沉积。

2. 新月体性肾小球肾炎　肾小球内有新月体形成。

3. 膜性肾小球肾炎　电子致密物沿基底膜外侧呈钉状突起。

4. 慢性硬化性肾小球肾炎　继发性颗粒状固缩肾。

5. 轻微病变性肾小球肾炎　肾小管内可见脂滴。

二、慢性肾盂肾炎

病理变化及病理临床联系

1. 眼观　出现不规则的瘢痕，病变处肾包膜与周围组织粘连，肾外形改变。切面肾盂扩张、变形，肾盂黏膜增厚粗糙（2006）。

2. 病理临床联系　病程长，反复发作，可进展至尿毒症。

====== **经典试题** ======

肾盂肾炎属于

A. 肾盂和肾间质的化脓性炎

B. 肾盂和肾间质的肉芽肿性炎

C. 肾盂和肾间质的出血性炎

D. 肾盂和肾间质的纤维素性炎

E. 肾盂黏膜的变质性炎

参考答案： A。

第 9 单元　内分泌系统疾病

====== **重点提示** ======

本单元不常考，适当了解。

糖尿病的病理变化：胰腺（1 型 B 细胞坏死，2 型淀粉样变性）、血管（硬化）、肾脏（弥漫性肾小球硬化）、视网膜（增生性或非增生性）、神经（广泛变性）。

====== **考点串讲** ======

1. 甲状腺疾病

（1）非毒性甲状腺肿病理变化：滤泡高度扩张，充满大量胶体，而滤泡壁细胞变扁平，提示甲状腺功能不足。

（2）甲状腺肿瘤的病理变化及分类：乳头状腺癌、滤泡状腺癌、未分化癌、髓样癌。

2. 糖尿病

（1）类型及病因。

①原发性糖尿病之胰岛素依赖型：胰岛 B 细胞严重受损，细胞数目明显减少，胰岛素分泌绝对不足，血中胰岛素降低，引起糖尿病。

②原发性糖尿病之非胰岛素依赖型：病因、发病机制不清楚，认为是与肥胖有关的胰岛素相对不足及组织对胰岛素不敏感所致。

③继发性糖尿病：炎症、肿瘤、手术或其他损伤和某些内分泌疾病（如肢端肥大症、Cushing 综合征、甲状腺功能亢进症、嗜铬细胞瘤和类癌综合征）等。

（2）糖尿病的病理变化：胰腺（1 型 B 细胞坏死，2 型淀粉样变性）、血管（硬化）、肾脏（弥漫性肾小球硬化）、视网膜（增生性或非增生性）、神经（广泛变性）。

3. 胰腺肿瘤的病理变化。

第 10 单元 乳腺及女性生殖系统疾病

══ 重点提示 ══

本单元重点掌握病理。

子宫颈癌组织学类型。①子宫颈鳞状细胞癌。早期子宫颈癌：起源于子宫颈外口和柱状上皮交界处的鳞状上皮。由于细胞增生、形态上出现异型性，当异型增生累及上皮全层（包括累及宫颈腺体）而未突破基底膜时，称为原位癌或上皮内癌。②子宫颈腺癌。

══ 考点串讲 ══

一、乳腺癌

常见组织学类型有导管内癌、浸润性小叶癌、佩吉特病（2009）。转移途径有直接蔓延、淋巴道、血道。

二、子宫颈癌

（一）组织学类型

1. 子宫颈鳞状细胞癌　约占子宫颈癌的 95%。根据病变发展，可分为早期子宫颈癌及浸润性子宫颈癌。

（1）早期子宫颈癌：起源于子宫颈外口和柱状上皮交界处的鳞状上皮。由于细胞增生、形态上出现异型性，当异型增生累及上皮全层（包括累及宫颈腺体）而未突破基底膜时，称为原位癌或上皮内癌（2002、2005）。原位癌的部分癌细胞突破基底膜向固有膜浸润，但浸润深度不超过基底膜下 3～5mm，在固有膜中形成一些不规则的癌细胞条索或小团块，称为早期浸润癌。

（2）浸润癌。

2. 子宫颈腺癌　预后较子宫颈鳞状细胞癌好。

（二）扩散与转移

直接蔓延或淋巴道。血行转移少见。

三、葡萄胎、侵袭性葡萄胎

1. 病理变化

（1）葡萄胎：水泡状胎块。

（2）侵蚀性葡萄胎：向子宫外侵袭，引起大出血。可有肺转移。

2. 葡萄胎的病理临床联系　患者多半在妊娠的第 11 周至第 25 周出现症状，由于胎盘绒毛水肿致子宫体积明显增大，超出相应月份正常妊娠子宫体积。胚胎早期死亡，虽然子宫体积超过正常 5 个月妊娠，但听不到胎心，亦无胎动。由于滋养细胞增生，患者血和尿中绒毛膜促性腺激素（HCG）明显增高，是协助诊断的重要指标。

四、绒毛膜癌

瘤组织内无血管和其他间质，也无绒毛。

══ 经典试题 ══

子宫颈癌最常发生于

A. 子宫颈管

B. 子宫颈外口

C. 子宫颈内口

D. 子宫颈前唇　　　　　　　　　　　　　　　E. 子宫颈后唇

参考答案：B。

第 11 单元　常见传染病及寄生虫病

════════════ **重点提示** ════════════

本单元历年的出题量较大，平均每年出题量在 2 题左右。

出题重点首先集中在结核病的知识点上，其中对于其病变的性质、特征及各类型的特点的考查非常频繁，要求考生必须牢固掌握。其次为流行性脑脊髓膜炎脑炎的考查，多以理解记忆型题目为主，相关的概念定义，特别是其特征及与流行性乙型脑炎的区别，是出题重点，一定要多加注意。

1. 结核病病因、基本病理变化。①增生为主的病变：镜下典型结核结节中央常有干酪样坏死，其中含有结核分枝杆菌，周围有类上皮细胞、Langhans 巨细胞及外周浸润的淋巴细胞和少量增生的成纤维细胞。②变质为主的变化：当细菌数量多、毒力强、机体免疫力低或变态反应强烈时，渗出及增生的病变均可发生干酪样坏死。

2. 流行性乙型脑炎病变性质是变质性炎症。流行性脑脊髓膜炎病变性质是化脓性炎症。

════════════ **考点串讲** ════════════

一、结核病

（一）病因、基本病理变化及转化规律

1. 病因、病理　结核病是一种特殊性炎症，其病变特点是形成结核性肉芽肿（2000）。

（1）渗出为主的病变。

（2）增生为主的病变：镜下典型结核结节中央常有干酪样坏死，其中含有结核分枝杆菌，周围有类上皮细胞、Langhans 巨细胞及外周浸润的淋巴细胞和少量增生的成纤维细胞。

（3）变质为主的变化：当细菌数量多、毒力强、机体免疫力低或变态反应强烈时，渗出及增生的病变均可发生干酪样坏死（2004）。

2. 转化规律　结核病的发展和结局取决于机体抵抗力和结核杆菌致病力之间的矛盾关系。

（1）转向愈合：吸收、消散、纤维化、钙化。

（2）转向恶化：浸润进展、溶解播散。

（二）原发性肺结核的病理变化和结局

1. 原发性肺结核的病变特点。

2. 原发性肺结核发展和结局。

3. 肺外器官结核　原发性肺结核经血道播散的后果。

（三）继发性肺结核的类型和病理变化

继发性肺结核是指人体再次感染结核分枝杆菌而发生的肺结核，多见于成年人。

1. 局灶型肺结核。

2. 浸润型肺结核临床上最常见，属于活动性肺结核（2000）。

3. 慢性纤维空洞型肺结核在浸润型肺结核急性空洞的基础上，病变经久不愈而形成。病变特点如下。

（1）厚壁空洞形成：洞壁内层为干酪样坏死、中层为结核性肉芽组织、外层为纤维组织（2005）。

（2）肺内出现新旧不同的播散病灶。

4. 干酪样肺炎。

5. 结核球。

6. 结核性胸膜炎。

二、细菌性痢疾

1. 病因、病理变化 痢疾杆菌从粪便中排出后可直接或间接（苍蝇为媒介）经口传染给健康人。急性细菌性痢疾主要发生于大肠，以乙状结肠和直肠最重。初期表现为急性黏液卡他性炎，随后大量纤维素渗出，与坏死的黏膜组织、中性粒细胞等一起形成特征性的假膜（假膜性炎）（2002、2004）。假膜脱落后形成表浅、大小不等的"地图状溃疡"。

2. 病理临床联系。

三、伤寒

伤寒是由伤寒杆菌引起的急性传染病，病变特征是全身单核吞噬细胞系统增生，以回肠末段淋巴组织的病变最为突出。伤寒的本质是肉芽肿性炎（2000）。

1. 肠道病理变化：病变主要累及回肠下段集合和孤立淋巴小结（2003）。

2. 病理临床联系。

四、流行性脑脊髓膜炎

1. 病因、病理变化 流行性脑脊髓膜炎是由脑膜炎奈瑟菌引起的急性化脓性炎症。病变性质是化脓性炎症（2000）。眼观可见蛛网膜下腔充满灰黄色脓性渗出物，使脑回、脑沟模糊不清（2002）。

2. 病理临床联系 脑膜刺激征、颅内压升高、脑脊液改变（中性粒细胞↑、蛋白↑、糖↓、氯化物↓）。

五、流行性乙型脑炎

1. 病因、病理变化 流行性乙型脑炎是由乙型脑炎病毒感染所致的急性传染病，病变性质是变质性炎症（2000、2006），病变广泛累及整个中枢神经系统的灰质，尤以大脑皮质、基底核、视丘为重。

（1）大体：脑膜充血，脑水肿，脑皮质、基底核、视丘可见粟粒大或针尖大的半透明软化灶。

（2）镜下

①血管反应和炎症反应。

②神经细胞变性、坏死。

③软化灶形成神经组织发生局灶性坏死液化，形成质地疏松、染色较浅的筛网状病灶（2000、2009）。

④胶质细胞增生。

2. 病理临床联系 神经细胞广泛变性、坏死、脑神经麻痹、颅内压增高。

六、血吸虫

1. 病因、基本病理改变 日本血吸虫寄生于门静脉系统所引起的疾病。由皮肤接触含尾蚴的疫水而感染。

2. 肝、肠的病理变化 肝（血吸虫性肝硬化）、肠（主要累及直肠、乙状结肠和降结肠）。

七、艾滋病、性病

1. 艾滋病的病因、基本病理变化及病理临床联系 人免疫缺陷病毒（HIV）引起的慢性传染病。

2. 尖锐湿疣的病因、基本病理变化 是由 HPV 引起的性传播疾病。

3. 淋病的病因、基本病理变化及病理临床联系 是由淋球菌引起的急性化脓性炎，是最常见的性传播疾病。

经典试题

1. 最常见的结核病是
A. 肺结核
B. 肠结核
C. 肾结核
D. 骨结核
E. 附件结核

2. 在结核病基本病变中，渗出为主的病变表现为
A. 化脓性炎
B. 出血性炎
C. 卡他性炎
D. 假膜性炎
E. 浆液纤维素性炎

3. 下列选项中，已不存在结核杆菌的病变是
A. 钙化灶
B. 纤维干酪病灶
C. 病灶纤维化
D. 典型的结核结节
E. 干酪样坏死病灶

4. 细菌性痢疾的好发部位是
A. 回盲部
B. 回肠
C. 升结肠
D. 直肠和乙状结肠
E. 空肠和回肠

5. 急性菌痢的病变属于
A. 浆液性炎
B. 化脓性炎
C. 假膜性炎
D. 出血性炎
E. 卡他性炎

6. 流行性乙型脑炎较具特征的病变是
A. 噬神经细胞现象
B. 卫星现象
C. 筛状软化灶
D. 淋巴细胞袖口状浸润
E. 胶质结节

参考答案：1. A。2. E。3. C。4. D。5. C。6. C。

第 17 章　生物化学

════════════ **本章重点** ════════════

生物化学中需重点掌握的内容有：①蛋白质的结构与功能；②DNA 的结构与变性和复性及 RNA 的结构与功能；③酶的催化作用；④糖原的分解代谢、糖异生、磷酸戊糖途径、关键酶和生理意义；⑤呼吸链和氧化磷酸化的影响因素；⑥氨的代谢，尤其是尿素合成的部位和过程；⑦蛋白质和 RNA 的生物合成。

第 1 单元　蛋白质的化学

════════════ **重点提示** ════════════

本单元出题的重点在蛋白质的一、二、三、四级结构。

1. 蛋白质基本组成单位：氨基酸（均是 L-α-氨基酸，甘氨酸除外）。

2. 蛋白质一级结构：N-端至 C-端氨基酸的排列顺序，其主要化学键是肽键。二级结构是指局部主链的空间构象，有 α 螺旋、β 折叠、β 转角和无规卷曲。

3. 蛋白质变性：不涉及氨基酸序列的改变，变性蛋白质易于析出、沉淀，变性程度轻的蛋白质去除变性因素后可复性。

════════════ **考点串讲** ════════════

1. 蛋白质的分子组成

（1）元素组成

①主要为碳、氢、氧、氮、硫等。部分含有少量磷和金属元素，个别蛋白质含碘。

②各种蛋白质含氮量接近，平均约 16%。

（2）基本单位

①氨基酸为组成蛋白质的基本单位，由共同连接在 α-碳原子的 NH_3^+、COO^- 及支链组成，均是 L-α-氨基酸（甘氨酸除外）。

②氨基酸的分类：非极性疏水性氨基酸（甘氨酸、丙氨酸、缬氨酸、亮氨酸等）、极性中性氨基酸（色氨酸、丝氨酸、酪氨酸、蛋氨酸、苏氨酸等）、酸性氨基酸（天冬氨酸、谷氨酸）、碱性氨基酸（赖氨酸、精氨酸、组氨酸）（2008）。

2. 蛋白质的分子结构

（1）肽键与肽链

①肽键：连接两个氨基酸的酰胺键，一定为双键性能，不能自由旋转。

②肽链：氨基酸通过肽键连接互相结合组成。

（2）一级结构：①N-端至 C-端氨基酸的排列顺序。②主要化学键为肽键（2007）。

（3）二级结构：α 螺旋。

①肽链主链骨架原子的相对空间位置（2004）：α 螺旋、β 折叠、β 转角和无规卷曲（2014）。

②α 螺旋：螺旋式上升，顺时针方向，肽键的 N-H 和第 4 个肽键的羰基氧形成氢键（2016），与螺旋长轴基本平行，稳固螺旋结构，氨基酸侧链伸向螺旋外侧（2002）。

③β 折叠：锯齿状结构，残基侧链位于锯齿状结构的上下方。

（4）三级和四级结构概念

①三级结构：为全部氨基酸残基的相对空间位置。

②结构域：三级结构的划分，球状或纤维状区域，折叠紧密。

③分子伴侣：保护协助蛋白质折叠成天然构象或四级结构。

④四级结构（2009）：蛋白质分子各亚基之间，特定的三维空间排布。氢键和离子键为各亚基间的主要结合力，同二聚体，异二聚体。

3. 蛋白质的理化性质

（1）等电点：当蛋白质溶液处于某一 pH 时，蛋白质解离成正、负离子的趋势相等，成为兼性离子，净电荷为零，此时溶液 pH 称为蛋白质的等电点。

（2）沉淀：一定条件下，蛋白质的疏水基团暴露在外，肽链相互缠绕继而聚集，从溶液中析出，变性蛋白质易于发生沉淀，有时蛋白质发生沉淀，但不变性。

（3）变性

①蛋白质空间构象的破坏，理化性质的改变及生物活性的丧失。二硫键和非共价键的破坏，不涉及氨基酸序列的改变。

②变性后的蛋白质易于析出、沉淀。

③变性程度轻的蛋白质（2006），去除变性因素后，可恢复或部分恢复原有的构象和功能，称为复性。

经典试题

1. 蛋白质分子中的肽键

A. 是由一个氨基酸的 α-氨基和另一个氨基酸的 α-羧基形成的

B. 是由谷氨酸的 γ-羧基与另一个氨基酸的 α-氨基形成的

C. 氨基酸的各种氨基和各种羧基均可形成肽键

D. 是由赖氨酸的 ε-氨基与另一个氨基酸的 α-羧基形成的

E. 是由两个氨基酸的羧基脱水而成的

2. 对蛋白质结构错误的叙述为

A. 都应具有一级结构

B. 都应具有二级结构

C. 都应具有三级结构

D. 都应具有四级结构

E. 二级及二级以上结构统称为空间结构

3. 变性蛋白质的主要特点是

A. 不易被胃蛋白酶水解

B. 黏度下降

C. 溶解度增加

D. 颜色反应减弱

E. 原有的生物活性丧失

4. 蛋白质分子结构与功能的关系正确说法是

A. 一级结构与功能密切相关

B. 空间结构与功能无关

C. 空间结构发生改变一定会丧失其活性

D. 三级结构的蛋白质与功能毫无关系

E. 空间结构破坏，一级结构无变化，蛋白质仍有生物活性

5. α-螺旋每上升一圈相当于几个氨基酸

A. 2.5

B. 2.7

C. 3.0

D. 3.6

E. 4.5

6. 氨基酸在等电点时，应具有的特点是

A. 只带正电荷

B. 只带负电荷

C. 正电荷大于负电荷

D. 溶解度最大

E. 在电场中不泳动

7. 下列关于谷胱甘肽的叙述中，哪项是错误的

A. 它是一个三肽

B. 是一种具有两性性质的肽

C. 是一种酸性肽

D. 在体内是一种还原剂

E. 它有两种离子形式

参考答案：1. A。2. D。3. E。4. A。5. D。6. E。7. C。

第 2 单元　维　生　素

=== 重点提示 ===

本单元因为知识点相对比较局限，估计以后出题的可能性比较小，每年至多 1 题。

1. 维生素 B_1 缺乏患维生素 B_1 缺乏病（脚气病）、末梢神经炎；维生素 C 缺乏患维生素 C 缺乏病（坏血病）。

2. 辅酶：维生素 PP（NAD^+ 和 $NADP^+$ 为多种不需氧脱氢酶的辅酶）、维生素 B_6（磷酸吡哆醛、磷酸吡哆胺是氨基酸代谢中转氨酶和脱羧酶的辅酶、δ-氨基 γ-酮戊酸合成酶的辅酶）。

=== 考点串讲 ===

一、脂溶性维生素的生理功能及缺乏病

1. 维生素 D　调节钙磷代谢。儿童期缺乏维生素 D 导致佝偻病，成年人缺乏维生素 D 引起软骨病。

2. 维生素 E　抗氧化；维持生殖功能；促进血红素代谢。

二、水溶性维生素的生理功能及缺乏病

1. 维生素 B_1　即硫胺素，体内活性型为焦硫酸硫胺素（TPP）。

（1）生理功能：TPP 为 α-酮酸氧化脱羧酶和转酮醇酶的辅酶，可抑制胆碱酯酶活性。

（2）缺乏病：脚气病（2013）和（或）末梢神经炎。

2. 维生素 B_2　即核黄素，体内活性型为黄素单核苷酸（FMN）、黄素腺嘌呤二核苷酸（FAD）。

（1）生理功能：氧化还原酶的辅基。

（2）缺乏病：口角炎、唇炎、阴囊炎、眼睑炎等。

3. 维生素 PP　烟酸及烟酰胺，肝脏内由色氨酸转变，活性型包括烟酰胺腺嘌呤二核苷酸（NAD^+）和烟酰胺腺嘌呤二核苷酸磷酸（$NADP^+$）。

（1）生理功能：NAD^+ 和 $NADP^+$ 为多种不需氧脱氢酶的辅酶。

（2）缺乏病：糙皮病（赖皮病）。

4. 维生素 B_6　吡哆醇、吡哆醛、吡哆胺，体内活性型为磷酸吡哆醛、磷酸吡哆胺（2006）。

生理功能：氨基酸代谢中转氨酶和脱羧酶的辅酶，δ-氨基 γ-酮戊酸合成酶的辅酶。

5. 叶酸

（1）生理功能：四氢叶酸参与一碳基团的转移，参加多种生理功能。

（2）缺乏病：巨幼细胞贫血。

6. 维生素 B_{12}　钴胺素，唯一含金属元素的维生素。

（1）生理功能：参与甲基反应（同型半胱氨酸甲基化为蛋氨酸）。

（2）缺乏病：巨幼细胞贫血。

7. 维生素 C

（1）生理功能：促进胶原蛋白合成、参与氧化还原反应、保护巯基、增加铁吸收、催化胆固醇转变为 7-α 羟胆固醇的 7-α 羟化酶的辅酶、参与芳香族氨基酸的代谢。

（2）缺乏病：维生素 C 缺乏病（坏血病）（2013）。

=== 经典试题 ===

下列有关维生素的叙述哪一个是正确的
A. 维生素是含氮的有机化合物
B. 除维生素 C 外，所有的水溶性维生素均可作为辅酶或辅基的前体
C. 所有的辅酶都是维生素
D. 前列腺素由脂溶性维生素生成
E. 维生素是构成组织的原料，也是机体的能源物质

参考答案：B。

第 3 单元　酶

—— 重点提示 ——

本单元常考。重点掌握酶促反应的影响因素尤其是 K_m 和 V_{max} 的意义。

1. 酶促反应特点：高效性（降低反应活化能）、特异性、可调节性。

2. 酶蛋白决定反应的特异性，酶的活性中心由必需基团组成，可与底物特异结合并将底物转化为产物。

3. K_m 是指反应速度为 $1/2V_{max}$ 时的底物浓度。与酶的结构、底物和反应环境有关，与酶的浓度无关。

—— 考点串讲 ——

1. 概述

（1）概念：酶为一种具有生物活性的蛋白质，为生物催化剂。

（2）酶促反应的特点（2015）。

①<u>高效性：降低反应活化能（2003）。</u>

②特异性：绝对特异性、相对特异性、立体异构特异性。

③<u>可调节性（2016）</u>：酶的生成与降解、酶的催化效力、底物浓度的改变。

2. 酶的结构与功能

（1）分子组成：单纯酶和结合酶。

①<u>酶蛋白：结合酶的蛋白质组成部分，决定反应的特异性（2002、2005）。</u>

②辅助因子：结合酶的非蛋白质组成部分，决定反应的种类与性质，一般为金属离子或小分子有机化合物，分为辅酶与辅基。

（2）活性中心与必需基团：<u>酶的活性中心由必需基团组成，具有特定空间结构，与底物特异结合并将底物转化为产物（2007、2009）。</u>

①结合基团：结合底物和辅酶。

②催化基团：催化发生化学反应。

（3）酶原与酶原的激活。

①酶原：<u>无活性的前体酶（2012）。</u>

②酶原激活：酶原向酶的转化过程，活性中心的形成或暴露。如蛋白激酶 A 需经 cAMP 激活后方可发挥作用。

（4）<u>同工酶（2017）</u>

①相同点：催化的化学反应相同。

②不同点：酶蛋白的分子结构、理化性质或免疫学性质不同。

3. 影响酶促反应速度的因素

（1）酶浓度。

（2）底物浓度：底物浓度的影响，米-曼方程式。

①<u>K_m：米氏常数，酶促反应速度为最大速度一半时的底物浓度；酶的特性常数之一，与酶的结构、底物和反应环境有关，与酶的浓度无关（2004）。</u>

②<u>V_{max}：酶完全被底物饱和时的反应速度，与酶浓度成正比。</u>

（3）温度：<u>最适温度为酶促反应速度最快时的环境温度。</u>

（4）pH：<u>最适 pH 为酶催化活性最大时的环境 pH（2004）。</u>

（5）激活药。

（6）抑制药：可逆性抑制、不可逆性抑制。

1. 下列有关酶的概念哪一项是正确的

A. 所有的蛋白质都有酶活性

B. 其底物都是有机化合物

C. 其催化活性都需要特异的辅助因子

D. 对底物都有绝对专一性

E. 其化学本质是蛋白质或 RNA

2. 酶能催化化学反应是由于其能

A. 提供能量

B. 降低反应自由能变化

C. 降低底物能量水平

D. 提高产物的能量水平

E. 降低反应的活化能

3. 下列关于同工酶概念的叙述哪一项是正确的

A. 是结构相同而存在部位不同的一组酶

B. 是催化相同化学反应而理化性质及免疫学特性不同的一组酶

C. 是催化相同反应而分布不同的一组酶

D. 是催化相同反应的所有酶

E. 所有酶均有同工酶

参考答案：1. E。2. E。3. B。

第 4 单元 糖 代 谢

重点提示

本单元出题点非常多，考生要重点掌握三羧酸循环和糖异生的大致过程及其关键酶。建议考生将物质代谢联系起来，形成网络，这样才能记得牢固。

1. 糖酵解限速酶主要有己糖激酶、6-磷酸果糖激酶-1、丙酮酸激酶。

2. 糖有氧氧化：丙酮酸氧化脱羧生成乙酰 CoA。

3. 糖原分解的关键酶是磷酸化酶。

4. 糖异生的关键酶为丙酮酸羧化酶、磷酸烯醇式丙酮酸羧激酶、果糖双磷酸酶-1、葡萄糖-6-磷酸化酶。

5. 磷酸戊糖途径提供 NADPH 作为供氢体参与多种代谢反应、合成代谢、羧化反应、维持谷胱甘肽的还原状态。

考点串讲

一、糖的分解代谢

1. 糖酵解的主要过程、关键酶和生理意义

（1）糖酵解的基本途径：葡萄糖→丙酮酸→乳酸。

（2）阶段一：酵解途径。

①葡萄糖磷酸化为 6-磷酸葡萄糖（2008）：己糖激酶催化，活化葡萄糖，直接消耗 ATP。

②6-磷酸葡萄糖转变为 6-磷酸果糖：磷酸己糖异构酶催化 Mg^{2+} 参与的可逆反应。

③6-磷酸果糖变为 1，6-二磷酸果糖：6-磷酸果糖激酶-1 催化。

④磷酸己糖裂解为 2 分子的磷酸丙糖：醛缩酶催化的可逆反应。

⑤磷酸丙糖同分异构化：磷酸丙糖异构酶催化。

以上反应为耗能阶段，1 分子葡萄糖消耗 2 分子 ATP，产生 2 分子 3-磷酸甘油醛。

⑥3-磷酸甘油醛氧化为 1，3-二磷酸甘油酸：3-磷酸甘油醛脱氢酶催化，生成 $NADH+H^+$。

⑦1，3-二磷酸甘油酸转变为 3-磷酸甘油酸：磷酸甘油酸激酶催化，酵解过程中第一次产生 ATP 的反应。

⑧3-磷酸甘油酸转变为 2-磷酸甘油酸：磷酸甘油酸变位酶催化，可逆。

⑨2-磷酸甘油酸脱水为磷酸烯醇式丙酮酸：烯醇化酶催化。

⑩磷酸烯醇式丙酮酸将高能磷酸键给 ADP 生成 ATP 和丙酮酸：丙酮酸激酶催化。

（3）阶段二：丙酮酸转化为乳酸，为乳酸脱氢酶催化。

（4）糖酵解的调节酶

①6-磷酸果糖激酶-1：调节酵解途径最重要的酶。

②丙酮酸激酶：为第 2 个重要的调节点。

③葡萄糖激酶或己糖激酶。

（5）糖酵解的生理意义：为机体迅速提供能量，成熟红细胞完全依赖糖酵解提供能量。

2. 糖有氧氧化的基本过程、关键酶和生理意义

（1）有氧氧化的基本途径

①丙酮酸氧化脱羧：丙酮酸＋NAD^+＋HSCoA→乙酰 CoA＋NADH＋H^+＋CO_2。

②三羧酸循环：柠檬酸形成，异柠檬酸形成，第一次氧化脱羧形成 α-酮戊二酸，第二次氧化脱羧形成琥珀酰 CoA，高能磷酸化生成琥珀酸，脱氢后生成延胡索酸，加水成为苹果酸，脱氢成为草酰乙酸（苹果酸脱氢酶催化）（2003、2007）。

（2）有氧氧化生成的 ATP：1mmol 葡萄糖＋38ADP＋38Pi＋$6O_2$→38ATP＋$6CO_2$＋$44H_2O$（2003）。

（3）三羧酸循环的生理意义

①3 种营养素的最终代谢通路。

②通过 4 次脱氢，为氧化磷酸化反应生成 ATP 提供 NADH＋H^+和 $FADH_2$。

③糖、脂肪、氨基酸代谢联系的枢纽。

3. 磷酸戊糖途径的生理意义

（1）为核酸的生物合成提供核糖（2002）。

（2）提供 NADPH 作为供氢体参与多种代谢反应、合成代谢、羧化反应、维持谷胱甘肽的还原状态（2000、2003、2005、2017）。

二、糖原的合成与分解

1. 概念

（1）糖原合成：葡萄糖合成糖原的过程为糖原合成。每增加一个葡萄糖单位消耗 2 分子 ATP。

（2）糖原分解：糖原磷酸化酶（2012）作用下非还原端分解产生 1 个 1-磷酸葡萄糖，葡聚糖转移酶将 3 个葡萄糖基转移至邻近糖链的末端，α-1，6 葡萄糖苷酶水解以 α-1，6 糖苷键连接的葡萄糖为游离葡萄糖，1-磷酸葡萄糖转变为 6-磷酸葡萄糖，由葡萄糖-6-磷酸酶水解成葡萄糖释放入血。

2. 生理意义　糖原为肝脏和骨骼肌的能量储存物质，较为容易动员；分别用于肌肉做收缩时所需能量及维持血糖的水平稳定。

三、糖异生

1. 概念　非糖物质转变为葡萄糖的过程。

2. 反应途径的关键酶

（1）丙酮酸→磷酸烯醇式丙酮酸：丙酮酸羧化酶、磷酸烯醇式丙酮酸羧激酶，消耗 2 个 ATP。

（2）1，6-双磷酸果糖→6-磷酸果糖：果糖双磷酸酶-1 催化，不生成 ATP，糖异生的关键步骤。

（3）6-磷酸葡萄糖→葡萄糖：葡萄糖-6-磷酸化酶催化，不生成 ATP。

（4）4 步单向反应，4 种关键酶。

3. 生理意义　①维持血糖浓度恒定；②补充肝糖原；③调节酸碱平衡：消除乳酸对机体的不利影响。

四、血糖

1．概念：血液中的葡萄糖，血糖的浓度为 3.89～6.11mmol/L。

2．血糖的来源和去路

（1）来源：食物中的糖消化吸收入血；肝糖原分解释放入血；非糖物质通过糖异生补充。

（2）去路：组织细胞中氧化功能，合成为糖原储存；转变为非糖物质（脂肪、非必需氨基酸等）；血糖浓度过高时可通过尿液排出。

3．血糖浓度的调节

（1）胰岛素的调节

①体内唯一降低血糖的激素。

②降血糖机制：促进葡萄糖向细胞内转运、加速糖原合成、抑制糖原分解、加快糖的有氧氧化、抑制肝内糖异生及减缓脂肪动员的速率（2003）。

（2）胰高血糖素的调节

①体内主要升高血糖的激素。

②升血糖的机制：使肝糖原分解增加、抑制糖酵解而加速糖异生、加速氨基酸的摄取从而增强糖异生、加速脂肪动员。

（3）糖皮质激素的调节

①升高血糖、增加肝糖原。

②作用机制：促进肌蛋白分解产生氨基酸进行糖异生，抑制肝外组织摄取和利用葡萄糖。

4．高血糖和低血糖。

经典试题

1．糖酵解过程生成的丙酮酸必须进入线粒体氧化是因为

A．丙酮酸不能与乳酸互变

B．丙酮酸与苹果酸交换

C．丙酮酸在苹果酸酶作用下转变为苹果酸

D．丙酮酸脱氢酶系在线粒体内

E．保持胞液 pH 恒定

2．一分子葡萄糖酵解时净生成几分子 ATP，若彻底氧化生成几分子 ATP

A．1，6

B．2，20

C．3，28

D．5，36 或 38

E．2，36 或 38

3．糖酵解途径的关键酶是

A．葡萄糖激酶

B．磷酸果糖激酶

C．丙酮酸羧化酶

D．磷酸甘油酸激酶

E．异柠檬酸脱氢酶

4．6-磷酸葡糖转变为 1，6-二磷酸果糖需要

A．磷酸化酶及磷酸葡糖变位酶

B．醛缩酶及磷酸葡糖变位酶

C．磷酸葡糖异构酶及醛缩酶

D．磷酸葡糖异构酶及磷酸果糖激酶

E．磷酸葡糖变位酶及磷酸果糖激酶

5．关于糖原合成的错误提法是

A．糖原合成过程中有焦磷酸生成

B．由 α-1，4 - 葡糖苷酶催化形成分支

C．从 G-1-P 合成糖原要消耗高能磷酸键

D．葡萄糖的供体是 UDPG

E．葡萄糖基加到糖链末端葡萄糖的 C_4 上

6．下列哪项不属于糖异生的生理意义

A．作为补充血糖的重要来源

B．合成肝糖原或葡萄糖以补充血糖

C．产生 $NADH^{+}+H^{+}$

D．补充肌肉消耗的糖

E．通过对乳酸的再利用，防止乳酸中毒

7．糖酵解与糖异生途径共有的酶是

A．果糖二磷酸酶

B．丙酮酸激酶

C．丙酮酸羧化酶

D．3-磷酸甘油醛脱氢酶

E．糖激酶

8．能使血糖降低的激素是

A．肾上腺素

B. 胰岛素
D. 皮质激素

C. 胰高血糖素
E. 甲状腺激素

参考答案：1. D。2. E。3. B。4. D。5. B。6. C。7. D。8. B。

第 5 单元　生物氧化

重点提示

本单元考试题型基本都是 A_1 型题，也是基本的概念变化，出题点一般集中在呼吸链和氧化磷酸化的影响因素，考生应在熟读教材的基础上针对这一部分内容多加练习。抓住基本概念，通过真题，以点带面。

呼吸链抑制剂有鱼藤酮等，抗霉素 A 抑制复合体 III 中的 Cytb 与 $Cytc_1$，CO、氰化物及 H_2S 抑制细胞色素 C 氧化酶；二硝基苯酚是解偶联剂。

考点串讲

一、概述

1. **生物氧化的概念**　细胞内氧化分解成为二氧化碳和水并释放能量形成 ATP。

2. **生物氧化的特点**

（1）进行条件、体温条件。

（2）氧化过程产生的能量储存形式 ATP 等化合物中。

二、呼吸链

1. **呼吸链的概念**　线粒体膜上按一定顺序排列组成的递氢或递电子体组成的连锁反应体系，同细胞摄取氧的呼吸过程相关，故称呼吸链。

2. **两条呼吸链的组成和排列顺序（2009）**

（1）β-羟丁酸：NAD^+→复合体 I →CoQ→复合体 III →Cyt C→复合体 IV →O_2，3ATP（2003）。

（2）琥珀酸：复合体 II →CoQ→复合体 III →Cyt C→复合体 IV →O_2，2ATP（2004）。

三、ATP 的生成

1. **ATP 的生成**　ADP 磷酸化，生成 ATP。

2. **影响氧化磷酸化的因素**

（1）抑制药：①呼吸链抑制药：鱼藤酮、粉蝶霉素 A、异戊巴比妥结合复合体 I 中的铁硫蛋白，抗霉素 A、二巯丙醇抑制复合体 III 中的 Cyt b 与 Cyt c_1，CO、CN^-、N_3^- 及 H_2S 抑制细胞色素 C 氧化酶。②解偶联剂：二硝基苯酚。③氧化磷酸化抑制药：寡霉素。

（2）ADP 的调节作用。

（3）甲状腺激素：诱导生成 Na^+-K^+-ATP 酶，加速 ATP 分解。

（4）线粒体 DNA 突变。

经典试题

1. 下列哪种物质是呼吸链抑制药

A. 苍术苷

B. 寡霉素

C. CO_2

D. 2，4 二硝基苯酚

E. 氰化物

2. 下列哪种物质是氧化磷酸化的解偶联剂

A. ADP

B. 2，4 二硝基苯酚

C. 重氮化合物

D. 砷

E. ATP

参考答案：1. E。2. B。

第 6 单元　脂类代谢

═══ 重点提示 ═══

本单元出题点是十分丰富的，但是考点始终集中在三酰甘油的分解代谢，考生应重点掌握脂肪酸 β 氧化大致过程及酮体的生成和利用，理清每个知识点本身的特征，也是解题的题眼。

1. 脂肪酸 β-氧化过程：脱氢、加水、再脱氢及硫解。

2. 酮体由乙酰乙酸、β-羟丁酸、丙酮组成，β-氧化生成的乙酰 CoA 为其原料。

3. 胆固醇合成原料为乙酰 CoA，主要在肝脏合成。关键酶为 HMG-CoA 还原酶。胆固醇可转化为胆汁酸，类固醇激素和 7-脱氢胆固醇。

═══ 考点串讲 ═══

一、脂类质概述

1. 分类　脂肪、类脂（磷脂、糖脂、胆固醇及其脂）。

2. 生理功能（2016）

（1）储能和供能

①甘油（丙三醇）、鞘氨醇及胆固醇等醇与脂肪酸结合成酯。

②脂肪酸：饱和脂肪酸、不饱和脂肪酸、必需脂肪酸。

③脂肪：机体储能的主要形式。

（2）生物膜的组成成分

①甘油磷脂：甘油＋1 分子磷酸＋2 分子脂肪酸及含氮化合物。

②生物膜双层结构的基本骨架：磷脂酰胆碱（卵磷脂）、磷脂酰乙醇胺（脑磷脂）、磷脂酰丝氨酸、磷脂酰肌醇及二磷脂酰甘油（心磷脂）。

（3）脂类衍生物的调节作用：必需脂肪酸，生理活性物质的前体，维生素 D 等（2007）。

二、三酰甘油的分解代谢

1. 三酰甘油的水解　脂肪动员。激素敏感性三酰甘油脂肪酶为限速酶，胰高血糖素、肾上腺素可加速脂肪动员，胰岛素、前列腺素 E 则为抗脂解激素。

2. 甘油的氧化分解　甘油可通过糖异生、成脂、氧化等途径消耗，同糖代谢在磷酸二羟丙酮处有交叉点。

3. 脂酸的 β 氧化

（1）脂酸的活化：脂酰 CoA 的生成在线粒体外，消耗 2 个高能键。

（2）跨膜转运：肉碱介导脂酰 CoA 进入线粒体由肉碱脂酰转移酶 I 催化，为限速步骤。

（3）脂酸的 β 氧化：①线粒体基质内。②脂酸 β-氧化多酶复合体。③脱氢、加水、再脱氢及硫解。④生成 1 分子比原来少 2 个碳原子的脂酰 CoA 及 1 分子乙酰 CoA（2006）。

4. 酮体的生成和利用

（1）酮体的组成：乙酰乙酸、β-羟丁酸、丙酮。

（2）酮体的生成：β-氧化生成的乙酰 CoA 为其原料

①2 分子乙酰 CoA→乙酰乙酰 CoA＋1 分子 CoASH（乙酰乙酰 CoA 硫解酶）。

②乙酰乙酰 CoA＋1 分子乙酰 CoA→羟甲基戊二酸单酰 CoA（HMG CoA）＋1 分子 CoASH。HMG CoA 合成酶为关键酶。

③HMG CoA→乙酰乙酸＋乙酰 CoA（HMG CoA 裂解酶）。乙酰乙酸经 β-羟丁酸脱氢酶还原成

β-羟丁酸；部分乙酰乙酸脱羧形成丙酮。

（3）酮体的利用

①琥珀酰 CoA 转硫酶：心、肾、脑及骨骼肌线粒体内活性较高，活化乙酰乙酸，生成乙酰乙酰 CoA。

②乙酰乙酰 CoA 硫解酶：生成 2 分子乙酰 CoA，后者进入三羧酸循环。

③乙酰乙酰硫激酶：活化乙酰乙酸生成乙酰乙酰 CoA，经硫解生成乙酰 CoA（2004）。

（4）酮体生成的生理意义：为脂酸代谢的中间产物，长期饥饿、糖供应不足时可利用酮体供能，尤其是脑组织的重要能量来源。

三、三酰甘油的合成代谢

1. 合成的部位　肝、脂肪组织、小肠。

2. 合成的原料　葡萄糖代谢提供甘油及脂酸（2017），食物脂肪消化吸收后的产物。

四、胆固醇的代谢

1. 合成的部位、原料和关键酶

（1）合成部位：除成年动物脑组织和成熟红细胞外的全身各组织，肝为主要场所。

（2）合成原料：乙酰 CoA。

（3）关键酶：HMG CoA 还原酶。

2. 胆固醇的转化与去路

（1）转变为胆汁酸。

（2）转化为类固醇激素。

（3）转化为 7-脱氢胆固醇（2007）。

五、血脂

1. 血脂的组成与含量

（1）组成复杂：三酰甘油、磷脂、胆固醇及其酯及游离脂肪酸等。

（2）磷脂：卵磷脂、神经鞘磷脂及脑磷脂。

2. 血浆脂蛋白的分类及生理功能

（1）脂蛋白的分类：根据密度、颗粒大小、表面电荷、电泳行为及免疫性不同进行分类。

①电泳法：α、前 β、β 及乳糜微粒。

②超速离心法：乳糜微粒、极低密度脂蛋白（VLDL）、低密度脂蛋白（LDL）和高密度脂蛋白（HDL）、中密度脂蛋白（IDL）。

（2）血浆脂蛋白的组成：蛋白质、三酰甘油、磷脂、胆固醇及其酯。

（3）脂蛋白的功能

①乳糜微粒：转运外源性三酰甘油及胆固醇。

②极低密度脂蛋白：转运内源性三酰甘油及胆固醇。

③低密度脂蛋白：转运内源性胆固醇。

④高密度脂蛋白：逆转运胆固醇。

（4）载脂蛋白：ApoA、ApoB、ApoC、ApoD 等。

━━━━━━━━━━ 经典试题 ━━━━━━━━━━

1. 下列哪种化合物在体内可直接合成胆固醇

A. 草酰乙酸

B. 苹果酸

C. 丙酮酸

D. 乙酰 CoA

E. α-酮戊二酸

2. 胆固醇在体内转化生成的物质不包括下列哪项

A. 胆汁酸

B. 维生素 D

C. 雄激素

D. 雌激素

E. CO_2 及 H_2O

3. 内源性三酰甘油主要由何种脂蛋白运输

A. CM

B. VLDL

C. HDL

D. LDL

E. LP（A）

参考答案：1. D。2. E。3. B。

第 7 单元　氨基酸代谢

═══ 重点提示 ═══

本单元出题重点集中在氨基酸的一般代谢和氨的代谢，尤其是尿素合成的部位和过程，始终是出题者的着眼点，考生应在熟读教材的基础上针对这一部分内容多加练习。

1. 人体 8 种必需氨基酸：苏氨酸、亮氨酸、缬氨酸、异亮氨酸、赖氨酸、甲硫氨酸、苯丙氨酸和色氨酸。注意蛋白质的营养互补作用。

2. 氨基酸转氨酶的辅酶为磷酸吡哆醛。

3. 氨的主要去路：在肝的线粒体和胞质中经鸟氨酸循环合成尿素。

4. 四氢叶酸为一碳单位代谢的辅酶。

═══ 考点串讲 ═══

一、蛋白质的营养作用

1. 蛋白质的生理功能

（1）物质基础：维持细胞、组织的生长、更新、修补及催化、运输、调解代谢等。

（2）能源物质：17kJ（4kcal）/g 蛋白。

2. 营养必需氨基酸

（1）概念：体内需要、不能自身合成的氨基酸，由食物供给。

（2）8 种必需氨基酸：缬氨酸、异亮氨酸、亮氨酸、苏氨酸、甲硫氨酸、赖氨酸、苯丙氨酸和色氨酸。

3. 蛋白质的营养互补作用　营养价值较低的蛋白质混合食用，可以互相补充必需氨基酸（2016），从而提高营养价值。

二、氨基酸的一般代谢

1. 氨基酸的脱氨基作用

（1）是氨基酸分解代谢的最主要反应。

（2）联合脱氨基（2008）：氨基酸与 α-酮戊二酸在转氨酶催化下生成相应的 α-酮酸，谷氨酸经 L-谷氨酸脱氢酶作用脱去氨基生成 α-酮戊二酸，后者继续参加转氨基作用。

（3）转氨基作用的机制：磷酸吡哆醛（2015）接受氨基→磷酸吡哆胺→将氨基转移给另一种 α-酮酸，需要转氨酶的催化。

（4）L-谷氨酸氧化脱氨基：肝、肾、脑等组织中，L-谷氨酸→α-酮戊二酸，L-谷氨酸脱氢酶催化，NAD^+ 或 $NADP^+$ 为辅酶。

（5）嘌呤核苷酸循环：肌肉组织中腺嘌呤核苷酸（AMP）在腺苷酸脱氨酶催化下脱去氨基。

2. α-酮酸的代谢（2017）

（1）生糖氨基酸：包括甘氨酸、丝氨酸、缬氨酸、组氨酸、精氨酸、半胱氨酸、脯氨酸、羟脯氨酸、丙氨酸、谷氨酸、谷氨酰胺、天冬氨酸、天冬酰胺、甲硫氨酸。

（2）生酮氨基酸：包括亮氨酸、赖氨酸。

（3）生糖兼生酮氨基酸：包括异亮氨酸、苯丙氨酸、酪氨酸、色氨酸、苏氨酸。

三、个别氨基酸的代谢

1. 氨基酸的脱羧基作用

（1）生成产物：胺。

（2）催化酶：氨基酸脱羧酶，辅酶为磷酸吡哆醛。

（3）几种重要的胺类物质：γ-氨基丁酸（GABA）、牛磺酸、组胺、5-羟色胺、多胺。

2. 一碳单位的概念

（1）概念：氨基酸分解代谢中产生，含一个碳原子。

（2）来源：丝氨酸、甘氨酸、组氨酸及色氨酸的代谢。

（3）载体：四氢叶酸，也是一碳单位代谢的辅酶（2012）。

（4）生理作用：合成嘌呤和嘧啶的原料，联系氨基酸与核酸的代谢。

3. 苯丙氨酸和酪氨酸代谢

（1）苯丙氨酸→苯丙氨酸羟化酶→酪氨酸，四氢生物蝶呤为辅酶，不可逆反应。

（2）酪氨酸→儿茶酚胺，酪氨酸羟化酶为限速酶。

（3）酪氨酸→黑色素，酪氨酸酶催化（2006）。

（4）酪氨酸→对羟苯丙酮酸（酪氨酸转氨酶）→延胡索酸＋乙酰乙酸。

（5）苯丙酮尿症：苯丙氨酸羟化酶先天性缺乏，苯丙氨酸蓄积，转氨基后成苯丙酮酸等代谢产物。

=== 经典试题 ===

1. S-腺苷蛋氨酸（SAM）的重要生理作用是

A. 生成蛋氨酸

B. 合成四氢叶酸

C. 生成腺嘌呤核苷

D. 提供甲基

E. 合成同型半胱氨酸

2. 参与尿素循环的氨基酸是

A. 蛋氨酸

B. 鸟氨酸

C. 苯丙氨酸

D. 色氨酸

E. 氨酸

3. 蛋白质营养价值的高低主要取决于

A. 氨基酸的种类

B. 必需氨基酸的种类

C. 必需氨基酸的数量

D. 氨基酸的数量

E. 必需氨基酸的种类、数量及比例

4. 尿素合成的主要器官是

A. 肝脏

B. 肾脏

C. 肌肉

D. 心脏

E. 胰腺

5. 人体内肾脏产生的氨主要来自

A. 谷氨酰胺的水解

B. 尿素的水解

C. 氨基酸的非氧化脱氨

D. 胺的氧化

E. 氨基酸的联合脱氨

参考答案：1. D。2. B。3. E。4. A。5. A。

第 8 单元　核酸的结构、功能与核苷酸代谢

=== 重点提示 ===

本单元出题的热点在 DNA 的结构与功能，RNA 的结构与功能，核苷酸的代谢。出题点尽管十分丰富，但是其范围仍然局限在 DNA 的结构与功能，考生要注意抓住每个概念的特点，

也许那一二个字就是解题的题眼。

1. DNA 由脱氧核糖核苷酸形成，核苷酸的排列顺序即为其一级结构。

2. DNA 双螺旋结构：反向平行的互补双链结构、右手螺旋结构、疏水力和氢键共同维系双螺旋结构的稳定。

3. tRNA 含有稀有碱基，其 3′-端 CCA 为氨基酸的结合部位。rRNA 是细胞内含量最多的 RNA。

━━━━━━ **考点串讲** ━━━━━━

一、核酸的分子组成

1. **分类**　脱氧核糖核酸（DNA）和核糖核酸（RNA）。

2. **基本成分**

（1）碱基：腺嘌呤（A）、鸟嘌呤（G）、胞嘧啶（C）、胸腺嘧啶（T）、尿嘧啶（U），AGCT 为 DNA 的组成，U 出现于 RNA 中。

（2）戊糖。

（3）核苷（脱氧核苷）。

（4）核苷酸。

3. **基本单位**　核苷酸。

二、DNA 的结构与功能

1. **一级结构**　由脱氧核糖核苷酸形成的多聚脱氧核糖核苷酸，核苷酸的排列顺序即为其一级结构（2007）。

2. **DNA 双螺旋结构（2008）**

（1）反向平行的互补双链结构（2006）。

（2）右手螺旋结构：直径 2nm，一周包含 10 对碱基（2002），螺距 3.4nm，表面存在大沟和小沟。

（3）疏水力和氢键共同维系双螺旋结构的稳定（2003）：横向依靠两条链互补碱基间的氢键维系，纵向靠碱基平面间的疏水性堆积力维持。

三、RNA 的结构与功能

1. mRNA

（1）转录核内 DNA 遗传信息的碱基排列顺序，为蛋白质细胞内合成的模板。

（2）由氨基酸编码区和非编码区构成。

（3）5′-末端的帽结构：7-甲基鸟嘌呤-三磷酸鸟苷（m^7GpppN）结构，与帽结合蛋白结合，对于 mRNA 的转运、同核蛋白体的结合、与翻译起始子的结合及 mRNA 的稳定性的维系有重要作用。

（4）3′-末端的多聚 A 尾结构：与 poly（A）结合蛋白结合，同 5′-帽结构一起维系 mRNA 的功能和结构。

2. tRNA

（1）结构特点

①含有稀有碱基（2012）。

②局部的双链茎环结构或发夹结构，呈三叶草形，DHU 环和 $T_\psi C$ 环。

③3′-端 CCA 为氨基酸的结合部位。

④反密码子与 mRNA 上编码的相应氨基酸的密码子具有碱基反向互补关系。

⑤三级结构呈倒 L 形。

（2）功能：蛋白质合成中作为各种氨基酸的载体，将氨基酸转呈给 mRNA。

3. rRNA

（1）细胞内含量最多的 RNA，与核蛋白体蛋白共同构成核蛋白体（核糖体）（2004）。

（2）真核生物由大（5S、5.8S、28S 及近 50 种蛋白）、小（18S 和 30 余种蛋白）两个亚基组成。

（3）18S rRNA 二级结构呈花状。

（4）rRNA 为蛋白合成的场所（2004）。

四、核酸的理化性质

1. **核酸的紫外吸收**　对紫外线的最大吸收波在 260nm 附近，并可据此特性用于核酸的定量。

2. **DNA 变性和复性**

（1）DNA 的变性（2017）：某些理化因素作用下，DNA 双链的互补碱基对之间的氢键断裂，成为单链的现象称为 DNA 变性。只涉及二级结构的改变。

（2）解链温度：又称溶解温度（Tm），DNA 分子内 50% 的双链结构被打开时的温度。

（3）DNA 的复性：变性的 DNA 在适当条件下，两条互补链重新配对，恢复天然的双螺旋构象。

（4）退火：经由热变性的 DNA 通过缓慢冷却后复性的过程。

五、核苷酸的代谢

1. **嘌呤核苷酸的分解产物（2008）**

（1）核苷酸→核苷→1-磷酸核糖＋碱基。

（2）AMP→次黄嘌呤→黄嘌呤→尿酸。

（3）GMP→鸟嘌呤→黄嘌呤→尿酸。

2. **嘧啶核苷酸的分解产物**

（1）嘧啶核苷酸→嘧啶碱。

（2）胞嘧啶→尿嘧啶→二氢尿嘧啶→NH_3＋CO_2＋β-丙氨酸。

（3）胸腺嘧啶→β-氨基异丁酸，随尿排出。

经典试题

---

1. RNA 和 DNA 彻底水解后的产物

A. 磷酸、戊糖相同，嘌呤碱不同

B. 磷酸、戊糖相同，嘧啶碱不同

C. 磷酸、碱基相同，戊糖不同

D. 磷酸相同，嘌呤碱与戊糖不同

E. 磷酸相同，嘧啶碱与戊糖不同

2. 核酸中核苷酸之间的连接方式是

A. 2'，3'-磷酸二酯键

B. 3'，5'-磷酸二酯键

C. 2'，5'-磷酸二酯键

D. 糖苷键

E. 肽键

3. Watson-Crick 的 DNA 结构模型

A. 是一个三链结构

B. 双股链的走向是反向平行的

C. 嘌呤和嘌呤配对，嘧啶和嘧啶配对

D. 碱基之间共价结合

E. 磷酸戊糖主链位于螺旋内侧

4. 下列有关 mRNA 的特点，哪项是错误的

A. 代谢活跃

B. 分子大小不一

C. 其 5 末端可有"帽"，3 末端可有"polyA"

D. 通常易被碱水解

E. 主要存在于线粒体中

5. 下列哪种碱基只存在于 mRNA 而不存在于 DNA 中

A. 腺嘌呤

B. 胞嘧啶

C. 鸟嘌呤

D. 尿嘧啶

E. 胸腺嘧啶

6. 变性的 DNA 理化性质的改变为

A. 溶液黏度增加

B. 是循序渐进的过程

C. 形成三股链螺旋　　　　　　　　　　　　　E. 变性是不可逆的
D. 260nm 波长处的光吸收增高

参考答案： 1. E。2. B。3. B。4. E。5. D。6. D。

第 9 单元　肝生物化学

=== **重点提示** ===

本单元重点考点在生物转化作用考点中。胆色素代谢是全书的重点，但近年却出现较少，预测此处今后会有很大的出题空间，重点在胆色素的肠肝循环，建议考生重点掌握。

1. 肝脏生物转化意义：灭活、解毒作用，增加非营养物质的水溶性和极性，使其易于排出。

2. 结合胆红素（直接胆红素）：与葡萄糖醛酸结合后生成，水溶性大，通过尿液排出。游离胆红素（间接胆红素）：胆红素与清蛋白结合而运输，不能由肾排出。

=== **考点串讲** ===

一、生物转化作用

1. 概念　生物转化为对一些具有一定生物学效应或毒性的物质进行各种代谢转变，最终排出。

2. 反应类型

（1）主要类型：第一相反应包括氧化、还原、水解反应；第二相反应为结合反应。

（2）氧化反应

①微粒体依赖 P_{450} 的加单氧酶系：依赖细胞色素 P_{450} 的加单氧酶，又称混合功能氧化酶。

②线粒体单胺氧化酶系。

③醇脱氢酶与醛脱氢酶系。

（3）还原反应：硝基还原酶类和偶氮还原酶类。

（4）水解反应。

（5）结合反应：<u>葡萄糖醛酸结合反应（2000）、硫酸结合反应、酰基化反应、谷胱甘肽结合反应、甘氨酸结合反应、甲基化反应等。</u>

3. 生理意义　<u>灭活作用、解毒作用，增高被转化物质的溶解性、排出体外（2004）。</u>

二、胆色素代谢

1. 胆色素的概念　胆色素是体内铁卟啉化合物的主要分解产物，包括胆红素、胆绿素、胆素原和胆素。

2. 游离胆红素　又称"间接胆红素"，未经肝脏处理，与血浆清蛋白结合而被转运，脂溶性，难溶于水，不能由肾排出。

3. 结合胆红素　又称"直接胆红素"，肝脏中经葡萄糖醛酸结合后生成，水溶解度大，毒性小，通过尿液排出。

4. 胆红素在肠道中的变化　胆色素的肠肝循环

（1）<u>结合胆红素在肠道转化为胆素原。</u>

（2）<u>肠黏膜细胞重吸收胆素原：10%～20%的胆素原被肠黏膜重吸收。</u>

（3）<u>胆素原经肝门静脉入肝，</u>大部分再随胆汁排入肠道。

5. 胆色素代谢与黄疸　血中正常胆红素为 $1～16\mu mol/L$，当聚集到一定程度后会向组织扩散，使组织黄染，称为黄疸，以巩膜和皮肤明显。

经典试题

1. 肝脏进行生物转化时活性硫酸供体是

A. H_2SO_4

B. PAPS

C. 半胱氨酸

D. 牛磺酸

E. 胱氨酸

2. 下列有关生物转化的叙述，哪项是错误的

A. 是非营养物质在体内的代谢过程

B. 包括氧化及结合反应在内

C. 增加物质的极性

D. 使所有被转化的物质毒性下降

E. 增加物质的溶解度

参考答案：1. B。2. D。

第三部分

预防医学综合

第18章 预防医学

=== 本章重点 ===

　　预防医学是从医学科学体系中分化出来的，它是研究预防和消灭病害，讲究卫生，增强体质，改善和创造有利于健康的生产环境和生活条件的科学。医学发展的趋势之一，是从个体医学发展到群体医学，今天许多医学问题的真正彻底解决，不可能离开群体和群体医学方法。执业医师考试中，预防医学属于必考章节。

　　其中重点掌握的内容包括：①预防医学的定义、健康及其影响因素、三级预防策略；②分类变量资料的统计描述及推断、统计图形的选择及制图通则；③流行病学的定义、用途、疾病的分布与影响因素、常用流行病学研究方法、诊断试验和筛检试验；④临床预防服务与健康管理的定义、健康相关行为干预、控烟的有效策略及措施、合理营养；⑤人群健康和社区卫生的基本概念、社区卫生实施的原则、社区预防服务的定义及主要内容、环境污染及其来源、食品安全的定义、食品污染的种类和来源、食物中毒的分类和特点、职业卫生服务与职业病管理、传染病的预防与控制、慢性非传染性疾病的预防与控制、突发公共卫生事件及其应急策略、医院常见的有害因素及其来源、患者安全及其防范措施、医务人员安全及其防范措施。

第1单元 绪 论

=== 重点提示 ===

　　本单元重在对基本概念的理解。

　　1. 预防医学的定义：预防医学是医学的一门应用学科，它以个体和确定的群体为对象，目的是保护、促进和维护健康，预防疾病、失能和早逝。

　　2. 当代健康观：世界卫生组织在 1948 年对健康概念提出的定义：健康不仅仅是没有疾病或虚弱，而是身体、心理和社会适应方面均处于完好状态。

　　3. 第一、第二、第三级预防的特点。

=== 考点串讲 ===

一、预防医学的概述

　　1. 预防医学以环境-人群-健康为模式，以人群为主要对象，利用流行病学统计原理和方法，充分利用对健康有益的因素，控制或消除环境中的有害因素，达到预防疾病、增进身心健康的目的。

　　2. 预防医学发展简史。①个体预防阶段；②群体预防阶段；③社会预防阶段；④社区预防阶段；⑤全球（人类）预防阶段。

　　3. 意义：完整的认识现代医学；学习运用预防医学的思维方法；学习和掌握预防医学观念、知识和技能。

二、健康及其影响因素（2009）

　　1. 当代健康观。

　　2. 影响健康的主要因素　社会经济环境、物质环境、个人因素及卫生服务的可得性。

　　3. 健康决定因素的生态学模型。

三、三级预防策略

（一）疾病自然史和预防机会

1. 疾病分期　易感期——潜伏期——临床及临床后期。
2. 预防分级　第一级预防——第二级预防——第三级预防。
3. 预防措施　健康促进、健康保护——早期发现诊断治疗——对症治疗、康复治疗。

（二）三级预防策略

1. 第一级预防　病因预防（2005、2014、2016）。
2. 第二级预防　三早（早发现、早诊断、早治疗）（2017），传染病应做到"五早"（三早＋早报告＋早隔离）。
3. 第三级预防　治疗和康复（2014）。

===== 经典试题 =====

疾病与健康的关系，下列哪种理解不正确
A. 健康和疾病没有严格的界限
B. 健康和疾病都是绝对的
C. 健康和疾病都是相对的
D. 疾病和健康的客观指标的变化是一个连续过程
E. 即使主观感觉和功能指标都处于最佳状态，也可能已经存在某种疾病的客观体征
参考答案：B。

第 2 单元　医学统计学方法

===== 重点提示 =====

本单元重点掌握统计图选择。题目多以理解分析为主，有一定难度，要求考生在熟悉概念的基础上，根据题目要求和题干叙述，仔细区别，做出选择。

1. 反应数量变量集中趋势的指标有：算数平均数、几何平均数、中位数。离散趋势指标有：全距（极差）、四分位数间距、方差、标准差、变异系数。
2. t 检验适用条件及检验方法。
3. χ^2 检验。

===== 考点串讲 =====

一、基本概念和基本步骤

1. 统计学中的基本概念　略。
2. 统计工作的基本步骤（2006）　①设计；②搜集资料；③整理资料；④分析资料。

二、统计表和统计图

1. 统计表结构　统计表外观由标题、标目、线条、数字和备注等部分组成，有简单表和复合表两种。
2. 统计表要求
（1）标题：简要说明表的中心内容，一般写在表的正上方。
（2）标目：即表内所列项目，横标目在左，表明被研究事物的主要特征；纵标目在表的右上端，说明横标目内容的各项统计指标。
（3）线条：包括顶线、底线、隔开纵标目与数字的横线。
（4）数字：同一指标小数位数保留、单位和精度应一致，表内不留空格。
（5）备注：非必需，用"*"标出，解释在表的下面。

3. 统计图形的类型、选择，制图通则

（1）线图（2006）

资料性质：适用于连续变量资料。

分析目的：用线段的升降表达某事物的动态（差值）变化。

（2）直方图（2000、2017）

资料性质：适用于数值变量，连续性资料的频数表资料。

分析目的：直方图是以直方面积表达各组段的频数或频率。

（3）直条图（2000）

资料性质：适用于彼此独立的资料。

分析目的：直条图是用等宽直条的长短来表示各统计量的大小，进行比较（2000、2006）。

（4）圆形图（2000、2002、2006、2017）

资料性质：构成比。

分析目的：用圆的扇形面积表达内部构成比。

三、定量资料的统计描述

（一）集中趋势指标

（1）算术均数：简称对数。习惯上以 $\bar{x}$ 表示样本均数，以希腊字母 μ 表示总体均数。均数适用于对称分布，特别是正态或近似正态分布的计量资料（2004）。

（2）几何均数。

（3）中位数：中位数不受个别特小或特大观察值的影响，特别是分布末端无确定数据不能求均数和几何均数，但可求中位数（2006）。

（二）离散程度指标

1. 极差　含义：极差又称为全距，即观察值中最大值和最小值之差，用 R 表示。

公式：$R = X_{max} - X_{min}$

2. 标准差　适用于正态和近似正态分布资料。

（1）符号：总体标准差 σ，样本标准差 S。

（2）计算公式：$s = \sqrt{\dfrac{\sum X^2 - \dfrac{(\sum X)^2}{n}}{n-1}}$

3. 四分位间距　把所有的观察值排序后，分成四个数目相等的段落，每个段落的观察值数目各占总例数的 25%，去掉两端的 25%，取中间 50% 观察数值的数据范围即为四分位数间距。用 Q 表示，公式：$Q = P_{75} - P_{25}$。

4. 变异系数　需要对均数相差较大或单位不同的几组观察值的变异程度进行比较，需要用到变异系数（CV），$CV = \dfrac{S}{\bar{X}} \times 100\%$。

四、定量资料的统计推断

1. 均数的抽样误差和标准误（2014）。

2. 总体均数可信区间及其估计方法。

3. t 检验　t 检验的应用条件是样本含量较小，两组观察值的标准差相差不太大。n 较小，且 σ 未知时，用于 t 检验。两样本均数比较时还要求两总体方差相等。

（1）小样本均数与总体均数比较的 t 检验（2003）

比较目的：比较一个小样本的均数所代表的总体均数和已知的总体均数 μ_0 是否不同。

自由度 $v = n - 1$

适用条件：已知某一总体均数 μ_0；可以计算得到或已知一个样本均数及标准误；这个样本的例数 $n<100$；样本来自正态总体或近似正态总体。

（2）两个小样本均数比较的 t 检验（2016）

比较目的：检验两个样本均数所代表的总体均数 μ_1、μ_2 是否相同（2005、2017）。

适用条件：可以计算得到或已知两样本均数及它们的标准差 S_1 和 S_2；两个样本之一的样本量 <100，$n_1<100$ 或 $n_2<100$；两样本均来自正态总体或近似正态总体；两样本方差不能相差太大，即和不能相差太大。

（3）配对资料的 t 检验

比较目的：通过对两组配对资料的比较，判断不同的处理效果是否有差别或某种治疗方法是否起作用，自由度 $v=$ 对子数-1。

适用条件：适用于两组配对计量资料。例如：观察同一批病人在治疗前后的变化，治疗前的数值和治疗后的数值进行配对；同一批病人或动物用不同的方法处理等。

五、分类资料的统计描述

常用相对数的种类：相对数的常用指标有率、构成比和相对比。

六、分类资料的统计推断

1. 率的抽样误差和标准误

（1）在抽样调查中，样本率与样本均数一样同样存在抽样误差，样本率和总体率之间，各样本率之间所存在的差别，同样是由抽样造成的，这种差异称为率的抽样误差。

（2）率的标准误差用率的标准误表示。

2. 总体率可信区间。

3. χ^2 检验　可用于两个及两个以上率或构成比的比较；两分类变量相关关系分析。其数据构成，一定是相互对立的两组数据，四格表资料自由度 v（永远）$=1$。

======= 经典试题 =======

1. 抽样误差是

A. 由于观察者的错误造成的误差

B. 由于样本中的个体分布不均匀造成

C. 来自外界环境的影响

D. 系统误差的一部分

E. 抽样造成的样本与总体指标的不同

2. 用于描述变异程度的指标是

A. 总体均数

B. 样本均数

C. 中位数

D. 标准差

E. 相对数

3. 假设检验是为了

A. 研究总体指标的变化

B. 研究样本指标的变化

C. 排除主观因素对抽样的影响

D. 排除抽样误差的影响

E. 排除系统误差的影响

4. 某市流行性乙型脑炎逐年病死率（从 1949 年到 1955 年）为：48.9%、43.1%、27.3%、21.5%、20.0%、18.2%、12.7%，据此资料画图，应选用

A. 直条图

B. 构成图

C. 直方图

D. 半对数线图

E. 普通线图

参考答案：1. E。2. D。3. D。4. E。

第 3 单元　流行病学原理和方法

══ 重点提示 ══

本单元常考。主要的出题点首先是流行病学研究的常用方法，其中又以描述性研究和分析性研究的知识点考查得最为频繁。题型多为记忆型，要求熟练掌握相关的概念定义。

另一重要出题点是疾病分布情况指标的相关内容，这是历年来的常考点，近年来有难度增大的趋势，考生须牢固掌握。

1. 流行病学的研究方法：观测法（描述法和分析法）、实验法、数理法。
2. 疾病的流行程度：散发、暴发、流行、大暴发。
3. 抽样方法：单纯随机抽样（最简单、最基本的方法）、系统抽样、分层抽样、整群抽样、多级抽样。
4. 发病率、罹患率、患病率、感染率、病死率等的概念。

══ 考点串讲 ══

一、流行病学概述

1. 流行病学的定义

（1）流行病学是研究人群中疾病与健康状况的分布及其影响因素，并研究如何防治疾病及促进健康的策略和措施的学科（2002）。

（2）流行病学研究对象（三个层次）。

2. 流行病学的原理、基本原则及方法。

3. 流行病学用途。

二、流行病学资料的来源与疾病分布

1. 健康相关资料的来源　根据信息来源可将数据分为三类：第一类为常规的工作记录。例如，住院病人的病案资料、户籍与人口资料、医疗保险资料等。第二类为各种统计报表。如人口出生报告，居民的疾病、损伤、传染病的分月、季度与年报等资料。第三类为专题科学研究工作所获得的现场调查资料或实验研究资料。

2. 描述疾病分布的常用指标

（1）罹患率：是测量新发病例频率的指标（2016）。区别在于它常用来衡量人群中在较短时间内新发病例的频率。观察时间可用日、周、旬、月为单位，常用于疾病流行或暴发的病因调查（2007）。

罹患率＝（观察期内的新病例数 / 同期的暴露人口数）×100%

（2）患病率：常用于慢性病调查统计，而罹患率是用于衡量人群新病例数的指标，小范围，短时间（2007、2012、2016、2017）。

患病率＝（某特定时间内的新旧病例数 / 同期平均人口数）×100%

（3）疾病构成比：用于说明某地区或某机构的疾病分布情况（2004）。

计算式为：[某种（类）疾病例数 / 各种疾病总例数]×100%

（4）病死率：表示一定时间内，患某病的人群中因该病而死亡者所占的比例。它可用来说明疾病的严重程度和医院的医疗水平（2002、2005）。

病死率＝（一定时间内因某病死亡人数 / 同期患该病的人数）×100%

3. 描述疾病流行强度的术语（2016）

（1）散发：某病发病率维持历年的一般水平，各病例无明显传播关系，散在发生，数量不多。

（2）流行：某病在某地区的发病率超过历年，发病率高于散发水平的 3～10 倍（2014）。

（3）大流行：指疾病蔓延迅速、涉及地域广，在短时间内可越过省界、国界、甚至洲界的情况（迅速、大范围）（2003）。

（4）暴发：在一个局部地区或集体单位中，短时间内突然有很多相同的患者出现，大多数患者常出现在该病的最长潜伏期内（2005）。

4. 疾病三间分布的特征（2009、2015、2016）。

三、常用流行病学研究方法

1. 流行病学方法分类　观察法、实验法和数理法。

2. 设计研究的基本内容　描述流行病学、分析流行病学、实验流行病学和理论流行病学。

3. 描述流行病学　按一定的比例从总体中随机抽取有代表性的一部分人（样本）进行调查，以样本统计量估计总体参数，称为抽样调查（2004、2008）。样本代表性是抽样调查能否成功的关键所在，而随机抽样和样本含量适当是保证样本代表性的两个基本原则。

抽样方法：有单纯随机抽样、系统抽样、分层抽样、整群抽样、多级抽样等。

抽样过程必须遵循随机化的原则，才能获得有较好代表性的样本，并通过真实的样本信息准确地推断总体状况。

系统抽样：按照一定顺序，机械地每隔一定数量单位抽取一个单位，又称间隔抽样或机械抽样（2003、2017）。

分层抽样：先将研究对象按主要特征（性别、年龄、职业、教育程度、疾病严重程度等）分为几层，然后再在各层中进行随机抽样，用以组成调查的样本。这样分开时是各层的资料，合起来则可估计总体水平，同时保证了各层至少在重要的相关因素方面取得均衡（2007、2015）。

4. 分析流行病学。

5. 实验流行病学。

四、公共卫生监测与疾病暴发的调查

1. 公共卫生监测。

2. 疾病监测。

经典试题
---

1. 常用的调查方法有
A. 普查
B. 典型调查
C. 抽样调查
D. 登记调查
E. 询问调查

2. 随机抽样中较准确而且便于实行的方法是
A. 单纯随机抽样
B. 机械抽样
C. 分层抽样
D. 整群抽样
E. 分层加整群

参考答案： 1. C。2. A。

第 4 单元　临床预防服务

重点提示

本单元重要考点集中于健康相关的概念及合理营养。

1. 健康管理：指对个体或群体的健康进行全面监测分析评估、提供健康咨询指导及对健康危险因素进行干预的全过程。

2. 健康促进：是对健康相关行为干预的一种手段，不仅需要有利的健康教育，更要求调动社会、政治和经济力量来改善人们健康的环境条件。

═══════════ **考点串讲** ═══════════

一、临床预防服务概述

1. 临床预防服务概念。

2. 健康危险因素评估。

3. 健康维护计划的制订与实施。

二、健康相关行为干预

（一）健康促进与健康教育

（二）临床健康咨询的基本模式

（三）烟草使用的行为干预

1. 烟草使用和二手烟的概念及其危害

（1）概念：不吸烟者吸入吸烟者呼出的烟雾及卷烟燃烧产生的烟雾。

（2）危害

①长期危害：引发疾病和死亡。

②对女性有特殊危害，且吸烟孕妇的胎儿易发生早产和体重不足。

③被动吸烟者也遭到健康危害。

④含有大量有害化学物质。

2. 烟草依赖疾病的概念　烟草依赖是一种慢性成瘾性疾病，指带有强制性的使用与觅求烟草，并于戒断后不断产生再次使用倾向的行为方式。

3. 临床戒烟指导

（1）针对愿意戒烟者采用 5A 戒烟法。

（2）为愿意戒烟者提供强化干预服务。

（3）对于不愿意戒烟者采用提高戒烟动机 5"R"法。

（4）针对最近已戒烟者采用基本干预和规范干预预防复吸。

（5）对从未吸烟者表扬并鼓励继续远离烟草。

4. 常用戒烟药物

（1）一线药物：BupropionSR、尼古丁口香糖、尼古丁吸入剂、尼古丁鼻腔喷雾剂、尼古丁贴片。

（2）二线药物（一线药物无效时）：可乐定、去甲替林，鼓励吸烟者在药店自行购买戒烟贴。

（四）合理营养

1. 营养、营养素、能量、膳食营养素参考摄入量概述

（1）营养：食物中的营养素和其他物质间的相互作用与平衡对健康和疾病的关系及机体摄食、消化、吸收、转运、利用和排泄物质的过程。

（2）营养素：食物中含有的可给人体提供能量、构成机体成分和组织修复、维持生理调节功能的化学成分。

（3）膳食营养素参考摄入量：DRIs，在每日膳食中营养素供给量基础上发展起来的一组每日平均膳食营养素摄入量的参考值，包括平均需要量 EAR、推荐摄入量 RNI、适宜摄入量 AI、可耐受最高摄入量 UL。

（4）人体必需营养素及能量。人体必需营养素包括：蛋白质、脂类、糖类、无机盐、维生素和微量元素。成年人膳食能量的需要量：18～49 岁轻体力劳动男性 5250kcal/d，女性 1800kcal/d。

衬量蛋白质利用率的评价指标有（2017）：①生物价，即蛋白质利用率，指食物蛋白质被消化后在体内利用的程度；②氨基酸评分，指被测食物蛋白质的必需氨基酸评分模式与较理想的模式比较来反映蛋白质构成和利用率的关系；③蛋白质净利用率，是反映食物中蛋白质被利用程度

的指标。

2．平衡膳食的概念及基本要求

（1）概念：膳食所提供的能量及营养素在数量上能满足不同生理条件、不同劳动条件下用膳者的要求，并且膳食中各种营养素之间比例适宜的膳食。

（2）平衡膳食的基本要求：①膳食食物要多样化，应含有 5 类基本食物：谷薯类、动物性食品、豆类及其制品、蔬菜水果类、纯热能食品；②要有合理的膳食制度；③用膳时间应与工作制度相配合。

3．中国居民膳食指南　共分 5 层。

（1）最底层的是谷类、薯类及杂豆食物，应摄入 250～400g/d。

（2）第二层为蔬菜和水果，应摄入 300～500g/d 和 200～400g/d。

（3）第三层是鱼、禽、肉、蛋等动物性食物，应摄入 125～225g/d。

（4）第四层是奶类和豆类，奶类应摄入 300g/d，豆类应 30～50g/d。

（5）最高层是油和食盐，油不超过 25～30g/d，食盐不超过 6g/d。

4．营养缺乏病　生物有机体由于摄入营养素不足如维生素缺乏、蛋白质缺乏、微量元素不足而引起各种疾病症状。

5．营养过剩性疾病　人体摄入了过多的营养，但实际上许多微量元素却比之前获取的更少，所以产生疾病。主要是因为人体内不饱和脂肪酸 ω-3 脂肪酸和 ω-6 脂肪酸的比值失衡。有肥胖症、高血脂、冠心病、糖尿病等。

经典试题

1．三大营养素占总热量比例为
A．糖类 60%～65%，蛋白质 10%～25%，脂肪 12%～15%
B．糖类 40%～60%，蛋白质 20%～30%，脂肪 10%～20%
C．糖类 60%～65%，蛋白质 10%～15%，脂肪 15%～25%
D．糖类 40%～50%，蛋白质 10%～20%，脂肪 20%～30%
E．糖类 50%～60%，蛋白质 20%～30%，脂肪 10%～20%

2．患者，男性，15 岁。最近出现夜间视物不清，且逐渐加重，全身皮肤干燥，脱屑，该男孩可能是缺乏

A．钙
B．维生素 A
C．维生素 B_2
D．维生素 PP
E．维生素 C

（3～4 题共用备选答案）
A．动物肝、肾、牛奶
B．粮谷类
C．绿叶菜
D．酱菜类
E．干豆、花生

3．膳食中维生素 A 的主要来源是
4．膳食中维生素 B_1 的主要来源是

参考答案：1．C。2．B。3．A。4．B。

第 5 单元　社区公共卫生

重点提示

本单元几乎每年必考，题量不大。重点掌握职业卫生，食品安全与食品中毒，环境污染的来源。多为记忆题。

1．常见食品的污染物及其危害：①黄曲霉毒素；②农药；③有毒重金属；④N-亚硝基化合物；⑤多环芳烃化合物。

2．食物中毒的分类：细菌性食物中毒、真菌及其毒素食物中毒、动物性食物中毒、有毒

植物中毒、化学性食物中毒。

3. 食物中毒的特点：季节性、暴发性、相似性、非传染性。

═ 考点串讲 ═

一、人群健康与社区卫生

1. 人群健康与社区卫生的概念。

2. 社区卫生服务。

3. 居民健康档案管理。

4. 社区预防服务项目实施与管理。

二、传染病的预防与控制

1. 传染病预防控制的策略与措施。

2. 计划免疫。

三、慢性非传染性疾病的预防与管理

1. 主要慢性非传染性疾病的流行现状及防治策略。

2. 慢性病的管理。

四、环境卫生

1. 概述。

2. 常见生物地球化学性疾病：有碘缺乏病、地方性甲状腺肿、地方性克汀病、地方性氟中毒、地方性砷中毒、克山病、大骨节病等。

3. 饮用水卫生。

4. 土壤污染。

5. 室内空气污染。

五、职业卫生服务与职业病管理

1. 职业卫生的概念：指以职业人群和作业环境为对象，通过识别、评价、预测和控制不良职业环境中有害因素对职业人群健康的影响，早期检测、诊断、治疗和康复处理职业性有害因素所致健康损害或潜在健康危险，创造安全、卫生和高效的作业环境，从而达到保护和促进职业人群的健康，提高职业生命质量的目的（2000、2005）。

2. 职业卫生服务。

3. 职业人群健康监护。

4. 职业病的概念及管理。

六、食品安全与食物中毒

1. 食品安全（2014）。

2. 食品中毒（2014）。特点：潜伏期短，多为集体暴发；临床表现相似，多以胃肠道症状为主；发病与某种食物有明显关系，不食者不发病，停用该食物后，发病即停止（2007）；一般无传染性的特点。

七、医疗场所健康安全管理

1. 医院常见有害因素及其来源

(1) 医院专业因素：技术性有害因素、药物性有害因素。

(2) 医院环境因素：医院感染、射线损伤、设施安全、环境污染、食品安全。

(3) 医院管理因素：因素是指由于医院的各项组织管理措施不到位或不需实、运行机制不顺畅

等原因造成患者或医务人员安全受到威胁的因素。

（4）医院社会因素。

2．患者安全及其防范措施

（1）建立医疗质量保障体系。

（2）制定并严格执行各种安全相关制度。

（3）采取措施预防错误的发生。

（4）建立报告制度。

（5）提高患者接受医疗服务过程的安全性。

3．医务人员安全及其防范措施

（1）医源性安全事件的防范措施：加强职业安全教育；强化个人标准预防；做好职业安全管理。

（2）医院工作场所暴力事件的防范措施：改善医患关系；改善环境设计；开展预防训练项目；强化政府的职能和媒体公正宣传。

八、突发公共卫生事件及其应急策略

1．突发公共卫生事件的概念、分类和应急预案（2009）。

2．突发公共卫生事件的报告和处理原则。

———————— 经典试题 ————————

（1~3 题共用备选答案）

A．森林脑炎在春天发生

B．吸毒及不正当性行为可致艾滋病

C．霍乱可发生大流行

D．流行性乙型脑炎和脊髓灰质炎多有隐性流行

E．农村肺癌发病率和病死率低于城市

1．属于人群分布的是

2．属于地区分布的是

3．属于时间分布的是

参考答案：1．B。2．E。3．A。

第四部分

医学人文综合

第19章 卫生法规

本章重点

卫生法规章节较多，记忆性内容较多，需要考生重点复习以下内容。①《执业医师法》掌握：参加执业医师考试的报名条件，时间问题；执业医师准予注册的条件；不予注册的情形；注销注册的情形；变更注册时申报的单位；重新注册的条件；对于不予注册、注销注册等有异议的法律救济时限。法律规定医师的权利与义务；医师的考核与表彰；违反执业医师法的法律责任。②《医疗机构管理条例》掌握：医疗机构的执业规范。③《医疗事故处理条例》掌握：医疗事故构成要件；医疗事故处理原则、医疗事故分级；抢救患者补写病例的时限；医疗事故的报告（时限和报告人）；病例资料的封存；尸检时间限制；不属于医疗事故的情形；医疗事故的赔偿额度；医疗事故的责罚。④《母婴保健法》掌握：婚前检查的内容；终止妊娠医学意见的情形；相关法律责任。⑤《传染病防治法》掌握：传染病防治原则；甲类传染病的分类；按照甲类传染病采取预防措施的疾病；传染病疫情报告对象和时限；隔离措施；传染病的紧急措施；法律责任。⑥《艾滋病防治条例》掌握：方针、不歧视规定。⑦《突发公共卫生事件应急条例》掌握：突发公共卫生事件的情形及报告时限、报告单位。⑧《药品管理法》掌握：假药、劣药的情形；法律责任。⑨《处方管理办法》掌握：处方的有效期、用量、法律责任。⑩《献血法》掌握：献血制度；年龄；血站及医疗机构用血的法律责任。

考点串讲

【历年考点及重点辑要】

◆受吊销医师执业证书行政处罚，自处罚决定之日起至申请注册之日止不满2年的（2003），依照执业医师法第三十一条规定暂停执业活动期满，再次考核仍不合格的，不予注册（2005）。

◆受理申请的卫生行政部门对不符合条件不予注册的，应当自收到申请之日起30日内书面通知申请人，申请人有异议的，可以自收到通知之日起15日内，依法申请复议或者向人民法院提起诉讼（2007）。

◆中止医师执业活动2年以上以及不予注册的情形消失的由相应机构考核合格（2017），方可依照有关规定重新申请执业注册。

◆被注销注册的当事人有异议的，可以自收到注销注册通知之日起15日内，依法申请复议或者向人民法院提起诉讼（2007）。

◆医师在执业活动中享有以下权利：在注册的执业范围内，进行医学诊查、疾病调查、医学处置、出具相应的医学证明文件，选择合理的医疗、预防、保健方案；按照国务院卫生行政部门规定的标准，获得与本人执业活动相当的医疗设备基本条件；从事医学研究、学术交流，参加专业学术团体；参加专业培训，接受继续医学教育；在执业活动中，人格尊严、人身安全不受侵犯；获取工资报酬和津贴，享受国家规定的福利待遇；对所在机构的医疗、预防、保健工作和卫生行政部门的工作提出意见和建议，依法参与所在机构的民主管理（2004、2006、2007）。

◆医师在执业活动中履行以下义务：遵守法律、法规，遵守技术操作规范；树立敬业精神，遵守职业道德，履行医师职责，尽职尽责为患者服务；关心、爱护、尊重患者，保护患者的隐私；努力钻研业务，更新知识，提高专业技术水平；宣传卫生保健知识，对患者进行健康教育等（2000、2006、2009、2012）。

◆医师由县级以上人民政府卫生行政部门委托的机构或者组织，按照医师执业标准，对医师的业务水平、工作成绩和职业道德状况进行定期考核（2002）。

◆医师考核不合格，暂停执业活动期满，再次进行考核，对考核合格的，允许其继续执业；对考核不合格的，由县级以上人民政府卫生行政部门注销注册，收回医师执业证书（2005）。

◆医师在执业活动中，违反执业医师法规定的行为包括：①违反卫生行政规章制度或者技术操作规范，造成严重后果的；②由于不负责任延误急危患者的抢救和诊治，造成严重后果的；③造成医疗责任事故的；④未经亲自诊查、调查，签署诊断、治疗、流行病学等证明文件或者有关出生、死亡等证明文件的；⑤隐匿、伪造或者擅自销毁医学文书及有关资料的；⑥使用未经批准使用的药品、消毒药剂和医疗器械的；⑦不按照规定使用麻醉药品、医疗用毒性药品、精神药品和放射性药品的；⑧未经患者或者其家属同意，对患者进行试验性临床医疗的；⑨泄露患者隐私，造成严重后果的；⑩利用职务之便，索取、非法收受患者财物或者牟取其他不正当利益的；⑪发生自然灾害、传染病流行、突发重大伤亡事故以及其他严重威胁人民生命健康的紧急情况时，不服从卫生行政部门调遣的；⑫发生医疗事故或者发现传染病疫情，患者涉嫌伤害事件或者非正常死亡，不按照规定报告的。有上述情况之一的，由县级以上人民政府卫生行政部门给予警告或者责令暂停6个月以上1年以下执业活动（2015）；情节严重的，吊销其执业证书；构成犯罪的，依法追究刑事责任（2004、2007）。

◆未经批准擅自开办医疗机构行医或者非医师行医的，由县级以上人民政府卫生行政部门予以取缔，没收其违法所得及其药品、器械，并处10万元以下的罚款，对医师吊销其执业证书；给患者造成损害的，依法承担赔偿责任；构成犯罪的，依法追究刑事责任（2007、2008）。

◆医疗机构必须按照核准登记的诊疗科目开展诊疗活动（2006）。

◆医疗机构对危重病人应当立即抢救。对限于设备或者技术条件不能诊治的病人，应当及时转诊（2005、2006）。

◆医疗事故：医疗机构及其医务人员在医疗活动中，违反医疗卫生管理法律、行政法规、部门规章和诊疗护理规范、常规，过失造成患者人身损害的事故（2004、2008）。

◆在紧急情况下为抢救垂危患者生命而采取紧急医学措施造成不良后果的；在医疗活动中由于患者病情异常或者患者体质特殊而发生医疗意外的；在现有医学科学技术条件下，发生无法预料或者不能防范的不良后果的；无过错输血感染造成不良后果的；因患方原因延误诊疗导致不良后果的；因不可抗力造成不良后果的。有上述情形之一的，不属于医疗事故（2000、2002、2004、2006）。

◆医疗事故赔偿项目、适用标准和计算方法：被扶养人生活费以死者生前或者残疾者丧失劳动能力前实际扶养且没有劳动能力的人为限，按照其户籍所在地或者居所地居民最低生活保障标准计算。对不满16周岁的，扶养到16周岁。对年满16周岁但无劳动能力的，扶养20年；但是，60周岁以上的，不超过15年；70周岁以上的，不超过5年（2003）。

◆婚前医学检查：对准备结婚的男女双方可能患影响结婚和生育的疾病进行医学检查。婚前医学检查包括对下列疾病的检查：①严重遗传性疾病；②指定传染病；③有关精神病（2005）。

◆结婚前医学检查，对诊断患医学上认为不宜生育的严重遗传疾病的，医师应当向男女双方说明情况，提出医学意见。经男女双方同意，采取长效避孕措施或者施行结扎手术后不生育的，可以结婚，但《中华人民共和国婚姻法》规定禁止结婚的除外（2007）。

◆母婴保健指导：对孕育健康后代以及严重遗传性疾病和碘缺乏病等地方病的发病原因、治疗和预防方法提供医学意见。

◆孕妇、产妇保健：为孕妇、产妇提供卫生、营养、心理等方面的咨询和指导以及产前定期检查等医疗保健服务。

◆胎儿保健：为胎儿生长发育、哺乳和护理提供的医疗保健服务。

◆新生儿保健：为新生儿生长发育、哺乳和护理提供的医疗保健服务（2003）。

◆未取得国家颁发的有关合格证书的，有下列行为之一的：从事婚前医学检查、遗传病诊断、产前诊断或者医学技术鉴定的；施行终止妊娠手术的；出具本法规定的有关医学证明的。县级以上地方人民政府卫生行政部门应当予以制止，并可以根据情节给予警告或者处以罚款（2002、2005）。

◆从事母婴保健工作的人员违反母婴保健法规定,出具有关虚假医学证明或者进行胎儿性别鉴定的,由医疗保健机构或者卫生行政部门根据情节给予行政处分;情节严重的,依法取消执业资格(2000)。

◆医疗保健机构、卫生防疫机构对甲类传染病病人和病原携带者、乙类传染病中的艾滋病病人、炭疽中的肺炭疽病人,予以隔离治疗(2007)。

◆医疗机构应当确定专门的部门或者人员,承担传染病疫情报告、本单位的传染病预防、控制以及责任区域内的传染病预防工作,承担医疗活动中与医院感染有关的危险因素监测、安全防护、消毒、隔离和医疗废物处置工作(2002、2016)。

◆疾病预防控制机构、医疗机构和采、供血机构及其执行职务的人员发现传染病防治法规定的传染病疫情或者发现其他传染病暴发、流行以及突发原因不明的传染病时,应当遵循疫情报告属地管理原则,按照国务院规定的或者国务院卫生行政部门规定的内容、程序、方式和时限报告(2004、2005)。

◆对疑似甲类传染病病人,在明确诊断前,在指定场所进行医学观察(2005、2007)。

◆传染病预防中医疗机构的职责(2017):①必须严格执行国务院卫生行政部门规定的管理制度、操作规范,防止传染病的医源性感染和医院感染。②医疗机构应当确定专门的部门或者人员,承担传染病疫情报告、本单位的传染病预防、控制以及责任区域内的传染病预防工作。③承担医疗活动中与医院感染有关的危险因素监测、安全防护、消毒、隔离和医疗废物处置工作。④医疗机构使用的血液和血液制品,必须遵守国家有关规定,防止因输入血液、使用血液制品引起经血液传播疾病的发生。

◆有下列情形之一的,省、自治区、直辖市人民政府应当在接到报告 1 小时内,向国务院卫生行政主管部门报告(2017):①发生或者可能发生传染病暴发、流行的;②发生或者发现不明原因的群体性疾病的;③发生传染病菌种、毒种丢失的;④发生或者可能发生重大食物和职业中毒事件的。

◆药品,是指用于预防、治疗、诊断人的疾病,有目的地调节人的生理功能并规定有适应证或者功能主治、用法和用量的物质,包括中药材、中药饮片、中成药、化学原料药及其制剂、抗生素、生化药品、放射性药品、血清、疫苗、血液制品和诊断药品等(2002)。

◆药品的生产企业、经营企业、医疗机构在药品购销中暗中给予、收受回扣或者其他利益的,药品的生产企业、经营企业或者其代理人给予使用其药品的医疗机构的负责人、药品采购人员、医师等有关人员以财物或者其他利益的,由工商行政管理部门处 1 万元以上 20 万元以下的罚款,有违法所得的,予以没收;情节严重的,由工商行政管理部门吊销药品生产企业、药品经营企业的营业执照,并通知药品监督管理部门,由药品监督管理部门吊销其《药品生产许可证》《药品经营许可证》;构成犯罪的,依法追究刑事责任(2003、2008)。

◆为保证医疗临床用血需要和安全,保障献血者和用血者身体健康,发扬人道主义精神,促进社会主义物质文明和精神文明建设(2003)。

◆为保障公民临床急救用血的需要,国家提倡并指导择期手术的患者自身储血,动员家庭、亲友、所在单位以及社会互助献血(2004)。

◆血站违反献血法的规定,向医疗机构提供不符合国家规定标准的血液的,由县级以上人民政府卫生行政部门责令改正;情节严重,造成经血液途径传播的疾病传播或者有传播严重危险的,限期整顿,对直接负责的主管人员和其他直接责任人员,依法给予行政处分;构成犯罪的,依法追究刑事责任(2002、2005)。

◆医疗机构的医务人员违反献血法规定,将不符合国家规定标准的血液用于患者的,由县级以上地方人民政府卫生行政部门责令改正;给患者健康造成损害的,应当依法赔偿,对直接负责的主管人员和其他直接责任人员,依法给予行政处分;构成犯罪的,依法追究刑事责任(2002、2005)。

◆患者在诊疗活动中受到损害,医疗机构及其医务人员有过错的,由医疗机构承担赔偿责任。

◆因抢救生命垂危的患者等紧急情况,不能取得患者或者其近亲属意见的,经医疗机构负责人或者授权的负责人批准，可以立即实施相应的医疗措施。

◆医务人员在诊疗活动中未尽到与当时的医疗水平相应的诊疗义务，造成患者损害的，医疗机构应当承担赔偿责任。

◆患者有损害，因下列情形之一的，推定医疗机构有过错：（一）违反法律、行政法规、规章以及其他有关诊疗规范的规定；（二）隐匿或者拒绝提供与纠纷有关的病历资料；（三）伪造、篡改或者销毁病历资料。

◆患者有损害，因下列情形之一的，医疗机构不承担赔偿责任：（一）患者或者其近亲属不配合医疗机构进行符合诊疗规范的诊疗；（二）医务人员在抢救生命垂危的患者等紧急情况下已经尽到合理诊疗义务；（三）限于当时的医疗水平难以诊疗。前款第一项情形中，医疗机构及其医务人员也有过错的，应当承担相应的赔偿责任。

◆医疗机构及其医务人员应当按照规定填写并妥善保管住院志、医嘱单、检验报告、手术及麻醉记录、病理资料、护理记录、医疗费用等病历资料。患者要求查阅、复制前款规定的病历资料的，医疗机构应当提供。

◆医疗机构及其医务人员不得违反诊疗规范实施不必要的检查。

◆医疗机构及其医务人员应当对患者的隐私保密。

◆医疗机构及其医务人员的合法权益受法律保护。干扰医疗秩序，妨害医务人员工作、生活的，应当依法承担法律责任。

◆人体器官移植，是指摘取人体器官捐献人具有特定功能的心脏、肺脏、肝脏、肾脏或者胰腺等器官的全部或者部分，将其种植接受人身体以代替其病损器官的过程。

◆任何组织或者个人不得以任何形式买卖人体器官，不得从事与买卖人体器官有关的活动。

◆国务院卫生主管部门负责全国人体器官移植的监督管理工作。

◆捐献人体器官的公民应当具有完全民事行为能力。

◆任何组织或者个人不得摘取未满18周岁公民的活体器官用于移植。

◆活体器官的接受人限于活体器官捐献人的配偶、直系血亲或者三代以内旁系血亲，或者有证据证明与活体器官捐献人存在因帮扶等形成亲情关系的人员。

◆省级以上人民政府卫生主管部门应当定期组织专家根据人体器官移植手术成功率、种植的人体器官和术后患者的长期存活率，对医疗机构的人体器官移植临床应用能力进行评估，并及时公布评估结果；对评估不合格的，由原登记部门撤销人体器官移植诊疗科目登记。具体办法由国务院卫生主管部门制订。

◆实施人体器官移植手术的医疗机构及其医务人员应当对人体器官捐献人进行医学检查，对接受人因人体器官移植感染疾病的风险进行评估，并采取措施，降低风险。

◆人体器官移植技术临床应用与伦理委员会不同意摘取人体器官的，医疗机构不得做出摘取人体器官的决定，医务人员不得摘取人体器官。

◆从事人体器官移植的医疗机构及其医务人员摘取活体器官前，应当履行下列义务：（一）向活体器官捐献人说明器官摘取手术的风险、术后注意事项、可能发生的并发症及其预防措施等，并与活体器官捐献人签署知情同意书；（二）查验活体器官捐献人同意捐献其器官的书面意愿、活体器官捐献人与接受人存在本条例第十条规定关系的证明材料；（三）确认除摘取器官产生的直接后果外不会损害活体器官捐献人其他正常的生理功能。从事人体器官移植的医疗机构应当保存活体器官捐献人的医学资料，并进行随访。

◆从事人体器官移植的医疗机构实施人体器官移植手术，除向接受人收取下列费用外，不得收取或者变相收取所移植人体器官的费用：（一）摘取和种植人体器官的手术费；（二）保存和运送人体器官的费用；（三）摘取、种植人体器官所发生的药费、检验费、医用耗材费。

◆申请人体器官移植手术患者的排序，应当符合医疗需要，遵循公平、公正和公开的原则。

◆买卖人体器官或者从事与买卖人体器官有关活动的，由设区的市级以上地方人民政府卫生主管部门依照职责分工没收违法所得，并处交易额 8 倍以上 10 倍以下的罚款；医疗机构参与上述活动的，还应当对负有责任的主管人员和其他直接责任人员依法给予处分，并由原登记部门撤销该医疗机构人体器官移植诊疗科目登记，该医疗机构 3 年内不得再申请人体器官移植诊疗科目登记；医务人员参与上述活动的，由原发证部门吊销其执业证书。

◆医务人员有下列情形之一的，依法给予处分；情节严重的，由县级以上地方人民政府卫生主管部门依照职责分工暂停其 6 个月以上 1 年以下执业活动；情节特别严重的，由原发证部门吊销其执业证书：（一）未经人体器官移植技术临床应用与伦理委员会审查同意摘取人体器官的；（二）摘取活体器官前未依照本条例第十九条的规定履行说明、查验、确认义务的；（三）对摘取器官完毕的尸体未进行符合伦理原则的医学处理，恢复尸体原貌的。

◆医疗机构未定期将实施人体器官移植的情况向所在地省、自治区、直辖市人民政府卫生主管部门报告的，由所在地省、自治区、直辖市人民政府卫生主管部门责令限期改正；逾期不改正的，对负有责任的主管人员和其他直接责任人员依法给予处分。

◆从事人体器官移植的医务人员参与尸体器官捐献人的死亡判定的，由县级以上地方人民政府卫生主管部门依照职责分工暂停其 6 个月以上 1 年以下执业活动；情节严重的，由原发证部门吊销其执业证书。

◆国家机关工作人员在人体器官移植监督管理工作中滥用职权、玩忽职守、徇私舞弊，构成犯罪的，依法追究刑事责任；尚不构成犯罪的，依法给予处分。

◆抗菌药物临床应用应当遵循安全、有效、经济的原则。

◆抗菌药物临床应用实行分级管理。根据安全性、疗效、细菌耐药性、价格等因素，将抗菌药物分为三级：非限制使用级、限制使用级与特殊使用级。具体划分标准如下：（1）非限制使用级抗菌药物是指经长期临床应用证明安全、有效，对细菌耐药性影响较小，价格相对较低的抗菌药物。（2）限制使用级抗菌药物是指经长期临床应用证明安全、有效，对细菌耐药性影响较大，或者价格相对较高的抗菌药物。（3）特殊使用级抗菌药物是指具有以下情形之一的抗菌药物：①具有明显或者严重不良反应，不宜随意使用的抗菌药物。②需要严格控制使用，避免细菌过快产生耐药的抗菌药物。③疗效、安全性方面的临床资料较少的抗菌药物。④价格昂贵的抗菌药物。

◆抗菌药物管理工作组三分之二以上成员审议同意，并经药事管理与药物治疗学委员会三分之二以上委员审核同意后方可列入采购供应目录。

◆清退或者更换的抗菌药物品种或者品规原则上 12 个月内不得重新进入本机构抗菌药物供应目录。

◆具有高级专业技术职务任职资格的医师，可授予特殊使用级抗菌药物处方权；具有中级以上专业技术职务任职资格的医师，可授予限制使用级抗菌药物处方权；具有初级专业技术职务任职资格的医师，在乡、民族乡、镇、村的医疗机构独立从事一般执业活动的执业助理医师以及乡村医生，可授予非限制使用级抗菌药物处方权。药师经培训并考核合格后，方可获得抗菌药物调剂资格。

◆抢救生命垂危的患者等紧急情况，医师可以越级使用抗菌药物。越级使用抗菌药物应当详细记录用药指证，并应当于 24 小时内补办越级使用抗菌药物的必要手续。

◆医师违反抗菌药物临床应用规定的法律责任　医师有下列情形之一的，由县级以上卫生行政部门按照《执业医师法》第三十七条的有关规定，给予警告或者责令暂停六个月以上一年以下执业活动；情节严重的，吊销其执业证书；构成犯罪的，依法追究刑事责任：（1）未按照本办法规定开具抗菌药物处方，造成严重后果的。（2）使用未经国家药品监督管理部门批准的抗菌药物的。（3）使用本机构抗菌药物供应目录以外的品种、品规，造成严重后果的。（4）违反本办法其他规定，造成严重后果的。

◆同一患者一天申请备血量少于 800 毫升的，由具有中级以上专业技术职务任职资格的医师提出申请，上级医师核准签发后，方可备血。

◆同一患者一天申请备血量在 800 毫升至 1600 毫升的，由具有中级以上专业技术职务任职资格的医师提出申请，经上级医师审核，科室主任核准签发后，方可备血。

◆同一患者一天申请备血量达到或超过 1600 毫升的，由具有中级以上专业技术职务任职资格的医师提出申请，科室主任核准签发后，报医务部门批准，方可备血。以上第二款、第三款和第四款规定不适用于急救用血。

◆医疗机构应当建立临床用血医学文书管理制度，确保临床用血信息客观真实、完整、可追溯。医师应当将患者输血适应证的评估、输血过程和输血后疗效评价情况记入病历；临床输血治疗知情同意书、输血记录单等随病历保存。

◆医疗机构及其医务人员违反本法规定，将不符合国家规定标准的血液用于患者的，由县级以上地方人民政府卫生行政部门责令改正；给患者健康造成损害的，应当依据国家有关法律法规进行处理，并对负有责任的主管人员和其他直接责任人员依法给予处分。

◆国家对精神卫生工作实行预防为主的方针，坚持预防、治疗和康复相结合的原则，建立政府组组织领导、部门各负其责、全社会共同参与的机制，实行综合管理。

◆精神障碍患者在医疗机构内发生或者将要发生伤害自身、危害他人安全、扰乱医疗秩序的行为，医疗机构及其医务人员在没有其他可替代措施的情况下，可以实施约束、隔离等保护性医疗措施。实施保护性医疗措施应当遵循诊断标准和治疗规范，并在实施后告知患者的监护人。

◆不符合本法规定条件的医疗机构擅自从事精神障碍诊断、治疗的，由县级以上人民政府卫生行政部门责令停止相关诊疗活动，给予警告，并处五千元以上一万元以下罚款，有违法所得的，没收违法所得；对直接负责的主管人员和其他直接责任人员依法给予或者责令给予降低岗位等级或者撤职、开除的处分；对有关医务人员，吊销其执业证书。

◆县级以上地方人民政府卫生主管部门根据传染病监测和预警信息，为了预防、控制传染病的暴发、流行，需要在本行政区域内部分地区进行群体性预防接种的，应当报经本级人民政府决定，并向省、自治区、直辖市人民政府卫生主管部门备案；需要在省、自治区、直辖市行政区域全部范围内进行群体性预防接种的，应当由省、自治区、直辖市人民政府卫生主管部门报经本级人民政府决定，并向国务院卫生主管部门备案。需要在全国范围或者跨省、自治区、直辖市范围内进行群体性预防接种的，应当由国务院卫生主管部门决定。作出批准决定的人民政府或者国务院卫生主管部门应当组织有关部门做好人员培训、宣传教育、物资调用等工作。

◆接种单位接种疫苗，应当遵守预防接种工作规范、免疫程序、疫苗使用指导原则和接种方案，并在其接种场所的显著位置公示第一类疫苗的品种和接种方法。

◆病预防控制机构和接种单位及其医疗卫生人员发现预防接种异常反应、疑似预防接种异常反应或者接到相关报告的，应当依照预防接种工作规范及时处理，并立即报告所在地的县级人民政府卫生主管部门、药品监督管理部门。接到报告的卫生主管部门、药品监督管理部门应当立即组织调查处理。

◆接种单位有下列情形之一的，由所在地的县级人民政府卫生主管部门责令改正，给予警告；拒不改正的，对主要负责人、直接负责的主管人员依法给予警告、降级的处分，对负有责任的医疗卫生人员责令暂停 3 个月以上 6 个月以下的执业活动：（1）未依照规定建立并保存真实、完整的疫苗接收或者购进记录的。（2）未在其接种场所的显著位置公示第一类疫苗的品种和接种方法的。（3）医疗卫生人员在接种前，未依照本条例规定告知、询问受种者或者其监护人有关情况的。（4）实施预防接种的医疗卫生人员未依照规定填写并保存接种记录的。（5）未依照规定对接种疫苗的情况进行登记并报告的。

经典试题

1. 下列选项中，不符合参加执业医师资格考试
条件的是
A. 高等学校医学专业本科以上学历
B. 在执业医师指导下，在医疗机构试用期满

一年
C. 在执业医师指导下，在预防机构试用期满
一年
D. 在执业医师指导下，在保健机构试用期满

一年

E. 在执业医师指导下，在卫生行政管理机构试用期满一年

2. 经国家执业助理医师资格考试，取得执业助理医师资格的，可以申请注册，受理机构是

A. 县级以上人民政府卫生行政部门

B. 县级以上人民政府

C. 省（自治区）级以上人民政府卫生行政部门

D. 国务院卫生行政部门

E. 县级以上卫生防疫机构

3. 未经医师注册取得执业证书的

A. 可在保健机构从事医师执业活动

B. 可在预防机构从事医师执业活动

C. 可在执业医师指导下从事医师执业活动

D. 不得在医疗机构，可在预防、保健机构，从事医师执业活动

E. 不得从事医师执业活动

4. 对不符合医师执业注册条件不予注册的，申请人有异议的

A. 不予受理

B. 只能申请复议

C. 只能向人民法院起诉

D. 可随时申请复议或向人民法院起诉

E. 可自收到不予注册通知之日起 15 日内，申请复议或向人民法院起诉

5. 医师注册后有下列情形之一的应当注销注册，除了

A. 死亡或者被宣告失踪的

B. 受民事处罚的

C. 受刑事处罚的

D. 受吊销医师执业证书行政处罚的

E. 中止医师执业活动满二年的

6. 医师执业变更以下注册事项的，应当到准予注册的卫生行政部门依法办理变更注册手续

A. 执业地点、执业类别、执业范围等

B. 执业地点、执业类别

C. 执业地点、执业类别、执业范围、医疗机构

D. 执业地点、执业类别、执业范围、服务单位

E. 执业地点、执业类别、执业范围、服务单位、专业类别

7. 医师在执业活动中履行下列义务，除了

A. 遵守技术操作规范

B. 参与所在机构的民主管理

C. 遵守职业道德

D. 尊重患者，保护患者的隐私

E. 宣传卫生保健知识

8. 医师考核不合格者，县级以上人民政府卫生行政部门可以责令其暂停执业活动

A. 1～2 个月

B. 1～3 个月

C. 3～6 个月

D. 3～12 个月

E. 6～12 个月

9. 医疗机构在从事医疗卫生技术工作中

A. 可以使用非卫生技术人员

B. 尽量不用非卫生技术人员

C. 不得使用非卫生技术人员

D. 在次要的科室可以使用非卫生技术人员

E. 一些特殊科室可以使用非卫生技术人员

10. 必须由病人及其家属或者关系人签字同意的诊疗行为包括

A. 手术、特殊检查、特殊治疗

B. 除门诊手术以外的手术、特殊检查、特殊治疗

C. 除表皮手术以外的手术、特殊检查、特殊治疗

D. 手术、非常规性的检查、特殊治疗

E. 手术、创伤性检查、实验性治疗

11. 医疗机构的下列行为中，不违反《医疗机构管理条例》的是

A. 未将执业许可证、收费标准等悬挂于明显处所

B. 工作人员上岗工作未按规定佩戴标牌

C. 未按规定办理校验手续

D. 擅自增加医师人数

E. 擅自涂改执业许可证

12. 医疗机构的住院病历的保存期不得少于

A. 3 年

B. 5 年

C. 10 年

D. 15 年

E. 30 年

13. 按照《医疗事故处理条例》规定，二级医疗事故指

A. 造成患者死亡、重度残疾的

B. 造成患者中度残疾、器官组织损伤导致严重功能障碍的

C. 造成患者轻度残疾、器官组织损伤导致一般

功能障碍的

D. 造成患者人身损害的其他后果的

E. 没有造成患者明显人身损害的其他后果的

14. 《医疗事故处理条例》规定，医疗机构发生下列重大医疗过失行为，应当在 12 小时内向所在地卫生行政部门报告，这些重大医疗过失行为不包括

A. 因医疗过失导致患者死亡的

B. 可能为二级医疗事故的

C. 可能为三级医疗事故的

D. 可能为一级医疗事故的

E. 因医疗过失导致 3 人以上人身损害后果的

15. 疑似输血引起的不良后果的，医患双方应当共同对现场实物进行封存，封存的现场实物应由

A. 患者保管

B. 医疗机构保管

C. 患者和医疗机构共同委托的第三人保管

D. 患者和医疗机构任何一方均可以保管

E. 医疗机构所在地的卫生行政部门保管

16. 由于医疗事故造成患者精神损害所给予的抚慰金，应当按照医疗事故发生地居民平均生活费计算，造成患者残疾的，赔偿年限最长不超过

A. 1 年

B. 2 年

C. 3 年

D. 4 年

E. 5 年

17. 医疗保健机构为公民提供的婚前保健服务包括下列内容

A. 婚前卫生指导、婚前健康咨询、婚前医学检查

B. 婚前卫生指导、婚前卫生咨询、婚前医学检查

C. 婚前遗传指导、婚前卫生咨询、婚前医学检查

D. 婚前卫生指导、婚前卫生咨询、婚前遗传检查

E. 婚前卫生指导、婚前健康咨询、婚前遗传检查

18. 按照母婴保健法规定，必须经本人同意并签字，本人无行为能力的，应当经其监护人同意并签字的手术或治疗项目是

A. 产前检查、结扎

B. 终止妊娠、结扎

C. 产前检查、终止妊娠

D. 产前诊断、结扎

E. 产前诊断、终止妊娠

19. 某医院年终对全院职工的基本情况作调查了解，其中有以下情况：死亡 1 人，医生甲因病休息 1 年多，医生乙因医院效益不好也在家闲了不满 2 年，医生丙出去参与经营未从事医疗 2 年多，医生丁承包医院的第二门诊近 3 年，其余大多数仍在医院坚持工作。依据执业医师法，下列人员中，属于应当注销注册，收回医师执业证书的是

A. 医生甲

B. 医生乙

C. 医生丙

D. 医生丁

E. 医生甲和乙

20. 李某因要报考研究生，欲向单位请假复习，遂找到其中学同学、县医院的执业医师王某，请王某为其开具病假条。王某为李某开出了"病毒性心肌炎，全休 1 个月"的诊断证明书。对于王某的行为，县卫生局可以给予

A. 吊销其医师执业证书

B. 警告或责令其暂停执业活动 3 个月至 6 个月，并接受培训或继续教育

C. 警告或责令其暂停执业活动 6 个月至 1 年

D. 调离医师岗位

E. 给予行政或纪律处分

21. 公卫医师何某在取得执业医师资格证书和执业许可证后的一年里，擅自从事婚前医学检查、遗传病诊断和产前诊断，虽经卫生行政部门制止，仍不改正，并又实施终止妊娠手术，依据《母婴保健法》的规定，可以给予何种行政处罚

A. 处以罚款

B. 没收违法所得

C. 没收非法财物

D. 吊销执业许可证

E. 行政拘留

22. 医生甲在为一孕妇检查高血压原因时，怀疑胎儿可能有先天缺陷。患者的高血压缓解后再没有就诊。该患者后生育一畸形儿。医生在怀疑有先天缺陷时

A. 可以不诊察

B. 患者有要求时给诊察

C. 患者有要求时给产前诊断

D. 应当进行产前诊断

E. 终止妊娠

23. 某县医院妇科医师为一孕妇接生，该孕妇生一有缺陷婴儿。该医院为产妇出具了统一制发的新生儿出生医学证明。该医院还应当

A. 出具新生儿健康证明

B. 出具产妇健康证明

C. 向计划生育部门报告

D. 向卫生行政部门报告

E. 当地政府报告

24. 下列属于乙类传染病，但是采取甲类传染病的预防、控制措施的是

A. 艾滋病

B. 人感染高致病性禽流感

C. 流行性出血热

D. 登革热

E. 血吸虫病

25. 医疗机构发现甲类传染病应采取下列措施，除了

A. 对病人予以隔离治疗

B. 对疑似病人，确诊前在指定场所单独隔离治疗

C. 对医疗机构内的病人的密切接触者，在指定场所进行医学观察和采取其他必要的预防措施

D. 拒绝隔离治疗的，可以由公安机关协助采取强制隔离治疗措施

E. 采取紧急措施并予以公告

26.《突发性公共卫生事件应急条例》规定，医疗卫生机构应当对传染病做到

A. 早发现、早观察、早隔离、早治疗

B. 早发现、早观察、早治疗、早康复

C. 早发现、早报告、早隔离、早治疗

D. 早发现、早报告、早隔离、早康复

E. 早预防、早发现、早治疗、早康复

27. 张某，在某医疗机构进行身体检查时被查出患有血吸虫病，依据《传染病防治法》的规定，该医疗机构应当对张某

A. 强制隔离治疗

B. 在指定的场所进行医学观察

C. 采取必要的治疗和控制措施

D. 采取必要的预防和控制措施

E. 在指定场所进行隔离治疗

（28～29 题共用备选答案）

A. 传染性非典型肺炎

B. 麻疹

C. 霍乱

D. 艾滋病

E. 肺结核

28. 属于甲类传染病的是

29. 属于乙类传染病，但是采取甲类传染病的预防、控制措施的是

参考答案： 1. E。2. A。3. E。4. E。5. B。6. A。7. B。8. C。9. C。10. A。11. D。12. E。13. B。14. C。15. B。16. C。17. B。18. B。19. C。20. C。21. A。22. D。23. D。24. B。25. E。26. C。27. C。28. C。29. A。

第 20 章 医学心理学

━━━━━━ **本 章 重 点** ━━━━━━

医学心理学是心理学和医学相结合的一门交叉学科,侧重研究心理社会因素对人类健康与疾病的影响及在它们相互转化中的作用和规律。

在执业医师考试中,医学心理学经常考查的内容也是需要重点掌握的内容如下: 医学心理学的研究任务; 心理现象的分类; 思维的特征; 情绪与情感的对比; 意志的特征; 马斯洛需要五个层次; 动机冲突类型; 气质类型及表现; 心理健康的标准; 心身疾病的定义及诊断标准; 心理评估的常用方法; 心理测验的分类; 心理治疗的常用方法及临床病例的分析; 心理治疗的原则与运用; 医患关系不良的原因分析; 医患关系模式及运用; 患者角色的转化及临床病例分析。

第 1 单元 绪 论

━━━━━━ **重 点 提 示** ━━━━━━

医学模式转变 1977 年由美国医学家恩格尔提出: 生物-心理-社会医学模式。

━━━━━━ **考 点 串 讲** ━━━━━━

一、医学心理学的概述

1. **医学心理学的概念与性质** 医学心理学是研究心理现象与健康和疾病关系的学科,是根据我国医学教育发展的需要而建立起来的新兴交叉学科,它既关注心理社会因素在健康和疾病中的作用,也重视解决医学领域中的有关健康和疾病的心理或行为问题。性质: 既是自然科学也是社会科学,既是理论科学也是应用科学。

2. **医学模式的转化**

(1) 医学模式转变: 从生物-心理-社会三维系统全面看待健康和疾病,对于疾病的病因、诊断、治疗都应首先考虑到心理-社会因素(2017)。健康是三维系统整体健康,疾病主要是生活方式不良(2000)。

(2) 预防疾病战略转变。

(3) 临床医疗工作需要。

(4) 改善医患关系。

二、医学心理学的任务与观点

1. **医学心理学的任务**。

2. **医学心理学的基本观点** 大致有 6 个基本观点(2008、2014)。

(1) 心身统一的观点。

(2) 社会对个体影响的观点。

(3) 认知评价的观点。

(4) 主动适应与调节的观点。

(5) 情绪因素作用的观点。

(6) 个性特征作用的观点。

===== 经典试题 =====

所谓医学模式是指

A．医学研究者的思维方式

B．临床医生的工作方法

C．医学发展的轨迹

D．医学生的学习策略

E．人们对疾病和健康的基本观点

参考答案：E。

第 2 单元　医学心理学基础

===== 重点提示 =====

本单元重点在性格分型，意志的特征，动机冲突的类型和马斯洛的需要层次论。

1. 心理学的实质是人脑对客观现实的主观能动反映。

2. 感觉是对客观事物的个别属性的反映。知觉是对其整体属性的反映。

3. 意志的特征：目的性、克服困难、自我调节和控制。

4. 马斯洛需要五层次：生理、安全、归属和爱、尊重、自我实现。

5. 动机的分型：双趋、双避、趋避、双重或多重趋避。

===== 考点串讲 =====

一、心理学的概述

1. 心理学的概念　心理学是研究心理活动和行为规律的科学，其研究对象是人的心理活动和个体行为（2004）。

2. 心理现象的分类。

3. 心理实质的内容（2004）

（1）心理是脑的功能。

（2）心理是人脑对客观现实的主观能动的反映。

二、认识过程

1. 感觉与知觉的概念、种类与特征

（1）感觉：人脑对直接作用于感觉器官的客观事物的个别属性的反映。分类包括视觉、听觉、嗅觉、味觉、皮肤觉。特征包括感受性与感觉阈限；适应；对比；相互作用；感受性的补偿与发展；联觉。

（2）知觉：人脑对直接作用于感觉器官的客观事物的整体属性的反映。分类包括空间、时间、运动知觉。特征包括选择性、整体性、理解性、恒常性。

2. 记忆的概念、种类与过程　头脑中积累和保持个体经验的心理过程。种类包括形象记忆、逻辑记忆、情绪记忆和运动记忆（内容区分）；感觉记忆、长时记忆和短时记忆（长短区分）。过程为识记、保持、再认和再现。

3. 思维的概念、特征与种类

（1）思维是人脑对客观事物间接的、概括的反映。其特征是间接性和概括性（2006）。

（2）分类：①方式：动作思维、形象思维、抽象思维；②指向性：聚合思维和发散思维；③独立程度：常规思维和创造性思维。

三、情绪过程

1. 情绪与情感的概念　情绪是人脑对客观事物是否符合自身需要的态度的体验；情感是情绪的高级形式，是人对精神性和社会性需要的态度性体验，是人类特有的。

2. 情绪与情感的分类

（1）情绪可分为心境、激情和应激 3 种状态。

①心境是一种微弱而持久具有一定渲染性的情绪（2006、2007）。

②激情是一种迅猛暴发、激动短暂的情绪状态。

③应激是指人对某种意外的环境刺激所做出的适应性反应。

（2）情感分类

①道德感。

②理智感。

③美感：具有较大的稳定性、深刻性和持久性，是稳定的内心体验，是高级的，只有人具有（2002）。

3. 情绪的作用与调节

四、意志过程

1. 意志的概念与特征。

2. 意志品质。包括自觉性、果断性、坚韧性、自制性。

五、需要与动机

1. 需要层次论

（1）最低层是生理的需要（2005）。

（2）最高层次为自我实现，即发挥自己的潜能，实现自己的理想与抱负（2000、2004）。

2. 动机定义与分类　①根据动机的内容：生理性动机和心理性动机；②根据动机持续的时间：长远性动机和短暂性动机；③根据动机在活动中所起的作用：主导动机和辅助动机；④根据引起动机的原因：内部动机和外部动机。

3. 冲突的类型

（1）双趋冲突。

（2）双避冲突。

（3）趋避冲突。

（4）双重趋避冲突。

六、人格

1. 人格的定义：人格是决定一个人的整个精神面貌，具有一定倾向性比较稳定的心理特征的总和。

2. 能力与智力的概念：能力是人顺利地完成某种活动所必备的心理特征；智力是指认识方面的各种能力的综合，其核心是抽象逻辑思维能力。

3. 气质的概念、类型与意义。

4. 性格的概念与分型

（1）概念。

（2）分型

①弗雷德曼提出的 A 型行为是指容易发生冠心病的行为模式，其特征为：时间紧迫感，如同一时间做两件事，行为急促，说话快、走路快、办事快；脾气暴躁，容易激动；争强好胜；对人有敌意等（2002、2005、2006、2007）。具有这种行为的人因经常处于忙碌状态，其血中应激性激素均较高，日久天长可引起高血压、动脉硬化、冠心病（2005）。

②多元型模式的性格分类：如艾森克的人格维度理论，将性格分为内外向、神经质和精神质三个维度；卡特尔的特质理论将性格分为 16 种因素。

5. 人格形成的标志与决定因素。

经典试题

1. 适应是由于刺激物的持续作用而使感受性
A. 提高
B. 降低
C. 不变
D. 发生变化
E. 消失

2. 思维的重要特征是
A. 分析性和综合性
B. 间接性和概括性
C. 抽象性和创造性
D. 深刻性和全面性
E. 上升性和决策性

3. 情绪的特点是
A. 较稳定的
B. 持久存在的
C. 带有情境性
D. 没有明显的生理变化
E. 有明显的生理变化

4. 动机产生的两个条件是
A. 需要和目标
B. 意志和目标
C. 诱因和目的
D. 需要和诱因
E. 意志和目的

5. 不属于性格特征的是
A. 遗传特征
B. 对现实的态度特征
C. 意志特征
D. 情绪特征
E. 智力特征

6. 需要的根本特征是它的
A. 指向性
B. 社会发展性
C. 动力性
D. 无止境性
E. 恒常性

参考答案：1. D。2. B。3. C。4. D。5. A。6. C。

第 3 单元　心理卫生

重点提示

本单元不常考。适当了解。
心理健康的标准：认知过程及治理正常；情绪稳定、乐观；生活目标明确，对自己的言行有约束能力；人格健全，人际关系良好。

考点串讲

一、心理卫生概述

1. 心理卫生概念。
2. 心理卫生简史。

二、心理健康的研究与标准

1. 心理健康的研究角度。
2. 心理健康的标准（2014）　①认知过程及治理正常。②情绪稳定、乐观。③生活目标明确，对自己的言行有约束能力。④人格健全，人际关系良好。⑤要提供人们在生活、工作和劳动的各个领域中进行活动时所要注意的心理卫生的原则和措施。

第 4 单元　心身疾病

重点提示

本单元重点掌握心身疾病的定义及诊断标准。

心身疾病的定义：心身疾病是指由心理社会因素，主要为情绪引起的躯体生理变化并伴有器质性变化的疾病。

=== 考 点 串 讲 ===

一、心理应激与应对

1. 心理应激的定义、原因与反应。应激时个体对外界刺激和威胁经觉察和认知评价后，所做出的生理、心理行为的适应性反应过程。情绪性应激反应包括焦虑、抑郁、恐惧和愤怒。认知性应激反应包括偏执、灾难化、反复沉思、闪回和闯入。行为性应激反应中积极行为克服困难，战胜挫折；消极行为回避、退缩行为。

2. 心理应激对健康的影响。适应、不适应。

3. 应对心理应激的反应与应对方法。

二、心身疾病的概述

1. 心身疾病的定义 心身疾病是指由心理社会因素，主要为情绪引起的躯体生理变化并伴有器质性变化的疾病（2002、2005）。

2. 心身疾病的诊断标准。

（1）有明确的症状、体征，或存在已知的病理生理变化。

（2）有明确的心理社会因素，且与心身疾病的发生发展有因果关系。

（3）心理行为检查有异常发现。

（4）排除神经症、精神病和理化、生物学因素引起的疾病。

=== 经 典 试 题 ===

心身疾病是

A. 心理社会因素在病因上起主导作用的躯体疾病

B. 由心理社会因素引起的精神疾病

C. 由心理社会因素引起的器官系统的功能性改变

D. 由心理社会因素引起的躯体症状

E. 由心理社会因素引起的生理反应

参考答案：A。

第5单元 心理评估

=== 重 点 提 示 ===

本单元重点掌握心理测验的分类及指标，以记忆型题目为多，近几年的出题频率有增加的趋势，要求准确记忆。

心理评估常用方法：观察法、会谈法、调查法、作品分析法、心理测验法。

=== 考 点 串 讲 ===

一、心理评估的概述

1. 心理评估的概念。

2. 心理评估的基本程序和常用方法

（1）心理评估的基本程序。

（2）医学心理中心心理评估的常用方法如下（2005）。

①调查法。

②观察法。

③会谈法。

④作品分析法（2012）。

⑤心理测验法。

3．对心理评估者的要求。

二、心理测验的分类

1．按测验的目的分类。

2．按测验材料的性质分类。

3．按测验方法分类

（1）问卷法。

（2）作业法。

（3）投射法：测验材料无严谨的结构，例如，一些意义不明的图像、一片模糊的墨迹或一句不完整的句子，要求受试者根据自己的理解和感受随意做出回答，借以诱导出受试者的经验、情绪或内心冲突（2003、2017）。投射法多用于测量人格，如洛夏墨迹测验、TAT 等，也有用于异常思维的检测，如自由联想测验、填词测验等（2003）。

4．按测验的组织方式分类。

=== 经典试题 ===

1．效度反映心理测量结果的

A．一致性

B．可靠性

C．真实性

D．代表性

E．客观性

2．属于投射性心理测验的是

A．洛夏墨迹测验

B．韦氏智力测验

C．个别能力测验

D．神经心理学测验

E．比奈智力测验

参考答案：1．C。2．A。

第 6 单元　心理治疗

=== 重点提示 ===

本单元心理治疗的主要方法占了本单元总出题量的 80% 以上，须重点掌握。其他适当了解。

1．心理治疗的分类：按治疗方法分类：精神分析、认知行为疗法、询者中心疗法、森田疗法、家庭治疗、集体心理治疗等。

2．精神分析的治疗：自由联想、梦的分析、移情、阻抗。

3．行为主义的治疗：系统脱敏法、厌恶疗法、放松训练、生物反馈治疗。

4．人本主义疗法：以询者为中心，将治疗作为一个转变过程，非指令性治疗的技巧。

5．心理治疗的原则：良好的医患关系原则、保密、计划性、综合、中立、灵活、回避。

=== 考点串讲 ===

一、心理治疗的概述

1．心理治疗的概念与发展状况。

2．心理治疗的性质、区分与适应证

（1）性质。①自主性：病人从一开始就承担主动的作用。通过治疗，病人变得越来越具有自主性和自我导向能力，对自己的情感和行为更负责任（2005）。②学习性。③实效性。

（2）区分。

（3）适应证。

3. 心理治疗的分类。

二、心理治疗的理论基础

1. 精神分析学派　代表人物为弗洛伊德。

2. 行为主义学派　代表人物为华生（2007）。各种心理疾病和心身疾病的产生都是通过错误的学习而习得的条件反射。治疗的原则也是通过不强化而使已建立的错误反射消失（2004）。

3. 人本主义学派　代表人物为罗杰斯，第三种势力。

三、心理治疗的主要方法

1. 精神分析的治疗

（1）自由联想（free association）（2002、2003、2005）。

（2）梦的分析（2003）。

2. 行为主义的治疗

（1）脱敏治疗：根据两种相反的情绪或行为不能同时并存，且可相互抵消的交互抑制论点，学习用放松的心身状态去克服恐惧、焦虑（2003、2004、2007）。

（2）厌恶疗法：是将令病人厌恶的刺激与对他有吸引力的不良刺激相结合，形成条件反射以消退不良刺激对病人的吸引力，使症状消退（2003、2004、2008、2015）。

3. 人本主义疗法　治疗者真诚和接纳的态度，会促使病人重新评价自己的周围的事物，并按照新的认识来调整自己和适应生活（2003、2009）。

指令性治疗反对操作和支配病人，很少提问题，避免代替病人做出决定，从来不给什么回答，在任何时候都应让病人确定讨论的问题，不提出需要矫正的问题，也不要求病人执行推荐的活动（2003、2005）。

4. 其他疗法。

四、心理治疗的原则

1. 治疗关系的建立原则

（1）单向性。

（2）系统性。

（3）正式性。

（4）时限性。

2. 心理治疗的工作原则

（1）真诚原则。

（2）耐心原则。

（3）保密原则：尊重病人的隐私，不得将病人的材料公之于众。

（4）中立原则：心理治疗的目标是促进求助者的成长与自立，不能代替病人做出选择与决定（2002）。

（5）回避原则。

3. 对心理治疗师的基本要求。

经典试题

1. 行为主义治疗常用的方法有

A. 移情

B. 系统脱敏

C. 宣泄

D. 自由联想

E. 来询者中心疗法

2. 心理咨询不能解决的问题是

A. 人际关系紧张

B．适应障碍

C．情绪障碍

D．负性生活事件

E．人格障碍

3．精神分析治疗中，病人突然停止话题或反复陈述要求终止治疗，表明病人处于

A．移情

B．阐释

C．阻抗

D．自由联想

E．宣泄

4．为了戒除烟瘾，在每次吸烟后，应用某种引起恶心呕吐的药物。反复多次，就不再想吸烟了。这种戒烟方法是

A．系统脱敏法

B．生物反馈法

C．放松训练法

D．暴露疗法

E．厌恶疗法

（5~7 题共用备选答案）

A．自由联想

B．森田疗法

C．来询者中心疗法

D．系统脱敏疗法

E．认知疗法

5．以精神分析理论为基础的疗法是

6．属于行为疗法的是

7．属于人本主义疗法的是

参考答案：1．B。2．D。3．C。4．E。5．A。6．D。7．C。

第 7 单元　医患关系

重点提示

本单元不常考，适当了解。

考点串讲

一、医患关系的概念

1．医患关系的概念。

2．医患关系的重要性。

二、医患交往的两种形式和两个水平

1．医患交往的两种形式　①语言交往：语言交往即用语言来传递信息，又称口头信息交流，包括使用文字的书面语言，但以口头为主。②非语言交往。

2．医患交往的两种水平　①技术水平；②非技术水平。

三、医患交往与沟通方法的问题

1．医患交往时的心理状态。

2．医患间交往与沟通的基本方法（2017）。

3．医患间的交往障碍。

经典试题

由病人的家长、家属或他人做出求医决定的求医类型是

A．主动型

B．被动型

C．强制型

D．顾虑型

E．合作型

参考答案：B。

第8单元　患者的心理问题

本单元重点在病人角色的概念及转化。其他适当了解。
1. 角色行为缺失。
2. 角色行为冲突。
3. 角色行为减退。
4. 角色行为强化。
5. 角色行为异常。

一、患者角色和求医行为

1. 患者角色的概念。
2. 患者角色的转化（2014）。

（1）角色行为缺如：即未能进入角色，虽然医生诊断为病人，但本人否认自己患病。行为缺如，还表现为虽然承认自身有病，但没有意识到病情的严重性。如勉强从事不能胜任的操作，以致受伤或加重病势。

（2）角色行为冲突：同一个体承担着多个社会角色，在适应病人角色过程中，与病前的各种角色发生心理冲突，而引起行为的不协调。

（3）角色行为减退：个体进入病人角色后，由于某种原因又重新承担起本应免除的社会角色的责任，放弃病人角色去承担其他角色的活动。

（4）角色行为强化：由于依赖性加强和自信心减弱，对自我能力表示怀疑，对承担原来的社会角色恐惧不安，"安于"病人角色的现状，或自我感觉病情严重程度超过实际情况，小病大养。

（5）角色行为异常：病人无法承受患病或不治之症的挫折和压力，对病人角色感到厌倦、悲观、绝望，由此导致行为异常。

二、患者的一般心理问题

1. 对疾病的认识和态度。
2. 情绪和情感活动。
3. 求医行为。

三、不同年龄阶段患者的心理活动特征

1. 儿童患者的心理。
2. 青年患者的心理。
3. 老年患者的心理。

四、特殊患者的心理问题

1. 危重患者的心理问题。
2. 不治之症患者的心理问题。

1. 不属于病人权利的内容是
A. 受到社会尊重和理解
B. 遵守医疗部门规章制度
C. 享受医疗服务
D. 保守个人秘密
E. 免除或部分免除健康时的社会责任

（2～4题共用备选答案）

A．角色行为缺如

B．角色行为冲突

C．角色行为减退

D．角色行为强化

E．角色行为异常

2．期望继续享有病人角色所获得的利益，是病人角色的

3．否认自己有病，不及时就医是病人角色的

4．不把自己当病人，仍坚持带病工作是病人角色的

参考答案： 1．B。2．D。3．A。4．C。

第21章 医学伦理学

本章重点

医学伦理学中应该掌握的内容有：医学伦理学的基本原则，患者的权利和义务；医患关系的伦理要求；临床诊疗的伦理原则；临终关怀的伦理意义和要求；脑死亡标准及安乐死的伦理争议；医德评价的意义、标准及方式；医师行为规范。

第1单元 伦理学与医学伦理学

重点提示

医学伦理学的3个显著特征是：实践性、继承性、时代性。

考点串讲

一、伦理学

1. 伦理学的概念和类型 现代伦理学的分支学科，主要有描述伦理学、规范伦理学、元伦理学、美德伦理学。

2. 伦理学的研究对象 道德现象。

3. 伦理学的基本理论 效果论、义务论、美德论。

二、医学伦理学

1. 医学伦理学的概念

（1）医学伦理学是以医德为研究对象的一门科学，是人类尤其医者认识医德生活的产物；是运用一般伦理学原理和主要准则，在解决医学实践中人们之间、医学与社会之间、医学与生态之间的道德问题而形成的学说体系。（2004）。

（2）医学伦理学具有三个显著的特征（2005、2006）。①实践性；②继承性；③时代性：反映社会对医学的需求、为医学的发展导向、为符合道德的医学行为辩护是医学伦理学的任务（2005）。

2. 医学伦理学的历史发展：祖国传统医学道德的历史发展（2007）。

3. 医学伦理学的研究对象和内容

（1）研究对象是医学领域中医务人员的医德意识和医德活动。

（2）研究内容：①医学伦理学的基本理论。②医学伦理学的规范体系。③医学伦理学的基本实践。④医学伦理学的现实难题。

4. 医学伦理学和相关学科的关系。

5. 医学伦理学的基本观点和学科属性

（1）基本观点：生命神圣观、生命质量观与生命价值观、人道观和权力观。

（2）学科属性：医学伦理学是医学与伦理学相互交叉的新兴学科，属于规范伦理学的范畴。

经典试题

1. 对医师是"仁者"最准确的理解是

A. 仁者爱人，爱病人

B. 医师应该精通儒学

C. 医师应该是伦理学家

D. 医师应该善于处理人际关系

E. 医师角色要求道德高尚

2. 医学模式转变对医师提出的根本性医德要求是

A. 学习伦理学

B. 学习生命价值论

C. 学习公益理论

D. 更加关注处于社会关系中的作为一个整体的病人的人文方面

E. 注重改变传统的医学道德观念

参考答案: 1. E。 2. D。

第 2 单元 医学伦理学的基本原则与规范

重点提示

医学伦理学的基本原则: 不伤害原则、有利原则、尊重原则、公正原则。真正理解每一个原则的内涵。

考点串讲

一、医学伦理学的基本原则 (2008)

1. **不伤害原则** 指在诊治过程中不使病人的身心受到损伤。一般地说, 凡是医疗上必需的, 属于医疗的适应证, 所实施的诊治手段是符合不伤害原则的 (2003、2007)。

2. **有利原则** 指医务人员的行为对病人确有助益, 必须符合以下条件: ①病人的确患有疾病; ②医务人员的行动与解除病人的疾苦有关; ③医务人员的行动可能解除病人的疾苦; ④病人受益不会给别人带来太大的损害 (2002、2003)。

3. **尊重原则 (2016)** 指医务人员要尊重病人及其做出的理性决定。医务人员尊重病人的自主性绝不意味着放弃自己的责任, 必须处理好病人自主与医生之间的关系 (2005、2013)。

4. **公正原则** 指社会上的每一个人都具有平等合理享受卫生资源或享有公平分配的权利, 享有参与卫生资源的分配和使用的权利 (2006、2007、2013)。

二、医学伦理学的基本规范

1. 医学伦理学规范的本质、形式。

2. 医学伦理学规范的内容。《医疗机构从业人员行为规范》: ①以人为本, 践行宗旨; ②遵纪守法, 依法执业; ③尊重病人, 关爱生命; ④优质服务, 医患和谐; ⑤廉洁自律, 恪守医德; ⑥严谨求实, 精益求精; ⑦爱岗敬业, 团结协作; ⑧乐于奉献, 热心公益。

经典试题

1. 医学伦理学原则中的最高层次是

A. 不伤害病人

B. 有利于病人

C. 全心全意为人民身心健康服务

D. 尊重病人的自主性

E. 公正地对待病人

2. 不包含在医学伦理学有利原则之内的是

A. 努力使病人受益 (有助益)

B. 努力预防和减少难以避免的伤害

C. 对利害得失全面权衡

D. 造成有意伤害时主动积极赔偿

E. 关心病人的客观利益和主观利益

(3~5 题共用备选答案)

A. 医生为患者选用疗效相当但价格低廉的药物

B. 医生为患者提供完全、真实的信息, 供其选择表态

C. 医生使用艾滋病患者病情资料时, 应做隐去姓名等处理

D. 医生诊断时应考虑病人的各方面因素

E. 医生治疗时应努力使病人受益

3. 最能体现不伤害原则的是

4. 最能体现保护病人隐私准则的是

5. 最能体现知情同意准则的是

(6~8 题共用备选答案)

A. 具有独立做出诊断和治疗的权利及特殊干

涉权

B. 对病人义务和对社会义务的统一

C. 绝对干涉权

D. 保持和恢复健康，积极配合医疗，支持医学科学研究

E. 支持医学科学研究

6. 医生的权利是

7. 医务人员的道德义务是

8. 病人道德义务是

参考答案：1. C。2. D。3. A。4. C。5. B。6. A。7. B。8. D。

第3单元　医疗人际关系伦理

═══ 重点提示 ═══

1. 医患关系性质：契约关系、信托关系。医患关系模式要理解其适用类型。

2. 病人的道德权利：基本的医疗权、知情同意权、知情选择权、保护隐私权、获得休息和免除社会责任权。

═══ 考点串讲 ═══

一、医患关系伦理

1. 医患关系的含义和特点。

2. 医患关系的性质

（1）医患关系是契约关系。

（2）医患关系是信托关系（2002、2003）。

3. 医患关系模式　①主动-被动模式；②指导-合作模式；③共同参与模式（2004、2009）。

4. 医患双方的道德权利和道德义务

（1）医患关系中病人的道德权利（2004、2006）

①基本的医疗权。

②知情同意权和知情选择权：知情同意权不只是为了争取病人的合作、增进医患关系、提高医疗效果，而且还体现在对病人的尊重，并有助于病人自主权的合理行使（2000、2005、2006、2017）。拒绝治疗是病人的自主权，但这种拒绝首先必须是病人理智的决定（2003、2015）。

③保护隐私权：患者对于自己生理的、心理的及其他隐私，有权要求医务人员为其保密（2003）。病人有权要求医生为其保守医疗秘密，但当病人的这一权利对他人或社会可能产生危害时，医生的干涉权或他的社会责任可以超越病人的这种权利要求（2008）。

④获得休息和免除社会责任权。

（2）医患关系中病人的道德义务。

（3）医生的道德权利。

（4）医生的义务。

5. 构建和谐医患关系的伦理要求。

二、医务人员之间关系伦理

1. 医务人员之间关系的含义和特点。

2. 处理好医务人员关系的意义。

3. 协调医务人员之间关系的伦理要求。

═══ 经典试题 ═══

1. 体现医患之间契约关系的做法不包括

A. 患者挂号看病

B. 医生向患者做出应有承诺

C. 先收费用然后给予检查处置

D. 先签写手术协议书然后实施手术

E. 患者被迫送红包时保证不给医生宣扬

2. 医患之间正常的信托关系应该建立于哪一种关系之上

A. 上下级关系

B. 契约关系

C. 社会主义医德关系和法制关系

D. 亲属关系

E. 货币交易关系

3. 医患之间信托关系的非陌生人关系特征，要求医师特别注意

A. 使用文明语言

B. 平等对待患者

C. 保守患者秘密

D. 遵守规章制度

E. 恪守医德职责

4. 患者家属加入医患关系中带来的负面效应是

A. 加重了医务人员的责任

B. 增加了对医务人员的监督

C. 有时会损害患者正当权益

D. 出现了从属关系

E. 加大了社会意义

5. 某女患头痛数月，遇上感和月经来潮时疼痛加重，于是出于彻底检查的目的来院坚决要求

做 CT 检查，被医师拒绝。医师开出脑电图检查单和请耳鼻喉科会诊单。病人大为不满。为形成正常医患关系，该医师应该

A. 维持契约关系，完全按病人要求办，开单做 CT 检查

B. 维持契约关系，坚决按医生意见办，脑电图检查后再定

C. 维持契约信托关系，说服患者先行体格检查再定

D. 维持信托关系，对不信赖者拒绝接诊

E. 维持信托关系，先查 CT 和脑电图、进行会诊，然后体检

（6～8 题共用备选答案）

A. 双方冲突型

B. 患者主导型

C. 主动-被动型

D. 指导-合作型

E. 共同参与型

6. 一般来说，医患之间信托-契约关系所倡导的医患交往模式是

7. 一般来说，使医患之间信托-契约关系能够得到理想体现的是

8. 对婴幼儿、处于休克状态需要急救等患者适用的模式是

参考答案：1. E。2. C。3. E。4. C。5. C。6. D。7. E。8. C。

第4单元　临床诊疗伦理

═══ 重点提示 ═══

本节内容重点掌握临床诊疗的 4 个伦理原则。

═══ 考点串讲 ═══

一、临床诊疗的伦理原则

1. 患者至上原则。

2. 最优化原则（2016）。

3. 知情同意原则。

4. 保密守信原则（2014）。

二、临床诊断的伦理要求

1. 询问病史（2017）　举止端庄，态度热情；全神贯注，语言得当；耐心倾听，正确引导。

2. 体格检查（2017）　全面系统，认真细致；关心体贴，减少痛苦；尊重患者，心正无私。

3. 辅助检查　综合考虑确定检查项目；患者知情同意；综合分析检查结果等。

4. 药物治疗　对症下药；合理配伍等。

5. 手术治疗　做好手术准备；关系患者等。

6. 心理治疗　保护患者隐私等。

7. 临床急救　争分多秒地抢救，勇担风险，满腔热情等。

三、临床诊疗的伦理要求

1. 药物治疗的伦理要求。

2. 手术治疗的伦理要求术前准备的道德要求：①严格掌握手术指征，动机正确；②尊重病人的知情同意权（2005）；③认真制定手术方案；④帮助病人做好术前准备。

3. 其他治疗的伦理要求。

=== 经典试题 ===

下列选项中，不属于急危重病人抢救工作中的道德要求的是

A. 争分夺秒、积极抢救病人

B. 团结协作、勇担风险

C. 满腔热忱，重视心理治疗

D. 锻炼口才，增强做家属思想工作的能力

E. 加强业务学习，提高抢救成功率

参考答案：D。

第5单元　临终关怀与死亡的伦理

=== 重点提示 ===

本单元考题较少，了解即可。

=== 考点串讲 ===

一、临终关怀伦理

1. 临终关怀的含义和特点。

2. 临终关怀的伦理意义和要求

（1）认识和理解临终病人。

（2）保护临终病人的权利。

（3）优化临终病人的生活。

（4）关心临终病人的家属。

二、安乐死伦理

1. 安乐死的含义。

2. 安乐死的伦理争议（2012）。

3. 安乐死的实施现状。

（1）美国。

（2）澳大利亚。

（3）荷兰：2001年4月10日，荷兰最终通过有条件的主动安乐死立法，使荷兰成为世界上第一个安乐死合法化的国家。

（4）比利时：2002年4月，比利时成为世界上第二个使安乐死合法化的国家。

三、死亡伦理

1. 死亡的概念。

2. 死亡标准的历史演变（2012）。

3. 脑死亡标准的伦理意义。

临终关怀的根本目的是为了　　　　　　　　 C. 提高临终病人的生存质量
A. 节约卫生资源　　　　　　　　　　　　　 D. 缩短病人的生存时间
B. 减轻家庭的经济负担　　　　　　　　　　 E. 防止病人自杀
参考答案：C。

第 6 单元　公共卫生伦理

重点提示

重点了解公共卫生伦理原则，不常考。

考点串讲

一、公共卫生伦理学的含义和特点

1. 公共卫生伦理学的含义。
2. 公共卫生伦理的理论基础。
3. 伦理原则（2017）　全社会参与、社会公益、社会公正、互助协同、信息公开原则。
4. 伦理要求。

二、公共卫生伦理原则

1. 全社会参与原则（2014）。
2. 社会公益原则（2012）。
3. 社会公正原则（2012）。
4. 互相协助原则。

三、公共卫生工作伦理要求

1. 疾病防治的伦理要求。
2. 职业性损害防治的伦理要求。
3. 健康教育和健康促进的伦理要求。
4. 应对突发公共卫生事件的伦理要求。

公共卫生伦理原则不包括　　　　　　　　　 C. 社会公正
A. 全社会参与　　　　　　　　　　　　　　 D. 最优化
B. 互相协助　　　　　　　　　　　　　　　 E. 社会公益
参考答案：D

第 7 单元　医务人员医学伦理素质的养成与行为规范

重点提示

熟知医德评价的含义，医德评价的 3 种方式：社会舆论、传统习俗和内心信念。

考点串讲

一、医学道德修养

1. 医学道德修养的含义和意义。

2. 医学道德修养的目标和境界。

3. 医学道德修养的途径和方法。

二、医学道德评价

1. 医学道德评价的含义和意义

（1）含义：病人、社会其他成员及医务人员依据一定的医德原则、规范和准则，对医务人员、医疗卫生保健单位的行为和活动的道德价值所做出的评判（2002）。

（2）医学道德评价的意义。

2. 医学道德评价的标准（2015）。

3. 医学道德评价的依据。

4. 医学道德评价的方式　社会舆论、传统习俗和内心信念（2007）。

三、医疗机构从业人员行为规范

1. 医疗机构从业人员基本行为规范。

2. 医师行为规范。

3. 违反行为规范的处理原则：医疗机构从业人员违反本规范的，由所在单位视情节轻重，给予批评教育、通报批评、取消当年评优评职资格或低聘、缓聘、解职待聘、解聘。其中需要追究党纪、政纪责任的，由有关纪检监察部门按照党纪政纪案件的调查处理程序办理；需要给予行政处罚的，由有关卫生行政部门依法给予相应处罚；涉嫌犯罪的，移送司法机关依法处理。

─────────── **经典试题** ───────────

医德评价的意义应除外

A. 医务人员满足自我心理需求的手段

B. 医务人员行为的监视器和调节器

C. 维护医德原则的重要保障

D. 维护医德规范的重要保障

E. 使医德原则、规范转化为医德行为的中介和桥梁

参考答案：A。